全国中等卫生职业教育规划教材

供护理、助产及其他医学相关专业使用

内科护理

（修订版）

主　　编　董燕斐　张晓萍

副主编　沈永利　邱　瑾　刘　亚

编　　者　（以姓氏笔画为序）

王春艳　鄂尔多斯市卫生学校

刘　亚　周口职业技术学院

刘　静　温州护士学校

李　影　辽宁省营口市卫生学校

李艳红　郑州市卫生学校

李蕾芳　许昌学院医学院

吴瑞科　新疆伊宁卫生学校

邱　瑾　凉山卫生学校

沈永利　桐乡市卫生学校

张利苹　西安市卫生学校（兼秘书）

张晓萍　重庆市医药卫生学校

赵　辉　首都医科大学附属卫生学校

崔晓梅　包头医学院职业技术学院

董燕斐　温州护士学校

程　畅　辽宁省本溪市卫生学校

科学出版社

北京

内 容 简 介

本书参照国内外临床医疗及护理的新进展、新技术,更新和补充新的临床治疗与护理方法及技术。根据教材的整体规划并结合全国护士执业资格考试的大纲涵盖内容适当增加病种,在呼吸系统疾病中增加急性上呼吸道感染,循环系统疾病中增加心肌病,消化系统疾病中增加溃疡性结肠炎等,将传染病章节内容进行优化,删减目前已基本控制的个案。为避免教学内容的重复,对一些疾病的个案护理根据发病年龄及护理的特殊性进行编写。为突出教材内容的针对性,对重点内容进行节点式提取,编写了配套资料及相应的练习题,制成配套数字化辅助教材及网络资料,丰富教学实践。全书共 162 学时,包括内科各系统的专科护理、传染病、神经系统专科护理,正文之后有实训和附录。

本书供全国中等卫生职业院校护理、助产及其他医学相关专业使用。

图书在版编目(CIP)数据

内科护理 / 董燕斐,张晓萍主编. —修订本. —北京:科学出版社,2016
全国中等卫生职业教育规划教材
ISBN 978-7-03-048649-3

Ⅰ. 内… Ⅱ.①董… ②张… Ⅲ. 内科学–护理学–中等专业学校–教材
Ⅳ. R473.5

中国版本图书馆 CIP 数据核字(2016)第 127592 号

责任编辑:徐卓立 杨小玲 / 责任校对:王 瑞
责任印制:赵 博 / 封面设计:黄华斌

科 学 出 版 社 出版
北京东黄城根北街 16 号
邮政编码:100717
http://www.sciencep.com

天津文林印务有限公司 印刷
科学出版社发行 各地新华书店经销
*
2016 年 6 月第 一 版 开本:787×1092 1/16
2019 年 7 月第三次印刷 印张:23 1/4
字数:554 000
定价:45.00 元
(如有印装质量问题,我社负责调换)

全国中等卫生职业教育规划教材
教 材 目 录
（修订版）

全国中等卫生职业教育规划教材
修 订 说 明

  《全国中等卫生职业教育规划教材(护理、助产专业)》在编委会的组织下,在全国各个卫生职业院校的支持下,从 2009 年发行至今,已经走过了 8 个不平凡的春秋。在 8 年的教学实践中,教材作为传播知识的有效载体,遵照其实用性、针对性和先进性的创新编写宗旨,落实了《国务院关于大力发展职业教育的决定》精神,贯彻了《护士条例》,受到了卫生职业院校及学生的赞誉和厚爱,实现了编写精品教材的目的。

  这次修订再版是在前两版的基础上进行的。编委会全面审视前两版教材后,讨论制定了一系列相关的修订方针。

  1. **修订的指导思想** 实践卫生职业教育改革与创新,突出职业教育特点,紧贴护理、助产专业,有利于执业资格获取和就业市场。在教学方法上,提倡自主和网络互动学习,引导和鼓励学生亲身经历和体验。

  2. **修订的基本思路** 首先,调整知识体系与教学内容,使基础课更侧重于对专业课知识点的支持、利于知识扩展和学生继续学习的需要,专业课则紧贴护理、助产专业的岗位需求、职业考试的导向;其次,纠正前两版教材在教学实践中发现的问题;最后,调整教学内容的呈现方式,根据年龄特点、接受知识的能力和学习兴趣,注意纸质、电子、网络的结合,文字、图像、动画和视频的结合。

  3. **修订的基本原则** 继续保持前两版教材内容的稳定性和知识结构的连续性,同时对部分内容进行修订和补充,避免教材之间出现重复及知识的棚架现象。修订重点放在四个方面:①根据近几年新颁布的卫生法规和卫生事业发展规划及人民健康标准,补充学科的新知识、新理论等内容;②根据卫生技术应用型人才今后的发展方向,人才市场需求标准,结合执业考试大纲要求增补针对性、实用性内容;③根据近几年的使用中读者的建议,修正、完善学科内容,保持其先进性;④根据学生的年龄和认知能力及态度,进一步创新编写形式和内容呈现方式,以更有效地服务于教学。

  现在,经过全体编者的努力,新版教材正式出版了。教材共涉及 33 门课程,可供护理、助产及其他相关医学类专业的教学和执业考试选用,从 2016 年秋季开始向全国卫生职业院校供应。修订的教材面目一新,具有以下创新特色。

1. 编写形式创新 在保留"重点提示,适时点拨"的同时,增加了对重要知识点/考点的强化和提醒。对内容中所有重要的知识点/考点均做了统一提取,标列在相关数字化辅助教材中以引起学生重视,帮助学生拓展、加固所学的课程知识。原有的"讨论与思考"栏目也根据历年护士执业考试知识点的出现频度和教学要求做了重新设计,写出了许多思考性强的问题,以促进学生理论联系实际和提高独立思考的能力。

2. 内容呈现方式创新 为方便学生自学和网络交互学习,也为今后方便开展慕课、微课等学习,除了纸质教材外,本版教材创新性提供了手机版 APP 数字化辅助教材和网络教学资源。其中网络教学资源是通过网站形式提供教学大纲和学时分配以及讲课所需的 PPT 课件(包含图表、影像等),手机版数字化教辅则通过扫描二维码下载 APP,帮助学生复习各章节的知识点/考点,并收集了大量针对性强的各类练习题(每章不低于 10 题,每考点 1~5 题,选择题占 60% 以上,专业考试科目中的案例题不低于 30%,并有一定数量的综合题),还有根据历年护士执业考试调研后组成的模拟试卷等,极大地提高了教材内涵,丰富了学习实践活动。

我们希望通过本次修订使新版教材更上一层楼,不仅继承发扬该套教材的针对性、实用性和先进性,而且确保其能够真正成为医学教材中的精品,为卫生职教的教学改革和人才培养做出应有的贡献。

本套教材第 1 版和第 2 版由军队的医学专业出版社出版。为了配合当前实际情况,使教材不间断地向各地方院校供应,根据编委会的要求,修订版由科学出版社出版,以便为各相关地方院校做好持续的出版服务。

感谢本系列教材修订中全国各卫生职业院校的大力支持和付出,希望各院校在使用过程中继续总结经验,使教材不断得到完善和提高,打造真正的精品,更好地服务于学生。

编委会

2016 年 6 月

修订版前言

为适应医学科技及临床实际工作的快速发展,进一步提高教材质量,使教材内容与时俱进,更好地为教学服务,我们对2009年出版的全国中等卫生职业教育规划教材《内科护理》进行了修订。

本次修订的指导思想是以教育部、卫生部最新颁发的教学大纲为基准,结合近年来各中等卫生职业院校改革成果及用书反馈,保持原版教材的优点,紧紧围绕中等职业教育护理专业培养目标,体现以"服务为宗旨、就业为导向、岗位需求为标准",编写出"教师满意、学生欢迎、宜教宜学"的精品教材。

根据全套教材的整体规划,本书仍按162学时进行编写,包括内科各系统的专科护理、传染病、神经系统专科护理。正文之后有实训和附录。

修改后教材的基本特色:①体现以人的健康为中心,适应当前我国人群健康需求的变化,反映医学和护理学的新知识、新技术和新进展;②切合"护考",充分体现教材内容与护士执业资格考试的接轨,从正文中提取知识点,使习题训练与教材内容前后呼应;③遵照中等职业教育护理专业的课程体系及培养目标,在综合其他学科知识的基础上,以护理程序为框架,充分体现临床的实用性、适用性,突出护理专业特色,符合中等卫生职业教育对专业人才的培养及业务要求;④坚持教材编写的"三基五性"原则,明确教材的学科定位,突出核心知识、核心技能和内科护理的工作特点。

此次修订保留原有的结构设置,在内容上做了以下调整:①参照国内外临床医疗及护理的新进展、新技术,更新和补充新的临床治疗与护理方法及技术。②根据教材的整体规划并结合全国护士执业资格考试的大纲涵盖内容,对一些章节做了调整,适当增加了病种。在呼吸系统疾病中增加了急性上呼吸道感染,循环系统疾病中增加心肌病,消化系统疾病中增加溃疡性结肠炎等。将传染病章节内容进行优化,删减了目前已基本控制的个案。③为避免教学内容的重复,与本系列其他教材主编进行及时沟通,对一些疾病的个案护理根据发病年龄及护理的特殊性进行编写。④为突出教材内容的针对性,对重点内容进行节点式提取,编写了配套资料及相应的练习题,制成配套数字化辅助教材及网络资料,丰富了教学实践。

本教材由全国14所中等职业卫生学校"双师型"内科护理骨干教师参与编写完成,全体编者以科学严谨及高度负责的工作态度开展工作,经历了初稿互审、组内互审、主编一审、定稿会集体互审,主编终审等过程。在此过程中得到编者所在学校领导的大力支持,温州护士学校的多位老师参与了文稿的审阅、整理和校对等工作,在此表示真挚的感谢!

由于时间仓促和水平限制,内容不当之处敬请专家、各校师生、临床护理工作者在使用过程中提出宝贵意见及建议,以利再版时修正及完善。

编　者

2016年6月

目　录

第 *1* 章

绪　论

学习要点
1. 内科护理学的主要内容
2. 内科护理学的专业
3. 内科疾病常规护理要求
4. 内科护理学的学习要求与目标

　　内科护理学主要探讨哪些内容,解决哪些问题？如何学好内科护理学,怎样才能成为一名合格的内科护士？下面让我们共同走进内科护理学。

　　内科护理学是研究内科患者健康问题的发生、发展规律,运用护理程序诊断和处理患者的健康问题,以达到减轻痛苦、恢复和保持健康的一门科学。其主要采用非手术方法治疗患者,诊疗手段不具有创伤性,或有轻微创伤。内科护理学与临床各学科有着密切的联系,所阐述的内容在临床护理学的理论和实践中具有重要意义。既是临床各科护理学的基础,又与其他学科有着密切联系,因此学好内科护理学是学好临床各专业课的基础与关键。

一、内科护理学的内容与结构

　　内科护理学是临床护理学中的一门综合学科,知识体系的整体性强,实践技能要求高,涉及的临床领域广,内容几乎涵盖了所有的"非手术科"。随着科技发展和学科分科,临床分科越来越细,根据全国中等卫生职业教育护理专业的教学目标,参照国家执业护士资格考试大纲的要求,本教材进行第 2 版修订。修订后,本教材包括呼吸系统疾病、循环系统疾病、消化系统疾病、泌尿系统疾病、血液系统疾病、内分泌及代谢疾病、风湿性疾病、神经系统疾病和传染病患者的护理,各系统所选疾病均为常见病、多发病。在内容上以反映护理学、医学相关学科的新进展,在教学上充分利用各种形式和来源的信息资源,及时介绍临床诊断、治疗和护理的新知识、方法及技术,结合临床病例进行教学。同时为了护理学专业全套教材的整体优化,避免不必要的重复,各系统各学科有个别内容纳入其他临床护理学的教材内容中。

　　本教材的编写结构是每个系统的护理各为一章。各章第一节为该系统带有共性的常见症状及体征,阐述其中数种症状的护理;第二节后为该系统的常见病、多发病和重危疾病,每个疾病的编写内容大致包括概述、病因、分类、临床表现、诊断要点、治疗原则、护理及健康指导。大部分章末最后一节是该系统或专科疾病常见诊疗技术及护理。

二、内科护理学专业特色及与相关学科的发展

(一)内科护理学专业特色

内科护理学以整体护理理念为指导,在编写体例上以护理程序为框架,反映护理学的专业特色,以培养学生科学的临床护理思维和工作方法为目标形式。

1. **整体护理观** 整体护理是与生物-心理-社会医学模式相适应的护理理念或概念模式。作为教材,它是针对某个系统、某种症状、某种疾病有关的专业理论实践经验进行归纳、提炼而成的具有共性的内容,要求我们要掌握某种疾病常见的临床过程,又要应用科学的临床思维和工作方法,全面认识和考虑每个患者的具体情况,才能向患者提供个性化的整体护理。

2. **护理程序** 护理程序就是一种体现整体护理观的临床思维和工作方法,也是各学科、各专业通用的科学方法和解决问题方法在护理专业实践中的应用。临床护理实践中,要求护士细心地观察和监测患者病情并能及时识别病情变化;实施护理措施和执行医嘱的治疗措施后能观察及评价其效果;能全面评估和综合考虑患者生物、心理、生理、社会等各层面的需求,并积极地采取适当的干预。这些既要求护士具有扎实的理论知识和过硬的实践技能,也要求护士在工作中有更积极、主动的思维过程。

应用护理程序去思考患者的问题,做出评估、判断和决策,据以计划、实施并记录护理活动,进而总结、评价处理的效果。这一过程有利于增强护士的专业意识,界定护理学专业自主的、独特的工作内容,以及其工作范畴与其他专业的区别;有利于促进护士之间的沟通,向患者提供连续的整体护理,提高护理质量和患者的满意度。目前在护理专业实践中,应用护理程序已得到各国护理界的共识。

3. **护理诊断** 护理诊断是护理程序中的重要枢纽,它既是评估得出的结论,又是护理干预的指向(护理干预所要解决的问题)。应用护理诊断的实际意义,在于对护理评估的结论给予一个命名,用以指导有针对性地制订护理措施。

(二)内科护理学与相关学科的发展

随着内科学及护理学的发展,社会对卫生保健需求的变化及护理模式的转变也在发展变化。近年来,由于基础医学和临床医学的理论和技术上的飞快发展,内科护理学也相应地快速发展。

1. **病因及发病机制方面** 由于遗传学、免疫学、内分泌学、细胞生物学、分子生物学等方面的发展,对许多疾病的病因和发病机制有了进一步的认识。分子生物学技术的成熟和广泛应用,尤其是人类基因组测序的完成,使人类对疾病的认识深入到基因和分子水平。免疫学的发展使免疫机制障碍在很多疾病,如恶性肿瘤、部分慢性活动性肝炎、肾小球疾病、类风湿关节炎中的作用得到重视。免疫治疗在器官移植、白血病等治疗中的应用,使治疗效果显著提高。

2. **检查及诊断技术方面** 心、肺、脑的电子监护系统的临床应用,提高了危重患者的抢救成功率。内镜技术的改进使其用途不断扩大,有效地提高了消化道、呼吸道、泌尿道、腹腔内一些疾病的早期诊断和确诊率,并且可用于止血、取出结石和异物、切除息肉等治疗。影像诊断技术的改进得以精确认知人体结构与生理功能状况及病理变化,如多排螺旋计算机X线体层成像(多排螺旋CT)具有更高的扫描速度和图像分辨率、磁共振体层成像、放射性核素检查、

超声诊断技术等极大地提高了疾病的诊断水平。

3. 治疗技术方面 血液透析、腹膜透析等血液净化设备和技术的不断改进,使急、慢性肾衰竭,高血容量状态,某些急性中毒的治疗效果明显改进,使慢性肾衰竭患者的长期生存率和生存质量明显提高。器官移植技术及术后有效的免疫治疗,使脏器功能严重衰竭的患者的生命得以延长。血液病在治疗手段上也有很大的发展,如联合化学治疗、造血干细胞移植、免疫调节药及单克隆抗体和细胞因子的临床应用等。埋藏式人工心脏起搏器向微型、长效能源、程序控制和多功能化发展,溶栓、抗栓治疗的改进,心脑血管介入治疗的进展,包括血管成形术、支架置入术和血管药物灌注术等,使一些心脑疾病的疗效显著改善。

护理人员通过内科护理学的学习,了解内科疾病的病因和发病机制;掌握各种检查的目的、适应证、并发症,以及检查前后所需配合的护理准备措施;掌握各种监测仪器的基本原理、使用方法、结果数据对病情有所提示的意义;掌握各种新疗法的理论依据和操作程序。主要任务是以患者为中心,准确、全面地收集患者的资料,发现现存的和(或)潜在的护理问题,制订出系统、科学、合理的护理计划,做到因人施护,做好患者及亲属各方面的工作,提供参与诊治、消除病痛、预防保健,以及安全、舒适的健康服务。

三、内科系统疾病的常规护理

内科系统疾病病种多,患者年龄跨度大且病情复杂多变,存在的护理问题多,因此不同患者护理措施也不尽相同。但内科系统疾病也有其常规护理要求,主要有以下几方面。

1. 妥善安置新患者 患者入院后护士要热情接待,根据病情安排床位,危重患者应安置在抢救室或监护室,并及时通知医师。介绍分管医师、护士及相关的规章制度,填写各种规定项目文件,协助患者熟悉医院环境。

2. 遵医嘱进行等级护理

3. 实施整体护理 整体护理的目标是根据人的生理、心理、社会、文化、精神等多方面的需要,提供适宜的护理。应用护理程序对患者进行护理评估,提出护理问题,采取相应护理措施,及时给予评价,达到最佳护理效果。

4. 密切观察病情变化 按病情及护理等级要求,定时巡视病房,定时测量体温、脉搏、呼吸、血压,严密观察患者瞳孔、神志等变化及其他临床表现;注意观察分泌物、排泄物、引流物的性状、气味、颜色及量的变化,并准确记录;早期发现并发症。发现异常,及时通知医师并协助处理。

5. 注重生活护理 根据病情需要采取适宜体位,危重、特殊检查和治疗的患者需卧床休息,病情轻者可适当活动;遵医嘱给予恰当的饮食指导与护理;保持病室清洁、整齐、安静、舒适,室内空气要新鲜、流通,光线充足,温度与湿度适宜;保证患者充分的睡眠与休息,加强安全护理;保持患者和床单位的清洁卫生,做好皮肤、口腔护理;保持大小便通畅。

6. 做好药物治疗的护理 遵医嘱及时准确实施药物治疗,观察药物治疗效果及不良反应,协同医师处理可能出现的药物不良反应。

7. 积极对症护理

8. 配合各种检查及特殊治疗的护理 正确留取各种检查标本,并及时送检;做好特殊检查和治疗前后的护理;根据各科(病区)疾病特点备好抢救物品,做好危重患者的抢救护理。

9. 避免院内感染 定期消毒灭菌,严格执行消毒规范,控制院内感染的发生;对可疑传染病患者,做到早发现、早报告、早隔离、早治疗,按传染病要求进行护理。

10. **正确进行健康指导** 了解患者的心理、生理、社会文化及精神的需求,建立良好的护患关系,向患者介绍有关疾病的诊、治、防、护知识,做好心理疏导,给予心理支持,避免一切医源性刺激。

四、内科护理学的学习目标及专业实践

(一)内科护理学的学习目标

内科护理学是中等职业学校学习的主干课程之一,内容繁杂,知识面广,在全国护士执业考试中占有相当大的比例。学生只有通过国家护士执业资格考试,获得执业资格证书,经注册成为合格的临床护士才能从事护理工作。要打好这个基础,护理专业学生必须学好临床专业课,特别是内科护理学是所有临床专业课中的基础和关键。由于内科护理的针对群体年龄跨度大,各种健康问题和对卫生保健的需求复杂,就必须要求护士掌握内科护理的基本理论、基本知识和基本技能,具有良好的学习、工作态度,能运用护理程序对内科常见病、多发病患者进行整体护理,为服务对象提供减轻痛苦、促进康复、预防疾病、保持健康的服务,成为知识、能力、素质综合发展的应用型护理人才。通过内科护理学的学习,要求学生能够达到以下目标。

1. 培养高尚的职业素质,热爱护理专业,时刻秉承南丁格尔精神,以救死扶伤、促进健康、全心全意为人民服务为宗旨,履行护士的职责;按照"三基"(基本理论、基本知识和基本技能)、"三严"(严谨态度、严格要求和严肃作风)的工作要求,以自己的真心、爱心、责任心对待所护理的每一位者,把毕生精力奉献给护理事业。

南丁格尔誓言:终身纯洁,忠贞职守,尽力提高护理之标准;勿为有损之事,勿取服或故用有害之药;慎守病人家务及秘密,竭诚协助医生之诊治,务谋病者之福利。

2. 具有良好的心理素质、守法和维权意识。内科护士工作量大,工作风险高,因此应当具备强健的身体素质,良好的心理素质,要增强守法和依法维权意识,杜绝医疗护理中的违法违纪现象,避免不必要的护患纠纷。

3. 具有扎实的内科护理学专业理论及技术,良好的人际关系、沟通能力和团结协作精神,较强的自学和分析问题、解决问题的能力,为从事临床护理工作打下坚实的基础。

4. 具有对内科患者实施整体护理的能力,能运用护理程序对内科患者进行资料收集、护理评估,提出相应的护理诊断或护理问题,制订合理的护理措施。

5. 具有对内科常见病患者的病情变化、心理变化和治疗反应进行观察和初步处理的能力;熟悉内科常见急危重症患者的抢救原则,并能进行初步应急处理和抢救配合;能正确书写内科护理记录。

6. 能按操作规程正确进行内科常用诊疗护理技术操作。

7. 能运用预防保健知识和人际沟通技巧,按护理对象的基本需求向个体、家庭、社区开展健康教育,提供保健服务。

(二)内科护理学的专业实践

内科护理学课程分为系统理论学习和毕业实习两个阶段。系统理论学习包括课堂学习常见病,多发病和配合课堂教学进行临床见习,教学方式有教师课堂教学和临床示教,采用小组讨论、护理病例分析,结合患者临床表现进行护理评估同时制订可行的护理计划等实践性训练。毕业实习阶段要求学生在临床带教老师指导下,在临床通过对患者实施整体护理,将学得的理论知识及基本技能综合运用于临床实践,培养独立工作的能力。由于进入中职护理专业的学生普遍基础比较薄弱,内科护理学又是建立在其他课程基础上的综合性学科,内容抽象,枯燥复杂。因此,在毕业时,应全面地指导学生获得内科常见病、多发病及其防治和护理的基础理论、基本知识及对患者实施整体护理的能力以及对内科常见急症的配合抢救能力。强化理论与实践相结合,在临床经过大量的实际工作训练,掌握临床护理患者的本领。

学好内科护理学等各学科的基本理论、知识和技能,树立良好的整体护理的理念,以护理程序为临床思维和工作方法,在临床实践中培养发现和解决临床护理问题的能力,是对护理专业学生的基本要求,也是为护理专业学生在以后的临床工作中进一步深造、发展专科领域能力打下坚实基础。

(董燕斐)

第 2 章

呼吸系统疾病患者的护理

学习要点

1. 咳嗽与咳痰、咯血、胸痛及肺源性呼吸困难的护理
2. 呼吸系统疾病常见护理诊断/问题
3. 急性上呼吸道感染、慢性支气管炎、慢性阻塞性肺气肿、支气管哮喘患者的护理
4. 肺炎、支气管扩张、肺结核、原发性肺癌、慢性肺心病及呼吸衰竭患者的护理
5. 呼吸系统常用诊疗技术及护理

第一节　呼吸系统疾病常见症状体征及护理

呼吸系统由鼻、咽、喉、气管、支气管、肺泡、胸膜、胸廓及膈构成。呼吸系统最重要的功能是进行气体交换,并具有防御、代谢及神经内分泌功能。近年来,由于环境和人口老龄化等因素的影响,支气管肺癌和支气管哮喘的发病率明显升高,慢性阻塞性肺疾病发病率居高不下,肺结核虽然得到一定程度的控制,但我国仍属于高发地区,因此,护士掌握呼吸系统疾病的防治和护理知识,对缓解患者病情,提高生活质量具有重要意义。呼吸系统疾病常见症状和体征有咳嗽与咳痰、咯血、胸痛和肺源性呼吸困难等。

一、咳嗽与咳痰

咳嗽是机体清除呼吸道内异物和分泌物的保护性动作,是呼吸系统疾病最常见的症状。咳痰是借助支气管黏膜纤毛运动、肌肉收缩和咳嗽动作排出痰液的动作。咳嗽无痰或痰量较少者,称为干性咳嗽;伴有咳痰的咳嗽,称湿性咳嗽。

(一)护理评估

1. 致病因素

(1)呼吸系统疾病:呼吸系统感染是最常见的病因,如支气管炎、肺炎、支气管哮喘、肺结

核、肺癌和胸膜炎等。

（2）循环系统疾病:引起左心衰竭的心脏病也可引起咳嗽、咳痰。

（3）其他:理化因素(吸烟、刺激性气体、冷空气等)、过敏因素、异物、胸部创伤等。

2. 身体状况

（1）咳嗽的性质:①干咳或刺激性咳嗽多见于急慢性咽喉炎、急性支气管炎初期、气管受压、支气管异物、支气管肿瘤等;②湿性咳嗽常见于慢性支气管炎、支气管扩张症、肺炎及空洞型肺结核等。

（2）咳嗽的时间:①突然发作的咳嗽,多见于吸入刺激性气体或异物压迫气管、支气管,以咳嗽为主的支气管哮喘;②长期慢性咳嗽,多见于慢性呼吸系统疾病,如慢性支气管炎、肺结核等;③夜间或晨起时咳嗽加剧,多见于慢性支气管炎、支气管扩张症、肺脓肿及慢性纤维空洞型肺结核;左心衰竭常于夜间出现阵发性咳嗽。

（3）咳嗽的音色:①咳嗽声音嘶哑或声音低微,见于声带炎症、喉癌等;②犬吠样咳嗽,见于会厌、喉部疾病或气管受压;③金属音调咳嗽,见于支气管管腔狭窄或受压,如支气管肺癌、纵隔肿瘤。

（4）痰液的性状:可分为黏液性、浆液性、脓性及血性等。

（5）痰液的量:痰量少时仅数毫升,大量痰液指 24h 痰量超过 100ml;若痰量突然减少而体温升高,提示支气管引流不畅。

（6）痰液的颜色:①铁锈色痰见于肺炎球菌肺炎;②粉红色泡沫痰提示急性肺水肿;③大量黄脓痰见于肺脓肿或支气管扩张;④巧克力色痰见于肺阿米巴病;⑤红棕色胶冻样痰见于肺炎克雷伯杆菌感染;⑥灰黄色痰见于肺吸虫病。

（7）伴随症状:有无发热、胸痛、呼吸困难、咯血等表现。

重点提示

　　咳嗽、咳痰是呼吸系统疾病的常见症状,在学习过程中注意归纳以咳嗽、咳痰为主要症状的呼吸系统疾病临床特点。

3. 心理社会状况　频繁、剧烈的咳嗽,尤其是夜间咳嗽或大量咳痰者,常出现失眠、烦躁不安、焦虑及抑郁等;痰中带血时患者可出现紧张,甚至恐惧。

4. 实验室及其他检查　当呼吸道感染时,血液检查可见白细胞计数和中性粒细胞比值增加;若有过敏性因素或寄生虫感染可见嗜酸性粒细胞增多;痰涂片或细菌培养检查可判断致病菌类型;血气分析监测有无 PaO_2 下降和 $PaCO_2$ 升高;肺功能测定肺的通气换气功能;胸部 X 线检查可了解肺部病变情况。

（二）护理诊断/问题

清理呼吸道无效　与呼吸道分泌物增多、痰液黏稠,患者疲乏、胸痛、意识障碍、咳嗽无效有关。

（三）护理措施

1. 一般护理

（1）环境与体位:为患者提供安静、整洁、空气流通的环境,保持温度(18~20℃)和相对湿度(50%~60%),尽可能让患者取高枕卧位或舒适坐位,保证患者充分休息。

(2)饮食护理：给予高蛋白、高维生素、足够热量饮食，忌食油腻、辛辣食物，以免刺激呼吸道而加重咳嗽。保证每日饮水量在1500ml以上，以利于呼吸道黏膜的修复，利于痰液稀释和排出。

2. 病情观察　密切观察咳嗽、咳痰的性质及伴随症状，详细记录痰液的颜色、量、性状。正确收集痰标本，及时送检。

3. 排痰护理

(1)指导患者有效咳嗽：适用于神志清醒、主动配合的患者。患者取坐位或立位，先进行5~6次深而慢的呼吸，然后于深吸气末屏住呼吸3~5s，继而连续咳嗽数次将痰液咳到咽部附近，再迅速用力将痰液咳出；或取坐位，两腿上放一枕头，顶住腹部，咳嗽时身体前倾，头颈屈曲，张口咳嗽将痰液咳出；亦可取俯屈膝位，有利于膈肌、腹肌收缩，增加腹压。

(2)湿化气道：适用于痰液黏稠、排痰困难者。常用超声雾化吸入法和蒸汽吸入法。临床上常在湿化液中加入药物，如祛痰药、抗生素、平喘药等，达到祛痰、抗感染、平喘的作用。但长期雾化吸入可能因湿化过度、干稠分泌物膨胀阻塞支气管，雾滴刺激气道引起呼吸道继发感染。雾化剂适宜温度为35~37℃，雾化时间以10~20min为宜。

(3)胸部叩击：①适应证。适用于长期卧床、久病体弱、排痰无力者。②禁忌证。禁用于未经引流的气胸、咯血、肺水肿、肋骨骨折、有病理性骨折史等患者。③方法。患者取侧卧位，叩击者双手5指并拢、向掌心微弯曲呈空心拳状，以手腕力量从肺底开始自下而上、由外向内迅速而有节律地叩击胸壁，震动气道，每侧肺部叩击1~3min，120~180/min，叩击时发出一种空而深的拍击音表明手法正确。同时鼓励患者咳嗽，以促进痰液排出。④注意事项。胸部叩击力量要适中，以患者不感到疼痛为宜，每次叩击时间为5~15min，应安排在餐后2h至餐前30min进行，以防治疗中发生呕吐；操作时应密切观察患者的反应；宜用单层薄布保护胸壁，避免直接接触皮肤引起皮肤发红；操作时避开乳房、心脏、骨突部位及纽扣等。

(4)体位引流：适用于有大量痰液且排出不畅、呼吸功能尚好者。禁用于呼吸衰竭、近1~2周曾有大咯血史、严重心血管疾病或年老体衰不能耐受者。具体方法参见本章第十一节。

(5)机械吸痰：适用于意识不清、痰液黏稠无力咳出。可经口、鼻腔、气管插管或气管切开行负压吸痰，注意负压不宜太大，以免损伤呼吸道黏膜。每次吸痰时间不超过15s，两次吸痰间隔时间>3min；在吸痰前、中、后适当提高吸氧的浓度，避免吸痰引起低氧血症。

重点提示

促进痰液排出是呼吸系统疾病患者的重要护理措施，以防黏痰堵塞气道引起窒息。

---

4. 用药护理　遵医嘱给予抗生素、祛痰、镇咳药，掌握药物的用法用量和不良反应。切勿自行服用强效镇咳药。

二、咯　血

咯血是指咽喉及以下呼吸道或肺组织出血，血液经咳嗽由口腔咯出。

(一)护理评估

1. 致病因素

(1)呼吸系统疾病：常见咯血原因有肺结核、支气管扩张、肺癌、肺炎等，其中肺结核是引起咯血的最常见原因。

(2)其他系统疾病:如风湿性二尖瓣狭窄、肺梗死、左心衰竭、血液病、急性传染病等。

2. 身体状况

(1)咯血程度:咯血量的多少与受损血管的性质和数量有关,而与病变严重程度不完全一致。根据咯血量将咯血分为痰中带血、少量咯血(<100ml/d)、中等量咯血(100~500ml/d)和大量咯血(>500ml/d,或1次>300ml)。痰中带血常见于肺结核、肺癌。咯鲜血,特别是24h达300ml以上,多见于支气管扩张症。

(2)伴随症状:伴发热见于肺结核、肺炎、肺脓肿等;伴胸痛常见于肺炎、肺结核、支气管肺癌、肺梗死等;伴皮肤黏膜出血常见于血液病、钩端螺旋体病、风湿病等;伴脓痰见于支气管扩张症、肺脓肿等;伴杵状指常见于支气管扩张、肺脓肿及支气管肺癌等。

(3)窒息表现:大咯血时出现咯血不畅、情绪紧张、面色灰暗、胸闷气促、喉部有痰鸣音等为窒息先兆,应予警惕。若出现表情恐怖、张口瞪目、两手乱抓、抽搐、大汗淋漓、唇指发绀或神志突然丧失,为窒息表现。如不及时抢救可因心跳、呼吸停止而死亡。

> **重点提示**
>
> 咯血是内科急危重症,可因窒息导致患者死亡,一旦发现窒息先兆,立即报告医师并协助抢救。

3. 心理社会状况 患者咯血时,多数会紧张、烦躁,若大咯血或并发窒息,患者及家属可能产生极度恐惧心理。

4. 辅助检查 根据需要选择血常规、痰液检查、胸部X线检查、动脉血气分析、纤维支气管镜检查等,以利于明确病因。

(二)护理诊断/问题

1. 有窒息的危险 与大咯血引起气道阻塞有关。

2. 组织完整性受损 与各种原因引起的血管壁受损或破裂有关。

3. 恐惧 与突然大咯血或反复咯血有关。

(三)护理措施

1. 一般护理

(1)休息与体位:保持病室安静,避免与患者不必要的交谈,以减少肺活动度。小量咯血者应静卧休息;大量咯血者绝对卧床休息,减少翻动。协助病变部位明确的患者取患侧卧位,以利于健侧肺通气。对病变部位不明者,取平卧位,头偏向一侧,以防发生窒息。

(2)饮食护理:大咯血者应暂禁食;小量咯血者宜进少量温凉流质饮食,避免饮用浓茶、咖啡、酒等刺激性饮品。多饮水,多食富含纤维素食物,以保持大便通畅,防止排便时增加腹压而加重咯血。

2. 病情观察 密切观察患者咯血量、性质、颜色及出血速度,定时监测呼吸、脉搏、血压、心率、瞳孔及意识变化。一旦发现患者出现胸闷、气促、呼吸困难、烦躁不安、发绀等窒息征象,立即报告医师并协助抢救。

3. 用药护理 遵医嘱使用止血药,注意观察疗效及不良反应。小量至中等量咯血者选用促凝血药,如氨甲苯酸、氨甲环酸(心肌梗死者慎用)等;大量咯血者宜选用垂体后叶素,用药过程中要控制输液速度,观察有无恶心、排便感、面色苍白、心悸、腹痛及腹泻等不良反应,高血压、冠心病、妊娠等禁用。

4. 心理护理 咯血患者常精神紧张,尤其当咯出较多新鲜血液时会产生恐惧心理,易加重出血。护士应守护并安慰,咯血后应及时清理被污染的环境和用物,以减少对患者的不良刺激。

5. 窒息的护理

(1)窒息的预防:①对大咯血及意识不清者,宜取患侧卧位,以充分发挥健侧呼吸功能。告诉患者身体放松,防止声门痉挛或屏气,以免诱发喉头痉挛,血液排出不畅形成血块导致窒息。②充分吸氧,保持呼吸道通畅,密切观察病情,并备好抢救物品,如吸痰器、气管插管、气管镜、鼻导管及气管切开用具等。③禁用呼吸抑制药、中枢镇咳药,以免抑制呼吸中枢而发生窒息。④观察窒息先兆,一经发现,立即报告医生并配合抢救。

(2)窒息的处理:①体位。立即置患者于头低足高45°俯卧位或倒立位,轻拍背部,使气管内淤血排出。②通畅气道。迅速用鼻导管经口或鼻腔盲插抽吸,气管插管或气管镜直视吸引,必要时可进行气管插管或用气管镜在直视下清除口腔、鼻腔内血凝块。③恢复呼吸。血块清除后,若患者自主呼吸仍未恢复,应行人工呼吸,给予高流量吸氧,如呼吸表浅,遵医嘱应用呼吸兴奋药。④呼吸恢复后护理。患者呼吸恢复后仍需严密观察病情变化,监测血气分析和凝血机制,预防再窒息的发生。

> **重点提示**
>
> 窒息时置病人于头低足高位或倒立位,并拍背促进血块排出是抢救的关键。

三、胸 痛

胸痛是指由脏器或胸壁组织病变引起的胸部疼痛。

(一)护理评估

1. 致病因素 导致胸痛的呼吸系统疾病主要有胸膜炎、自发性气胸、肺炎、支气管肺癌、胸膜肿瘤等。其他因素如胸壁疾病、心血管疾病、纵隔疾病等。

2. 身体状况

(1)胸痛的特点:胸壁病变所致的胸痛,疼痛固定于病变部位,且局部有压痛;胸膜炎所致的胸痛,以腋下明显,呈尖锐刺痛或隐痛、钝痛,且可因咳嗽和深呼吸而加剧;自发性气胸的胸痛在剧咳或劳累中突然发生且较剧烈;肋间神经痛沿肋间神经条带状分布,呈刀割样、触电样或灼痛;冠心病的胸痛位于胸骨后和心前区或剑突下,呈压榨样痛或濒死感,可向左肩和左臂内侧放射,可达环指和小指;食管病变引起的胸痛多在胸骨后,呈烧灼痛。

(2)伴随症状:①胸痛伴有咳嗽、咯血、呼吸困难者提示肺部疾病,如肺炎、肺结核、支气管肺癌、肺梗死、气胸及渗出性胸膜炎等;②伴大汗、血压下降,多见于心肌梗死、夹层动脉瘤等。

3. 心理社会状况 胸痛发作时常使患者产生烦躁、焦虑,甚至恐惧心理。

4. 辅助检查 血常规、痰液、胸腔积液检查和胸部X线检查、心电图、心脏彩超及CT检查等,可协助胸痛的病因诊断。

(二) 护理诊断/问题

疼痛:胸痛与病变累及肋骨、胸骨或胸膜及肋间神经等有关。

(三) 护理措施

1. 一般护理　协助患者采取舒适的体位,如半卧位、坐位,以防止疼痛加重。胸膜炎、肺炎患者多采取患侧卧位,以减少胸部活动度,缓解疼痛,并有利于健侧肺呼吸。

2. 病情观察　严密观察胸痛发作的时间、部位、性质、程度、诱因及缓解因素。

3. 疼痛护理

(1)指导患者在咳嗽、深呼吸或活动时用手按压疼痛部位制动,减轻疼痛。

(2)因胸部活动引起剧烈疼痛者,可在呼气末用15cm宽的胶布固定患侧胸廓(胶布长度超过前后正中线),以降低呼吸幅度,达到缓解疼痛的目的。

(3)局部冷湿敷或肋间神经封闭疗法止痛。

(4)对胸痛剧烈或持续者,如癌症引起的胸痛,可采用肋间神经封闭法止痛或遵医嘱应用麻醉性镇静药,观察药物疗效及不良反应。

(5)指导患者采用局部按摩、穴位按压、听音乐等方法,放松心情,转移患者的注意力,使疼痛减轻。

四、肺源性呼吸困难

肺源性呼吸困难是指由于呼吸系统疾病引起通气、换气功能障碍,发生缺氧和(或)二氧化碳潴留。患者主观感觉空气不足、呼吸费力,客观检查有呼吸频率、节律及深度异常,严重时出现鼻翼扇动、张口耸肩或端坐呼吸。

(一) 护理评估

1. 致病因素　肺源性呼吸困难按呼吸周期分为以下3种类型。

(1)吸气性呼吸困难:是喉、气管、支气管管腔狭窄或不完全阻塞所致。多见于喉头水肿、痉挛,气管炎症、异物、肿瘤或受压等。

(2)呼气性呼吸困难:是由肺组织弹性减弱及小气道痉挛狭窄所致,多见于支气管哮喘、慢性阻塞性肺气肿等。

(3)混合性呼吸困难:是由于广泛性肺部病变使呼吸面积减少所致,常见于重症肺炎、肺结核、大量胸腔积液或气胸等。

2. 身体状况

(1)临床类型:①吸气性呼吸困难。由喉头水肿、气管炎症、异物等上呼吸道狭窄阻塞引起。其特点为吸气费力,吸气时间延长。重者出现"三凹征",即胸骨上窝、锁骨上窝、肋间隙凹陷,常伴干咳及高调哮鸣音。②呼气性呼吸困难。由广泛肺部病变或肺组织受压等引起。其特点为呼气费力明显,呼气时间延长,常伴有哮鸣音。③混合性呼吸困难。吸气与呼气均感费力,呼吸浅而快,常伴呼吸音减弱或消失。

(2)呼吸困难的分度:按呼吸困难与活动的关系分为轻、中、重3度。①轻度,仅在重体力活动时出现呼吸困难;②中度,轻微体力活动(如走路、日常活动等)即出现呼吸困难;③重度,即使于安静休息状态下也出现呼吸困难。

(3)呼吸频率、节律、深度的改变:酸中毒引起的呼吸困难,呼吸深而快,称酸中毒大呼吸;慢性阻塞性肺气肿引起的呼吸困难为进行性加重;肺不张、大量胸腔积液时呼吸困难常突然发生;颅脑疾病引起的呼吸困难呼吸深而慢;血液病引起的呼吸困难常呼吸浅而快。

（4）伴随症状:呼吸困难伴一侧胸痛者常见于肺炎、急性渗出性胸膜炎及支气管肺癌等;呼吸困难伴发热者多见于肺炎、肺结核、胸膜炎、急性心包炎等;呼吸困难伴意识障碍者多见于休克型肺炎、肺性脑病、脑出血、尿毒症等。

3. 心理社会状况　呼吸困难加重时,患者可出现失眠、焦虑、紧张、烦躁不安,甚至恐惧等心理。随着生活和工作能力的丧失,可产生悲观、沮丧情绪。

4. 辅助检查　血气分析有助于检测低氧血症和二氧化碳潴留的程度;肺功能测定可判断肺功能障碍的程度和类型;胸部 X 线检查,有助于病因诊断。

（二）护理诊断/问题

1. 气体交换受损　与呼吸道痉挛、呼吸面积减少所致的肺通气或换气功能障碍有关。

2. 活动无耐力　与呼吸功能障碍导致机体缺氧有关。

（三）护理措施

1. 一般护理

（1）环境与体位:保持病室空气流通,温湿度适宜,协助患者采取身体前倾坐位或半卧位,必要时提供跨床小桌,以便患者伏案休息,减轻体力消耗。

（2）休息与活动:根据患者呼吸困难程度制订活动计划,合理安排休息与活动。呼吸困难轻者可适当活动,有计划地增加活动量;呼吸困难严重者应尽量减少活动和不必要的谈话,以减少耗氧量。

（3）饮食护理:提供营养丰富、足够热量的饮食。

（4）氧疗护理:氧气疗法是纠正缺氧、缓解呼吸困难的最有效的方法。吸氧可提高动脉血氧分压,恢复脏器功能,提高机体的活动耐力。根据病情及血气分析结果选择给氧方式,单纯严重缺氧可用面罩给氧;缺氧伴二氧化碳潴留者,可用鼻导管或鼻塞法给氧。

2. 病情观察　密切观察患者呼吸困难的变化,呼吸频率、节律、深度及动脉血气分析结果。

3. 用药护理　遵医嘱合理使用抗生素、支气管扩张药、祛痰药及呼吸兴奋药,密切观察药物的疗效和不良反应。

4. 保持呼吸道通畅　气道分泌物多者,采取相应措施协助患者充分排出。张口呼吸者应每日清洁口腔 2~3 次,并补充因呼吸丢失的水分。

5. 心理护理　对患者进行心理疏导,增加巡视次数,进行必要的解释,以缓解其紧张情绪。患者焦虑时设法分散其注意力,指导患者做深而慢的呼吸,以缓解症状。

讨论与思考

1. 护理大咯血患者时,如何判断患者出现窒息先兆或已经发生窒息?

2. 肺源性呼吸困难有哪几种?各有何特点?

（崔晓梅）

第二节　急性上呼吸道感染患者的护理

> ✚ **案例分析**
>
> 　　患者,女,19 岁,1d 前因受凉后出现喷嚏、鼻塞、流清鼻涕,于家中自服抗感冒药后效果不明显,今晨出现咽痛、恶寒、鼻涕黏稠来门诊就诊,初步考虑急性上呼吸道感染。
>
> 　　请分析:为进一步明确诊断患者需做何检查? 患者的护理诊断有哪些?

　　急性上呼吸道感染是鼻、咽或喉部的急性炎症的总称,是最常见的急性呼吸道感染性疾病。

一、护 理 评 估

(一) 致病因素

　　1. **病毒感染**　急性上呼吸道感染 70%~80% 由病毒感染引起。常见病毒有流感病毒、副流感病毒、鼻病毒、呼吸道合胞病毒、腺病毒等。

　　2. **细菌感染**　细菌感染可直接或继病毒感染之后发生,以溶血性链球菌最常见,其次为流感嗜血杆菌、肺炎球菌和葡萄球菌,偶见革兰阴性杆菌等。

　　3. **诱发因素**　受凉、淋雨、过度疲劳等。

(二) 身体状况

　　常见的急性上呼吸道感染有以下几种类型:

　　1. **普通感冒**　普通感冒俗称"伤风",以鼻咽部症状为主要表现,多由鼻病毒、副流感病毒等引起。临床表现为急性起病,早期有咽部干痒,继之出现打喷嚏、鼻塞、流涕,开始为清水样,2~3d 后变稠,可伴咽痛、干咳或咳少量痰液及声音嘶哑等。一般无发热,或有低热、全身不适、畏寒、头痛。

　　2. **病毒性咽、喉炎**

　　(1)急性病毒性咽炎:临床特征为咽部发痒和烧灼感,咽部疼痛不明显。

　　(2)急性病毒性喉炎:临床特征为声音嘶哑、讲话困难、咳嗽时疼痛,常伴发热。

　　3. **细菌性咽、扁桃体炎**　最常见的致病菌为溶血性链球菌,起病急,有明显咽痛、畏寒、发热,体温可达 39℃ 以上。

　　4. **并发症**　急性鼻窦炎、中耳炎、急性气管-支气管炎、病毒性心肌炎、肾小球肾炎等。

(三) 心理社会状况

　　患者常因发热等症状导致情绪低落,部分患者因出现并发症而焦虑不安。

(四) 实验室及其他检查

　　1. **血常规**　病毒感染者,白细胞计数正常或偏低,淋巴细胞比例升高;细菌感染者,白细胞计数和中性粒细胞比值升高。

　　2. **病原学检查**　病毒血清学检查和病毒分离等方法可判断病毒类型,细菌培养可判断细菌类型,并可通过药物敏感试验指导用药。

二、治疗要点

1. 对症治疗　嘱患者多休息、多饮水。对发热、全身酸痛者给予解热镇痛药;咳嗽者适当使用祛痰止咳药;咽痛时含消炎咽喉片;鼻塞、流涕可用 1% 麻黄碱滴鼻。

2. 抗病毒治疗　病毒感染者一般不用抗生素。早期应用抗病毒药有一定疗效,可选用利巴韦林、奥司他韦、金刚烷胺、吗啉胍及抗病毒中成药等。

3. 抗细菌治疗　可根据药物敏感试验选用抗生素,如青霉素类、头孢菌素类、大环内酯类、喹诺酮类等抗菌药物。

重点提示

急性上呼吸道感染 70%~80% 由病毒感染引起,除明确为细菌感染外,避免滥用抗生素。

三、护理诊断/问题

1. 体温过高　与病毒或细菌感染有关。
2. 疼痛　与鼻、咽或喉部感染有关。
3. 知识缺乏　缺乏有关上呼吸道感染的知识。
4. 潜在并发症　急性鼻窦炎、中耳炎、急性气管-支气管炎、病毒性心肌炎等。

四、护理措施

(一)一般护理

1. 环境与休息　保持室内空气流通,定时开窗通风,注意呼吸道隔离,发热患者应卧床休息。

2. 饮食护理　给予高蛋白、高维生素、充足热量、清淡易消化的饮食,避免摄入辛辣刺激的食物,鼓励多饮水,维持水电解质平衡。

(二)病情观察

密切观察患者体温,如有发热,记录发热持续时间。注意有无并发症出现,若咳嗽加重、咳脓痰、体温持续升高,提示合并下呼吸道感染;若发热、头痛伴脓性鼻涕,提示合并鼻窦炎;若出现心慌、气短、胸痛提示合并病毒性心肌炎;若出现血尿、水肿、高血压等提示合并肾小球肾炎。应及时报告医生并协助处理。

(三)对症护理

注意保暖,高热时给予物理降温,或遵医嘱使用退热药,热退时患者常大量出汗,要及时擦干汗液,保持衣服被褥清洁,对身体虚弱者应注意观察血压、脉搏,防止患者虚脱;咽痛、声音嘶哑者可适当使用咽喉含片;痰多黏稠时给予雾化吸入。

(四)用药护理

遵医嘱合理使用药物,了解药物用法用量及不良反应,避免滥用抗生素。

五、健康指导

1. 疾病知识指导　指导患者及家属了解疾病防治知识,强调预防的重要性,指导口服板蓝根冲剂或注射流感疫苗进行预防。

2. 用药指导　强调遵医嘱用药及了解用药注意事项;介绍物理降温的意义,能通过物理降温的不用退热药。

3. 康复指导　指导患者生活规律,劳逸结合,戒烟;呼吸道感染流行期间避免去人群密集的公共场所;避免过度疲劳、受凉、淋雨等诱因;疾病恢复后加强体育锻炼,增强身体抵抗力,加强机体耐寒训练,如冷水洗脸等。

讨论与思考

1. 不同类型的急性上呼吸道感染治疗的异同点有哪些?
2. 如何对急性上呼吸道感染的患者进行正确的护理?

（崔晓梅）

第三节　慢性支气管炎及慢性阻塞性肺气肿患者的护理

案例分析

患者,男,68 岁。吸烟 20 年,患慢性支气管炎 12 年,近 5 个月来活动后气急明显,4d 前受凉后咳嗽加重,痰多、黏稠不易咳出。护理体检:神志清楚,口唇轻度发绀,桶状胸,两肺叩诊呈过清音,双肺听诊呼吸音减弱。动脉血氧分析 PaO_2 75mmHg,$PaCO_2$ 45mmHg,经治疗后病情好转。

请分析:目前对该患者的主要护理诊断有哪些?如何对患者进行健康指导?

慢性支气管炎(简称慢支),是指气管、支气管黏膜及其周围组织的慢性、非特异性炎症。临床上以慢性咳嗽、咳痰或伴有喘息反复发作为特征,每年发病持续 3 个月,连续 2 年或更长。慢性阻塞性肺气肿(简称肺气肿)是指终末细支气管远端的气道弹性减退、膨胀充气导致肺容量增大,或伴有气道壁破坏。患者在咳嗽、咳痰的基础上出现逐渐加重的呼吸困难,可并发慢性肺源性心脏病或Ⅱ型呼吸衰竭。

慢性支气管炎和(或)肺气肿患者肺功能检查出现气流受限不完全可逆,呈进行性进展,称为慢性阻塞性肺疾病(COPD)。COPD 是呼吸系统疾病中的常见病和多发病,其患病率和病死率均高。

一、护 理 评 估

(一) 致病因素

确切的病因不清楚。一般认为与下列因素有关。

1. 理化因素　如香烟、粉尘、有害气体(二氧化硫、二氧化氮等)的慢性刺激,造成支气管黏膜受损,纤毛清除功能下降,黏液分泌增加,易导致细菌入侵。

2. 感染　感染是慢性支气管炎及慢性阻塞性肺气肿发生发展的重要因素之一。常见感染因素为病毒感染(鼻病毒、流感病毒等)、细菌感染(肺炎球菌和流感嗜血杆菌等)。长期、反复病毒或细菌感染,可破坏气道的防御功能、损伤细支气管和肺泡。

3. 其他因素　过敏、免疫、营养、年龄等因素均与慢性支气管炎及慢性阻塞性肺气肿有关。

> **重点提示**
>
> 　　吸烟是目前公认的 COPD 发病的最重要的危险因素。吸烟时间愈长、吸烟量愈大，COPD 的发病率就愈高。

(二) 身体状况

1. 症状

(1) 慢性支气管炎：长期慢性咳嗽、咳痰是其最突出的症状，临床表现为反复发作的咳嗽、咳痰或伴有喘息。

慢性咳嗽：晨起咳嗽明显，白天较轻，夜间有阵咳或排痰。随病程发展可终身不愈。

咳痰：一般为白色黏液或浆液性泡沫痰，偶带血丝。合并感染时可有脓痰。

喘息：喘息明显者称为喘息性支气管炎，严重时有哮喘样发作。

(2) 慢性阻塞性肺气肿：除具备原发病的症状外，逐渐加重的呼吸困难是慢性阻塞性肺气肿突出的表现。早期仅体力劳动或上楼时出现，后逐渐加重，以致在日常活动甚至休息时也感到呼吸困难，晚期常呈缩唇呼气。

2. 体征　慢性支气管炎早期多无异常体征，伴感染时双肺可闻及湿啰音，喘息型支气管炎患者可闻及广泛哮鸣音并伴呼气延长。

阻塞性肺气肿主要呈现肺气肿征，即桶状胸，胸部呼吸运动减弱；触觉语颤减弱或消失；叩诊过清音，心浊音界缩小；肺下界和肝浊音界下移；听诊两肺呼吸音减弱，呼气延长，心音遥远。

3. 分期

(1) 急性加重期：指在短期内咳嗽、咳痰、气短和(或)喘息加重、痰量增加，可伴发热等症状。

(2) 稳定期：指咳嗽、咳痰、气短等症状稳定或轻微。

4. 并发症　COPD 可并发自发性气胸、呼吸衰竭、慢性肺源性心脏病。

> **重点提示**
>
> 　　呼吸困难进行性加重，日常活动甚至休息时也感到气促，是 COPD 的标志性症状。

(三) 心理社会状况

由于病程长、疗效差、长期治疗导致家庭的经济负担过重，患者和家属易出现焦虑和抑郁的心理状态；家属对患者的关心和支持不足，以及医疗经费不足，使患者产生悲观、绝望等心理。

(四) 实验室及其他检查

1. 肺功能检查　是判断气流受阻的主要客观指标，COPD 早期可有小气道功能异常，以后可出现第 1 秒用力呼气容积占用力肺活量百分比值减少；慢性支气管炎并发阻塞性肺气肿时，残气量增加，残气量占肺总量百分比值增加。

2. X 线检查　早期可无异常，随着病情的进展可出现肺纹理增粗、紊乱等非特异性改变。

肺气肿时,胸廓扩张,肋间隙增宽,两肺透亮度增加。

3. 动脉血气分析　早期无异常。随着病情的进展可出现低氧血症、高碳酸血症、酸碱平衡失调等。当 $PaO_2<60mmHg$,伴(或不伴)$PaCO_2>50mmHg$ 时,提示呼吸衰竭。

4. 血常规　红细胞计数和血红蛋白含量升高;继发感染时,白细胞总数及中性粒细胞比例升高。

二、治 疗 要 点

(一)慢性支气管炎的治疗

急性加重期治疗以控制感染,祛痰止咳,解痉平喘为主。

稳定期治疗应戒烟,避免各种致病因素;增强体质,防止复发;反复呼吸道感染者可试用免疫调节药或中药治疗。

(二)慢性阻塞性肺气肿和慢性阻塞性肺疾病(COPD)的治疗

1. 抗生素　抗感染治疗在 COPD 急性加重期的治疗具有重要意义。应依据痰培养及抗生素敏感试验选择,常用药物包括青霉素类、头孢菌素类、大环内酯类等。

2. 祛痰镇咳药　对痰不易咳出者可选用盐酸氨溴索、溴己新等。对年老、体弱及痰多者,不应使用强镇咳药,如可待因等。

3. 支气管扩张药　茶碱类、β_2 肾上腺素受体激动药和抗胆碱能药等,可缓解支气管痉挛的症状。

4. 糖皮质激素　对 COPD 与哮喘合并存在者可长期吸入糖皮质激素与长效 β_2 肾上腺素受体激动药联合剂,能有效缓解病情。

5. 长期家庭氧疗　对 COPD 并发慢性呼吸衰竭者可提高生活质量和生存率。

重点提示

长期应用广谱抗生素和激素易致真菌感染,应注意预防。

三、护理诊断/问题

1. 气体交换受损　与呼吸道阻塞、肺组织弹性下降、通气/血流比例失衡所致的通气换气障碍有关。

2. 清理呼吸道无效　与分泌物增多、痰液黏稠及无效咳嗽等有关。

3. 活动无耐力　肺功能减退、氧供与氧耗失衡有关。

4. 营养失调,低于机体需要量　与咳嗽、呼吸困难使能量消耗增加、缺氧导致消化功能下降有关。

5. 焦虑　与病程长、疗效差、家庭经济负担过重有关。

6. 潜在并发症　呼吸衰竭、自发性气胸、慢性肺源性心脏病。

四、护 理 措 施

(一)一般护理

1. 休息与体位　协助患者采取舒适体位,如抬高床头、半坐卧位或身体前倾坐位。安排适度的活动,以不感到疲劳、不加重症状为宜。室内保持适宜的温度湿度,冬季注意保暖。

2. 饮食护理 给予高热量、高蛋白、高维生素、清淡易消化饮食。

(二)氧疗护理

遵医嘱给予氧疗,呼吸困难伴低氧血症者,一般采用鼻导管持续低流量(1~2L/min)、低浓度(25%~29%)给氧,使 PaO_2 控制在 60mmHg 或略高,以防止因缺氧完全纠正,外周化学感受器失去低氧的刺激而抑制呼吸中枢,加重缺氧和二氧化碳潴留。提倡对 COPD 慢性呼吸衰竭者每天进行持续 15h 以上的长期家庭氧疗,尤其夜间不可间断。

重点提示

合理的氧疗是呼吸系统疾病重要的治疗与护理措施。

(三)病情观察

密切观察患者咳嗽、咳痰情况,包括咳嗽的性质与时间,痰液的性状、颜色、量以及咳痰是否顺畅;呼吸的节律、频率及深度的改变;有无心悸、胸闷、水肿及少尿;定期监测动脉血气分析。

(四)用药护理

遵医嘱用药,不能随意滥用镇静、安眠、止咳、镇痛药,以免抑制呼吸中枢、抑制咳嗽反射。注意观察药物的疗效和不良反应,如可待因有头晕、恶心、呕吐、便秘等不良反应,且有成瘾性,并因抑制咳嗽而加重呼吸道阻塞;祛痰药溴己新偶见恶心、转氨酶增高,胃溃疡患者慎用。

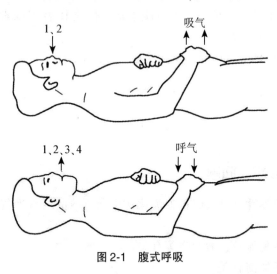

图 2-1 腹式呼吸

(五)呼吸功能锻炼

指导稳定期患者进行腹式呼吸和缩唇呼吸,以改善呼吸功能。

1. 腹式呼吸锻炼(图 2-1) 患者取平卧位、半卧位或立位。左右手分别放在腹部及胸前,全身肌肉放松,静息呼吸。吸气时用鼻吸入,深吸,尽量挺起腹部,胸部不动;呼气时用口呼出,同时收缩腹部,胸廓保持最小活动幅度,缓慢呼气。每分钟 7~8 次,如此反复训练,每次 10~20min,每日 2 次,熟练后逐渐增加次数和时间。通过腹肌的主动收缩与舒张加强腹肌锻炼,可使呼吸阻力降低,肺泡通气量增加,提高呼吸效率。

2. 缩唇呼吸训练(图 2-2) 患者闭嘴用鼻吸气,呼气时用口呼出,口唇缩拢似吹口哨状,持续缓慢呼气,同时收缩腹部。吸与呼时间之比为 1∶2~1∶3。缩唇大小程度与呼气流量,以能使距口唇 15~20cm 处、与口唇同一水平的蜡烛火焰随气流倾斜又不至于熄灭为宜。气体经缩窄的口唇缓慢呼出,其目的是提高支气管内压,防止呼气时小气道过早陷闭,以利于肺泡气排出。

(六)对症护理

咳嗽、咳痰的护理详见本章第一节。

(七) 心理护理

护士要多与患者沟通,向患者讲解疾病的过程,引导病人以积极的心态面对疾病,增加社会交往,培养生活情趣,减少孤独,缓解焦虑情绪,促进疾病康复。

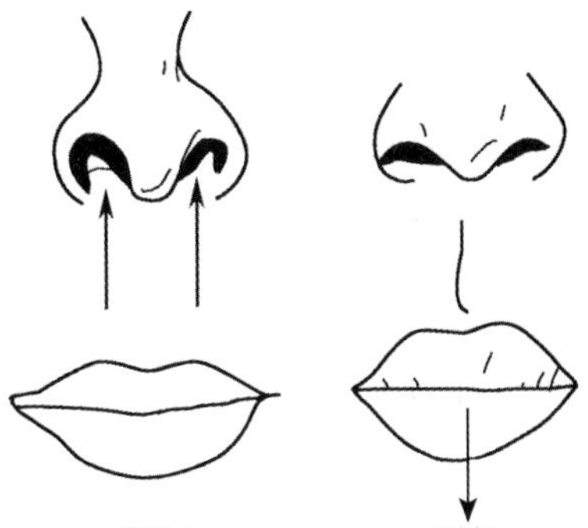

五、健康指导

1. 疾病知识指导　向患者及家属介绍慢性阻塞性肺疾病的相关知识,了解使病情加重的因素。劝导患者戒烟,避免粉尘和刺激性气体的吸入;预防上呼吸道感染,避免淋雨、受凉。

2. 用药指导　嘱患者遵医嘱用药,不要随意滥用镇静、止咳药,教会患者及家属观察药物不良反应的方法。

3. 康复指导　给患者和家属讲解康复锻炼的重要性,根据患者的身体状况,协助患者制订康复锻炼计划,提高机体抵抗力。坚持每天进行缩唇呼吸和腹式呼吸锻炼。教会患者及家属判断呼吸困难的程度,以便合理安排工作和休息。

图 2-2　缩唇呼吸

讨论与思考

1. 慢性支气管炎及慢性阻塞性肺气肿患者的氧疗护理有何要求?
2. 如何对慢性阻塞性肺气肿患者进行康复指导?

(崔晓梅)

第四节　支气管哮喘患者的护理

🏥 案例分析

患者,女,22 岁,因去公园赏花,出现咳嗽、咳痰伴喘息 1h 入院,体格检查:体温 36.4℃,脉搏 90 次/分,呼吸 28 次/分,血压 115/80mmHg,视诊口唇发绀,桶状胸,听诊两肺布满哮鸣音,诊断为支气管哮喘。

请分析:如何对患者进行病情观察? 如何配合医生控制患者的急性发作?

支气管哮喘(简称哮喘)是由多种细胞(如嗜酸性粒细胞、肥大细胞、T 淋巴细胞等)和细胞组分参与的气道慢性炎症性疾病。这种炎症导致气道高反应性,并引起气道狭窄。表现为反复发作性的喘息、呼气性呼吸困难、胸闷和咳嗽症状。

全球约有 3 亿患者,近年来儿童患病率的升高,引起了广泛关注,老年人群患病率也有增高的趋势。

重点提示

气道慢性炎症是哮喘的本质。

一、护理评估

(一) 致病因素

病因尚不完全清楚。患者个体过敏性体质及外界环境的影响是发病的危险因素。

1. **个体因素**　约 2/3 的患者有家族遗传史,研究表明人类哮喘基因与气道高反应性相关,在哮喘的发病中起重要作用。

2. **环境因素**　是哮喘的激发因素,主要有以下几种因素。

(1)吸入性变应原:如尘螨、花粉、动物毛屑、刺激性气体等。

(2)感染:如细菌、病毒、寄生虫等。

(3)食物:如鱼、虾、蛋类、奶类等。

(4)药物:如普萘洛尔、阿司匹林等。

(5)其他:如气候改变、运动,以及情绪激动、烦躁焦虑等心理因素。

重点提示

哮喘主要由接触变应原触发或引起。

(二) 身体状况

1. **症状**

(1)先兆症状:发作前常有先兆症状,如打喷嚏、流泪、鼻及眼睑发痒等。

(2)典型发作表现:为反复发作性呼气性呼吸困难或发作性胸闷和咳嗽,伴有哮鸣音。严重者出现张口抬肩,烦躁不安,干咳或咳大量白色泡沫痰,甚至发绀等。有时咳嗽为唯一症状(咳嗽变异性哮喘)。青少年可在运动时出现胸闷、咳嗽和呼吸困难,称运动性哮喘。发作常有季节性,日轻夜重(夜间及凌晨发作或加重)。

(3)重症哮喘:又称哮喘持续状态,指发作性严重呼吸困难持续 24h 以上。多因呼吸道感染未控制、持续接触大量过敏原、治疗不当或突然停用糖皮质激素引起。主要表现为烦躁不安,张口呼吸,面色苍白,大汗淋漓,并可出现意识障碍、发绀等。如抢救不及时,患者可因严重的呼吸、循环衰竭而死亡。

重点提示

重症哮喘常危及患者生命,应掌握其评估要点,以利病情观察和及时抢救。

2. **体征**　非发作期体检可无异常。发作期胸廓呈过度充气征,双肺可闻及广泛哮鸣音,呼气延长。严重哮喘如出现心率增快,奇脉,胸腹矛盾运动和发绀等,但无哮鸣音出现,称之为寂静胸。

3. **分期**　根据临床表现可分为急性发作期、慢性持续期和缓解期。

（1）急性发作期：指胸闷、气促、咳嗽等症状突然发生或加剧，多有呼吸困难，以呼气流量降低为其特征，常因接触变应原等刺激物或治疗不当而诱发。

（2）慢性持续期：指哮喘患者虽无急性发作，但在很长时间内仍有不同频率和（或）不同程度的哮喘症状。

（3）缓解期：无哮喘的症状、体征，肺功能恢复到急性发作前水平且维持4周以上。

4. 并发症　自发性气胸、肺不张、肺气肿和慢性肺源性心脏病等。

（三）心理社会状况

哮喘发作时的呼吸困难、濒死感，易致患者精神紧张，甚至恐惧；若哮喘连续发作，患者易对医护人员或药物产生依赖心理；症状缓解后，患者担心哮喘复发，感到焦虑不安。

（四）实验室及其他检查

1. 血常规检查　过敏性哮喘者嗜酸性粒细胞增多，并发感染时白细胞增多。外源性哮喘IgE增高。

2. 痰液检查　痰涂片可见大量嗜酸性粒细胞。

3. 呼吸功能检查

(1)通气功能检测：发作期呈阻塞性通气功能障碍，缓解期通气功能指标逐渐恢复。

(2)支气管激发试验：可测定气道反应性。吸入激发药后哮喘患者通气功能下降，气道阻力增加。

(3)支气管舒张试验：用以判断气流受限的可逆性。

(4)呼气峰值流速及其变异率测定：反映气道通气功能的变化。

4. 动脉血气分析　哮喘发作时PaO_2可有不同程度下降。轻、中度哮喘由于过度通气可使$PaCO_2$下降，表现为呼吸性碱中毒。重度哮喘导致气道严重阻塞，可出现二氧化碳潴留，$PaCO_2$上升，表现为呼吸性酸中毒。如缺氧明显，可合并代谢性酸中毒。

5. 胸部 X 线检查　发作时可见两肺透亮度增加，充气过度或纵隔气肿。

6. 特异性变应原检测　用可疑变应原做皮肤变应原测试，寻找过敏原，指导脱敏治疗。

二、治 疗 要 点

本病目前无根治方法。治疗目的为控制症状，减少发作，防止病情恶化，提高生活质量。

（一）消除病因

避免引起哮喘发作的各种诱因，其中脱离过敏原是哮喘的治疗原则。

（二）控制急性发作

1. 解痉平喘

（1）β_2受体激动药：可松弛支气管平滑肌，抗气道炎症。是控制哮喘急性发作的首选药物，如沙丁胺醇（舒喘灵）是轻度哮喘的首选药物。用药方法有定量吸入、口服或静脉注射。

重点提示

　　β_2受体激动药是控制哮喘急性发作的首选药物，首选定量吸入法。

（2）茶碱类：有松弛支气管平滑肌、增强膈肌收缩力、加强呼吸肌的作用，还可轻微强心、利尿。可口服或静脉给药。

(3)抗胆碱药物:与 β_2 受体激动药联合吸入有协同作用,尤其适用于夜间哮喘和痰多者。

(4)糖皮质激素:是当前控制哮喘发作最有效的抗炎药物。作用机制是抑制气道变应性炎症,降低气道高反应性;还可抗过敏、抗微血管渗漏和间接松弛气道平滑肌。可通过吸入、口服和静脉给药。吸入治疗是长期抗炎治疗哮喘最常用的方法。常用吸入药物有倍氯米松、氟替卡松、布地奈德等。

(5)其他药物:白三烯调节药有孟鲁司特、扎鲁司特等,钙离子拮抗药如硝苯地平、维拉帕米等。酮替芬和新一代组胺 H_1 受体拮抗药阿司咪唑、曲尼斯特。

2. 促进排痰　通过补液、超声雾化吸入、祛痰药等方法使气道湿化、痰液稀释,促进痰的排出。

3. 积极控制感染　根据病情选择有效抗生素。

4. 氧疗与辅助通气　经鼻导管、面罩或鼻罩吸氧,可缓解通气/血流比例失调。

(三)重症哮喘的治疗

1. 吸氧　持续低流量吸氧,注意加湿保温和气道通畅。如果病情恶化缺氧不能改善时,可进行机械通气。

2. 解痉平喘　持续雾化吸入 β_2 受体激动药;静脉应用氨茶碱;静脉滴注糖皮质激素等。

3. 控制感染　选用有效抗生素静脉滴注。

4. 补液、纠正电解质紊乱和酸碱失衡

5. 其他　湿化气道,促进排痰,处理并发症等。

(四)慢性持续期和缓解期的治疗

主要治疗目的是争取长期缓解,预防复发。

1. 脱离变应原　是防治哮喘最有效的方法。

2. 特异性免疫疗法(脱敏疗法)　如采用特异性变应原(如螨、花粉等)反复做定期皮下注射,剂量、浓度由低至高,使患者产生免疫耐受性而脱(减)敏。

3. 非特异性免疫疗法　如注射卡介苗、转移因子等生物制品抑制变应原反应的过程。

4. 药物预防　常用色甘酸钠,其机制是稳定肥大细胞膜,对预防运动和过敏原诱发的哮喘最有效。

重点提示

糖皮质激素是当前控制哮喘发作最有效的药物;吸入治疗是长期抗炎治疗哮喘最常用的方法;脱离变应原是防治哮喘最有效的方法。

三、护理诊断/问题

1. 低效性呼吸型态　与哮喘发作时气道狭窄有关。

2. 清理呼吸道无效　与支气管黏膜水肿、痰多黏稠、咳嗽无效有关。

3. 潜在并发症　自发性气胸、慢性肺源性心脏病、急性呼吸衰竭。

4. 知识缺乏　缺乏支气管哮喘的预防保健知识。

四、护理措施

(一)一般护理

1. **环境与体位** 脱离过敏原,维持居室温度 18~22℃,相对湿度 50%~60%。室内不宜摆放花草,避免使用皮毛、羽绒制品,不养宠物。哮喘发作时,协助患者采取坐位或半卧位,为端坐呼吸者提供床旁桌支撑,以减少体能消耗。

2. **饮食护理** 给予清淡、易消化、丰富维生素、足够热量的饮食,避免进食硬、冷、油炸食物。忌食易引起过敏的食物如鱼、虾、蛋、奶等。戒除烟、酒。对呼吸增快、痰液黏稠的患者鼓励多饮水,每日饮水量 2500~3000ml 或遵医嘱静脉补液,以纠正脱水,稀释痰液。

3. **氧疗护理** 重度哮喘发作时,应遵医嘱给予鼻导管或面罩吸氧,吸氧流量为 2~4L/min,伴高碳酸血症者给低流量 1~2L/min 吸氧。注意观察患者意识状态和动脉血气分析,若患者出现神志改变,或($PaO_2 < 60mmHg$,$PaCO_2 > 50mmHg$)时,及时准备进行机械通气。

4. **口腔和皮肤护理** 哮喘发作时,因患者大量出汗,应每日擦温水浴,勤换衣服和床单,保持皮肤的清洁。嘱患者咳嗽后用温水漱口,保持口腔清洁。

(二)病情观察

哮喘常在夜间发作,护士应加强巡视和观察。对严重发作,呼吸困难加重,发绀明显或神志不清时,应做好气管插管、切开或机械通气的准备。

(三)用药护理

1. **β_2 受体激动药** 遵医嘱用药,首选吸入法,不宜长期、单一、大量使用,宜与吸入激素等药物联合使用,用药过程中观察有无心悸、头晕、骨骼肌震颤等不良反应。

2. **茶碱类** 主要不良反应是胃肠道、心脏和神经系统毒性。缓(控)释片必须整片吞服,不能嚼服;本药的碱性较强,局部刺激性强,不宜肌内注射;静脉注射速度宜慢,不超过 0.25mg/(kg·min),静脉滴注维持量为 0.6~0.8mg/(kg·min),如果静脉用药速度过快或浓度过高,可引起心律失常、血压剧降,严重者可引起抽搐甚至死亡。

3. **糖皮质激素** 掌握正确的药物吸入方法,吸入药物主要不良反应为真菌感染、呼吸道不适,喷药后应立即用清水充分漱口,防止口咽部真菌感染;口服用药宜在饭后;严格按医嘱用药,不得自行减量或停药。

4. **其他药物** 吸入抗胆碱药,偶有口苦或口干。少数患者吸入色甘酸钠有咽喉不适、胸闷,偶见皮疹。

5. **定量雾化吸入器和干粉吸入器的使用方法**

(1)定量雾化吸入器:用药时先打开盖子,摇匀药液,深呼气至不能再呼时,将定量雾化吸入器喷嘴置于口中,双唇含住喷口,以慢而深的方式经口吸气,同时用手指按压喷药,至吸气末屏气 10s,使较小的雾粒沉降于气道远端,然后缓慢呼气,休息 3min 后可再重复使用 1 次。

(2)干粉吸入器:经常使用的有蝶式吸入器、都宝装置和准纳器。护士应指导患者将药物正确装入干粉吸入器,吸入前先呼气,然后用口唇含住吸嘴用力深吸气,屏气 5~10s,用完后关闭容器。

重点提示

掌握正确的药物吸入法是保证哮喘治疗成功的关键。

（四）心理护理

对急性发作的患者,护士应加强巡视,安慰患者,使患者产生信任和安全感。哮喘反复发作产生抑郁、焦虑情绪者,应指导家属多给予关心和支持,鼓励患者适当参加体育锻炼和社会活动,树立战胜疾病的信心。

五、健 康 指 导

（一）疾病知识指导

1. 指导患者及家属认识长期防治哮喘的重要性,哮喘虽不能彻底治愈,但通过长期适当治疗可完全有效控制其发作。

2. 避免可能诱发哮喘发作的各种因素,如避免食用易导致过敏以及辛辣、刺激性食物,戒烟酒;不养宠物;避免强烈的精神刺激、剧烈运动;避免接触刺激性气体及预防呼吸道感染。

3. 缓解期应加强身体锻炼以增强体质。

4. 对某些不可回避的过敏原,如花粉、尘螨等,可采用脱敏疗法或迁移疗法。

（二）用药指导

指导患者遵医嘱正确用药,了解所用药物的用法、用量及注意事项。指导患者及家属掌握正确的药物吸入方法,嘱患者随身携带止喘气雾剂,一般先吸支气管扩张药,后吸抗炎气雾剂。

（三）监测病情指导

指导患者识别哮喘发作的先兆征象和哮喘加重的表现,学会哮喘发作时的紧急自我缓解方法并做好哮喘记录。

重点提示

哮喘患者的教育与管理是提高疗效、减少复发、提高生活质量的重要措施。

讨论与思考

1. 简述重症哮喘患者的治疗要点。
2. 支气管哮喘患者的饮食护理有何要求?
3. 如何指导哮喘患者正确吸入药物?

（崔晓梅）

第五节　肺炎患者的护理

✚ **案例分析**

患者,男,24 岁,受凉后出现寒战、高热、咳嗽,伴胸痛,尤以咳嗽时加剧。护理体检:体温 39.6℃,脉搏 110 次/分,呼吸 26 次/分,血压 110/70mmHg。急性病容,意识清楚,右侧呼吸运动减弱,触诊语颤增强,叩诊呈浊音,听诊右下肺闻及支气管呼吸音,腹部检查无异常。

请分析:该患者出现了什么情况? 为明确诊断需做哪些辅助检查? 对该患者护理的重点是什么?

　　肺炎是指终末呼吸道、肺泡和肺间质的炎症,可由病原微生物、理化因素、过敏及药物等引起。细菌性肺炎是最常见的肺炎,也是最常见的感染性疾病之一。发病率及病死率高,尤其是年老体弱或免疫功能低下者。

　　肺炎的分类:

　　1. 按解剖分类　分为大叶性(肺泡性)肺炎、小叶性(支气管性)肺炎和间质性肺炎。

　　2. 按病因分类　细菌性肺炎最为常见,其次为病毒、支原体、真菌、立克次体及放射性损伤等。细菌性肺炎最常见的病原菌是肺炎球菌,其次为葡萄球菌、肺炎杆菌。

　　3. 按发病环境分类　①社区获得性肺炎,即在医院外罹患的肺实质感染性炎症;②医院获得性肺炎,是指患者入院时不存在感染,也不处于感染潜伏期,而在入院48h后在医院内发生的肺炎。

> **重点提示**
>
> 　　社区获得性肺炎的主要致病菌为肺炎球菌、革兰阴性杆菌、肺炎支原体、肺炎衣原体;医院获得性肺炎的主要致病菌为革兰阴性杆菌,包括肺炎杆菌、铜绿假单胞菌、肠杆菌等。

　　本节主要介绍肺炎球菌肺炎患者的护理。

　　肺炎球菌肺炎是由肺炎球菌引起的急性肺实质炎症,是最常见的感染性肺炎,居社区获得性肺炎的首位,临床上以起病急骤、高热、寒战、咳嗽、咳铁锈色痰及胸痛为特征。冬季与初春为本病高发季节,发病人群多为既往体健的青壮年、老年人及婴幼儿,近年来因抗生素及时、有效地应用,典型病例已不多见,少数患者可发生菌血症和感染性休克,甚至危及生命。

一、护　理　评　估

(一)致病因素

　　肺炎球菌为革兰染色阳性球菌,多成双排列或短链排列,又称肺炎链球菌,菌体外有荚膜,其致病主要与荚膜中的多糖结构及含量有关,肺炎球菌为上呼吸道的正常菌群,当机体免疫力低下时才致病。常见诱因有受凉、淋雨、疲劳、醉酒、糖尿病、病毒感染及全身麻醉等。

　　典型的病理改变可分4期:充血期、红色肝样变期、灰色肝样变期、消散期。

(二)身体状况

　　1. 全身症状　起病多急骤,先有寒战,继之高热。体温可高达39~41℃,呈稽留热。此外,可伴有头痛、全身酸痛。部分患者可有恶心、呕吐等消化道症状;严重者出现烦躁、意识障碍等神经精神症状。

　　2. 呼吸系统症状

　　(1)咳嗽、咳痰:早期有干咳,咳少量黏液痰,以后咳黏液脓性痰,痰量增多。咳铁锈色痰为特征性表现。

　　(2)胸痛:多发生于患侧,可放射至肩部或上腹部,咳嗽、深呼吸时加剧。

　　(3)呼吸困难:病变广泛时可出现呼吸困难和发绀。

　　3. 体征　急性病容、面颊绯红、鼻翼扇动,口唇和鼻周可有单纯疱疹。典型者可有肺实变体征,患侧呼吸运动减弱、触诊语颤增强、叩诊呈浊音或实音、可闻及支气管呼吸音及湿啰音,病变累及胸膜时可闻及胸膜摩擦音。

4. 并发症

（1）中毒性（休克型）肺炎：重症患者并发感染性休克称中毒性肺炎或休克型肺炎。最常发生在病程的 72h 内，尤其发病的 24h 内。临床表现为血压突然下降，多在 80/60mmHg 以下，烦躁不安、意识模糊、面色苍白、四肢厥冷、脉搏细数、少尿或无尿。

（2）其他并发症：胸膜炎、脓胸、心包炎等。

重点提示

中毒性（休克型）肺炎最突出的表现是血压下降。

（三）心理社会状况

由于起病急骤，短期内病情加重，患者及家属常会感到焦虑不安。当出现休克型肺炎等严重并发症时，常出现忧虑、恐惧心理。

（四）实验室及其他检查

1. 血常规　白细胞计数升高，可达 $10 \times 10^9/L \sim 20 \times 10^9/L$，中性粒细胞百分比达 80% 以上，伴核左移或出现中毒颗粒。

2. 痰液检查　痰涂片可见成对或呈短链排列的革兰阳性球菌；痰培养可确定病原菌。

3. X 线检查　肺实变影像学表现为当病变累及胸膜时，可见肋膈角变钝或少量胸腔积液征象。

二、治疗要点

（一）抗菌药物

抗感染治疗是肺炎治疗的最重要环节，一旦确诊应立即使用抗生素治疗。抗菌药物标准疗程一般为 14d，或在热退后 3d 停药，或改静脉用药为口服。首选青霉素 G，青霉素过敏者可选用喹诺酮类、头孢类药物等。

（二）支持治疗

卧床休息，补充足够热量、蛋白质和维生素的食物，鼓励多饮水；尽量不用退热药，以免大量出汗干扰热型而影响临床诊断，有低氧血症者给予吸氧。

（三）并发症的治疗

一旦出现休克型肺炎，应积极采取下列治疗措施。

1. 补充血容量　首先输注右旋糖酐，以扩充血容量，降低血液黏稠度，改善微循环，预防弥散性血管内凝血（DIC）的发生，然后输注其他药物。注意输液速度不宜过快过多，宜在中心静脉压监测下调整速度，以防止诱发肺水肿和心力衰竭。

2. 血管活性药物　使用合适的血管活性药物，使收缩压维持在 90～100mmHg，保证重要器官的血液供应。

3. 纠正酸中毒　常用 5% 碳酸氢钠溶液静脉滴注。

4. 抗感染　宜选用 2～3 种广谱抗生素，早期、联合、足量静脉给药。

5. 其他　病情严重者可使用糖皮质激素。

重点提示

扩充血容量是抗休克最基本的措施，且使用血管活性药物之前应先扩充血容量。

三、护理诊断/问题

1. 体温过高　与肺部感染有关。
2. 胸痛　与肺部炎症累及胸膜有关。
3. 气体交换受损　与肺组织炎症致肺泡气体交换面积减少有关。
4. 潜在并发症　休克型肺炎。

四、护 理 措 施

(一)一般护理

1. 环境与休息　保持环境安静、舒适,维持适宜的温、湿度,室内每日通风2次,每次15～30min;发热患者应卧床休息,协助患者取有利于呼吸的体位(半卧位或者高枕卧位),以减少体力和氧的消耗。胸痛患者嘱其患侧卧位,以减轻患侧疼痛和增加健侧通气。

2. 饮食护理　给予高热量、高蛋白、高维生素的易消化流质或半流质饮食,鼓励患者多饮水,每日饮水1500～2000ml,以补充发热和呼吸丢失的水分并有利于排痰。

(二)病情观察

密切观察生命体征尤其是体温的变化,当出现高热骤降至常温以下,脉搏细数、呼吸浅快、烦躁不安、四肢厥冷、少尿(少于30ml/h)等休克征象时,应立即报告医师并配合处理;体温退后复升常提示合并并发症。

(三)对症护理

1. 高热的护理　患者应卧床休息,寒战时应注意保暖,高热时以物理降温为主,慎用解热药,避免大量出汗,不宜使用阿司匹林等解热药。出汗时应及时更换衣服和被褥,做好口腔和皮肤的护理。

2. 咳嗽、咳痰的护理　指导有效咳嗽,鼓励患者深呼吸;协助翻身拍背及胸部叩击,促进排痰,以保持呼吸道通畅,有利于肺部气体交换;痰液黏稠不易咳出时,鼓励多饮水,给予雾化吸入或应用祛痰药。出现呼吸困难及发绀时予以吸氧,流量2～4L/min。

3. 胸痛的护理　嘱患者取患侧卧位,指导患者深呼吸和咳嗽时用手按压患侧胸部以限制患侧胸部活动,从而减轻疼痛。胸痛明显者可应用少量止痛药,如甲基吗啡。对烦躁、谵妄者遵医嘱给予地西泮等镇静药。

(四)用药护理

遵医嘱使用抗生素,注意观察疗效和不良反应。用药前应询问过敏史,凡对青霉素类药物过敏者,禁止使用该类药物,并在病史中及病例卡的显著部位标明。

(五)心理护理

向患者及家属介绍肺炎的相关知识,给予心理支持,对焦虑和恐慌的患者做好解释工作。

(六)休克型肺炎的护理

1. 安置患者绝对卧床,取仰卧中凹位,头胸抬高20°,下肢抬高30°,有利于呼吸和静脉回流;尽量减少搬动,注意保暖,但忌用热水袋,以防血管扩张导致血压下降。

2. 吸氧:给予高流量吸氧,保持$PaO_2>60mmHg$。

3. 建立两条静脉通道。

4. 应用5%碳酸氢钠时,因碱性药物配伍禁忌较多,应先行输入后再给其他药物。

5. 血管活性药物:使用时应由单独通路静脉给药,以便根据血压调整滴速,滴注时药物不得外渗,以防局部坏死。若不慎药物漏出,应立即停止滴注,行局部封闭或用硫酸镁湿热敷。

6. 疗效观察:严密监测患者的生命体征和尿量变化,提示血容量补足的证据有口唇红润、肢体变暖、神志渐清醒、表情安静、脉搏有力、收缩压>90mmHg、尿量>30ml/h。如果血容量已补足但尿量<400ml/d,尿比重<1.018,应注意是否合并急性肾衰竭。

五、健 康 指 导

(一)疾病知识指导

1. 向患者讲解肺炎的基本知识,强调预防的重要性。
2. 指导患者摄取充足的营养,保证充足的休息时间,以增强机体抵抗力。
3. 戒烟,避免受寒、过度疲劳、酗酒等诱发因素。
4. 对老年人及患有慢性病者应注意气温变化,随时增减衣服,预防上呼吸道感染。

(二)用药指导

遵医嘱用药,了解药物的用法用量及不良反应,对年老体弱、免疫功能低下的患者,可注射肺炎球菌疫苗,预防再次感染。

(三)病情监测指导

指导患者及家属观察疾病复发的症状,如再次出现发热、咳嗽、呼吸困难等表现时,应及时就诊。

讨论与思考

1. 社区获得性肺炎与医院获得性肺炎的病原菌有何不同?
2. 肺炎球菌肺炎的典型症状包括哪些?
3. 对休克型肺炎患者进行护理应注意什么?

(崔晓梅)

第六节　支气管扩张患者的护理

案例分析

患者,男,60岁,幼时患麻疹后咳嗽迁延不愈,常伴有黄色脓痰,每日50~60ml,间有少量咯血。2d前淋雨后症状加重,痰量增多,每日150~200ml,伴臭味,咯血约100ml,轻度胸闷伴发热。患者十分恐惧,担心咯血危及生命,故尽量忍住咳嗽。临床初步诊断为支气管扩张。

请分析:目前该患者存在哪些主要护理诊断?在病情监测方面,重点观察的内容包括哪些?

支气管扩张是由于支气管及其周围肺组织慢性化脓性炎症和纤维化,使支气管壁的肌肉和弹性组织破坏,导致支气管变形及持久扩张。典型的症状有慢性咳嗽、咳大量脓痰和反复咯血。多见于儿童和青年,多有麻疹、百日咳或支气管肺炎等病史。随着预防实施普及和抗生素广泛应用,其发病率已明显降低。

一、护 理 评 估

(一)致病因素

1. 支气管-肺组织的感染　婴幼儿期支气管-肺组织感染是支气管扩张最常见的原因。病变常累及两肺下部支气管,且左侧更为明显。

2. 支气管阻塞　肿瘤、异物的吸入或因管外肿大淋巴结压迫引起支气管阻塞,可导致远端支气管扩张。

3. 支气管先天性发育障碍和遗传因素　与支气管先天性发育缺损和遗传有关的疾病可引起支气管壁薄弱、弹性变差而促发支气管扩张。

重点提示

支气管扩张的主要病因是支气管-肺组织的感染和支气管阻塞。

(二)身体状况

1. 症状

(1)慢性咳嗽和大量脓痰:咳嗽多为阵发性,与体位改变有关,晚上临睡前及晨起咳嗽和咳痰尤多,主要由于分泌物积储于支气管的扩张部位,改变体位时分泌物刺激支气管黏膜引起咳嗽和排痰。感染急性发作时,呈黄绿色脓性痰,每日可达数百毫升,痰液静置数小时后出现分层的特征,上层为泡沫,中层为混浊黏液,下层为坏死组织沉淀物。如有厌氧菌感染,痰有臭味。

(2)反复咯血:为本病的特点。半数以上的患者有不同程度的反复咯血,可为血痰或大量咯血。部分病人仅有反复咯血,临床称之为"干性支气管扩张",常见于结核性支气管扩张,病变多在引流较好的上叶支气管。

(3)反复肺部感染:其特点是同一肺段反复感染并迁延不愈。可出现间歇发热或高热、食欲下降、乏力、消瘦、贫血等全身症状,严重时伴气促、发绀。

2. 体征　轻症或"干性支气管扩张"体征不明显。病变典型者可于下胸部、背部闻及固定、持久的粗湿啰音,有时可闻及哮鸣音。部分慢性病人伴有消瘦、贫血、发绀、杵状指等。

(三)心理社会状况

当咳嗽、咳痰、咯血迁延不愈时,患者容易产生焦虑、悲观的负面情绪。突发大咯血或反复咯血不止时,会出现极度恐惧心理。

(四)实验室及其他检查

1. 一般检查　痰涂片或细菌培养可发现致病菌,继发急性感染时白细胞计数和中性粒细胞均可增高,反复咯血者可有贫血。

2. 影像学检查　典型 X 线表现为轨道征和卷发样阴影,感染时阴影内可有液平面。胸部CT 检查显示管壁增厚的成串成簇的囊样改变或柱状扩张。支气管造影可以明确支气管扩张的部位、形态、范围和程度,为手术治疗提供依据。

3. 纤维支气管镜检查　有助于发现患者的出血部位或阻塞原因,还可进行活组织检查。

二、治疗要点

治疗原则是保持呼吸道引流的通畅,控制感染,及时处理咯血,必要时手术治疗。

(一)保持呼吸道引流通畅

1. 可采用祛痰药(氯化铵、溴己新等)及支气管舒张药(β_2受体激动药)稀释脓痰,促进排出。

2. 体位引流清除痰液可根据病变的部位采取不同体位,有利于排出积痰,减少继发感染和全身中毒症状(详见本章第十一节)。

3. 纤维支气管镜吸痰,如体位引流痰液排痰无效时,可经纤维支气管镜吸痰,用生理盐水冲洗稀释痰液,也可局部注入抗生素。

(二)控制感染

控制感染是急性感染期的主要治疗措施。应根据痰液细菌培养和药敏试验结果,选用有效抗生素。常选用青霉素类口服或静脉滴注,也可选用红霉素、甲硝唑、麦迪霉素或磺胺类药物。疗程判断以感染控制为准,即体温降至正常,全身中毒症状消失,痰量明显减少后1周左右可停药。

> **重点提示**
>
> 急性感染期的主要治疗措施是控制感染,应根据痰液细菌培养和药敏试验结果指导抗生素应用。

(三)手术治疗

反复呼吸道急性感染或大咯血威胁病人生命,病变范围较局限,经药物治疗不易控制,全身情况良好者可根据病变范围做肺段或肺叶切除术。

三、护理诊断/问题

1. 清理呼吸道无效　与痰液黏稠和无效咳嗽有关。
2. 有窒息的危险　与痰多、痰液黏稠或大咯血造成气道阻塞有关。
3. 恐惧　与突然或反复大咯血有关。
4. 有感染的危险　与痰多黏稠不易排出有关。

四、护理措施

1. 一般护理

(1)休息与活动:急性感染或病情严重者应卧床休息,大量咯血患者需绝对卧床,取患侧卧位。保持病室内空气流通,维持适宜的温度和湿度。

(2)饮食护理:提供高蛋白、高热量、富含维生素饮食,少食多餐。指导患者在咳嗽后及进食前后用清水或漱口液漱口,保持口腔清洁,促进食欲。鼓励患者每天饮水1500ml以上,充足的水分有助于稀释痰液,利于排痰。

2. 病情观察　观察痰液量、颜色、黏稠度、气味及与体位的关系,观察发热、消瘦、贫血等全身症状。密切观察窒息前的症状,定期测量生命体征,记录咯血量、痰量及其性状。

3. 对症护理　指导患者有效咳嗽和正确的排痰方法,对痰量多或痰液黏稠者,进行体位引流;痰液黏稠无力咳出者可进行鼻腔吸痰。

4. 药物护理　遵医嘱使用抗生素、祛痰药、支气管舒张药,注意不良反应。

5. 心理护理　向患者仔细介绍支气管扩张反复发作的原因及治疗进展,缓解焦虑不安情绪,帮助患者树立战胜疾病的信心。突发咯血时,应安慰患者,保持情绪的稳定,避免因情绪波动加重出血、诱发窒息。

五、健 康 指 导

1. 疾病知识指导　指导患者和家属了解疾病发生、发展与治疗、护理过程。及时治疗上呼吸道慢性病灶(如扁桃体炎、鼻窦炎等),注意保暖,预防感冒;戒烟、避免烟雾、灰尘的刺激,防止病情恶化。

2. 用药指导　指导正确使用祛痰药和支气管舒张药,告知抗生素的作用、用法及不良反应。

3. 康复指导　鼓励患者参加体育锻炼,建立良好的饮食和生活习惯,劳逸结合,以维持心、肺功能状态。指导患者及家属学习和掌握有效咳嗽、雾化吸入、胸部叩击及体位引流的排痰方法,并且学会自我监测病情,一旦发现症状加重,应及时就诊。

讨论与思考

1. 支气管扩张患者的护理评估要点有哪些?

2. 如何对支气管扩张患者进行健康指导?

(刘　静)

第七节　肺结核患者的护理

> **案例分析**
>
> 患者,男,27 岁,因气急、咳嗽、咳痰三个月、痰中带血 1 周,时有胸闷,晚间盗汗。护理体检:体温 37.4℃,脉搏 80 次/分,呼吸 20 次/分,血压 105/70mmHg,消瘦。听诊:左上肺闻及局限性、少量湿啰音。X 线胸片示:锁骨下片状、絮状阴影,边缘模糊。
>
> 请分析:该患者最可能的诊断是什么? 防控重点是什么?

肺结核是结核分枝杆菌引起的慢性呼吸道传染性疾病,结核分枝杆菌可累及全身多个器官,但以肺部最为常见。结核病是全球流行的传染性疾病之一,在全球所有传染性疾病中,结核病仍是成年人的首要死亡原因。20 世纪 60 年代起,化疗已成功控制结核病。20 世纪 80 年代中期以来,随着环境污染和艾滋病的传播,结核病出现全球恶化趋势。WHO 于 1993 年宣布结核病处于"全球紧急状态",以提醒公众加深对结核病的认识。

我国结核病总的疫情虽有明显下降,但流行形势仍十分严峻。结核病呈现"三高一低",即高发病率、高耐药率、高死亡率及年递减率低。我国 2000 年统计结果显示,活动性肺结核病人约 500 万,占世界结核病人总数的 1/4,每年因结核病死亡的人数约 13 万,是我国十大死亡病因之一。因此,在我国结核病仍然是一个严重的公共卫生问题,结核病的防治工作任重而道远。

一、护理评估

(一)致病因素

1. 结核分枝杆菌　属于分枝抗酸杆菌。结核分枝杆菌为需氧菌,生长缓慢,对外界抵抗力较强,在阴冷潮湿环境下能生存 5 个月以上。但在阳光下暴晒 2h、病房常用紫外线灯消毒 30min、70% 乙醇接触 2min、1.5% 煤酚皂(来苏儿液)接触 2~12h 或煮沸 5min 均可被杀灭。将痰吐在纸上直接焚烧是最简易的灭菌方法。

2. 结核病在人群中的传播

(1)传染源:主要是痰涂片阳性且未经治疗的肺结核患者。

(2)传播途径:飞沫传播是肺结核最主要的传播途径。开放性肺结核患者通过咳嗽、喷嚏、大笑、大声谈话等方式将带菌的飞沫排到空气中,或随地吐痰,痰菌随尘土飞扬,使人吸入引起肺内感染。其次,饮用含结核杆菌的牛奶,经消化道传染是次要途径,国内少见,但牧区仍要重视,严格消毒制度。

(3)易感人群:婴幼儿、老年人、糖尿病患者、艾滋病患者及使用特殊药物等免疫功能低下的人群。

(4)影响传染性的因素:传染性的大小取决于患者排出结核分枝杆菌量的多少、空间含结核分枝杆菌微滴的密度及通风情况、接触的密切程度和时间长短以及个体免疫力的状况。

重点提示

传染源主要是痰中带菌的肺结核患者,肺结核最重要的传播途径是飞沫传播。将痰吐在纸上直接焚烧是最简易的灭菌方法。

(二)身体状况

1. 症状

(1)结核中毒症状:发热最为常见,多表现为长期午后低热、盗汗,伴乏力、食欲减退。

(2)呼吸系统症状:①咳嗽、咳痰,是肺结核最常见症状。早期为干咳或者仅有少量黏液痰,伴继发感染时,痰呈黏液脓性或脓性。②咯血,近 50% 患者可发生不同程度的咯血。炎性病灶的毛细血管扩张,通透性增加可引起痰中带血,小血管损伤或结核空洞内血管瘤破裂,则可致中等量以上咯血、大咯血,甚至发生失血性休克。③胸痛,结核病变波及胸膜可引起胸痛,并随呼吸及咳嗽加重。④呼吸困难,多见于慢性重症结核或大量胸腔积液患者。

2. 体征　早期无明显体征。当病变范围较大,空洞形成时,可出现相应的肺实变征象。成年人肺结核好发于肺尖,在肩胛区或锁骨上下区听诊有细湿啰音,对肺结核的诊断具有重要意义。

3. 结核病的临床分类

(1)原发性肺结核(Ⅰ型):多见于儿童或者边远地区的成年人。症状多轻微类似感冒,病灶多位于肺通气较大部位,并引起淋巴管炎和淋巴结炎。肺内原发病灶、引流的淋巴管炎和肿大的肺门淋巴结统称原发综合征,呈哑铃型阴影(图 2-3)。

　　(2)血行播散型肺结核(Ⅱ型):小儿多见,起病急、全身中毒症状重。包括急性粟粒型肺结核,半数以上合并结核性脑膜炎(图 2-4);继发性或慢性血行播散型肺结核,起病慢,中毒症状轻。

　　(3)继发性肺结核(Ⅲ型):是成年人中最常见的肺结核类型,病程长,易反复。包括浸润型肺结核、干酪型肺结核、空洞型肺结核、结核球、纤维空洞型肺结核(图 2-5)。

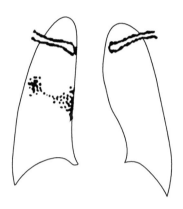

图 2-3　原发性肺结核

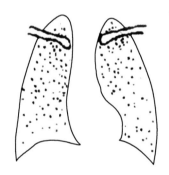

图 2-4　血行播散型肺结核

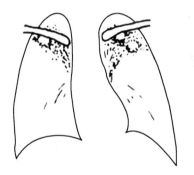

图 2-5　继发性肺结核

　　(4)结核性胸膜炎:包括结核性干性胸膜炎、结核性渗出性胸膜炎。

　　(5)其他肺外结核:按部位和脏器命名,如骨关节结核、肾结核、肠结核等。

　　(6)菌阴肺结核:为 3 次痰涂片及 1 次菌培养阴性的肺结核。

重点提示

　　浸润型肺结核是肺结核中最常见的类型。

(三)心理社会状况

由于患者对肺结核病缺乏正确认识,担心疾病会影响生活、工作,会出现焦虑;结核患者住院需隔离治疗,患者常常会感到孤独;加之疾病病程长,需长期服药,效果不明显时,会引起悲观厌世情绪;当症状加重时,患者即会出现紧张、恐惧的心理。

(四)实验室及其他检查

1. 痰结核菌检查 是确诊肺结核最可靠的方法,痰菌阳性说明病灶为开放的,有传染性。

重点提示

痰结核菌检查是目前确诊肺结核最可靠的方法,痰菌阳性传染性最强。

2. 胸部 X 线检查 不仅可早期发现肺结核,还可了解病灶的范围、性质、进展情况及治疗的效果,对治疗方案很有帮助。肺结核常见 X 线表现有纤维化的硬结病灶,呈斑点、条索或结节状,边缘清晰,密度较高;浸润性病灶,呈云雾状阴影,边缘模糊,密度较低;干酪样病灶表现为密度较高,浓淡不一,可有环形边界透光区的空洞。

3. 结核分枝杆菌素(简称结素)试验 用于检出结核分枝杆菌的感染,而非检出结核病。目前临床广泛应用的是结核分枝杆菌素的纯蛋白衍生物(PPD)试验。

(1)方法:在左前臂屈侧皮内注射 0.1ml(5U)PPD,48~72h 后观察反应。

(2)结果判定:以局部硬结直径为依据,<5mm 为阴性反应(-);5~9mm 为弱阳性反应(+);10~19mm 为阳性反应(++);≥20mm 或局部出现水疱、坏死为强阳性(+++)。

(3)意义:阳性反应仅表示曾有结核感染,并不一定患病。若呈强阳性,常提示体内有活动性结核灶。结核菌素试验阴性反应,除提示没有结核分枝杆菌感染外,还可见于以下情况:结核分枝杆菌感染早期(4~8周内);免疫力下降者如应用糖皮质激素、严重肺结核、HIV 感染者或老年人等。

重点提示

结核菌素试验主要测定是否有过结核分枝杆菌的感染,或用于测定卡介苗接种前后是否成功,对婴幼儿的诊断价值大于成年人,应正确评估其在临床中的地位。

4. 其他检查 活动性肺结核血沉常增快,可作为观察病情变化和判断疗效的参考指标。纤维支气管镜检查对于支气管结核的诊断具有重要价值。

二、治 疗 要 点

(一)化学治疗是目前治疗结核病最有效的方法

1. 治疗的原则 早期、联合、适量、规律、全程。

2. 常用抗结核药物 理想的抗结核药物应具有杀菌、灭菌和较强的抑菌作用,不良反应小、价廉、使用方便,药源充足;药物经使用后能在血液中达到有效浓度,并能渗入到脑脊液内,疗效快而持久。常用抗结核药物的剂量和主要不良反应(表2-1)。

表 2-1　常用抗结核药物剂量及不良反应

药名(缩写)	每日剂量(g)	间歇疗法剂量(g/d)	主要不良反应
异烟肼(H,INH)	0.3	0.6~0.8	周围神经炎、偶有肝损害
利福平(R,REP)	0.45~0.6	0.6~0.9	肝损害、变态反应
链霉素(S,SM)	0.75~1.0	0.75~1.0	听力障碍、眩晕、肾损害
吡嗪酰胺(Z,PZA)	1.5~2.0	2~3	胃肠道不适、肝损害、高尿酸血症、关节痛
乙胺丁醇(E,EMB)	0.75~1.0	1.5~2.0	视神经炎
对氨水杨酸钠(P,PAS)	8~12	10~12	胃肠道反应、变态反应、肝损害

重点提示

　　全杀菌药:异烟肼、利福平;半杀菌药:链霉素、吡嗪酰胺;抑菌药:乙胺丁醇、对氨水杨酸钠。

　　3. 治疗方案　常采用间歇用药、短程化疗,选择药物时可选用杀菌作用较强的异烟肼及利福平,疗程 6~9 个月;也可根据病情选择联合用药和疗程。

(二) 对症治疗

　　1. 毒性症状　在有效抗结核治疗 1~2 周内多可消失,无需特殊处理。有高热或大量胸腔积液者,可在使用抗结核药物同时,加用糖皮质激素(如泼尼松),通常使用中小剂量,疗程在 1 个月以内。

　　2. 咯血　少量咯血患者,以休息、止咳等对症治疗为主。中等或大量咯血时,应严格卧床休息,应用止血药物如垂体后叶素。药物治疗无效或咯血不止时可考虑经支气管镜局部止血。

(三) 手术治疗

　　适用于化学治疗无效且多重耐药的厚壁空洞、大块干酪灶、结核性脓胸、支气管胸膜瘘和大咯血保守治疗无效者。

三、护理诊断/问题

　　1. 营养失调,低于机体需要量　与机体消耗增加、食欲减退有关。

　　2. 有孤独的危险　与呼吸道隔离有关。

　　3. 潜在并发症　大咯血、窒息。

　　4. 知识缺乏　缺乏配合结核病药物治疗和消毒隔离的知识。

四、护理措施

(一) 一般护理

　　1. 休息与活动　保持病室环境安静、整洁、舒适,保证充足的睡眠和休息。恢复期可适当增加户外活动(如散步、打太极拳、做保健操等),加强体质锻炼,以增强机体免疫功能。

　　2. 饮食护理　肺结核是一种慢性消耗性疾病,宜给予高蛋白、高热量、富含维生素的易消化饮食。蛋白质可以鱼、肉、蛋、牛奶、豆制品等作为主要的来源。鼓励患者多饮水,每日不少于 1500~2000ml,以保持机体代谢的需要和促进毒素的排泄。大咯血者暂禁食,小量咯血者宜进少量温凉的流质饮食,保持大便通畅,避免用力排便时腹压增高而引起再次咯血。

(二)病情观察

注意观察患者结核毒性症状,监测生命体征等方面的变化,注意咯血的量、颜色、性质及出血的速度,观察有无咯血先兆的发生。

(三)咯血护理

1. 少量咯血者应静卧休息,大量咯血者需要绝对卧床休息。协助患者取患侧卧位,以减少患侧的活动度,防止病灶扩散至健侧,同时也有利于健侧肺的通气功能。

2. 咯血时不要屏气,将血轻轻咯出,以免诱发喉头痉挛,造成呼吸道阻塞、窒息。

3. 大量咯血患者可使用垂体后叶素,可收缩小动脉,减少肺血流量,减轻咯血。静脉滴注时速度不宜过快,以免引起恶心、便意、心悸、面色苍白等不良反应。冠心病、高血压病患者及孕妇忌用。

(四)药物护理

1. 向患者及其家属介绍抗结核药物的治疗知识,并强调按医嘱坚持规律、合理化疗的重要性。

2. 督促患者严格按医嘱服药,提高服药的依从性。嘱患者一旦出现药物不良反应,不可擅自停药,应及时与医师沟通,按医嘱进行调整。

(五)心理护理

肺结核导致的躯体不适及它的传染性,常使患者感到悲观、孤独无助,甚至不配合治疗。医护人员应向患者介绍疾病的有关知识,解释呼吸道隔离的必要性,告知肺结核病是可防可治的,只有坚持合理、全程治疗才可以完全康复,令患者树立治疗信心。指导患者家属关心爱护患者,减轻患者的心理压力。

五、健康指导

1. **疾病预防指导** ①控制传染源。及早发现患者并登记管理,及时给予合理治疗和良好护理,是预防结核病疫情的关键。②切断传播途径。注意个人卫生,严禁随地吐痰,以防止飞沫传播。餐具煮沸消毒,同桌共餐时使用公筷,以预防传染。衣物、被褥、书籍在烈日下暴晒6h 以上。③保护易感人群。给未受过结核分枝杆菌感染的人群接种卡介苗,使人体对结核分枝杆菌产生获得性免疫力。对易发病的高危人群,可应用预防性化学治疗。

重点提示

控制传染源是目前预防结核病最关键的措施。

2. **疾病知识指导** 定期复查 X 线胸片和肝、肾功能,及时调整治疗方案。

3. **用药指导** 强调坚持规律、全程、合理用药的重要性,取得患者与家属的配合。

4. **疾病监测指导** 嘱患者保持乐观的心态,戒除悲观情绪;合理安排休息,避免劳累;加强锻炼,增加抵抗疾病的能力;做好坚持服药的心理准备,树立信心。

讨论与思考

1. 肺结核的传播途径有哪些? 其中最主要的是哪一种?
2. 杀灭结核菌最简易的方法是什么?
3. 结核菌素试验阳性反应有何临床意义? 结核菌素试验阴性反应有何临床意义?
4. 防控肺结核最重要的措施是什么?

（刘　静）

第八节　原发性支气管肺癌患者的护理

案例分析

患者,男,65 岁,吸烟 30 多年。近半年无诱因消瘦明显,且有刺激性呛咳,常咳白色泡沫痰,有时带少量血丝。在当地医院听诊右肺中部有局限性哮鸣音,经抗感染等治疗无明显效果。

护理体检:体温 36.6℃,脉搏 84 次/分,呼吸 18 次/分,血压 100/60mmHg,X 线检查见右肺肺门附近有单个不规则肿块阴影。初步诊断为:中央型支气管肺癌(右侧)。

请分析:该患者存在哪些护理诊断? 如何护理?

原发性支气管肺癌简称肺癌,是肺部最常见的原发性恶性肿瘤。肿瘤细胞源于支气管黏膜或腺体,常伴有区域淋巴结和血行转移。据 WHO 2003 年公布的资料显示,肺癌的发病率和死亡率均居全球恶性肿瘤的首位。肺癌高发年龄在 40 岁以上,男性多于女性,男女之比为(3~5)∶1。

一、护 理 评 估

(一)致病因素
病因及发病机制尚未明确,一般认为与下列因素相关。

1. **吸烟**　吸烟是公认的肺癌最主要的危险因素。烟雾中的尼古丁、苯并芘、亚硝胺和少量放射性元素钋等均有致癌作用,特别是引起鳞状上皮细胞癌。吸烟发生肺癌的危险性比非吸烟者平均高出 4~10 倍,重度吸烟者可达 10~25 倍。开始吸烟的年龄越小、吸烟量越大、吸烟时间越长,肺癌的发病率越高。此外,被动吸烟和环境吸烟也可使肺癌的发生率增高。

2. **职业致癌因子**　研究证实长期接触石棉、砷、镍、铬、煤烟、焦油等物质的人群发病率高,且吸烟与石棉吸入有协同致癌的作用。

3. **空气污染**　包括室内小环境和室外大环境的污染。室内烹调时的烟雾、室内用煤及其不完全燃烧物等均能产生致癌物质,尤其对女性腺癌的影响比较大;室外空气污染包括汽车废气、工业废气、公路沥青等都含有致癌物质。

4. **电离辐射**　大剂量的电离辐射可引起肺癌,如铀、镭、α 射线和中子等放射性物质,均可引起肺癌。

5. **饮食与营养**　有研究表明,较少食用含天然维生素 A 类、β 胡萝卜素的蔬菜和水果,肺癌发生的危险性升高。

6. 其他 感染(如结核菌感染、真菌感染、病毒感染等)、机体免疫功能减退、遗传、基因改变等因素与肺癌的发生可能有一定的关系。

重点提示

吸烟是肺癌发生的最重要的危险因素,控烟是预防肺癌的重要措施。

(二)分类

1. **按解剖学部位分类** 可分为中央型肺癌和周围型肺癌。

(1)中央型肺癌是指发生在段支气管至主支气管的癌肿,约占 3/4,以鳞状上皮细胞癌和小细胞肺癌较多见。

(2)周围型肺癌是指发生在段支气管以下的癌肿,约占 1/4,以腺癌较为多见。

2. **按组织病理学分类** 可分为小细胞肺癌和非小细胞肺癌两大类。

(1)小细胞肺癌包括燕麦细胞型、中间细胞型和复合燕麦细胞型。

(2)非小细胞肺癌包括鳞状上皮细胞癌、腺癌、大细胞癌、腺鳞癌和类癌。

重点提示

肺癌中最常见的组织学类型是鳞癌;恶性程度最高,预后最差的是小细胞肺癌,女性多见于腺癌。

(三)身体状况

肺癌的临床表现复杂,与其部位、大小、类型、发展阶段、有无并发症或转移有着密切关系。

1. **由原发肿瘤引起的症状和体征**

(1)咳嗽:常表现为阵发性刺激性干咳,是肺癌最常见的早期症状。当肿瘤增大引起支气管狭窄时,咳嗽可加重,多为持续性,且呈持续性高调金属音性;伴有继发感染时,痰量增加呈黏液脓性。

(2)咯血:部分病人多为痰中带血,偶有大咯血。多见于中央型肺癌,因癌组织血管丰富,局部组织坏死引起咯血。

(3)呼吸困难或喘鸣:由于肿瘤阻塞或压迫,使气道阻塞引起胸闷、呼吸困难、喘息,偶尔有局限性喘鸣。

(4)体重下降:消瘦为恶性肿瘤的常见症状之一。一方面由于肿瘤快速生长需要大量营养,另一方面肿瘤发展到晚期,常由于感染、疼痛、营养摄入不足等原因,患者可表现为消瘦或恶病质。

(5)发热:多因阻塞性肺炎所致,抗生素治疗效果不佳,也可因肿瘤组织坏死可引起发热。

2. **肿瘤局部扩散引起的症状和体征**

(1)胸痛:近半数患者可因肿瘤细胞直接侵犯,或阻塞性炎症波及部分胸膜和胸壁,出现模糊或难以描述的胸痛或钝痛,疼痛随咳嗽、呼吸时加重。侵犯脊柱和肋骨时可有压痛点,但与咳嗽、呼吸无关。

(2)吞咽困难:为肿瘤侵犯或压迫食管所致。

(3)声音嘶哑:为肿瘤侵犯或压迫喉返神经所致。

(4)上腔静脉阻塞综合征:为肿瘤侵犯或压迫上腔静脉,引起上肢及颈面部水肿等症状。

(5)Horner综合征:常由于肺尖部肿瘤压迫颈交感神经所致,引起患侧眼睑下垂、瞳孔缩小、眼球内陷、同侧额部与胸壁无汗或少汗、感觉异常。

3. 肿瘤胸外转移引起的症状和体征 胸外转移以小细胞肺癌居多。

(1)中枢神经系统转移:可有头痛、恶心、呕吐等颅内高压的症状及精神异常。

(2)骨骼转移:可有局部疼痛、压痛及病理性骨折。

(3)肝转移:表现为厌食、肝区疼痛、肝大、黄疸和腹水等。

(4)淋巴结转移:锁骨上淋巴结转移是肺癌的常见部位,位置固定而坚硬,多无痛感。

4. 肿瘤的胸外表现 指癌作用于其他系统引起的肺外表现,又称之为副癌综合征。可表现为肥大性肺性骨关节病、男性乳房发育、Cushing综合征、稀释性低钠血症、神经肌肉综合征、高钙血症等。

(四)心理社会状况

由于肺癌的确诊、不清楚治疗计划及预感到治疗对机体功能的影响以及死亡威胁,患者可出现不同程度的恐惧和悲观情绪。

(五)实验室及其他检查

1. 胸部影像学检查 是诊断肺癌的最重要方法。可通过胸部透视、X线、CT、MRI等检查方法来了解肿瘤的部位、大小等情况,为疾病的诊断和治疗提供依据。

2. 痰脱落细胞学检查 可找到癌细胞,是诊断早期肺癌方法之一。

3. 纤维支气管镜检查 对确定病变范围、明确手术指征与方式有帮助。还可进行病理学与细胞学检查,是早期诊断肺癌的方法之一,也是目前诊断中央型支气管肺癌最可靠的手段。

4. 其他 如针吸细胞学检查、纵隔镜检查、胸腔镜检查、开胸肺组织活检、肿瘤标记物检查等。

二、治 疗 要 点

肺癌的治疗方法包括手术治疗、化学药物治(简称化疗)疗及放射治疗(简称放疗)等,综合治疗方案主要根据肿瘤的组织学决定。

1. 化疗 是小细胞肺癌首选的主要治疗方法。多种药物联合化疗可增加患者生存率,缓解症状,提高生活质量。化疗原则为联合、短程、间歇。常采用顺铂或卡铂+依托泊苷,环磷酰胺+多柔比星+长春新碱等;辅以手术和(或)放疗。

2. 手术治疗 早期非小细胞肺癌,首选手术治疗。

3. 放疗 适宜不能手术或复发转移的肺癌,放疗对小细胞肺癌效果最好,其次为鳞癌和腺癌。

4. 其他治疗 包括生物反应调节药、中医药治疗及局部治疗等。

重点提示

小细胞肺癌对化疗或放疗最敏感,非小细胞肺癌首选手术治疗。

三、护理诊断/问题

1. **恐惧** 与肺癌的确诊、对治疗无信心及病痛的折磨和预感到死亡威胁等有关。

2. **疼痛** 与癌细胞浸润、肿瘤压迫或转移有关。

3. **营养失调,低于机体需要量** 与癌肿致机体过度消耗、压迫食管致吞咽困难、化疗反应致食欲下降、摄入量不足有关。

4. **有皮肤完整性受损的危险** 与接受放疗损伤皮肤组织或长期卧床导致局部血液循环障碍有关。

5. **潜在并发症** 肺部感染、放疗反应及化疗药物毒性反应。

四、护理措施

(一)一般护理

1. **休息和体位** 大量咯血者需绝对卧床休息,并协助患者取平卧位,头偏向一侧;对疼痛明显者指导患者采取舒适体位;对于呼吸困难者,给予半坐卧位。

2. **饮食护理** 给予高蛋白、高热量、高维生素、营养丰富易消化的饮食,不能进食者给予鼻饲或静脉营养。

(二)病情观察

观察患者胸痛、呼吸困难、咽下困难、声音嘶哑等的动态变化;注意有无肿瘤转移的症状,监测患者生命体征、体重、尿量、血清蛋白及血红蛋白等;放疗、化疗者应注意观察不良反应。

(三)化疗护理

化疗的护理详见第6章第五节"白血病患者的护理"。

(四)放疗护理

1. **放疗照射部位皮肤护理** 叮嘱患者切勿擦去照射部位的标记,协助患者取舒适的体位,不要随便移动身体,以免照射超范围和其他部位皮肤损伤。放疗后嘱咐患者穿宽松柔软的棉质衣服,避免摩擦和擦伤皮肤。忌用肥皂,不可涂乙醇、碘酒、红汞、油膏;避免阳光照射或冷、热刺激;表皮脱屑时切勿用手撕剥。

2. **放射性食管炎的护理** 有咽下疼痛时,可口服氢氧化铝凝胶。注意采用流质或半流质食物,饭后喝温开水冲洗食管,避免刺激性食物。

3. **放射性肺炎的护理** 早期给予抗生素、糖皮质激素治疗。协助患者进行有效排痰,可给予适当的镇咳药物。

(五)疼痛护理

指导患者采取舒适体位、局部按摩、局部冷敷、针灸、使用放松技术等,或遵医嘱使用镇痛药物。肺癌镇痛药的使用应遵循以下原则。

1. 首选口服,尽量避免肌内注射,必要时可采用皮下或静脉连续给药。

2. 给药时应遵循WHO推荐的三阶梯镇痛方案(表2-2)。

表 2-2　三阶梯镇痛方案

阶梯	治疗药物
一阶梯	非阿片类:阿司匹林、布洛芬
二阶梯	弱阿片类:可待因、曲马朵、布桂嗪
三阶梯	强阿片类:吗啡,以能控制患者痛苦的最小剂量为宜

3. 按时给药,每 3～6 小时给药一次,使疼痛处于持续被控制状态。

4. 镇痛个体化,镇痛药的剂量根据患者需要由小到大直至其疼痛减轻或消失。

5. 注意观察用药效果及不良反应。了解患者用药后疼痛缓解程度和镇痛作用持续的时间,对生活质量的改善情况;指导患者多食富含维生素的食物,以缓解和预防服用阿片类药物后造成的便秘。

重点提示

肺癌患者的护理重点是疼痛护理和放疗后照射部位的皮肤护理。

(六)心理护理

根据患者的心理承受能力及家属意见,选用适宜的方法,有针对性地进行沟通和支持。帮助患者建立良好的支持系统,从不同渠道给予心理和经济的支持,激发其珍惜生命、热爱生活的热情,克服恐惧、绝望的心理,从而与疾病做斗争。

五、健 康 指 导

1. 疾病知识指导　告知患者及家属肺癌的防治知识,宣传吸烟的危害,采取健康的生活方式。

2. 用药指导　提高患者化疗和放疗的依从性,坚持规律治疗,并告知注意事项。

3. 疾病监测指导　积极改善生活和工作环境,加强职业接触中的劳动保护,减少或避免引起肺癌的危险因素。加强营养,劳逸结合,避免呼吸道感染,增强抵抗力。如有病情变化应立即复诊。

讨论与思考

1. 肺癌发生的重要危险因素是什么?

2. 肺癌患者的疼痛护理有何要求?

3. 怎样对肺癌病人进行心理护理?

（刘　静）

第九节 慢性肺源性心脏病患者的护理

案例分析

患者,男,78 岁,慢性支气管炎合并阻塞性肺气肿病史 18 年,6d 前受凉后咳嗽加剧,咳大量黏液脓性痰,活动后心悸、乏力、呼吸困难。护理体检:体温 38.5℃,脉搏 102 次/分,呼吸 26 次/分,神志恍惚、睡眠倒错、发绀明显、颈静脉怒张、双下肢水肿,听诊肺部有散在湿啰音,肺动脉瓣区第二心音亢进,三尖瓣区收缩期吹风样杂音。

请分析:该患者的主要病因是什么?为明确诊断患者需做哪些检查?如何对该患者进行护理?

慢性肺源性心脏病(简称慢性肺心病)是由于支气管、肺、胸廓或肺血管的慢性病变引起肺动脉高压,右心负荷加重,导致右心室肥厚、扩大,甚至发生右心衰竭的心脏病。慢性肺心病是我国呼吸系统的常见病、多发病,随着年龄增长患病率增高,急性发作以冬春季多见,常见诱因为急性呼吸道感染。

一、护理评估

(一)致病因素

1. 病因

(1)支气管、肺疾病:以慢性阻塞性肺疾病(COPD)最常见,占 80%～90%,其次如支气管哮喘、支气管扩张、重症肺结核、肺纤维化等。

(2)胸廓运动受限:脊椎后凸或侧弯、脊柱结核、广泛胸膜粘连所致的胸廓和脊柱畸形。

(3)肺血管病变:肺小动脉炎、慢性血栓栓塞性肺动脉高压,或原因不明的肺动脉高压征。

重点提示

慢性肺源性心脏病的致病因素最常见的是慢性阻塞性肺疾病(COPD)。

2. 发病机制

(1)肺动脉高压的形成:是慢性肺心病发病的关键环节。缺氧、二氧化碳潴留和呼吸性酸中毒导致肺血管收缩、痉挛,其中缺氧是形成肺动脉高压的重要因素;肺血管解剖结构的变化,引起肺循环血流动力学障碍以及血容量增多和血液黏稠度增高均可引起肺动脉高压。

(2)心力衰竭:肺动脉高压早期,右心室为克服肺动脉高压的阻力而代偿性肥厚,随着病情进展,肺动脉压持续升高,超过右心室的代偿能力,右心室急性扩张,最后右心失代偿而导致右心衰竭。此外,缺氧、高碳酸血症、相对血容量增多等因素,可以引起右心室肥厚,也可以引起左心室肥厚,甚至导致左心衰竭。

(二)身体状况

1. 肺、心功能代偿期

(1)症状:咳嗽、咳痰、气急,活动后可有心悸、呼吸困难、乏力和活动能力下降,急性感染时上述症状加重。

（2）体征：可有不同程度的发绀和肺气肿体征，以及肺动脉高压和右室肥厚的体征。

重点提示

　　肺动脉瓣区第二心音亢进，提示肺动脉高压，三尖瓣区闻及收缩期杂音和剑突下见心脏搏动增强，提示右心室肥大。

　　2.肺、心功能失代偿期

　　（1）呼吸衰竭：是肺功能不全的晚期表现。

　　症状：呼吸困难加重，夜间尤甚；肺性脑病表现为表情淡漠、睡眠倒错、神志恍惚、谵妄等，是肺心病死亡的首要原因。

　　体征：发绀明显，球结膜充血、水肿，严重时可有颅内压增高的表现。还可出现皮肤潮红、多汗等周围血管扩张表现。

　　（2）右心衰竭

　　症状：气促明显、心悸、恶心、呕吐、腹胀、纳差。

　　体征：发绀明显、颈静脉怒张、肝大、肝颈静脉回流征阳性、下肢水肿、心率增快、心律失常，三尖瓣区收缩期吹风样杂音，甚至闻及舒张期奔马律，少数患者出现全心衰竭。

　　（3）并发症：肺性脑病、水电解质紊乱及酸碱失衡、心律失常、上消化道出血、休克及弥散性血管内凝血（DIC）等。

重点提示

　　肺性脑病是慢性肺心病死亡的首要原因。

　　（三）心理社会状况

　　由于病情反复，患者极易出现焦虑、抑郁的心理；家属对患者的关心和支持不足，长期治疗造成家庭的经济困难，导致患者悲观、失望。

　　（四）实验室及其他检查

　　1.血液检查　由于缺氧红细胞和血红蛋白可增高，合并感染时，白细胞总数和中性粒细胞比值增高。

　　2.血气分析　对指导肺心病急性发作期的治疗有重要意义，用以判断低氧血症、高碳酸血症、酸碱平衡失调等。

　　3.X线检查　可见原有肺、胸基础疾病的X线征象，还有肺动脉高压和右心室肥大征象，如右下肺动脉干扩张、肺动脉段凸出。

　　4.心电图　可有肺型P波、顺钟向转位、电轴右偏、右心室肥大表现。

二、治 疗 要 点

　　肺心病的治疗原则是治肺为本，治心为辅。

　　（一）肺、心功能失代偿期的治疗

　　1.呼吸衰竭的治疗

　　（1）控制感染：积极控制感染是治疗的关键，可根据痰培养及药物敏感试验选择抗生素。

（2）保持呼吸道通畅：合理给氧（通常采用低浓度、低流量、持续吸氧），纠正二氧化碳潴留，使用祛痰平喘药物，翻身、拍背、雾化吸入等。

2. 心力衰竭的治疗

（1）强心药：由于缺氧，患者对洋地黄类药物的敏感性增高，易发生毒性反应，应选择剂量小（常规剂量的 1/2 或者 2/3 量），作用快、排泄快的药物，如毒毛花苷 K 0.125mg 或毛花苷 C 0.2~0.4mg。

（2）利尿药：利尿药可减少血容量、减轻右心负荷、消除水肿，以缓慢、小剂量、间歇为用药原则，以免大量利尿引起血液浓缩、痰液黏稠，加重气道阻塞及引起低钾血症。

（3）血管扩张药：可降低肺动脉高压，减轻心脏前、后负荷，改善心功能。

3. 并发症的治疗

（1）合并肺性脑病的，慎用镇静药，以免导致呼吸抑制。

（2）对酸碱失衡、电解质紊乱的，及时监测并给予纠正。

（3）控制心律失常，尤其是房性心动过速。

（二）肺、心功能代偿期的治疗

采用中西医结合的综合治疗，增强免疫力，去除诱因，减少急性发作，使肺、心功能得以最大程度的恢复。

三、护理诊断/问题

1. 气体交换受损　与通气/血流比例失衡所致的通气/换气功能障碍有关。

2. 清理呼吸道无效　与分泌物增多、痰液黏稠及咳嗽无效有关。

3. 活动无耐力　与缺氧所致的心、肺功能减退有关。

4. 体液过多　与体循环淤血、肾血流量减少引起的水钠潴留有关。

5. 营养失调，低于机体需要量　与咳嗽、呼吸困难引起的消耗增加、体循环淤血引起的食欲减退有关。

6. 潜在并发症　肺性脑病、酸碱失衡及电解质紊乱。

四、护理措施

（一）一般护理

1. 休息与体位　提供安静、舒适、空气清新的环境，保持适宜的温湿度；协助患者采取舒适体位，如坐位或半卧位，以减少氧耗，心、肺功能失代偿患者应卧床休息。

2. 饮食护理　给予高热量、高蛋白、高维生素、高纤维素、易消化的清淡饮食；防止腹胀、便秘，以免加重呼吸困难；避免高糖食物，以免加重痰液黏稠；如患者出现水肿、尿少时，应限制水、钠摄入，遵医嘱应用利尿药，准确记录 24h 出入流量，定期测体重，注意观察水肿消长情况。

3. 氧疗护理　根据病情及血气分析决定给氧方式，通常采用低流量（1~2L/min）、低浓度（25%~29%）、持续吸氧（15h/d 以上），以防止因缺氧完全纠正后，使外周化学感受器失去低氧的刺激而抑制自主呼吸，加重缺氧和二氧化碳潴留。

（二）病情观察

密切观察患者有无发绀、呼吸困难等呼吸衰竭的表现；有无胸闷、心悸、颈静脉怒张、肝大、腹胀、下肢水肿等右心衰竭表现；密切观察患者有无头痛、烦躁不安、神志改变、睡眠倒错等肺性脑病的表现。

(三) 用药护理

1. 强心药　使用洋地黄类药物时,询问有无洋地黄用药史,遵医嘱准确用药,注意观察药物毒性反应。每次给药前应纠正缺氧、测心率、用药后了解不良反应,如:有无恶心、呕吐等消化道反应或黄视、绿视等神经系统症状。

2. 利尿药　应用利尿药后易出现低钾、低氯性碱中毒,避免过度脱水,以免引起血液浓缩、痰液黏稠不易排出,使用排钾利尿药时遵医嘱补钾。

3. 血管扩张药　使用时易出现心率加快、血压下降,应注意观察和预防,避免直立性低血压导致晕厥的发生。

4. 镇静药、麻醉药　对二氧化碳潴留、呼吸道分泌物多的重症患者,应慎用,以避免抑制呼吸中枢而出现肺性脑病。

(四) 心理护理

对患者进行适当的心理疏导,减轻心理压力,使患者认识到充分的休息、良好的心态对心肺功能恢复的重要意义。

五、健 康 指 导

(一) 疾病知识指导

1. 向患者和家属介绍疾病发生、发展过程及去除病因和诱因的重要性,积极治疗原发病。

2. 鼓励患者戒烟,避免吸入尘埃、刺激性气体,注意保暖,预防上呼吸道感染。

3. 指导患者适当休息,摄取足够营养。

(二) 用药指导

指导患者遵医嘱用药和注意观察药物的不良反应,坚持家庭氧疗和定期随访。

(三) 康复指导

指导患者坚持呼吸功能锻炼和全身运动锻炼,如缩唇呼吸法和腹式呼吸法的训练,有计划地做有氧运动等。

讨论与思考

1. 慢性肺心病的发病机制是什么?

2. 为什么对慢性肺心病患者采取低浓度、低流量、持续给氧?

3. 如何对肺心病心力衰竭患者的用药护理?

(崔晓梅)

第十节 呼吸衰竭患者的护理

> **案例分析**
>
> 患者,男,68 岁,于 2004 年 3 月 9 日入院。病人 10d 前因受凉感冒出现咳嗽、发热,咳脓性痰,并感心悸、气促,不能平卧。近 3d 来病情逐渐加重,于晚 8 时出现神志恍惚,躁动不安,急来我院就诊。既往有 30 年咳喘病史,常在秋、冬季反复发作,近几年来病情逐渐加重,夜间常被迫端坐呼吸,不能平卧而出现肺气肿。
>
> 护理体检:呈重病面容,半卧位,神志恍惚,躁动不安,呼吸急促,口唇、甲床明显发绀,桶状胸,肺部叩诊呈清音,心率 130 次/分,律齐,心尖搏动在剑突下,心音低钝,呼吸 22 次/分,血压 160/80mmHg,肝上界第 6 肋间肋缘下 2cm 可触及,肝-颈静脉回流征阳性,双下肢水肿。急查动脉血气分析:$PaCO_2$ 90mmHg,PaO_2 55mmHg。
>
> 请分析:该病人的初步考虑是什么?主要护理诊断及护理措施有哪些?

呼吸衰竭是指各种原因引起的肺通气和(或)换气功能严重障碍,以致在静息状态下也不能维持足够的气体交换,导致缺氧和(或)CO_2 潴留,进而引起一系列病理生理改变和相应临床表现的综合征。依据动脉血气分析,诊断标准是在海平面、静息状态、呼吸空气的条件下,动脉血氧分压(PaO_2)<60mmHg,伴或不伴二氧化碳分压($PaCO_2$)>50mmHg,并除外心内解剖分流和原发于心排血量降低等因素所致的低氧血症,即为呼吸衰竭。

按起病急缓,将呼吸衰竭分为急性呼吸衰竭和慢性呼吸衰竭,本节主要介绍慢性呼吸衰竭。动脉血气分析可作为诊断和分型的依据:单纯低氧为 I 型呼吸衰竭,低氧伴 CO_2 潴留为 II 型呼吸衰竭。

一、护理评估

(一)致病因素

引起呼吸衰竭的病因很多,凡参与肺通气和换气的任何一个环节的严重病变都可导致。

1. **呼吸系统疾病** 常见于慢性阻塞性肺疾病(COPD)、重症哮喘、肺炎、严重肺结核、肺水肿、弥散性肺纤维化、严重气胸、大量胸腔积液、胸廓畸形等。

2. **神经肌肉病变** 如脑血管疾病、脑炎、颅脑外伤、镇静催眠药中毒、多发性神经炎、脊髓颈段或高位胸段损伤、重症肌无力等。

以上病因可引起肺泡通气量不足、氧弥散障碍、通气/血流比例失调,导致缺氧或合并 CO_2 潴留而发生呼吸衰竭。

> **重点提示**
>
> COPD 是慢性呼吸衰竭最常见的病因;呼吸道感染是慢性呼吸衰竭最常见的诱因。

(二)身体状况

呼吸衰竭除原发疾病的症状外,主要为缺氧、CO_2 潴留所致的多脏器功能紊乱。

1. **呼吸困难** 呼吸困难是最早、最突出的表现。主要为呼吸频率增快,病情严重时辅助呼吸肌活动增加,出现"三凹征"。若并发 CO_2 潴留,可出现浅慢呼吸或潮式呼吸。

2. 发绀 是缺氧的典型表现,可见口唇、指甲和舌发绀。红细胞增多者发绀更明显,而贫血者发绀不明显或不发绀,因此发绀的程度与缺氧程度不完全一致。

3. 精神神经症状 主要是缺氧和 CO_2 潴留的表现。缺氧主要表现为智力或定向功能障碍。轻度 CO_2 潴留,表现为中枢兴奋症状,即失眠、躁动、夜间失眠而白天嗜睡;重度 CO_2 潴留可出现中枢神经系统的抑制(CO_2 麻醉现象)导致肺性脑病,表现为神志淡漠、间歇抽搐、肌肉震颤、昏睡甚至昏迷等。

4. 循环系统表现 CO_2 潴留使外周体表静脉充盈、皮肤充血、温暖多汗、血压升高、心排血量增多而致脉搏洪大;严重缺氧可引起心肌损害,亦可引起周围循环衰竭、血压下降、心律失常。也可诱发右心衰竭。

5. 消化和泌尿系统症状 可表现为上消化道出血、谷丙转氨酶升高、蛋白尿、血尿、氮质血症等。

> **重点提示**
>
> 呼吸困难是慢性呼吸衰竭典型的表现,发绀是缺氧的常见表现;肺性脑病是呼吸衰竭最危重的表现。

(三)心理社会状况

患者长期受原发疾病的折磨,发生呼吸衰竭后常表现出对预后感到绝望,常因躯体不适、气管插管或气管切开、各种监测及治疗仪器的使用等感到焦虑或恐惧。

(四)实验室及其他检查

1. 动脉血气分析 $PaO_2<60mmHg$,伴或不伴 $PaCO_2>50mmHg$,作为呼吸衰竭重要的诊断依据。

2. 血 pH 及电解质测定 呼吸性酸中毒合并代谢性碱中毒时,伴有低钾和低氯血症。呼吸性酸中毒合并代谢性酸中毒时,血 pH 降低伴有高钾血症。

3. 影像学检查 X 线胸片、肺 CT 和放射性核素肺通气/灌注扫描等,可协助分析呼吸衰竭的原因。

二、治 疗 要 点

治疗的基本原则是:在保持呼吸道通畅的条件下,纠正缺氧和 CO_2 潴留以及代谢紊乱,防治多器官功能损害,积极控制诱发因素。

1. 保持呼吸道通畅 是呼吸衰竭最基本、最重要的治疗措施。主要措施有:清除呼吸道的分泌物及异物;缓解支气管痉挛,积极使用支气管扩张药物;建立人工气道,可采用简易人工气道,必要时采用气管切开或气管插管等方法。

> **重点提示**
>
> 保持呼吸道通畅最重要环节是有效吸氧、缓解 CO_2 潴留。

2. 合理氧疗 吸氧是治疗呼吸衰竭必需的措施。

3. 增加通气量

（1）呼吸兴奋药：呼吸兴奋药通过刺激呼吸中枢或周围化学感受器增加呼吸频率和潮气量以改善通气。常用的呼吸兴奋药有尼可刹米、洛贝林等。

（2）机械通气：对于呼吸衰竭严重，经上述处理不能有效地改善症状可考虑机械通气。

4. 控制感染　呼吸道感染是呼吸衰竭的最常见诱因，应积极控制。常选广谱、高效的抗生素，如第三代头孢菌素、氟喹诺酮类等。

5. 纠正酸碱平衡失调　慢性呼吸衰竭常有 CO_2 潴留，导致呼吸性酸中毒，用机械通气的方法能较为迅速地纠正，同时补充盐酸精氨酸和氯化钾，以防止代谢性碱中毒的发生。

三、护理诊断/问题

1. 气体交换受损　与通气不足、肺内血流增加、通气/血流比例失调和弥散障碍有关。
2. 清理呼吸道无效　与分泌物增加或黏稠、呼吸肌功能障碍有关。
3. 焦虑/恐惧　与呼吸困难、气管插管、病情严重、失去个人控制感有关。
4. 有受伤的危险　与意识障碍、气管插管及机械呼吸有关。
5. 潜在并发症　感染、窒息等。

四、护 理 措 施

（一）一般护理

1. 休息与活动　急性发作时，安排患者在重症监护病室，绝对卧床休息；病情稳定者协助和指导取半卧位或坐位，对明显低氧血症的病人应限制活动量，因为活动会增加氧耗量。

2. 合理饮食　给予高热量、高蛋白、富含维生素、易消化的食物；昏迷患者给予鼻饲或静脉营养。

（二）病情观察

重症患者需持续心电监护，密切观察患者的生命体征和意识状态。观察排痰是否通畅、有无发绀、球结膜水肿、肺部异常呼吸音及啰音；监测动脉血气分析、电解质检查结果、机械通气情况等；观察有无肺性脑病的发生，若患者出现神志淡漠、抽搐、烦躁等症状，应及时通知医师进行处理。

（三）氧疗的护理

1. 氧疗的意义和原则　①氧疗能提高动脉血氧分压，纠正缺氧，减轻组织损伤，恢复脏器功能。②原则：是在畅通气道的前提下，Ⅰ型呼吸衰竭的患者可短时间内间歇给予高浓度（>35%）或高流量（4~6L/min）吸氧；Ⅱ型呼吸衰竭的患者应给予低浓度（25%~29%）、低流量（1~2L/min）鼻导管持续吸氧，使 PaO_2 控制在 60mmHg 或 SaO_2 在 90% 以上，以防因缺氧纠正过快使外周化学感受器失去低氧血症的刺激导致呼吸抑制，加重 CO_2 潴留。

> **重点提示**
>
> 氧疗有效的前提是采取各种措施保持气道通畅；吸入氧浓度的计算方法是：吸入氧浓度（%）= 21+4×氧流量（L/min）。

2. 吸氧方法　有鼻导管、鼻塞、面罩、气管内和呼吸机给氧。临床常用、简便的方法是鼻导管、鼻塞法吸氧,吸氧过程中应注意保持吸入氧气的湿化,输送氧气的面罩、导管、气管应妥善固定,并保持通畅,定期更换消毒,防止交叉感染。

3. 氧疗疗效的观察　若吸氧后呼吸困难缓解、发绀减轻、心率减慢、尿量增多、皮肤转暖、神志清醒,提示氧疗有效;若呼吸过缓或意识障碍加深,提示 CO_2 潴留加重。应根据动脉血气分析结果和患者的临床表现,及时调整吸氧流量或浓度。若神志清楚、发绀消失、精神好转、$PaO_2>60mmHg$、$PaCO_2<50mmHg$,可间断吸氧几日后,予停止氧疗。

(四)药物护理

严格按医嘱给药,并密切观察药物的疗效和不良反应。使用呼吸兴奋药必须保持呼吸道通畅,脑缺氧、脑水肿未纠正而出现频繁抽搐者慎用;静脉滴注时速度不宜过快,如出现恶心、呕吐、烦躁、面色潮红、皮肤瘙痒等现象,需要减慢滴速。对烦躁不安患者慎用吗啡等镇静药,以免引起呼吸抑制。

(五)心理护理

呼吸衰竭的患者常对病情和预后担忧、对治疗丧失信心,应多关心和了解患者的心理状况,尤其是对建立人工气道和使用机械通气的患者,应经常巡视,尊重患者,主动亲近并与其交流,针对性解决。

(六)机械通气的护理

详见急救护理技术和重症监护技术相关章节。

五、健 康 指 导

1. 疾病知识指导　向患者及家属讲解疾病的发生、发展和转归。告知慢性呼吸衰竭患者度过危重期后,关键是预防和及时处理呼吸道感染等诱因。指导患者合理安排饮食,避免呼吸道感染,增强体质。

2. 用药指导　告知药物使用的剂量、方法和注意事项,如有气急、发绀加重等变化,应及时就医。

3. 病情监测指导　教会患者呼吸功能锻炼,告知合理家庭氧疗的方法及注意事项。指导患者及家属学会识别病情变化,如出现痰液增多、色变黄、咳嗽加剧、呼吸困难加重、神志改变等,应及早就医。

讨论与思考

1. 二氧化碳潴留的临床表现有哪些?
2. Ⅱ型呼吸衰竭的氧疗原则是什么? 什么情况下可以停止氧疗?

（刘　静）

第十一节　呼吸系统疾病常用诊疗技术及护理

一、体位引流术

体位引流又称重力引流,是根据病变部位采取合适的体位,利用重力作用使肺、支气管内的分泌物排出体外。

(一)适应证

1. 肺脓肿、支气管扩张、肺结核等痰液较多排出不畅的患者。

2. 支气管碘油造影术前后。

(二)禁忌证

1. 呼吸功能不全、有明显呼吸困难和发绀者、胸部创伤等。

2. 近2周内有大咯血者。

3. 全身性疾病病情严重、年老体弱者等。

(三)护理

1. 术前护理

(1)患者准备:①向患者解释体位引流的目的、方法和注意事项,消除患者的紧张情绪以取得患者的配合;②完善体格检查,胸部X线片、CT扫描、支气管碘油造影,明确病变部位;③痰液黏稠不易咳出者,引流前15min可先给予患者超声雾化吸入,雾化液可选用生理盐水或支气管扩张药,以稀释痰液、防止支气管痉挛,提高引流效果。

(2)环境准备:环境整洁,温度适宜,必要时给予屏风遮挡。

(3)用物准备:靠背架、痰杯、口腔护理用物、吸引器,急救物品等。

2. 术中护理

(1)协助患者采取引流体位,引流体位的选择取决于病变的部位。确定体位的原则是:抬高患肺的位置,引流支气管开口向下,借助重力作用使痰液排出。引流部位的顺序是先引流上叶,后引流下叶和后基底段。引流体位,见图2-6。

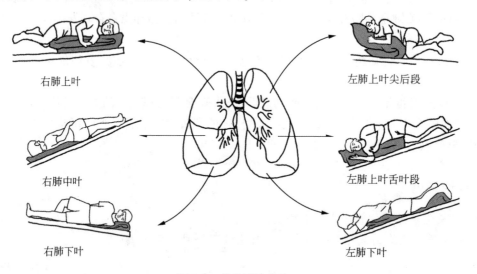

右肺上叶　　左肺上叶尖后段

右肺中叶　　左肺上叶舌叶段

右肺下叶　　左肺下叶

图2-6　体位引流排痰

(2)合理安排引流时间:引流宜在餐前1h、餐后或鼻饲后1~3h进行,根据病人情况,每日1~3次,每次可从5~10min延长到15~30min。

(3)促进引流措施:引流过程中指导患者做腹式深呼吸,并辅以胸部叩击等措施促进痰液排出。

(4)术中观察:注意观察患者反应,若引流过程中出现疲劳、呼吸困难、咯血、发绀、出汗、心悸等情况应立即停止引流,并通知医生配合处理。

3. 术后护理　引流结束后安置患者休息和漱口,监测生命体征;听诊肺部呼吸音,记录引流物的量、性状及患者反应等,观察体位引流的效果。

二、胸腔穿刺术

(一)适应证

1. 诊断性穿刺　用于胸腔积液性状不明者,抽取胸腔积液检查可协助病因诊断。

2. 治疗性穿刺　大量胸腔积液或积气者,通过胸腔穿刺放液或排气可减轻压迫症状;并可进行胸腔灌洗治疗、胸腔内注入药物等。

(二)禁忌证

1. 大量咯血、严重肺结核及肺气肿患者。

2. 有出血倾向或正在使用抗凝药的患者。

3. 体质虚弱不能耐受者。

(三)护理

1. 术前护理

(1)患者准备:向患者讲解穿刺目的及术中注意事项,消除顾虑,告知患者在操作过程中不要咳嗽、深呼吸,以免损伤胸膜或肺组织。

(2)环境准备:环境整洁、温度适宜,必要时给予屏风遮挡,避免对流风。

(3)用物准备:常规治疗盘 1 套、无菌胸腔穿刺包(接有乳胶管的胸穿针、7 号针头、2ml 注射器、5ml 注射器、50ml 注射器、血管钳 2 把、洞巾、纱布、试管)、2%利多卡因、0.1%肾上腺素、无菌手套、量杯、胶布等。

2. 术中护理

(1)安置体位:嘱患者反坐于靠背椅上,双手交叉放于椅背上,头面伏于手臂上,病情重者可取半卧位或侧卧位。

(2)选择穿刺点:穿刺部位一般取患侧肩胛线第 7~9 肋间隙或腋中线第 6~7 肋间隙或腋后线第 7~8 肋间隙,气胸患者一般取患侧锁骨中线第 2 肋间隙或腋前线第 4~5 肋间隙进针。

(3)术前准备及麻醉:常规消毒皮肤,铺无菌洞巾,用 2%利多卡因对穿刺点进行皮内、皮下、胸膜壁层局部浸润麻醉。

(4)穿刺:术者先将穿刺针后的胶皮管夹闭,左手固定穿刺部位的皮肤,右手从局麻处沿下一肋骨上缘缓慢刺入胸壁直达胸膜。当针锋抵抗感突然消失时,穿刺针已进入胸膜腔。

(5)抽吸:连接注射器,松开夹闭的乳胶管抽液或抽气,必要时注入药物。

(6)拔针:术毕拔出穿刺针,用无菌纱布覆盖针孔处按压 1~2min 后,再用胶布加压固定。

(7)术中观察:①胸膜反应表现为头晕、心悸、面色苍白、出汗、胸痛及晕厥等。若操作过程中患者出现,应立即停止抽液,协助患者平卧,必要时遵医嘱皮下注射 0.1%肾上腺素。②复张后肺水肿或循环衰竭,表现为呼吸困难、剧烈咳嗽、咳大量泡沫样痰等,一旦发生,应立即吸氧,遵医嘱给予利尿药和糖皮质激素等。

重点提示

每次抽液、抽气不宜过快、过多,防止胸腔内压骤降发生肺水肿、纵隔移位或循环障碍等意外。首次抽液不超过600ml,抽气不超过1000ml,以后每次抽液不超过1000ml。若为诊断性胸穿,抽液50~100ml即可。

3. 术后护理

(1)嘱患者平卧或半卧位休息,整理用物,认真做好穿刺记录。

(2)观察穿刺处有无渗血或渗液;密切观察患者穿刺后有无血胸、气胸、肺水肿等并发症。

(3)术中胸腔注入药物的患者,嘱其转动体位,以利于药物在胸腔内混匀。

三、纤维支气管镜检查术

纤维支气管镜检查是利用光学纤维支气管镜对气管、支气管疾病进行诊断或治疗的方法。

(一)适应证

1. 原因不明的咯血,需明确病因及出血部位,或需局部止血治疗者。

2. 胸部X线不明原因的阴影、肺不张、支气管狭窄或阻塞、阻塞性肺炎及胸腔积液等。

3. 用于清除黏稠的分泌物、黏液栓或异物。

4. 进行支气管肺泡灌洗、取支气管异物、摘除息肉、扩张狭窄支气管或肺癌局部治疗。

(二)禁忌证

1. 全身极度衰竭,不能耐受检查者。

2. 严重肺功能不全、严重心律失常、频发心绞痛者。

3. 出凝血机制严重障碍者。

4. 大量咯血或哮喘发作者,应待症状控制后再做纤维支气管镜检查。

(三)护理

1. 术前护理

(1)患者准备:向患者解释检查目的、操作过程及有关配合事项,消除患者的紧张情绪;详细了解病史,做体格检查,评估胸部X线胸片、心电图、肺功能、出凝血时间、血气分析等检查结果。术前禁食4h,术前0.5h肌内注射阿托品或地西泮。

(2)用物准备:纤维支气管镜、注射器、活检钳、细胞刷、冷光源、吸引器、心电监护仪、阿托品、地西泮、1%麻黄碱、2%利多卡因、肾上腺素等。

2. 术中护理

(1)安置体位:患者取平卧位,头部后仰,使口、喉和气管呈一直线。

(2)局部麻醉:常用2%利多卡因溶液雾化吸入、气管内滴注或环甲膜穿刺注入。

(3)插镜:纤维支气管镜可经鼻或口插管。

(4)检查或治疗:术者控制角度调节钮,在直视下自上而下依次检查各叶、段支气管,根据需要做吸引、灌洗、活检等相关治疗。

(5)整理用物。

(6)术中观察:密切观察患者面色、呼吸、血压、脉搏等变化,有异常时及时报告医师,并配合处理。

3. 术后护理

(1)嘱患者术后禁食水 3~4h,待麻醉消失后进温凉流质或半流质饮食。指导患者术后半小时内避免谈话、咳嗽和吸烟,保证声带充分休息。

(2)密切观察患者有无发热、喉痉挛、气胸、呼吸道出血等并发症。

(3)遵医嘱使用抗生素,预防呼吸道感染。

(4)整理用物,送检标本,认真做好纤维支气管镜检查记录。

讨论与思考

1. 体位引流的体位选择原理是什么? 如何选择?

2. 胸腔穿刺和纤维主支气管镜检查的禁忌证有哪些? 如何护理?

(崔晓梅)

第 **3** 章

循环系统疾病患者的护理

学习要点

1. 心源性呼吸困难、心源性水肿、心前区疼痛、心悸及心源性晕厥的护理
2. 循环系统疾病常见护理诊断及医护合作性问题
3. 心力衰竭、心律失常、心脏瓣膜病、心肌梗死及原发性高血压患者的护理
4. 病毒性心肌炎、心肌病及感染性心内膜炎患者的护理措施
5. 循环系统常用诊疗技术及护理

第一节　循环系统疾病常见症状体征及护理

循环系统由心脏、血管和调节血液循环的神经体液组成。其主要功能是为全身各器官运输血液,通过血液将氧、营养物质和激素等供给组织,并将组织产生的代谢废物运走,以保证人体的新陈代谢正常进行,维持生命活动。循环系统疾病包括心脏和血管疾病,合称心血管病。全国每年死于心血管病者约 300 万人,占总死亡原因的 40% 左右,农村居民心血管病死亡率增加速度高于城市居民。心血管病负担日益加重,成为重要的公共卫生问题,加强心血管病防治刻不容缓。

根据致病因素可将心血管病分为先天性和后天性两大类。先天性心血管病为心脏、大血管在胎儿期发育异常所致,如动脉导管未闭、房间隔缺损、室间隔缺损、法洛四联症等。后天性心血管病为出生后心脏、大血管受外来或机体内在因素作用而发病,如冠状动脉粥样硬化性心脏病、风湿性心脏瓣膜病、原发性高血压、肺源性心脏病、感染性心脏病、内分泌及代谢性疾病、贫血性心脏病、心血管神经症等。

循环系统疾病常见症状和体征有心源性呼吸困难、心源性水肿、心前区胸痛、心悸和晕厥等。

一、心源性呼吸困难

心源性呼吸困难指各种心血管疾病引起的自觉空气不足、呼吸费力,并伴有呼吸频率、深度与节律的异常。最常见病因是左心衰竭引起的肺淤血,也见于右心衰竭、心包积液、心脏压

塞时。

（一）护理评估

1. **致病因素**　最常见的病因是左心衰竭,主要是由于肺淤血所致;右心衰竭引起的呼吸困难程度较左心衰竭轻,其主要原因是体循环淤血所致。

2. **身体状况**　根据呼吸困难的程度,常表现为:

（1）劳力性呼吸困难:是左心衰竭最早出现的症状。特点是在体力活动时发生或加重,休息后缓解或消失。

（2）夜间阵发性呼吸困难:是心源性呼吸困难的特征之一。患者在夜间睡眠中突感胸闷、气急而憋醒,被迫坐起,有窒息感或惊恐不安,轻者数分钟至数十分钟症状消失,重者伴咳嗽、咳痰、气喘、发绀、咳粉红色泡沫痰,两肺底闻及哮鸣音或湿啰音,又称"心源性哮喘"。其发生机制包括:①平卧位时回心血量增加,肺淤血加重;②夜间迷走神经张力增加,小支气管收缩;③膈肌上抬,肺活量减少等。

（3）端坐呼吸:是严重肺淤血的表现。患者静息状态下仍感到气急、呼吸困难而不能平卧,迫使其取半卧位或端坐位,甚至还需双下肢下垂。

（4）急性肺水肿:是心源性哮喘进一步发展的结果,是左心衰竭呼吸困难最严重的形式。

重点提示

心源性呼吸困难与肺源性呼吸困难在评估时应注意鉴别,避免混淆。

3. **心理社会状况**　随着呼吸困难加重,常影响患者日常生活及睡眠,可使患者产生紧张和焦虑,甚至可出现悲观、恐惧的心理。

4. **实验室及其他检查**　了解血氧饱和度（SaO_2）和血气分析结果,判断患者缺氧程度及酸碱平衡状况。胸部 X 线检查可了解心影大小及外形和肺淤血的程度;超声心动图可准确了解心脏结构与功能。

（二）护理诊断/问题

1. **气体交换受损**　与肺淤血、肺水肿或肺部感染有关。

2. **活动无耐力**　与呼吸困难所致能量消耗增加和机体缺氧有关。

3. **焦虑**　与呼吸困难影响患者生活质量有关。

（三）护理措施

1. 一般护理

（1）有明显呼吸困难的患者应卧床休息,以减少组织的需氧量,减轻心脏负荷。

（2）根据病情可取半卧位、端坐位,以利于肺扩张,增加肺通气量,并可减少静脉回心血量,减轻肺淤血或肺水肿。

（3）根据心功能分级,制订活动量、活动时间和频度,活动量应循序渐进增加。

（4）保持病室安静、整洁,适当开窗通风,患者衣着宽松,盖被轻软,以减轻憋闷感。鼓励患者尽可能自理,护士提供方便和指导,如抬高床头易于坐起,经常使用的物品放在患者易取的位置,如厕、沐浴时使用扶手,洗脸、刷牙可坐着进行,以节省体力和保证安全为目的。

（5）卧床期间要进行主动或被动的肢体活动,以防止静脉血栓形成。

2. **病情观察**　密切观察患者呼吸困难的类型、程度、发生时间,是否伴有阵咳、泡沫痰;观察患者发绀是否减轻,血气分析结果是否正常;观察活动中和活动后头晕、心悸、呼吸困难、心前区不适和乏力是否加重,一旦发生,应立即停止活动,并报告医师协助处理。

3. 用药护理 遵医嘱给予纠正心力衰竭、抗感染等药物治疗,观察疗效及不良反应,严格控制静脉输液速度及总量,患者24h内输液总量控制在1500ml内为宜,输液速度20~40滴/min,老年人及重度心力衰竭的患者应控制在30滴/min以下,防止加重心脏负荷。

4. 氧疗 按医嘱给氧和选择合适的湿化液,氧流量一般为2~4L/min或3~5L/min。肺心病患者宜低流量(1~2L/min)持续给氧,经鼻导管吸入;急性左心衰竭患者高流量吸氧(6~8L/min)并通过20%~30%的乙醇湿化,使肺泡内泡沫的表面张力降低而破裂,以利于通气。

> **重点提示**
>
> 根据呼吸困难的程度调整吸入氧气的流量。

5. 心理护理 安慰和疏导患者,以减轻患者紧张、焦虑和恐惧心理;向患者解释心源性呼吸困难的原因,指出紧张、焦虑等不良心理可加重呼吸困难,情绪的稳定可减轻呼吸困难;可让患者最亲近的家属或朋友陪伴患者以提供家庭支持。

二、心源性水肿

心源性水肿是指由于心功能不全引起体循环静脉淤血,致使机体组织间隙有过多的液体积聚。

(一)护理评估

1. 致病因素 主要是右心衰竭或全心衰竭,也可见于渗出性心包炎或缩窄性心包炎。

2. 身体状况

(1)心源性水肿特点:水肿为对称性、凹陷性、下垂性。常见于卧床患者的腰骶部、会阴或阴囊,非卧床患者的胫前、足踝部。重者可延及全身,出现胸腔积液和腹水、胃肠道淤血、颈静脉怒张和肝大等。水肿常于活动时加重,休息时减轻。

(2)伴随症状:水肿部位因长期受压,易形成压疮、破溃及感染;液体摄入过多或利尿药的使用,可致水和电解质紊乱。另外,患者还可伴有尿量减少,体重增加等。

> **重点提示**
>
> 在评估心源性水肿时,要注意与肝源性水肿及肾源性水肿相鉴别。

3. 心理社会状况 患者因水肿引起躯体不适和体态改变,可产生忧郁、烦躁等心理;因病情反复发作、严重影响工作和生活时,可出现悲观,甚至绝望等心理。

4. 实验室及其他检查 血常规、血生化检查,了解患者有无低蛋白血症及电解质紊乱等。

(二)护理诊断/问题

1. 体液过多 与水、钠潴留、低蛋白血症有关。

2. 有皮肤完整性受损的危险 与水肿部位循环改变致组织细胞营养不良、局部长期受压有关。

(三)护理措施

1. 一般护理

(1)休息与活动:轻度水肿应限制患者活动,重度水肿应卧床休息,伴胸腔积液、腹水者应半卧位,以利于增加肾血流量,提高肾小球的滤过率,促进利尿,减轻心脏负担。

(2)饮食护理:应给予低盐、低热量及易消化饮食,少量多餐。钠盐的限制应根据心力衰竭程度和利尿药使用情况而定,每日的摄盐量在5g以下为宜。也要限制其他含钠多的食物及饮料,如咸菜、发酵的面食、含钠的饮料和调味品等。根据病情适当限制液体摄入,通常计算方法:入液量为前一天尿量加500ml,同时控制输液速度,防止加重心力衰竭。

2. 病情观察　每天测量体重、腹围,记录24h出入液量,若患者尿量异常,应报告医师进行处理;观察水肿的消长程度和范围及有无胸腔积液征、腹水征;观察颈静脉充盈情况和肝脏有无肿大等。

3. 皮肤护理　保持床单清洁干燥、平整,衣服宽松舒适;定时协助患者变换体位,防止局部皮肤长期受压;翻身或使用便器时,动作应轻柔,防止皮肤擦伤;每天擦洗皮肤,涂以滑石粉或爽身粉,以保持干燥;按摩骨隆突部位,以促进血液循环,避免压疮产生,严重水肿可使用气垫床。注意外阴部的清洁,防止尿路继发感染,男性患者阴囊部水肿可用托带支托。需用热水袋保暖时,水温不宜过高,40~50℃为宜,避免烫伤。

4. 用药护理　按医嘱正确使用洋地黄和利尿药,观察和记录疗效、不良反应,检测电解质;需要输液时,应根据血压、心率及心功能状况调整滴速。如需肌内注射,应行深部注射,拔针后用无菌棉球按压避免药液外渗,如有外渗,必要时局部用无菌巾包裹,防止继发感染。

5. 心理护理　劝慰患者放松精神,避免情绪紧张。

三、心前区疼痛

心前区疼痛是指由各种理化因素刺激支配心脏、主动脉或肋间神经的感觉神经纤维而引起的心前区或胸骨后疼痛。

(一)护理评估

1. 致病因素　最常见的原因为心绞痛、急性心肌梗死,多因冠状动脉供血不足、心肌暂时或持久缺血、缺氧所致。其次是急性主动脉夹层、急性心包炎、心血管神经症等。

2. 身体状况　常见的心前区疼痛特点见表3-1。

表3-1　常见心前区疼痛特点比较

病因	疼痛部位及特点
稳定型心绞痛	多位于胸骨后,呈发作性、压榨性痛,于体力活动或情绪激动时诱发,持续时间多为3~5min,休息或含服硝酸甘油后多可缓解
急性心肌梗死	疼痛多无明显诱因,程度较重,持续时间较长,含服硝酸甘油后多不能缓解,伴心律、血压改变
急性主动脉夹层	胸骨后或心前区撕裂性剧痛或烧灼痛,可向背部放射,伴有呼吸困难、休克等
急性心包炎	疼痛可因呼吸或咳嗽而加剧,呈刺痛,持续时间较长
心血管神经症	短促的针刺样疼痛或持续性隐痛,疼痛部位不固定,与体力活动无关,多在不良情绪状态下发生

重点提示

引起心前区疼痛的疾病很多,病情可轻可重,因此,在交谈过程中要重点询问其特点。

3. 心理社会状况　心前区疼痛反复发作,严重影响工作和日常生活,患者可出现忧郁、焦虑及恐惧等心理。

4. 实验室及其他检查　心电图、超声心动图、X线检查及心肌酶学检查等可协助判断疼痛的原因。

（二）护理诊断/问题

1. 疼痛　心前区疼痛与冠状动脉供血不足、炎症累及心包或精神紧张有关。

2. 恐惧　与剧烈疼痛伴濒死感有关。

（三）护理措施

1. 一般护理　疼痛发作时,让患者立即停止活动,卧床休息。减少探视次数,安慰患者,减轻其紧张和不安感。避免过度体力劳动、用力排便、情绪激动、饱餐及寒冷等,以免诱发疼痛发作。

2. 病情观察　观察患者疼痛发作的部位、性质、持续时间、诱因及缓解方式。是否伴有面色苍白、皮肤湿冷、脉搏细数等休克体征。

3. 用药护理　遵医嘱使用硝酸酯类、吗啡、溶栓药、复方丹参、β受体阻滞药及钙通道阻滞药等药物解除疼痛,疼痛缓解后继续给药或采用非药物疗法,改善心肌供血,减少心前区疼痛的发作,必要时遵医嘱使用镇静药。

4. 心理护理　心前区疼痛发作时,护士应告知患者疼痛的可控性,增加其心理的安全感;教会患者采用放松技术如深呼吸、全身肌肉放松,病情允许时可让患者收听广播、看电影、看报纸杂志等,必要时使用镇静药。

四、心　悸

心悸是一种自觉心脏跳动或心慌并伴有心前区不适感。

（一）护理评估

1. 致病因素

（1）剧烈运动、精神过度紧张,大量吸烟,饮酒、浓茶、咖啡,应用阿托品、咖啡因、氨茶碱、肾上腺素类等药物可引起心率加快、心肌收缩力增强而致心悸。

（2）心室肥大、甲状腺功能亢进症、贫血、高热、低血糖反应等均可因心脏搏动增强引起心悸。

（3）各种原因引起的心动过速、心动过缓、过早搏动、心房颤动等心律失常以及心脏神经症亦可引起心悸。

2. 身体状况　心悸严重程度不一定与病情成正比。初发、突发的心律失常,心悸多较明显;慢性心律失常者,因逐渐适应可无明显心悸;紧张、焦虑及注意力集中时心悸易出现。心悸一般无危险性,但少数由严重心律失常所致可发生猝死,应及时对其原因及潜在危险性作出判断。

3. 心理社会状况　心悸引起的不适可使患者产生紧张、焦虑,甚至恐惧等心理。

4. 实验室及其他检查　心电图检查可确定有无心律失常;心肌酶谱、血红蛋白、血糖、甲状腺功能测定、超声心动图及胸部 X 线检查等,可协助判断心悸的原因。

(二) 护理诊断/问题

活动无耐力:与心悸发作时心前区不适、胸闷有关。

(三) 护理措施

1. 一般护理　心悸发作时,应适当休息,避免左侧卧位;严重心律失常患者,应绝对卧床休息。饮食宜清淡,限制烟酒、咖啡及浓茶等。

2. 病情观察　心悸一般无危险性,但少数伴有严重心律失常的心悸可发生猝死。因此应注意监测患者的心率、心律,必要时行心电监护,发现严重心律失常或晕厥、抽搐时,立即报告医师协助抢救。

3. 用药护理　嘱患者遵医嘱服药,观察疗效及不良反应。

4. 心理护理　介绍心悸产生的原因、处理方法及预后,使患者对心悸有正确的认识;告知患者焦虑、恐惧可导致交感神经兴奋,加重心悸;帮助患者学会自我调节情绪,通过散步、读书及交谈等方式分散注意力。

> **重点提示**
>
> 对于无危险性心悸,特别是心脏神经症的患者,要重点进行心理护理。而对于严重心律失常患者所出现的心悸护理重点应注意观察病情变化。

五、心源性晕厥

心源性晕厥是由于心排血量骤减、中断或严重低血压引起脑供血突然减少或停止而出现的短暂意识丧失,伴有跌倒等临床征象。

(一) 护理评估

1. 致病因素

(1) 严重心律失常,如阵发性心动过速、心房颤动、心搏骤停、高度房室传导阻滞、病态窦房结综合征等。

(2) 器质性心脏病,如心脏瓣膜病(严重主动脉瓣狭窄)、左心房黏液瘤、心脏压塞、二尖瓣脱垂等;梗阻性肥厚型心肌病、急性心肌梗死等。

2. 身体状况　多在用力活动、奔跑时发生短暂的意识丧失或伴抽搐。一般心脏供血暂停 3s 以上即发生近乎晕厥;5s 以上可发生晕厥;超过 10s 可出现抽搐,同时伴有心率和心律明显改变称阿-斯综合征。

3. 心理社会状况　晕厥发作突然,因惧怕突然死亡,担心不能胜任原来工作,可使患者产生紧张、恐惧等心理。

4. 实验室及其他检查　心电图、动态心电图、超声心动图等。

(二) 护理诊断/问题

有受伤的危险　与晕厥发作有关。

(三) 护理措施

1. 一般护理　有晕厥史的患者,平时应注意休息,避免过度劳累;避免剧烈活动、变换体位、情绪激动和单独外出。频繁发作者应卧床休息并协助生活护理。

2. 病情观察 密切观察患者生命体征、神志、瞳孔及尿量等,动态监测心电图,患者一旦出现意识丧失、大动脉搏动消失、呼吸停止及抽搐,应立即配合医师进行抢救。

3. 对症护理 给予吸氧,准备好各种抢救药品及器械并及时做好抢救配合工作。当晕厥发作时,立即将患者平卧于空气流通处,放低头部,松解衣领并保持呼吸道通畅。

4. 心理护理 耐心向患者解释病情变化,安慰患者,消除其紧张、焦虑及恐惧情绪。

第二节 心力衰竭患者的护理

✚ 案例分析

患者,男,75 岁。因劳累后出现心悸、呼吸困难 5 年,咳嗽、咳白痰 2 周,双下肢水肿 3d入院。既往有高血压病史 10 年。查体:体温 37.6℃,脉搏 110 次/分,呼吸 30 次/分,血压175/95mmHg。口唇发绀,颈静脉怒张,双肺底闻及少量细湿啰音,心率 110 次/分。肝右肋缘下 2cm,有肝区叩痛。

请分析:患者主要护理诊断有哪些? 护理要点有哪些? 住院过程中,患者自行调快输液速度,突发严重呼吸困难伴频繁咳嗽,应如何配合抢救?

心力衰竭是由各种心脏结构或功能性疾病导致心室充盈和(或)射血能力受损,心排血量不能满足机体组织代谢需要,以肺循环和(或)体循环淤血,器官、组织血液灌注不足为临床表现的一组综合征,主要表现为呼吸困难、疲乏和体液潴留。心力衰竭的临床类型按其发展速度可分为急性和慢性两种,以慢性居多;按其发生的部位可分为左心衰竭、右心衰竭和全心衰竭,其中以左心衰竭最为常见。

一、慢性心力衰竭

慢性心力衰竭是大多数心血管病终末表现和最主要的死因。在我国,引起慢性心力衰竭的病因以冠心病居首位,高血压有明显上升,而风湿性心脏瓣膜病明显下降。

(一)护理评估

1. 致病因素

(1)基本病因:原发性心肌损害。最常见的有冠心病心肌缺血及心肌梗死;其次为心肌炎、心肌病,其中以病毒心肌炎及原发性扩张型心肌病最多见;还可见于心肌代谢障碍性疾病,以糖尿病心肌病最为常见。

心脏负荷过重:包括容量负荷(前负荷)和压力负荷(后负荷)过重。前者见于二尖瓣、主动脉瓣关闭不全、室间隔缺损等。后者见于高血压、主动脉瓣狭窄、肺动脉高压等。

(2)诱因:①感染:呼吸道感染是最常见、最重要的诱因,其次是感染性心内膜炎。②心律失常:心房颤动是器质性心脏病最常见的心律失常之一,也是诱发心力衰竭最重要的因素。其他各种类型快速性心律失常以及严重的缓慢性心律失常均可诱发心力衰竭。③血容量增加:如钠盐摄入过多,输液或输血过快、过多。④生理或心理压力过大:如过度劳累、情绪激动,精神过于紧张。⑤妊娠和分娩:可加重心脏负荷。⑥治疗不当:如不恰当停用利尿药及降血压药等。⑦原有心脏病变加重或并发其他疾病:如心绞痛发展为心肌梗死、风湿性心瓣膜病出现风湿活动,合并甲状腺功能亢进、贫血等。

2. 身体状况

(1)左心衰竭:主要表现为肺循环淤血和心排血量降低。

1)症状

呼吸困难:不同程度的呼吸困难是左心衰竭最主要的症状。最早表现为劳力性呼吸困难,最典型表现是夜间阵发性呼吸困难,严重表现为端坐呼吸,最严重表现为急性肺水肿。

咳嗽、咳痰和咯血:开始常于夜间发生,坐位或立位时咳嗽可减轻或消失。痰液为白色浆液性泡沫状痰,当肺淤血明显加重或有急性肺水肿时,可咳粉红色泡沫样痰。长期慢性肺淤血肺静脉压力升高,导致肺循环和支气管血液循环之间形成侧支,支气管黏膜下血管扩张,此种血管一旦破裂可致大咯血。

心排血量降低为主的症状:可表现为疲倦、乏力、头晕、心悸、嗜睡或失眠、发绀少尿等,主要是由于心、脑、肾等脏器组织血液灌注不足及代偿性心率加快所致。长期慢性的肾血流量减少可致血尿素氮、血肌酐升高并出现肾功能不全的相应症状。

2)体征:除原发心脏疾病的体征外,还可出现交替脉、心界向左下扩大,心率加快、舒张期奔马律及肺动脉瓣听诊区第二心音亢进、肺部湿啰音等。

(2)右心衰竭:主要表现为体循环淤血。

1)症状

消化道症状:是右心衰竭最常见的症状,是由于胃肠道及肝淤血所致,常表现为腹胀、食欲减退、恶心、呕吐等。

呼吸困难:继发于左心衰的右心衰呼吸困难原已存在。单纯性右心衰为分流性先天性心脏病或肺部疾病所致,也可有明显的呼吸困难。

2)体征

水肿:特征为对称性、下垂性、凹陷性水肿,重者可呈现全身性水肿,可伴有胸腔积液。

颈静脉征:颈静脉充盈或怒张是右心衰竭的主要体征,肝-颈静脉反流征阳性更具特征性。

肝大和压痛:肝脏因淤血而增大,常伴压痛,长期肝淤血可导致心源性肝硬化。

心脏体征:除原有心脏病的体征外,右心衰竭时可因右室显著扩大而出现三尖瓣关闭不全的反流性杂音。

(3)全心衰竭:临床常见先有左心衰竭,而后出现右心衰竭。当左心衰竭继发右心衰竭时,右心排血量减少,肺淤血缓解,呼吸困难等肺淤血症状反而有所减轻。

重点提示

左心衰竭主要表现为肺循环淤血,最主要的症状是呼吸困难。右心衰竭主要表现为体循环淤血,最主要的体征是水肿、颈静脉怒张,肝-颈静脉反流征阳性及肝大及压痛。

(4)心功能分级:是根据患者体力受限的情况,采用美国纽约心脏病协会(NYHA)心功能分级方法(表3-2)而分成四级。

表 3-2　NYHA 心功能分级方法

心功能分级	依据及特点
Ⅰ级	心脏病患者日常活动量不受限,一般活动不引起乏力、心悸、呼吸困难等心衰症状
Ⅱ级	体力活动轻度受限,休息时无自觉症状,一般活动可出现心衰症状,休息后很快缓解
Ⅲ级	体力活动明显受限,休息时无症状,低于平时一般活动即引起心衰症状,休息较长时间后方可缓解
Ⅳ级	不能从事任何体力活动,休息时也有心衰症状,活动后加重

3. 心理社会状况　由于心力衰竭的反复发作,患者长期受疾病折磨,体力活动又受到限制,甚至不能从事任何体力活动,生活上需要他人照顾。家属和亲人也可因长期照顾患者感到疲劳,同时要考虑到今后生活,从而忽视患者的心理感受,常使患者焦虑、内疚、绝望。

4. 实验室及其他检查

(1)胸部 X 线检查:主要了解心影的大小和肺淤血的程度,是确诊左心衰肺水肿的主要依据。因为心影的大小和外形可为寻找病因提供重要的参考资料,心脏扩大的程度和动态改变也间接反映心脏功能状态,肺淤血的程度直接反映心功能状态。

(2)超声心动图:比 X 线更能准确地提供各心腔大小变化,以及心瓣膜结构及功能情况,判断心脏收缩与舒张功能,方便快捷评估心功能和判断病因,是诊断心力衰竭最主要的仪器检查。其中左室射血分数(LVEF,正常值 50%),对心脏收缩功能的判断虽不够精确,但有方便实用的重要的意义,LVEF≤40%提示收缩功能障碍。

(3)心电图检查:可协助判断心房心室肥大,对心力衰竭的诊断无价值。

(4)心导管检查:对急重症心衰病人必要时可采用漂浮导管经静脉插管至肺小动脉,可测定肺毛细血管楔压(PCWP)和心脏指数(CI),直接反映左心功能,正常时 CI>2.5L/(min·m²),PCWP<12mmHg。

(二)治疗要点

心衰的治疗目标是防止和延缓心力衰竭的发生发展;缓解临床症状,提高运动耐量、改善生活质量、阻止或延缓心室重塑(心室重塑是指心室损伤和负荷增加所产生的大小、形态和组织结构变化的过程);改善长期预后,降低病死率与住院率。治疗原则是采取长期的综合性治疗措施,建立心衰从"防"到"治"的全面观念。

1. 病因治疗

(1)基本病因的治疗:如控制高血压,应用药物、介入或手术治疗改善冠心病心肌缺血,心瓣膜病的手术治疗等。

(2)消除诱因:如积极选用适当抗生素控制感染,对于心室率较快的心房颤动,如不能及时复律应尽快控制心室率,甲状腺功能亢进症也可能是心力衰竭加重的原因,应注意检查并予以纠正;避免过劳和情绪激动,进行心理治疗等均有助于防止心力衰竭的发生。

2. 药物治疗

(1)利尿药:利尿药是心力衰竭治疗中最常用的药物,是改善心衰症状的基石,可通过排钠排水减轻心脏的容量负荷。常选用排钾类利尿药如氢氯噻嗪(双氢克尿噻)、呋塞米(速尿);保钾利尿药如氨苯蝶啶、螺内酯(安体舒通)、阿米洛利等。一般口服给药,重度心衰患者可用呋塞米静注或静滴。

(2)肾素-血管紧张素-醛固酮系统(RAAS 抑制药)

血管紧张素转换酶抑制药(ACEI):是目前治疗慢性心衰的首选用药。其机制是抑制肾素-血管紧张素系统,从而抑制交感神经兴奋,扩张小动脉,减轻心脏后负荷,更重要的是改善和延缓心室重塑中起关键作用,延缓心衰进展,降低远期死亡率。代表药物如卡托普利、贝那普利、培哚普利等。治疗可从小剂量开始,耐受后逐渐加量,至适量后长期维持终身用药。

血管紧张素受体拮抗药(ARB):当使用 ACEI 引起干咳,病人不能耐受时,可改用 ARB,代表药物有氯沙坦、缬少坦、坎地沙坦等。

醛固酮拮抗药:螺内酯应用最广泛,对抑制心血管重塑、改善慢性心衰的远期预后有很好的效果。

(3)β 受体阻滞药:抑制交感神经活性,长期应用能显著地减轻症状,改善预后、降低死亡率和住院率。所有病情稳定并无禁忌证的心衰患者均应立即以小剂量开始,逐渐增加剂量,适量长期维持,症状改善常在用药后 2~3 个月。此类药物禁忌证包括支气管痉挛性疾病、严重心动过缓、二度及二度以上房室传导阻滞等。代表药物有美托洛尔、比索洛尔、卡维地洛等。

(4)正性肌力药物

1)洋地黄类药物:可通过增加心肌收缩力而增加心排血量,是治疗心力衰竭的主要药物。常用药物有地高辛、毛花苷 C(西地兰)、毒毛花苷 K 等。地高辛适用于中度心衰的维持治疗,目前采用维持量法给药,0.125~0.25mg,口服,1 次/天,70 岁以上或肾功能不良者宜减量,必要时还需监测血药浓度。毛花苷 C 适用于急性心衰或慢性心衰加重时,特别适用于心衰伴快速心房颤动者。每次 0.2~0.4mg,稀释后静注注射后 10min 起效,24h 总量 0.8~1.2mg。毒毛花苷 K 用于急性心力衰竭时,每次 0.25mg,静脉注射后 5min 起效,24h 总量0.5~0.75mg。

重点提示

> 洋地黄治疗剂量与中毒剂量接近,用药安全窗很小,给药应慎重。病态窦房结综合征、二度或完全房室传导阻滞、肥厚型心肌病、急性心肌梗死 24h 内应禁用。

2)非洋地黄类正性肌力药:主要指 β 受体兴奋药(多巴胺与多巴酚丁胺)及磷酸二酯酶抑制药(米力农、氨力农等)。

(5)扩血管药物:慢性心力衰竭的治疗并不推荐血管扩张药的使用,只在伴有心绞痛或高血压的患者可考虑联合治疗。

3. 非药物治疗　包括心脏再同步化治疗、左室辅助装置、心脏移植等。

(三)护理诊断/问题

1. 气体交换受损　与左心衰竭致肺循环淤血有关。

2. 体液过多　与右心衰竭致体循环淤血,钠、水潴留有关。

3. 活动无耐力　与心排血量下降有关。

4. 潜在并发症　洋地黄中毒。

(四)护理措施

1. 一般护理

(1)休息与活动:适当安排休息与活动。了解患者目前的心功能状态和日常活动量。向患者解释休息是心力衰竭的基本治疗措施,包括体力和精神上的休息,可使心脏负荷减轻,利于心功能的恢复。根据患者心功能状态决定其活动量,与患者及家属一起制定活动计划。心功能Ⅰ级:不限制一般体力活动,适当参加体育锻炼,但应避免剧烈运动。心功能Ⅱ级:适当限制体力活动,增加午睡时间,可做轻体力工作或家务劳动。心功能Ⅲ级:严格限制一般体力活动,以卧床休息为主,鼓励病人日常生活自理或在协助下自理。心功能Ⅳ级:绝对卧床休息,日常生活由他人照顾。

> **重点提示**
>
> 当病情好转后,鼓励患者不要延长卧床时间,应尽早做适量的活动,以避免长期卧床导致的静脉血栓形成、肺栓塞、便秘、虚弱、直立性低血压的发生。

(2)饮食:给予低热量、低钠、高蛋白质、高维生素、清淡易消化、避免产气的饮食。低热量饮食可减轻心脏负荷;进食清淡易消化食物,避免豆类等产气食物,且少量多餐,以免加重胃肠道淤血。限制水、钠摄入,减轻水肿等症状,每天食盐控制在 5g 以下为宜,服利尿药者可适当放宽。限制含钠量高的食品如发酵面食、腌腊制品、海产品、味精、啤酒、碳酸饮料等,可用糖、醋、蒜调味以增进食欲。

2. 病情观察　观察患者呼吸困难、咳嗽、咳痰、乏力、恶心及腹胀等心力衰竭症状的变化情况;监测呼吸的频率、节律以及心率、心律的变化;监测发绀的程度及肺部啰音的变化;观察水肿出现或变化的时间、部位、性质及程度等,每日测量体重和腹围,准确记录 24h 出入液量;同时观察水肿局部皮肤有无感染及压疮的发生。控制输液量和输液速度,滴速以 20~30 滴/min 为宜,防止输液速度过快。

3. 用药护理

(1)洋地黄类药物

1)用药注意事项:洋地黄用量个体差异很大,老年人、心肌缺血缺氧如冠心病、重度心力衰竭、低钾血症、低镁血症、肾功能减退等情况对洋地黄较敏感,使用时应密切观察患者用药后反应;注意不与奎尼丁、普罗帕酮(心律平)、维拉帕米(异搏定)、钙剂、胺碘酮等药物合用,以免增加药物毒性;必要时监测血清地高辛浓度;严格按医嘱给药,教会患者服地高辛前应自测脉搏,当脉搏<60/min 或节律不规则应暂停服药并告知医师;用毛花苷 C 或毒毛花苷 K 时务必稀释后缓慢静注,并同时监测心率、心律及心电图变化。用药前应询问患者有无恶心、呕吐、头痛、头晕或视觉改变等症状,一旦有上述表现应警惕洋地黄中毒的可能,暂停给药并报告医师。

> **重点提示**
>
> 护士在使用洋地黄类药物之前应监测患者的脉率或心率。

2)密切观察洋地黄毒性反应:洋地黄中毒最重要的是各种心律失常,最常见者为室性期前收缩,多呈二联律或三联律,其他如房性期前收缩、交界性心动过速、心房颤动、房室传导阻滞等。胃肠道症状如食欲不振、恶心、呕吐和神经精神症状如头痛、头晕、视物模糊、黄视、绿视等在用维持量法给药时已相对少见。

3)洋地黄中毒的处理:立即停用洋地黄;补充钾盐,可口服或静脉补充氯化钾,停用排钾利尿药;纠正心律失常,快速性心律失常首选苯妥英钠或利多卡因,有传导阻滞及缓慢性心律失常者可用阿托品静注或安置临时起搏器。

(2)利尿药:①服药时间。一般情况下,应用利尿药的时间宜选择在早晨或日间,以免夜间排尿过频而影响患者的休息;口服补钾药物宜在饭后服用或与果汁同饮,以减轻胃肠道不适。②观察利尿药的不良反应。排钾利尿药主要的不良反应是低钾血症,严重者伴碱中毒,从而诱发心律失常或洋地黄中毒。故应监测血钾,注意有无腹胀、肠鸣音减弱、乏力等低钾血症的症状;噻嗪类利尿药可抑制尿酸排泄,引起高尿酸血症,长期使用还可干扰糖及胆固醇代谢,要注意监测。使用排钾利尿药应多补充含钾丰富的食物,如瓜果、大枣、蘑菇、深色蔬菜等,必要时按医嘱补充钾盐。保钾利尿药可产生高钾血症,肾功能减退出现少尿或无尿时应慎用。

(3)ACEI:其主要的不良反应为干咳、低血压、头晕、肾损害、高血钾及血管神经性水肿等。用药期间需监测血压,避免体位突然改变,监测血钾和肾功能。若出现患者不能耐受的咳嗽或血管神经性水肿应停药。

(4)β受体阻滞药:心力衰竭情况稳定后,从小剂量开始,逐渐增加剂量,重点监测心率变化,症状改善常在用药后2~3个月才出现。

重点提示

　　心力衰竭的药物治疗非常复杂,给药应十分慎重,特别是洋地黄类药物,更应注意用药护理,注意观察洋地黄中毒的表现、及时报告医生并给予及时处理。

4. 给氧护理　根据患者缺氧的程度给予氧气吸入,一般给予2~4 L/min,严重缺氧可给4~6 L/min,注意合并有肺心病者应给予低流量持续吸氧,嘱患者及家属勿随意调高氧流量,以免损伤呼吸道黏膜及肺泡。

5. 心理护理　对高度紧张、焦虑、精神不易放松的患者,除借助小剂量镇静药外,更重要的是取得患者对医护人员的信赖。护士应及时掌握患者的情绪变化,给予足够的关注和精神安慰,鼓励其说出内心感受,指导患者进行自我心理调适。对患者及家属进行健康教育,让他们知道心理因素对疾病的影响,如焦虑、紧张等精神应激在心力衰竭的发病中起重要作用,因而要减少交感神经兴奋对心脏带来的不利影响。同时,鼓励家属给予患者积极的支持,以利于患者情绪稳定。

(五)健康指导

1. 疾病预防指导　积极治疗原发病,避免各种诱发因素,积极预防上呼吸道感染,防止过度劳累,保持情绪稳定,控制输液速度等,育龄妇女应注意避孕。

2. 活动与休息指导　合理安排活动与休息,睡眠要充足,活动量要适宜,以不出现心悸、气急为原则。建议患者进行散步、打太极拳等运动,因为适当活动有利于提高心脏储备力和活动耐力,改善心功能状态和生活质量。

3. 饮食指导　饮食宜选择清淡、低盐、易消化、富含营养、含适量纤维素,向家属及患者解释进低盐饮食的重要性。每餐不宜过饱,少食多餐,尤其晚餐宜少,或将晚餐提前。多食蔬菜、水果,防止便秘,排便不可用力,以免诱发心力衰竭。劝戒烟酒。

4. 用药指导和病情监测　强调严格按时、按量服药,不随意增减或撤换药物的重要性;服洋地黄的患者应教会识别中毒反应,偶尔出现漏服,不应补服,以免中毒;用血管扩张药者,改变体位时动作不宜过快,以防止发生直立性低血压。出院后应经常自测脉搏,观察体重、尿量,有无足踝部水肿、气急加重、夜间平卧时出现咳嗽、夜尿增多等症状,若出现异常应及时就诊。

二、急性心力衰竭

急性心力衰竭是指心衰的症状和体征急性发作或急性加重的一种临床综合征。临床上多表现为急性肺水肿、心源性休克,以急性左心衰竭较常见,为内科急症之一,病情危急,本节将重点叙述。

(一)护理评估

1. 致病因素 凡引起心排血量急剧降低和肺静脉压突然升高者均可发生急性左心衰竭。常见的病因有:①急性心肌坏死和(或)损伤,如急性心肌梗死或不稳定型心绞痛、急性重症心肌炎等。②急性血液动力学障碍,如感染性心内膜炎引起的瓣膜穿孔、腱索断裂所致急性心脏瓣膜性反流、高血压危象等。③慢性心衰急性加重,有心脏病基础,并出现快速性心律失常或严重缓慢性心律失常,输液过多、过快等诱因。

2. 身体状况

(1)症状:急性左心衰竭患者病情发展常极为迅速且十分危重。典型表现为突发严重呼吸困难、强迫坐位、发绀、大汗淋漓、皮肤湿冷、咳嗽频繁、咳大量粉红色泡沫样痰,有窒息感伴恐惧,烦躁不安。

(2)体征:呼吸频率常达 30~40/min,血压早期可一过性升高,随后下降,严重者可出现心源性休克。听诊两肺满布湿啰音和哮鸣音;心率增快,心尖部第一心音减弱,可闻及舒张期奔马律,肺动脉瓣区第二心音亢进。

重点提示

患者咳粉红色泡沫痰提示发生了急性肺水肿。

3. 心理社会状况 因病情突然加重、咳喘有窒息感,患者极度烦躁,易产生濒死恐惧心理。病情变化突然,家属心理极度紧张和恐惧使患者更加恐慌。

(二)治疗要点

急性肺水肿属危急重症,应积极而迅速地抢救,其急救原则为:减轻心脏负荷、增强心肌收缩力、解除支气管痉挛、去除诱因及病因治疗。常用治疗措施如下。

1. 体位 立即取坐位,双腿下垂,以减少回心血量从而减轻肺部淤血。

2. 吸氧 采用高流量面罩吸氧。

3. 吗啡 吗啡静注可使患者镇静,减少躁动,还可扩张小血管,从而减轻心脏的负荷。吗啡 3~5mg 静脉注射,必要时每间隔 15min 重复 1 次,共 2~3 次。

4. 快速利尿药 静脉给予呋塞米,可快速利尿,并有扩张静脉作用,有利于缓解肺水肿。呋塞米 20~40mg 静脉注射,2min 内推完,10min 内起效,必要时 4h 可重复 1 次。

5. 血管扩张药 可选用硝普钠、硝酸甘油等血管扩张药,硝普钠为扩张动、静脉血管扩张药,可以减轻心脏前负荷和后负荷,改善心脏功能。

6. 洋地黄制剂 可选用毛花苷 C,首剂可给 0.4~0.8mg 稀释静脉缓慢注射,此药最适合用于有快速心室率的心房颤动并心室扩大伴左心室收缩功能不全。

7. 氨茶碱　解除支气管痉挛,还可增强心肌收缩力,扩张周围血管,降低肺动脉和左心房压力。

8. 其他　应用糖皮质激素、四肢轮流结扎等。

(三)护理诊断/问题

1. 气体交换受损　与急性肺水肿有关。

2. 恐惧　与突发病情加重而担心疾病的预后有关。

3. 潜在并发症　心源性休克、猝死。

(四)护理措施

1. 一般护理　安置患者于重症监护病房,立即协助患者取端坐位,双腿下垂,以减少回心血量。

2. 病情观察　持续心电监护,注意监测生命体征、尿量及心电图,并做详细记录;同时观察意识、皮肤温度、颜色及肺部啰音等变化;如出现血压下降、四肢厥冷、意识障碍等休克表现时,应立即报告医师,配合抢救。

3. 用药护理　迅速开放 2 条静脉通道,按医嘱正确使用药物,观察药物不良反应。在使用吗啡过程中注意有无呼吸抑制、心动过缓等。用利尿药要严格记录尿量。血管扩张药使用时注意输液速度和血压变化,防止低血压发生。硝普钠见光易分解,代谢产物为氰化物和硫氰酸盐,应现用现配,用药时间不宜连续超过 24h,避光滴注,密切观察血压,根据血压的变化调节滴速,有条件者可用输液泵控制,维持收缩压在 90~100mmHg。洋地黄制剂静脉使用时要稀释,推注速度宜缓慢。

> **重点提示**
>
> 　急性左心衰竭患者输液时应控制输液速度,滴速以 20~30 滴/min 为宜,防止输液速度过快。

4. 对症护理　给予高流量吸氧,6~8L/min,并通过 20%~30% 的乙醇湿化,以降低肺泡内泡沫的表面张力使泡沫消散,增加气体交换面积。严重者采用无创面罩呼吸机持续加压(CPAP)或双水平气道正压(BiPAP)给氧。

5. 心理护理　抢救过程中医护人员必须保持镇静、操作熟练,使患者产生信任和安全感,同时避免在患者面前讨论病情,以减少误解。症状缓解后分析产生恐惧的原因,鼓励患者说出内心感受,指导患者进行自我放松,如深呼吸、放松疗法等,并向患者解释恐惧对心脏的不利影响,使患者主动配合,保持情绪稳定。

> **重点提示**
>
> 　急性左心衰竭是严重的急重症,护士应牢固掌握其身体状况和抢救配合要点。记忆口诀如下:左心衰,呼吸快;泡沫痰,粉红色;听诊肺,湿啰音;端坐位,腿下垂;快给氧,高流量;酒湿化,泡沫消。

(五)健康指导

向患者及家属讲解急性心力衰竭的诱因,应积极治疗原有心脏疾病。在日常静脉输液中,嘱患者要主动告知医护人员自己有心脏病史,以便在输液时控制输液量及滴速。

讨论与思考

1. 慢性心力衰竭的诱因有哪些?左心衰竭和右心衰竭的身体状况有何特点?
2. 洋地黄药物用药过程中护士应重点观察哪些内容?
3. 心功能如何分级,如何根据心功能制定活动计划?
4. 对急性心力衰竭患者如何进行病情观察与吸氧?

(张利苹 程 畅)

第三节 心律失常患者的护理

➕ 案例分析

患者,女,38岁,因头晕、心悸、胸闷1周入院。护理体检:体温36.5℃,脉搏94次/分,节律不整,血压120/70mmHg,两肺呼吸音稍粗,未闻及啰音,心率120次/分,心律不规则,第一心音强弱不等。患者既往有风湿性心脏病病史。

请分析:该患者的脉律和心律有何特点?为明确诊断护士应协助进行哪些检查?

心律失常是指心脏冲动的频率、节律、起源部位、传导速度或激动次序的异常。常见于各种器质性心脏病、药物中毒、电解质紊乱等。临床表现主要取决于心律失常的类型、发作持续时间的长短及对血流动力学的影响,患者多有心悸、乏力、胸闷、气促,严重者甚至晕厥、意识丧失、呼吸心跳停止等。

【心律失常的分类】

心律失常按其发生原理可分为冲动形成异常和冲动传导异常两大类。

1. 冲动形成异常

(1)窦性心律失常:包括窦性心动过速、窦性心动过缓、窦性心律不齐和窦性停搏。

(2)异位心律:①主动性异位心律。包括期前收缩(房性、房室交界区性、室性)、阵发性心动过速(房性、房室交界区性、室性)、心房扑动与颤动、心室扑动与颤动;②被动性异位心律。包括逸搏和逸搏心律。

2. 冲动传导异常 如房室传导阻滞、束支传导阻滞、室内阻滞、预激综合征等。

按心律失常发生时心率的快慢,分为快速性心律失常和缓慢性心律失常两大类。前者包括期前收缩、心动过速、扑动和颤动等;后者包括窦性心动过缓、房室传导阻滞等。

心律失常类型较多,本节主要介绍窦性心律失常、主动性异位心律和房室传导阻滞。

重点提示

正常心脏的起搏点位于窦房结,起源于窦房结的心律称为窦性心律,起源于窦房结以外部位的心律称为异位心律。

一、护 理 评 估

(一) 致病因素

1. 心脏疾病 各种器质性心脏病是引发心律失常最常见的原因,包括冠状动脉粥样硬化性心脏病、高血压性心脏病、风湿性心脏病、心肌炎、心肌病、先天性心脏病、心力衰竭等,可出现各种心律失常。

2. 非心源性病因 发热、甲状腺功能亢进症、贫血、休克、电解质紊乱等可引起心动过速与期前收缩;甲状腺功能减退症、颅内疾病、严重缺氧、阻塞性黄疸等可引起窦性心动过缓。

3. 药物影响 肾上腺素、异丙肾上腺素、阿托品等药物可致窦性心动过速;β 受体阻滞药、胺碘酮、非二氢吡啶类钙通道阻滞药、拟胆碱药等可致窦性心动过缓;洋地黄中毒常引起室性心律失常;奎尼丁、胺碘酮中毒可出现阵发性室性心动过速、心室扑动与颤动。

4. 生理因素 健康人在情绪激动、体力活动、睡眠不佳、烟酒过量、饮浓茶或咖啡等情况下,可引起窦性心动过速或诱发期前收缩;健康的青年人、运动员及睡眠状态可出现窦性心动过缓。

5. 其他 如心导管检查、心脏手术、麻醉、电击、溺水等可引发心律失常。

(二) 身体状况

心律失常的表现取决于心律失常的类型、心室率的快慢、发作持续时间的长短及对血流动力学的影响,也与引发心律失常的基础疾病的严重程度有关。

1. 症状

(1)窦性心律失常:成人窦性心律的频率超过 100 次/分,称为窦性心动过速,患者可无症状或有心悸;成人窦性心律的频率低于 60 次/分,称为窦性心动过缓,可无症状,心率过慢者可有头晕、乏力及胸闷等心排血量下降的表现。

(2)期前收缩:又称过早搏动,是指窦房结以外的异位起搏点提前发出冲动,引起心脏提前收缩,是临床最常见的心律失常。患者可无症状,也可有心悸或心跳暂停感,类似电梯快速升降的失重感或代偿间歇后有力的心脏搏动。频发室性期前收缩可出现头晕、乏力,甚至晕厥等症状,原有心脏病者可诱发或加重心绞痛和心力衰竭。

(3)阵发性心动过速:指心脏的异位起搏点连续出现 3 次或 3 次以上的期前收缩。其中房性和交界区性阵发性心动过速,异位起搏点均位于房室束以上,在心电图上常难以区别,故统称为阵发性室上性心动过速。①阵发性室上性心动过速:常发生于无器质性心脏病者,具有突然发生、突然停止的特点。发作时患者常表现为心悸、胸闷、乏力、头晕,严重者出现晕厥、心绞痛及心力衰竭等;②阵发性室性心动过速:多见于器质性心脏病者,最常见为冠心病。发作时,多有气促、低血压、少尿、晕厥、心绞痛等,需警惕心室颤动的发生。

(4)扑动与颤动:是一种较阵发性心动过速频率更快的主动性异位心律。心房扑动可恢复为窦性心律或进展为心房颤动。心房颤动症状轻重受心室率快慢的影响,心室率不快时患者仅有心悸、胸闷,心室率>150 次/分时可诱发心绞痛、心力衰竭。心室扑动与颤动是致命性的心律失常,为临床最严重的心律失常,一旦发生,患者可立即出现意识丧失、抽搐、呼吸停止甚至死亡。

(5)房室传导阻滞:指窦房结冲动从心房传至心室的过程中,冲动传导的延迟或中断。按阻滞程度分为三度:一度房室传导阻滞的传导时间延长,但全部冲动仍能传导,临床常无症状。二度房室传导阻滞分为莫氏 I 型和 II 型。I 型表现为传导时间进行性延长,直至一次冲动不能传导；Ⅱ型则表现为间歇出现的传导阻滞。二度房室传导阻滞患者可有头晕、心悸、胸闷与心搏脱漏感，脱漏频繁或连续脱漏可发生晕厥。三度(完全性)房室传导阻滞是一种严重的心律失常，患者可出现晕厥、心绞痛、心力衰竭等症状。若心室率过慢可导致脑缺血，出现暂时性意识丧失、抽搐，称为阿-斯综合征，严重者猝死。

2. 体征　重点评估脉率、脉律、心率、心律和心音的变化。

(1)窦性心律失常：窦性心动过速，心率超过100次/分；窦性心动过缓，心率低于60次/分；节律整齐。

(2)期前收缩：心律不规则，心搏提前出现，之后有一较长的代偿间歇，第一心音多增强，第二心音多减弱或消失。

(3)阵发性心动过速：阵发性室上性心动过速心律规则，第一心音强弱一致；阵发性室性心动过速心律略不规则，第一心音强弱不一致。

(4)房、室颤动：心房颤动时心律绝对不规则，第一心音强弱不等，脉率慢于心率(脉搏短绌)；心室颤动时，大动脉搏动消失，听诊心音消失，血压亦无法测到。

(5)房室传导阻滞：一度房室传导阻滞第一心音强度减弱；二度房室传导阻滞Ⅰ型者第一心音强度逐渐减弱，Ⅱ型者强度恒定，二者均有心搏脱漏；三度房室传导阻滞心率慢而规则，第一心音强度经常变化，间或听到响亮而清晰的第一心音(大炮音)。

> **重点提示**
>
> 　心房颤动患者的听诊特点为"三个不一致"，即心律绝对不齐，第一心音强弱不等，脉率不等于心率(脉搏短绌)。

(三)心理社会状况

心律失常发作时，患者可因头晕、心悸、乏力、胸闷等躯体不适而出现紧张、烦躁、焦虑等不良情绪；严重心律失常者有濒死感，可产生恐惧心理。

(四)实验室及其他检查

1. 心电图检查　是诊断心律失常最常用、最重要的无创性检查技术。

(1)窦性心律失常：窦性心律是指由窦房结发出冲动引起的心律，成人频率为60~100次/分。心电图特征：P波在Ⅰ、Ⅱ、aVF导联直立，aVR导联倒置；PR间期0.12~0.20s。窦性心律失常是指窦房结冲动发放频率、节律的异常或窦性冲动向心房传导受阻导致的心律失常，其常见分类及心电图表现如下：

窦性心动过速：窦性心律，PP间期<0.60s，成年人频率大多在100~150次/分(图3-1)。

窦性心动过缓：窦性心律，PP间期>1.0s，常伴窦性心律不齐(不同PP间期之差>0.12s)(图3-2)。

(2)期前收缩：根据异位起搏点的位置可分为房性、交界区性、室性三种。

房性期前收缩：①P波提前出现，其形态与窦性P波不同；②PR间期>0.12s；③P波后的QRS波群形态大多正常。少数可出现宽大畸形的QRS波群(室内差异性传导)，或提前出现的P波后无QRS波群发生(未下传的房性期前收缩)；④多为不完全性代偿间歇(期前收缩前后2个窦性P波之间的时限常短于2个正常窦性PP间期)(图3-3)。

房室交界区性期前收缩：①提前出现的QRS波群，其形态正常；②逆行P波可位于QRS

波群之前、之中或之后;③多数为完全性代偿间期(期前收缩前后 2 个窦性 P 波之间的时限等于 2 个正常窦性 PP 间期)(图 3-4)。

室性期前收缩:①提前出现的 QRS 波群,宽大畸形,时限>0.12s;②QRS 波群前无相关 P 波;③T 波方向与 QRS 波群主波方向相反;④多为完全性代偿间歇(图 3-5)。

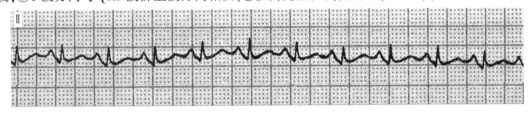

图 3-1　窦性心动过速

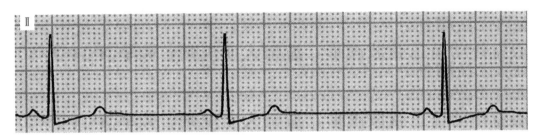

图 3-2　窦性心动过缓伴窦性心律不齐

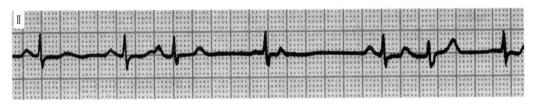

图 3-3　房性期前收缩

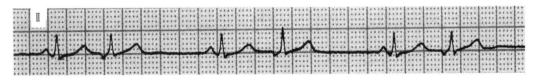

图 3-4　房室交界区性期前收缩

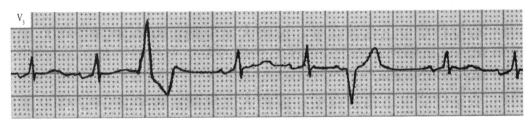

图 3-5　室性期前收缩

> **重点提示**
>
> 期前收缩的共同特点是提前发出冲动,房性、房室交界区性期前收缩的 QRS 波群形态通常是正常的,室性期前收缩的 QRS 波群宽大畸形。

期前收缩有偶发(≤5 次/分)与频发(>5 次/分)。也可呈联律或成对出现,每个窦性搏动之后跟随 1 个期前收缩称为二联律;每 2 个窦性搏动之后出现 1 个期前收缩称为三联律;每个窦性搏动之后接连出现 2 个期前收缩称为成对期前收缩。室性期前收缩的 R 波落在前一次心搏的 T 波之上为 R-on-T 现象。同一导联内室性期前收缩形态不同者称多源性室性期前收缩。

(3)阵发性心动过速

阵发性室上性心动过速:①心率为 150~250 次/分,节律规则;②QRS 波群形态及时限正常,如伴室内差异性传导或原有束支传导阻滞者可宽大畸形;③P 波为逆行性,常埋藏于 QRS 波群内或位于其终末部分,与 QRS 波群保持恒定关系(图 3-6)。

阵发性室性心动过速:①3 个或 3 个以上的室性期前收缩连续出现;②QRS 波群宽大畸形,时限>0.12s,T 波方向与 QRS 波群主波方向相反;③心室率通常为 100~250 次/分,心律规则或略不规则;④心室夺获与室性融合波(图 3-7)。

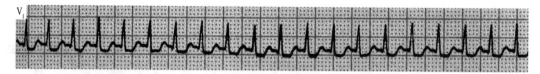

图 3-6　阵发性室上性心动过速

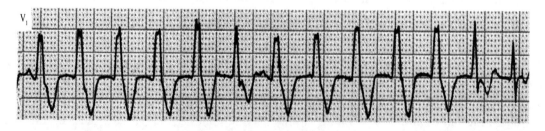

图 3-7　阵发性室性心动过速

(4)扑动与颤动

心房扑动:①心房活动呈规律的锯齿状扑动波(F 波),典型心房扑动的心房率为 250~300 次/分;②心室律可规则或不规则,取决于房室传导比例是否恒定;③QRS 波群形态一般正常,伴有室内差异性传导时 QRS 波群可增宽、变形(图 3-8)。

心房颤动:①P 波消失,代之以形态各异、大小及间隔不等的心房颤动波(f 波),心房率为 350~600 次/分;②心室率绝对不等;③QRS 波群形态一般正常,伴有室内差异性传导时 QRS 波群可增宽、变形(图 3-9)。

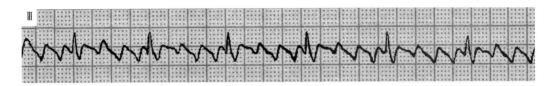

图 3-8　心房扑动

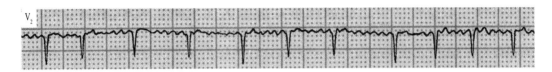

图 3-9　心房颤动

心室扑动:呈波幅大而规则的正弦图形,频率为 150~300 次/分(通常在 200 次/分以上),无法辨认 QRS-T 波群(图 3-10)。

心室颤动:呈形态、振幅与频率极不规则波形,QRS-T 波群消失(图 3-11)。

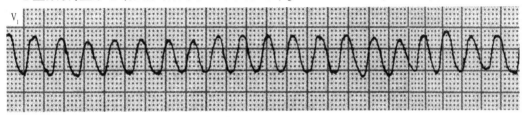

图 3-10　心室扑动

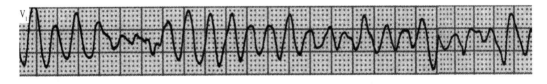

图 3-11　心室颤动

(5)房室传导阻滞

一度房室传导阻滞:①PR 间期超过 0.20s;②每个 P 波后均有 QRS 波群,其形态与时限正常(图 3-12)。

二度房室传导阻滞:①Ⅰ型:PR 间期进行性延长直至 P 波不能下传,RR 间期进行性缩短直至心室脱漏,包含受阻 P 波在内的 RR 间期小于正常窦性 PP 间期的 2 倍(图 3-13);②Ⅱ型:PR 间期恒定不变(正常或延长)。数个 P 波之后有 1 个 QRS 波群脱漏,形成 2:1、3:1、3:2等不同比例房室传导阻滞。QRS 波群形态一般正常,亦有异常(图 3-14)。本型易转变为三度房室传导阻滞。

三度(完全性)房室传导阻滞:①心房与心室活动各自独立,P 波与 QRS 波群无固定关系;

②心房率快于心室率;③QRS 波群形态与心室起搏点位置有关。心室起搏点如位于希氏束及其附近,QRS 波群正常;如位于室内传导系统的远端,QRS 波群增宽(图 3-15)。

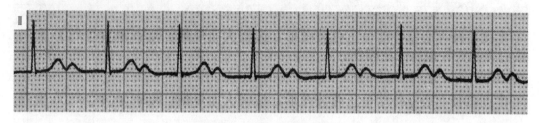

图 3-12　一度房室传导阻滞

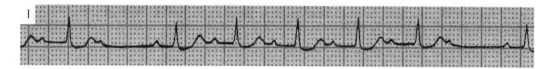

图 3-13　二度房室传导阻滞 I 型

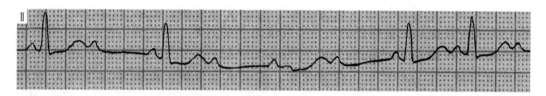

图 3-14　二度房室传导阻滞 II 型

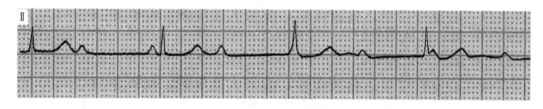

图 3-15　三度房室传导阻滞

2. 动态心电图检查　亦称 Holter 心电图,是诊断心律失常的重要手段,可连续记录患者日常生活状态下 24h,甚至更长时间的心电图,尤其对常规心电图检查不易发现的心律失常有着比较重要的意义。

3. 其他检查　食管心电图、临床心电生理检查等,有助于鉴别复杂的心律失常。

二、治 疗 要 点

治疗心律失常的根本措施是病因治疗,应积极治疗原发病和去除诱因。对于心律失常本身的治疗,主要取决于其对血流动力学的影响。对血流动力学影响较小者无需治疗;症状明显,有严重血流动力学障碍的心律失常,采取相应有效的治疗措施。药物治疗可根据心律失常的类型进行选择。此外,还有心脏电复律、人工心脏起搏、导管射频消融术等。

1. 窦性心律失常　窦性心动过速、窦性心动过缓无症状者通常无需治疗。窦性心动过速必要时可用 β 受体阻滞药如美托洛尔等以减慢心率。窦性心动过缓有症状者,可使用阿托品、异丙肾上腺素等药物提高心率,严重者可考虑心脏起搏治疗。

2. 期前收缩　对房性和交界区性期前收缩通常无需治疗,有明显症状时可触发室上性心动过速者,可给予镇静药、β 受体阻滞药、普罗帕酮等药物;对非器质性心脏病且无明显症状的室性期前收缩,不必使用药物治疗,症状明显者可选用 β 受体阻滞药、美西律、普罗帕酮等药物。器质性心脏病如二尖瓣脱垂患者发生室性期前收缩,也可首先给予 β 受体阻滞药。若急性心肌梗死患者发生窦性心动过速与室性期前收缩,早期应用 β 受体阻滞药可能减少室颤的危险。

3. 阵发性心动过速

(1)阵发性室上性心动过速:①刺激迷走神经。急性发作期,如患者心功能与血压正常,可尝试刺激咽喉部诱导恶心;Valsalva 动作(深吸气后屏气,再用力做呼气动作);将面部浸没于冰水内;按摩颈动脉窦;按压眼球(高度近视及青光眼禁用)。②药物治疗。首选腺苷,无效时改用维拉帕米;对伴心力衰竭的患者,首选洋地黄制剂;合并低血压可应用升压药,但老年人、急性心肌梗死等禁用;其他可选用普罗帕酮等。③其他疗法。以上治疗无效应施行同步直流电复律。导管射频消融术可以根治。

(2)阵发性室性心动过速:终止室速发作可首先给予静脉注射利多卡因或普鲁卡因胺,也可选用胺碘酮或普罗帕酮,但普罗帕酮不宜用于心力衰竭或心肌梗死的患者。药物治疗无效时,施行同步直流电复律。如病情严重,应紧急施行同步直流电复律。

4. 扑动与颤动

(1)心房扑动:同步直流电复律是终止心房扑动最有效的方法。血流动力学稳定者,可选用 β 受体阻滞药、钙通道阻滞药、洋地黄制剂以减慢心室率。顽固性房扑药物治疗无效者,可选择射频消融术根治。

(2)心房颤动:应用 β 受体阻滞药或钙通道阻滞药、洋地黄制剂以控制心室率;有复律指征时,可采取胺碘酮等药物复律、同步直流电复律恢复窦性心律;必要时可施行射频消融术。并发体循环栓塞是慢性房颤极重要的并发症,可给予华法林抗凝治疗。

(3)心室扑动与心室颤动:有条件者立即行非同步直流电复律,同时配合胸外心脏按压、人工呼吸,并经静脉注射复苏药物和抗心律失常药物等。

5. 房室传导阻滞　一度与二度 I 型房室传导阻滞心室率不太慢者,无需特殊处理,二度 II 型与三度房室传导阻滞如心室率显著缓慢,可用阿托品、异丙肾上腺素治疗,有条件应尽早安置临时或永久心脏起搏器。

三、护理诊断/问题

1. 活动无耐力　与心律失常导致心排血量减少有关。
2. 焦虑　与心律失常反复发作、治疗效果不佳有关。
3. 有受伤的危险　与心律失常引起的头晕或晕厥有关。
4. 潜在并发症　心力衰竭、猝死。

四、护理措施

(一)一般护理

1. **休息与活动** 非器质性心脏病且无症状或症状较轻的心律失常患者,鼓励其正常工作和生活,注意劳逸结合,保持心情舒畅;当出现胸闷、心悸、头晕等不适时,应保证充分的休息,可采取高枕卧位、半卧位或其他舒适体位,尽量避免左侧卧位,因该体位患者较易感觉心脏搏动而加重不适感;严重心律失常发作时,如阵发性室性心动过速、二度Ⅱ型及三度房室传导阻滞等,应绝对卧床休息,减少心肌耗氧量。

2. **给氧** 出现呼吸困难、发绀等缺氧表现时,给予2~4L/min氧气吸入。

3. **饮食护理** 给予低脂、易消化、清淡、富含营养的饮食,少量多餐,避免饱餐,戒烟酒,避免咖啡、浓茶,多食纤维素丰富的食物,保持大便通畅。心动过缓者应避免排便时过度屏气,以免因迷走神经兴奋而加重心动过缓。

(二)病情观察

观察生命体征,房颤患者要求两人同时测量心率与脉率,应至少测量1次/分;观察有无胸闷、心悸、头晕、晕厥、呼吸困难等症状,并观察其程度、持续时间及对日常生活的影响程度;观察心电图、血气分析、电解质及酸碱平衡情况。对严重心律失常的患者,持续心电监护。发现频发、多源性、成对、联律出现或R-on-T现象的室性期前收缩,阵发性室性心动过速,二度Ⅱ型或三度房室传导阻滞,室扑、室颤等,应立即报告医师并配合抢救。

> **重点提示**
>
> 心室扑动与心室颤动是最危险的心律失常,特别是室颤可导致心搏骤停,一旦发现应立即配合医师投入抢救。

(三)用药护理

严格遵医嘱给予抗心律失常药物,静脉注射时速度宜慢(腺苷除外),一般5~15min内注射完,静脉滴注药物时尽量用输液泵调节滴速。观察药物疗效和不良反应,必要时监测心电图,观察用药前、用药中及用药后的心率、心律、PR间期及QT间期的变化。常用抗心律失常药物不良反应及注意事项见表3-3。

表3-3 常用抗心律失常药物不良反应及注意事项

药物名称	不良反应	注意事项
奎尼丁	窦性停搏、房室传导阻滞、QT间期延长、室性心动过速等心脏毒性反应;其他有胃肠道反应、视听觉障碍、意识模糊、皮疹、发热等	给药前测量血压、心率、心律,如血压低于90/60mmHg,心率小于60次/分,或心律不规则时报告医师
普罗帕酮	房室传导阻滞、诱发和加重心力衰竭;其他有恶心、呕吐、眩晕及视物模糊	餐时或餐后服用可减少胃肠道刺激
利多卡因	窦房结抑制、室内传导阻滞;眩晕、感觉异常、意识模糊、谵妄、昏迷	注意给药的剂量和速度。过敏、肝肾功能障碍者禁用

续表

药物名称	不良反应	注意事项
普萘洛尔	低血压、心动过缓、心力衰竭；加重哮喘与慢性阻塞性肺疾病；糖尿病病人可能引起低血糖	给药前测量病人心率，当心率低于50次/分时及时停药
胺碘酮	心动过缓、肺纤维化、肝功能损害、甲状腺功能亢进症或减退症、角膜色素沉着、胃肠道反应	静脉给药应选择大血管，密切观察穿刺部位情况，用药期间监测肝功能、甲状腺功能、肺功能等
维拉帕米	低血压、心动过缓、房室传导阻滞等	严重心衰、高度房室传导阻滞及低血压者禁用
腺苷	短暂窦性停搏、室早或非持续性室性心动过速等心脏不良反应；其他有面部潮红、呼吸困难、胸部压迫感，持续时间不足1min	静脉快速注射给药

重点提示

　　抗心律失常药不良反应多，部分还有致心律失常等心脏毒性作用，在护理工作中，应严格遵医嘱用药，密切观察疗效及不良反应。

(四)心理护理

　　向患者解释病情，说明心律失常的可治性，使其解除思想顾虑，缓解焦虑或恐惧心理。告知患者精神紧张或情绪激动可诱发或加重心律失常，使其保持心情舒畅，心态平和。在护理操作及特殊治疗前向患者做必要的解释，以增加患者的安全感。指导患者采用放松技术，如全身肌肉放松、缓慢深呼吸，鼓励患者参加力所能及的活动或适当的娱乐，以分散注意力。在病情允许时，鼓励家属多探视患者并与其沟通，帮助树立战胜疾病的信心。

五、健 康 指 导

　　1. 疾病知识指导　向患者及家属讲解心律失常的常见病因、诱因及防治知识。指导患者合理安排休息与活动，避免劳累；少食多餐，戒烟酒，避免摄入刺激性食物及饮料；保持大便通畅，避免用力排便而加重心律失常；避免精神紧张或情绪激动，不要过分注意心悸的感受，学会分散注意力，保持乐观稳定的情绪。有晕厥史的患者避免从事高空作业、驾驶等有危险的工作，有头晕时立即平卧，以免摔伤。安装人工心脏起搏器的患者应指导其远离电磁辐射物体，随身携带急救卡，便于发生意外时急救。

　　2. 用药指导　告知患者按医嘱用药的重要性，不可擅自增减量、停药或更换药物。观察药物疗效和不良反应，如有异常应及时就诊。

　　3. 病情监测指导　教给患者及家属测量脉搏的方法及注意事项，脉搏至少每日测量1次，每次1min以上，并做好记录，监测脉率、脉律变化，如有异常应及时就诊。定期医院随访，复查心电图。对于反复发生严重心律失常的患者，要教会家属初期心肺复苏术，以备应急。

讨论与思考

1. 何谓心律失常? 期前收缩分为哪几种? 心电图特点有何不同?
2. 常用抗心律失常药物的不良反应及注意事项有哪些?
3. 心律失常患者的护理措施中病情观察要点有哪些?

(李艳红 程 畅)

第四节 心脏瓣膜病患者的护理

案例分析

患者,女,35 岁。活动后心悸、气促 3 年,加重伴双下肢水肿 1 周。护理体检:体温 38.2℃,脉搏 100 次/分,呼吸 28 次/分,血压 115/80mmHg,半卧位,双颊紫红,口唇发绀,咽红。双肺底可闻及湿啰音。心界向左扩大,心率 100 次/分,律齐,心尖部可闻及舒张期隆隆样杂音。肝肋下 2cm,质软,有压痛。双下肢凹陷性水肿。

请分析:该患者出现了什么问题? 主要护理诊断是什么? 相应护理措施有哪些?

心脏瓣膜病是指由于各种原因引起的单个或多个瓣膜结构或功能异常,导致瓣膜口狭窄和(或)关闭不全,使心脏血流动力学显著改变的一组心脏病。最常累及二尖瓣,其次是主动脉瓣,三尖瓣和肺动脉瓣受累较少。临床上最常见的心脏瓣膜病为风湿性心瓣膜病,简称风心病,是风湿热引起的风湿性心脏炎症过程所致的心脏瓣膜病变。临床表现早期以心脏杂音、房室增大为主,后期可出现心力衰竭。多发生于 40 岁以下的人群,女性略多于男性。近年来我国风心病发病率已有所下降,而瓣膜黏液样变性和老年人的瓣膜钙化所致的心脏瓣膜病日渐增多,但风心病仍然是最常见的心脏瓣膜病。本节重点介绍风心病。

一、二尖瓣狭窄

二尖瓣狭窄是风湿性心瓣膜病最常见的病变。二尖瓣从初次风湿病变至狭窄形成,至少需要 2 年。2/3 的病人为女性。约半数病人无急性风湿热病史,但多有反复链球菌咽峡炎或扁桃体炎病史。

(一)致病因素

风湿热是二尖瓣狭窄的主要病因,主要致病菌为 A 族乙型溶血性链球菌。链球菌感染引起急性风湿性心脏炎后,瓣膜可发生相互粘连、增厚、变硬、畸形等而导致开放受限,阻碍血液流通,称为瓣膜狭窄。在慢性瓣膜病变的基础上,急性风湿性炎症反复发生,称为风湿活动。反复的风湿活动、呼吸道感染、妊娠分娩、感染性心内膜炎等是促使病情加重的主要诱因。

正常成人二尖瓣口面积为 $4\sim6cm^2$,当瓣口面积减少至 $1.5\sim2cm^2$ 时,左心房压力升高,左心房代偿性扩大、肥厚。当瓣口面积减少至 $1.5cm^2$ 以下时,左心房内压持续升高,致失代偿,肺静脉压力增高,最终导致肺循环淤血。长期肺循环淤血导致肺动脉高压,增加右心室负荷,右心室扩大、肥厚,最终导致右心功能衰竭。

(二)身体状况

早期左心房代偿期多无症状;失代偿可出现肺淤血、左心房衰竭;长期肺动脉高压可导致右心室肥厚、扩张,终至右心衰竭。

1. 症状

(1)呼吸困难:为最常见的早期症状,最初为劳力性呼吸困难,随着狭窄程度加重,可出现夜间阵发性呼吸困难、端坐呼吸,甚至急性肺水肿。

(2)咳嗽:常于夜间睡眠或劳动后出现,为干咳或伴泡沫痰,冬季明显。

(3)咯血:可表现为痰中带血、大咯血、粉红色泡沫痰。痰中带血为支气管内膜微血管或肺泡内毛细血管破裂所致;大咯血可为首发症状,是由于严重的二尖瓣狭窄,左心房压力及肺静脉压突然增高时,黏膜下淤血、扩张而壁薄的支气管静脉破裂出血所致;粉红色泡沫痰,为急性肺水肿的特征。

(4)其他:如声音嘶哑、吞咽困难,为左心房扩大、左肺动脉扩张压迫左喉返神经、食管所致;右心衰竭时可出现食欲减退、恶心、腹胀等消化道症状。

2. 体征　严重二尖瓣狭窄患者呈"二尖瓣面容"。心尖区可触及舒张期震颤。心尖区可闻及舒张中晚期隆隆样局限性杂音,是二尖瓣狭窄最重要的体征;若心尖区可闻及第一心音亢进及开瓣音,提示瓣膜弹性尚好;肺动脉瓣区第二心音亢进或伴分裂,提示肺动脉高压。

3. 并发症

(1)心律失常:以心房颤动最常见,可为首发症状,常诱发心力衰竭、栓塞、急性肺水肿等。

(2)急性肺水肿:为重度二尖瓣狭窄的急危重并发症,常因感染、剧烈体力活动、情绪激动、突发心动过速或快速心房颤动、妊娠及分娩等而诱发。表现为突然发生的极度呼吸困难、发绀、不能平卧、咳粉红色泡沫痰、双肺满布干湿啰音。如不及时救治,可致患者死亡。

(3)右心衰竭:是最常见的并发症,也是心脏瓣膜病患者的主要死亡原因,呼吸道感染等为常见诱因。

(4)栓塞:以脑栓塞最常见,亦可发生于四肢、肠、肾、脾等脏器。栓子多来源于扩大的左心房,80%的体循环栓塞患者有心房颤动。心房颤动和右心衰竭时,还可导致肺栓塞。

(5)肺部感染:肺静脉压增高及肺淤血易合并肺部感染,肺部感染又可加重或诱发心力衰竭。

(6)感染性心内膜炎:较少见。

(三)心理社会状况

随着瓣膜损害加重,患者心功能逐渐减退,出现心力衰竭、栓塞等各种并发症时,影响工作和生活,导致患者烦躁、焦虑。风湿活动反复发作,躯体不适,病程漫长,疗效不明显等使患者心理负担沉重,对生活失去信心,易产生悲观、厌世心理。

(四)实验室及其他检查

1. X线检查　轻度二尖瓣狭窄时,X线表现可正常。中重度狭窄而致左心房显著增大时,心影呈梨形。发生心力衰竭时,常有肺淤血及肺水肿征象。

2. 心电图　左心房增大,可见二尖瓣型P波。QRS波群示电轴右偏和右心室肥厚。

3. 超声心动图　为明确诊断二尖瓣狭窄的可靠方法,不但能显示瓣膜的形态及活动情况、心腔大小,还可探及和测定心腔内血流情况,有助于心脏瓣膜病的病因诊断及判断病变的程度。

二、二尖瓣关闭不全

二尖瓣关闭不全常与二尖瓣狭窄同时存在,亦可单独存在。二尖瓣包括四个成分:瓣叶、瓣环、腱索和乳头肌,其中任何一个发生结构异常或功能失调,均可导致二尖瓣关闭不全。

(一) 致病因素

风湿性炎症引起瓣叶僵硬、变性、缩短,使心室收缩时两瓣叶不能紧密闭合。当左心室收缩时,由于二尖瓣关闭不全,左心室部分血液反流回左心房,使左心房容量负荷增加,左心房扩张、肥厚,引起肺淤血和肺动脉高压,从而引起右心衰竭。同时,左心房内增多的血液在舒张期又流入左心室,使左心室容量负荷增加,左心室扩张、肥厚,最终导致左心衰竭。

(二) 身体状况

失代偿期主要表现为左心室扩张、肥厚,左心衰竭。后期也可引起右心室肥大和右心衰竭。

1. 症状 轻度二尖瓣关闭不全可终身无症状,严重反流时由于心排血量减少,可有乏力、心悸、呼吸困难等左心衰竭表现。后期也可出现右心衰竭症状。

2. 体征 心尖搏动增强并向左下移位,心界向左下扩大。心尖区第一心音减弱;心尖区全收缩期粗糙高调的吹风样杂音,向左腋下、左肩胛下区传导,是二尖瓣关闭不全最重要的体征;肺动脉瓣区第二心音亢进提示肺动脉高压。晚期可有右心衰竭体征。

3. 并发症 与二尖瓣狭窄相似,但感染性心内膜炎发生率较二尖瓣狭窄高,而体循环栓塞较二尖瓣狭窄少见。

(三) 心理社会状况

当患者出现心力衰竭时,常烦躁、焦虑。

(四) 实验室及其他检查

1. X 线检查 慢性重度反流常见左心房、左心室增大;左心衰竭时可见肺淤血和肺间质水肿征。

2. 心电图 可有左心室肥厚及继发 ST-T 改变,常见心房颤动。

3. 超声心动图 左心房增大,左心室增大,脉冲多普勒超声和彩色多普勒血流显像可在左心房内探及明显收缩期高速反流,诊断二尖瓣关闭不全的准确性几乎达 100%。

三、主动脉瓣狭窄

主动脉瓣狭窄指主动脉瓣病变引起主动脉瓣开放受限、狭窄,导致左室到主动脉内的血流受阻。风湿性主动脉瓣狭窄大多伴有关闭不全或二尖瓣病变。

(一)致病因素

风湿性炎症导致瓣膜交界处粘连融合,瓣叶纤维化、僵硬、钙化和挛缩畸形,引起狭窄。正常成人主动脉瓣口面积≥3cm^2。当瓣口面积≤1cm^{2}时,左心射血阻力增加,久之使左心室向心性肥厚。失代偿时,左心室排血减少而心肌耗氧增加,出现心绞痛、左心衰竭和脑供血不足。

(二)身体状况

1. 症状　出现较晚,劳力性呼吸困难、心绞痛、晕厥为典型主动脉瓣狭窄的常见三联症。①呼吸困难:劳力性呼吸困难为本病晚期肺淤血引起的常见首发症状,进而可出现夜间阵发性呼吸困难、端坐呼吸,甚至急性肺水肿;②心绞痛:常由运动诱发,休息后缓解,主要为心肌缺血所致;③晕厥:轻者表现为黑矇,可为首发症状。晕厥多在直立、运动中或其后立即发作,由脑缺血引起。

2. 体征　心尖搏动相对局限、呈抬举性。主动脉瓣第一听诊区可触及收缩期震颤并闻及粗糙而响亮的喷射性收缩期杂音,向颈部传导,是主动脉瓣狭窄最主要的体征。收缩压降低,脉压缩小。

3. 并发症　左心功能不全常见,猝死亦有发生。感染性心内膜炎较少见。

(三)心理社会状况

当出现心绞痛及晕厥等症状时,患者担心病情严重,常焦虑、恐惧。

(四)实验室及其他检查

1. X 线检查　心影正常或左心室轻度增大,左心房可能轻度增大,升主动脉根部常见狭窄后扩张。

2. 心电图　重度狭窄者有左心室肥厚伴 ST-T 改变。可有心律失常。

3. 超声心动图　为明确诊断和判定狭窄程度的重要方法。二维超声心动图对探测主动脉瓣异常十分敏感,有助于显示瓣膜结构。多普勒超声可测出主动脉瓣口面积及跨瓣压差。

> **重点提示**
>
> 　　主动脉瓣狭窄主要诊断依据为主动脉瓣区典型收缩期杂音伴震颤。超声心动图检查有确诊价值。

四、主动脉瓣关闭不全

主动脉瓣关闭不全是由于主动脉瓣和(或)主动脉根部疾病所致。

(一)致病因素

风湿性炎症导致瓣膜增厚、硬化、缩短、变形,可造成主动脉瓣关闭不全。由于主动脉瓣关闭不全,主动脉内血液在舒张期反流入左心室,左心室容量负荷增加,使左心室扩张、肥厚,最终导致左心衰竭。若反流量大,主动脉舒张压显著降低,可引起冠状动脉灌注不足导致心肌缺血。

(二)身体状况

1. 症状　患者可多年无症状,或仅有心悸、心前区不适和头晕、头部搏动感,少数人有心绞痛,病变严重者可出现左心衰竭症状。

2. 体征　心尖搏动向左下移位,弥散而有力。主动脉瓣第二听诊区舒张期高调叹气样杂音,是本病最主要的体征;杂音向心尖部传导,前倾坐位及呼气末较清楚。严重主动脉瓣关闭不全者,收缩压增高、舒张压降低、脉压增大,出现水冲脉、枪击音、毛细血管搏动征等周围血管征。

3. 并发症　感染性心内膜炎、室性心律失常、心力衰竭常见,心脏性猝死少见。

(三)心理社会状况

随着瓣膜损害的加重,患者可出现各种并发症,影响患者的休息与活动,易产生烦躁、焦虑心理。

(四)实验室及其他检查

1. X 线检查　左心室增大,升主动脉继发性扩张明显,心影呈靴型。

2. 心电图　左心室肥厚及继发性 ST-T 改变。

3. 超声心动图　左心室内径及左室流出道增宽,主动脉根部内径增大。脉冲多普勒和彩色多普勒血流显像在主动脉瓣的心室侧可探及全舒张期反流束,为最敏感的确定主动脉瓣反流的方法。

4. 其他　当无创技术无法确定反流程度,并考虑外科治疗时,可行选择性主动脉造影。

五、心脏瓣膜病患者的治疗

1. 防治风湿活动　预防风湿性心脏瓣膜病的关键在于积极防治链球菌感染和风湿活动。对由链球菌感染引起的咽炎、扁桃体炎等需及时应用有效抗生素;为预防风湿热,病人一般应坚持至 40 岁甚至终身应用苄星青霉素 120 万 U,每月肌内注射一次。如有风湿热发生或风湿活动,应实施抗风湿治疗。

2. 并发症治疗　心力衰竭者给予强心、利尿和血管扩张药;并发呼吸道感染或感染性心内膜炎者,给足够疗程的抗生素;心房颤动者应控制心室率并给予抗凝治疗,以防诱发心力衰竭或栓塞等。

3. 手术及介入治疗　是治疗心脏瓣膜病变的根本办法,包括瓣膜分离术、瓣膜修复术、瓣膜置换术、经皮球囊二尖瓣成形术等。

重点提示

> 防治风湿性心脏瓣膜病变的关键是防治链球菌感染和风湿活动;手术及介入治疗是治疗心脏瓣膜病变的根本办法;积极治疗并发症可降低心脏瓣膜病的病死率。

六、护理诊断/问题

1. 活动无耐力　与心排血量减少有关。

2. 有感染的危险　与肺淤血、机体抵抗力降低有关。

3. 疼痛　与心肌缺血、缺氧有关。

4. 焦虑　与担心疾病的预后、影响工作和生活有关。

5. 知识缺乏　缺乏疾病预防和治疗的相关知识。

6. 潜在并发症　心力衰竭、心律失常、栓塞、亚急性感染性心内膜炎等。

七、护理措施

(一) 一般护理

1. 休息与活动　根据病情和心功能状况安排休息和活动。心功能代偿期,适当活动;有风湿活动及心力衰竭等严重并发症时应卧床休息;左心房内有巨大附壁血栓者应绝对卧床休息,协助患者日常生活。

2. 饮食　给予高热量、高蛋白、高维生素、低胆固醇易消化饮食,以增强机体抵抗力。多吃蔬菜、水果,保持大便通畅。并发心力衰竭时应限制钠盐摄入。

(二) 病情观察

1. 密切观察体温、脉搏、呼吸、血压、意识的变化。

2. 观察有无皮下环形红斑、皮下结节、关节红肿疼痛等风湿活动的表现;有无反复发生咽炎、扁桃体炎等。

3. 注意有无心律失常,有无呼吸困难、水肿等心力衰竭症状,检查肺部啰音变化及肝脾情况等。

4. 观察有无栓塞等并发症出现。①脑栓塞时可出现偏身瘫痪、失语、失明等;②四肢动脉栓塞可有肢体剧痛、局部皮肤苍白、发绀、发凉,甚至坏死;③肾栓塞时可出现腰痛、蛋白尿、血尿;④肠系膜动脉栓塞时可有剧烈腹痛、血便;⑤脾栓塞时可有左上腹剧痛、脾大;⑥肺栓塞时为突然出现的剧烈胸痛、气急、发绀、咯血和休克等。一旦发生,立即报告医师并协助处理。

(三) 用药护理

遵医嘱给予抗生素、抗风湿药物,以及强心、利尿、血管扩张药,抗心律失常、抗凝等药物,注意观察疗效和不良反应。如阿司匹林引起的胃肠道症状和出血、洋地黄类药物中毒、利尿药引起的电解质紊乱等。

(四) 心理护理

加强与患者的沟通,了解患者的心理状况,耐心向患者及家属解释病情,介绍治疗方法和目的,消除其紧张焦虑情绪,积极配合治疗和护理。

八、健康指导

1. 疾病知识指导　手术治疗可显著提高患者的存活率,改善生活质量,故对有手术适应证的,应劝说患者及家属尽早手术治疗。

2. 自我护理指导　保持室内温暖、干燥、空气流通;加强体育锻炼,增强抗病能力;积极有效地防治链球菌感染,如根治扁桃体炎、龋齿和副鼻窦炎等慢性病灶,可预防和减少本病发生。在拔牙、内镜检查、导尿术、分娩、人工流产等手术操作前应告诉医生自己有风心病史,便于预防性使用抗生素。

讨论与思考

1. 心脏瓣膜病的临床表现有哪些？
2. 心脏瓣膜病易发生哪些并发症？如何预防及护理？

（张利苹）

第五节 原发性高血压患者的护理

案例分析

患者，男，65 岁，间断性头晕 20 年，活动后胸闷、气短 2 个月。患者 20 年前因常头晕，检查发现血压为 160/100mmHg，此后头晕时测血压均在 160～170/100～105 mmHg，间断服用降压药。近 2 个月活动后胸闷、心悸、气短，休息可缓解。吸烟 30 年。其父死于高血压、脑出血。护理体检：血压 168/102mmHg，神志清，肥胖，双肺底可闻及湿啰音，心尖呈抬举性搏动，心界向左下扩大，心率 92 次/分，律齐，心尖区可闻及Ⅲ/6 级收缩期杂音，主动脉瓣区第二心音亢进。实验室检查：空腹血糖 7.5mmol/L，血胆固醇 8.1mmol/L。

请分析：该患者诊断为高血压 2 级，请问诊断标准是什么？护理诊断和护理要点是什么？

原发性高血压是以血压升高为主要表现的临床综合征，简称高血压。在我国目前将高血压定义为收缩压≥140mmHg 和（或）舒张压≥90mmHg。高血压是最常见的慢性病之一，也是多种心、脑血管疾病的常见危险因素，长期高血压可影响脑、心、肾等重要器官的结构和功能，最终导致功能衰竭。在血压升高的患者中，约 5% 有明确而独立的病因，称为继发性高血压或症状性高血压。

高血压的患病率欧美国家较高，我国成年人高血压患病率呈增长趋势。根据高血压患病率及流行存在地区、城乡和民族差别，北方高于南方，城市高于农村，女性更年期前略低于男性、更年期后稍高于男性。根据 2010 年底以来的调查说明，我国高血压患者知晓率、治疗率和控制率明显低于其他国家，因此对高血压的防治工作有待进一步提高。

一、护理评估

1. **致病因素** 原发性高血压病因是在遗传及多种后天环境因素作用下，使正常血压调节机制失代偿所致。与下列因素有关：①遗传因素，常有明显的家族聚集性，升高程度、并发症发生以及其他有关因素等。②环境因素，长期从事紧张工作的脑力劳动者较体力劳动者发病率高。长期的环境噪声、视觉刺激亦可引起高血压。另外，摄入高蛋白、高盐、低钙、低钾饮食、酗酒可使血压升高。③其他，超重及肥胖是血压升高的危险因素。体重指数（BMI）可用来表示肥胖程度，与血压呈正相关。腰围反映向心性肥胖程度。腰围男性≥90cm 或女性≥85cm，发生高血压的风险是腰围正常者的 4 倍以上。另外，服用避孕药、阻塞性睡眠呼吸暂停综合征等也可能与高血压的发生有关。

一定的遗传背景加上多种环境因素的相互作用，使高级神经中枢功能失调，交感神经系统活性亢进，引起肾素-血管紧张素-醛固酮系统（RAAS）激活，胰岛素抵抗，细胞膜离子转运异常等导致血压升高,血流动力学特征是外周血管阻力增加、心脏后负荷增加。

重点提示

评估时注意询问患者有无高血压家族史、饮食习惯、体重、职业及工作、居住环境等情况;确诊为高血压的时间、服药情况及用药后血压水平。

2. 身体状况

(1)一般表现:本病通常起病缓慢,早期常无症状,偶于体检时发现血压升高。常见症状有头晕、头痛、疲劳、心悸、耳鸣、失眠等,但与血压水平不一定相关。体检可闻及主动脉瓣第二心音亢进及收缩期杂音等。

(2)并发症:主要与高血压导致重要(靶)器官损害有关,在我国以心、脑血管并发症最为常见。①心脏并发症:外周血管阻力增高,使心脏后负荷加重,左心室肥厚、扩张,形成高血压性心脏病,最终可导致左心衰竭。高血压常合并冠状动脉粥样硬化和微血管病变,可引起心绞痛、心肌梗死等。②脑血管并发症:高血压促使动脉粥样硬化发生,可引起各种出血性或缺血性脑卒中、高血压脑病等,多属于高血压急症的范畴。③肾并发症:形成高血压肾病及慢性肾衰竭。早期表现多尿、夜尿增多,进而尿量减少,出现蛋白尿,晚期可出现氮质血症及尿毒症。④其他:眼底改变及视野异常、鼻出血、主动脉夹层等。

(3)高血压急症:高血压急症是指血压在某种诱因作用下突然急剧升高,并伴有重要脏器严重损害或功能障碍的临床危重状态。①高血压危象:在高血压病程中,因劳累、紧张、寒冷及突然停用降压药等诱因,引起小动脉发生强烈痉挛,血压骤升达 260/120mmHg 以上,影响重要脏器血液供应而产生危急症状。患者出现头痛、眩晕、烦躁、恶心、呕吐、心悸、气急及视物模糊等,伴有动脉痉挛累及靶器官缺血症状。②高血压脑病:见于重症高血压患者。在高血压病程中,由于脑小动脉发生严重而持久的痉挛,脑循环急剧障碍,导致脑水肿、颅压增高并引起相应临床征象。表现为血压明显升高,弥漫性剧烈头痛、呕吐、神志改变,重者可发生抽搐、昏迷等,血压降低即可逆转。

高血压亚急症指血压显著升高不伴有靶器官损害,有血压明显升高引起的症状,如头痛、胸闷、鼻出血及烦躁不安等。高血压亚急症与高血压急症的唯一区别标准是有无新近发生的急性、进行性的严重靶器官损害。

3. 高血压的诊断标准　高血压诊断的主要依据是静息状态下,坐位是上臂肱动脉部位血压的测量值。但必须以未服用降压药的情况下,间隔 2min 后重复测量 2 次的血压均值为基准,若两次测量收缩压或舒张压数值相差超过 5mmHg,应再次测量后取 3 次读数的均值。但是应排除其他疾病导致的继发性高血压。目前我国采用血压、正常高值和高血压进行血压水平分类,根据血压升高水平,进一步将高血压分为 1、2、3 级,具体见表3-4。

表3-4　血压水平的定义和分类

类别	收缩压(mmHg)		舒张压(mmHg)
正常血压	<120	和	<80
正常高值	120~139	和(或)	80~89
高血压	≥140	和(或)	≥90

续表

类别	收缩压(mmHg)		舒张压(mmHg)
1 级(轻度)	140~159	和(或)	90~99
2 级(中度)	160~179	和(或)	100~109
3 级(重度)	≥180	和(或)	≥110
单纯收缩期高血压	≥140	和	<90

重点提示

患者既往有高血压史,目前正在应用抗高血压药,血压虽然低于 140/90mmHg,亦应该诊断为高血压。若患者的收缩压与舒张压分属不同的级别时,则以较高的分级为准。单纯收缩期高血压也可按照收缩压水平分为 1、2、3 级。

4. 高血压危险分层　用于分层的依据:①高血压水平(1~3 级);②危险因素有高脂血症(总胆固醇≥5.72mmol/L)、吸烟、糖耐量受损(餐后 2h 血糖 7.8~11.0mmol/L 或空腹血糖 6.1~6.9mmol/L)、早发心血管病家族史、腹型肥胖或肥胖(BMI≥28kg/m^2)、性别及年龄(男性>55 岁,女性>65 岁);③靶器官损害,包括左心肥厚、动脉粥样硬化及斑块、微量白蛋白尿等;④伴有临床疾病,包括脑血管病、心脏疾病、肾脏疾病、外周血管疾病、视盘水肿、糖尿病等。根据这几项因素合并存在时对心血管事件绝对危险的影响,做出危险分层(表 3-5),亦将心血管危险性分为低危、中危、高危和极高危。

表 3-5　高血压患者心血管危险分层

其他危险因素和病史	1 级高血压	2 级高血压	3 级高血压
无	低危	中危	高危
1~2 个其他危险因素	中危	中危	极高危
≥3 个其他危险因素,或靶器官的损害高危	高危	高危	极高危
伴临床疾病	极高危	极高危	极高危

5. 心理社会状况　高血压是一种慢性迁延性疾病,因病程长且并发症多而严重,需长期治疗,给患者及家庭带来沉重的心理压力及经济负担,易产生紧张、烦躁、焦虑和恐惧等不良情绪。

6. 实验室及其他检查

(1)常规检查:血常规、尿常规、血脂、血糖、肾功能、胸部 X 线及心电图等,必要时进行超声心动图、眼底检查等,有助于发现靶器官损害的情况。

(2)特殊检查:为进一步判断高血压的严重程度及对靶器官的损害,可选择进行其他一些检查。如动态血压监测(ABPM)、颈动脉内膜中层厚度检查等。

二、治疗要点

高血压的主要治疗目的是将血压降到正常或接近正常的水平,预防和延缓脑、心、肾等靶器官损害,降低病残率及病死率,并同时干预所有可逆性危险因素,适当处理并存的临床情况。

1. 非药物治疗　主要指生活方式干预,即去除不利于身体和心理健康的行为和习惯。适用于各级高血压患者,包括使用降压药治疗者、轻型和低危患者,非药物治疗都能使血压有一定程度下降,治疗以促进身心休息为主。主要措施包括合理饮食、控制体重、适当运动、戒烟及限制饮酒、减轻精神压力、保持心理平衡等。

2. 药物治疗

(1)降压药物的适用人群:①高危、很高危或 3 级高血压患者,立即开始降压药物治疗;②确诊 2 级高血压患者应考虑开始药物治疗;③1 级高血压患者在生活方式干预后血压≥140/90mmHg 时,应开始降压药物治疗。

(2)常用降压药物种类:目前常用降压药物有五大类。①利尿药:氢氯噻嗪、呋塞米、螺内酯;②β 受体阻滞药:阿替洛尔、美托洛尔等;③钙通道阻滞药:硝苯地平、尼莫地平、尼群地平等;④血管紧张素转化酶抑制药(ACEI):卡托普利、依那普利;⑤血管紧张素Ⅱ受体拮抗药(ARB)等。常用降压药物的应用及不良反应见表3-6。

表 3-6　常用降压药物的应用及不良反应

药物分类	常用剂量(mg/d)	主要不良反应
利尿药		
氢氯噻嗪	12.5~25mg,1~3 次/天	血容量不足,低钠、低钾、低氯、高尿酸血症、糖耐量降低
呋塞米	20mg,1 次/天	同氢氯噻嗪
螺内酯	50mg,1~3 次/天	高钾血症
β 受体阻滞药		
阿替洛尔	12.5~50mg,1~2 次/天	心肌收缩力减弱、心动过缓、房室传导阻滞、诱发支气管哮喘
美托洛尔	50~100mg,1 次/天	同阿替洛尔
钙通道阻滞药		
硝苯地平	5~10mg,3 次/天	面红、头痛、头晕、皮肤瘙痒
尼卡地平	10~20mg,1~2 次/天	同硝苯地平
血管紧张素转化酶抑制药(ACEI)		
卡托普利	12.5mg,2 次/天,逐渐增至 20~50mg	干咳、头晕、乏力、上腹不适、皮疹
血管紧张素Ⅱ受体拮抗药(ARB)		
氯沙坦	25~100mg,1 次/天	血钾升高、血管性水肿

重点提示

降压药物治疗是高血压的主要治疗措施,要掌握降压药物的使用原则,正确指导患者用药,达到理想的降压目的。

3. 高血压急症的治疗

(1)处理原则:迅速降低血压,尽快应用适宜的降压药进行控制性降压,初始阶段(1h内)将血压进行平稳控制,在后2~6h内将血压降至安全水平,一般为160/100mmHg。如果临床情况稳定,在之后的24~48h逐渐降低血压至正常水平。同时,针对不同的靶器官损害进行相应处理。

(2)常用降压药物:首选硝普钠25mg加入250ml液体中缓慢静脉避光滴注,根据血压调整滴速,可降低心脏前、后负荷;亦可用硝酸甘油、尼卡地平等。必要时快速静脉滴注高渗脱水药如甘露醇,亦可静脉注射呋塞米消除脑水肿,适当给予地西泮、巴比妥类药物或水合氯醛制止抽搐。

4. 高血压亚急症的治疗 在24~48h内将血压缓慢降至160/100mmHg,大多数此类患者可通过口服降压药控制,也可以根据情况应用利尿药。静脉或大剂量口服负荷量降压药可产生不良反应或低血压,并造成靶器官的损害,因此,应避免对高血压亚急症患者进行过度治疗。

三、护理诊断/问题

1. 疼痛 头痛与血压升高有关。

2. 有受伤的危险 与头晕、视物模糊、意识改变有关。

3. 焦虑 与高血压引起不适,影响工作和生活有关。

4. 知识缺乏 不了解规律用药、饮食治疗、运动及减肥的重要性,缺乏自我监控血压的相关知识。

5. 潜在并发症 高血压急症、脑血管意外、心力衰竭、肾衰竭。

四、护理措施

1. 一般护理

(1)休息与活动:根据年龄和身体状况合理安排休息和活动,避免劳累、精神紧张、情绪激动及环境嘈杂等,减少声光刺激,保证充足的睡眠。轻症者可进行一般的体力活动,如慢跑或步行、打太极拳等,不宜登高、剧烈活动、提取重物等。指导患者体位变化时动作宜缓慢,不宜太快、太猛;避免用过热的水洗澡或蒸汽浴;避免长时间站立,尤其在服药后最初几小时内,以免受伤。

(2)饮食:①限制钠盐摄入,建议每天钠盐摄入量不超过6g。②合理膳食,减少脂肪摄入,少食或不食含脂肪高的肥肉和动物内脏,合理补充适量优质蛋白质,如蛋白质含量高而脂肪含量少的鱼类和禽类。③多吃水果、蔬菜,增加粗纤维食物摄入等,防止便秘。适当补充钾和钙,如鲜奶和豆类。④戒烟、限制饮酒。

2. 病情观察 定期监测血压,如出现血压急剧升高、剧烈头痛、头晕、大汗、呕吐、视物模糊、意识障碍等症状,应立即通知医师并协助紧急处理。服药后要注意急性低血压反应、体位性低血压,如有晕厥、恶心、乏力时要立即平卧取头低足高位。

3. 用药护理 遵医嘱用药,监测血压变化以判断疗效及不良反应。如钙通道阻滞药可导致心跳加快、面部潮红、头痛等。β受体阻滞药可导致心动过缓、房室传导阻滞、诱发支气管哮喘等。强调长期药物治疗的重要性,从小剂量开始,不可擅自增减及突然停药、补服或突然撤换。常用降压药物的不良反应见表3-6。

4. **高血压急症的护理**　①绝对卧床休息,抬高床头,避免一切不良刺激和不必要的活动,协助患者日常生活;②保持情绪稳定,必要时可用镇静药;③保持呼吸道通畅,吸氧,氧流量为4~5L/min;④建立静脉通道,遵医嘱尽早应用降压药物,特别在应用硝普钠时,应新鲜配制、避光静脉滴注并严密监测血压,每5~10分钟测量1次,根据血压水平调节滴速。用药过程做好生命体征监测并做好记录。

重点提示

　　高血压急症发病急,进展快,变化迅速,病死率高,及时恰当的护理非常重要。

5. **心理护理**　指导患者使用放松技巧,如听音乐、看书报、缓慢深呼吸等,以保持情绪稳定。对精神紧张患者训练自我控制能力,避免过分焦虑,保持心理平衡。

五、健 康 指 导

1. **疾病知识指导**　让患者了解本身病情,包括高血压水平、危险因素及时存在的临床疾病等,告知患者高血压的危险层次及有效治疗的重要性。对家属进行疾病知识指导,使其了解治疗方案并配合。

2. **饮食指导**　低盐、低脂、低胆固醇易消化饮食,适量优质蛋白质,多食蔬菜和水果,避免暴饮暴食及刺激性食物,戒烟限酒。

3. **适当运动**　指导患者根据年龄及病情选择适当的运动方式,注意劳逸结合。如散步、慢跑、打太极拳、做体操等,避免过于剧烈的运动,以不感疲劳、不加重病情为宜。运动强度、时间和频度以不出现不适反应为度,避免竞技性和力量型运动。典型的体力活动计划包括三个阶段:5~10min 热身活动;20~30min 有氧运动;放松阶段逐渐减少用力,约 5min。

4. **用药指导**　强调长期药物治疗的重要性,以保持血压相对稳定,对无症状更应强调。告诉患者药物的名称、剂量、用法、作用和不良反应;不能擅自突然停药,经治疗血压得到满意控制后,可以逐渐减少剂量。如果突然停药,可导致血压突然升高,冠心病患者突然停用 β 受体阻滞药可诱发心绞痛、心肌梗死等。因此学会观察药物不良反应及采取必要的应对措施。

5. **自我监测血压**　教会患者家属正确使用血压计,定时测量并记录,定期门诊复查,病情变化时立即就医。

讨论与思考

1. 高血压的诊断标准是什么?
2. 什么是高血压脑病、高血压危象?
3. 高血压急症应该如何护理?
4. 如何对高血压患者进行健康指导?

(董燕斐)

第六节　冠状动脉粥样硬化性心脏病患者的护理

> **＋ 案例分析**
>
> 　　沈某,女,56 岁,反复发作心前区疼痛 3 年,每次发作均与紧张或劳累有关,经休息或舌下含服硝酸甘油均能缓解。患者于 2h 前饱餐后突然感到胸骨后压榨性闷痛,向左肩背部放射,含服硝酸甘油均不能缓解,伴恶心、呕吐、大汗、濒死感。既往有高血压、糖尿病史 3 年。体检:神志清楚,体温:37.6℃,脉搏:95 次/分,呼吸:20 次/分,血压 150/80mmHg,律不齐,可闻及期前收缩,心音低钝。心电图示:$V_1 \sim V_5$ 导联有宽而深的 Q 波,ST 段弓背向上抬高,T 波倒置,室性期前收缩。初步诊断:急性心肌梗死。入监护室后,心情紧张、焦虑、对所患疾病有一定了解。
>
> 　　请分析:为进一步明确诊断,该患者还需做何检查?主要护理诊断是什么?相关护理措施有哪些?

　　冠状动脉粥样硬化性心脏病指冠状动脉因粥样硬化使血管腔狭窄、阻塞和(或)因冠状动脉功能性改变(痉挛)导致心肌缺血缺氧或坏死而引起的心脏病,统称冠状动脉性心脏病,简称冠心病,也称缺血性心脏病。本病为严重危害人类健康的常见病。据世界卫生组织 2011 年资料显示,我国冠心病死亡人数已列为世界第二位。

一、病因及临床类型

　　本病病因尚未完全明确,目前认为是多种因素作用于不同环节所致的冠状动脉粥样硬化,临床上常称这些因素为危险因素,比较肯定的有以下几方面。

(一)危险因素

　　1. 年龄及性别　本病多见于 40 岁以上人群,男性多于女性,女性更年期后发病率增加。近年来,发病年龄趋于年轻化。

　　2. 血脂异常　脂类代谢异常是动脉粥样硬化最重要的危险因素。常有血清总胆固醇、三酰甘油、低密度脂蛋白及极低密度脂蛋白增高,高密度脂蛋白降低。

　　3. 高血压　是冠心病发生最常见的危险因素。60%～70% 的冠状动脉粥样硬化病人有高血压,高血压者患冠心病比血压正常者高 3～4 倍。

　　4. 糖尿病　糖尿病患者冠心病发病率较无糖尿病者高 2 倍。

　　5. 吸烟　可造成动脉壁氧含量不足,促进动脉粥样硬化形成。吸烟者患病率和死亡率比不吸烟者高 2～6 倍,且与吸烟量成正比,被动吸烟也是冠心病的危险因素。

　　6. 其他　①肥胖;②缺少体力活动;③摄入过多的动物脂肪、高胆固醇、糖、盐等食物;④遗传因素,有高血压、糖尿病、冠心病、高脂血症家族史;⑤A 型性格等。

(二)临床类型

　　1979 年 WHO 曾将之分为无症状性心肌缺血、心绞痛、心肌梗死、缺血性心肌病、猝死 5 种类型。近年,趋于将本病分为急性冠脉综合征(包括不稳定型心绞痛、非 ST 段抬高性心肌梗死和冠心病猝死)和慢性冠脉病或称慢性缺血综合征(包括稳定型心绞痛、冠脉正常的心绞痛、无症状性心肌缺血和缺血性心力衰竭)两大类。本节重点介绍"心绞痛"和"心肌梗死"。

二、心　绞　痛

心绞痛是指因冠状动脉供血不足,导致心肌急剧的、暂时性缺血缺氧,引起以发作性胸骨后或心前区压榨性疼痛为特点的临床综合征。常发生于劳力负荷增加时,持续数分钟。分为稳定型心绞痛和不稳定型心绞痛。多见于 40 岁以上的男性和绝经后的女性。

(一)护理评估

1. 致病因素　最基本的病因为冠状动脉粥样硬化。当心脏负荷突然增加或冠状动脉痉挛时,心肌需求与冠状动脉供血之间发生矛盾,冠状动脉血流量不能满足心肌代谢需要,则引起心肌急剧的、暂时性缺血缺氧,过多的代谢产物在心肌内积聚,如乳酸、丙酮酸、磷酸等酸性物质,刺激心脏自主神经的传入纤维末梢而产生心绞痛。

> **重点提示**
>
> 　评估时注意询问患者既往心脏病病史,有无高血压、糖尿病、高血脂、吸烟、不良饮食习惯等易患因素;有无引起心脏负荷突然增加的因素。

2. 身体状况

(1)症状:以发作性胸痛为主要临床表现。典型疼痛具有以下特征:

疼痛部位:主要在胸骨体上中段之后,或心前区,界限不很清楚,常放射至左肩、左臂内侧、小指及颈、咽、下颌等处。

疼痛性质:常为压榨性、憋闷或紧缩感,也可有烧灼感,偶伴濒死感。发作时,患者往往被迫停止原有活动直至症状缓解。

持续时间:疼痛出现后逐渐加重,持续 3~5min,很少超过 15min。

诱因:心绞痛常因体力活动、情绪激动、饱餐、用力排便、寒冷、吸烟、心动过速等而诱发。

缓解方式:经休息或舌下含化硝酸甘油后(1~3min 内)迅速缓解。

> **重点提示**
>
> 　任何使心脏负荷增加的因素均可诱发心绞痛发作,应加以避免。

(2)体征:心绞痛发作时可有面色苍白、皮肤湿冷、血压升高、心率增快,心尖部可出现暂时性收缩期杂音、舒张期"奔马律"等。

3. 心理社会状况　心绞痛发作时的濒死感,使患者精神高度紧张、恐惧。在缓解期常担心心绞痛再次发作、病情加重而焦虑不安。

4. 实验室及其他检查

(1)心电图:是发现心肌缺血、诊断心绞痛最常用的检查方法。

静息心电图:50% 以上患者无异常。

发作时心电图:多数可出现一过性心肌缺血引起的 ST 段压低、T 波低平或倒置(图 3-16)。

动态心电图:连续记录 24h 心电图,可发现心电图 ST-T 改变和各种心律失常,同时可显示心电图变化与患者活动及症状出现之间的关系。

运动负荷试验及24h动态心电图可显著提高缺血性心电图的检出率。

（2）冠状动脉造影：选择性冠状动脉造影对冠心病具有确诊价值，并对选择治疗方案及判断预后极为重要。

（3）放射性核素检查：利用放射性铊（^{201}Tl）心肌灌注显像，对心肌缺血诊断有重要价值，可明确缺血区的部位和范围。

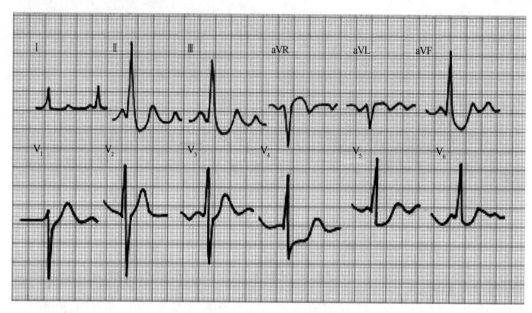

图3-16　ST段压低的心电图改变

(二) 治疗要点

不稳定型心绞痛病情发展难以预料，应使病人处于监控中，疼痛发作频繁或持续不缓解及高危组的病人应立即住院。

1. 发作时治疗　心绞痛发作时应立即停止活动，原地休息，舌下含化药物。①硝酸酯类药物。常选用硝酸甘油0.3~0.6mg，舌下含化，1~2min内开始起作用，持续30min后消失；硝酸异山梨酯5~10mg，舌下含化，2~5min见效，作用维持2~3h。②其他。如速效救心丸、冠心苏合香丸等，在发作时也可舌下含化或嚼碎含化，对缓解心绞痛也有一定的作用。有条件者可吸氧或应用镇静药。

2. 缓解期治疗　控制危险因素，避免各种诱因，消除精神负担，劳逸结合，适当活动。常用治疗药物有①硝酸酯制剂：常用硝酸异山梨酯、单硝酸异山梨酯、长效硝酸甘油制剂。②β受体阻滞药：可减慢心率，减轻心肌耗氧量，缓解心绞痛。常用美托洛尔、阿替洛尔。③钙通道阻滞药：可扩张血管，降低心脏后负荷，增加冠脉血流量，缓解心绞痛。常用硝苯地平、维拉帕米等。④其他如口服阿司匹林、双嘧达莫等药物抗血小板凝聚。

重点提示

　　硝酸酯制剂既扩张冠状动脉又扩张周围血管,增加冠脉循环血流量,减轻心脏负荷,是目前终止心绞痛发作最有效、作用最快的药物。

　　3. 介入治疗　保守治疗效果不佳,心绞痛发作时 ST 段压低并持续超过20min,或血肌钙蛋白升高者,在有条件的医院可行急诊冠脉造影,考虑经皮冠状动脉介入治疗(PCI)。

　　(三)护理诊断/问题

　　1. 急性疼痛　胸痛与冠状动脉供血不足导致心肌缺血、缺氧有关。

　　2. 焦虑　与心绞痛反发作有关。

　　3. 知识缺乏　缺乏控制诱发因素及预防性用药的知识。

　　4. 潜在并发症　急性心肌梗死。

　　(四)护理措施

　　1. 一般护理

　　(1)休息与活动:心绞痛发作时应立即停止活动,就地休息。缓解期制订合理的活动计划,最大活动量以不引发心绞痛、不加重病情为宜。

　　(2)饮食:给予低盐、低脂、适量蛋白质、富含维生素和纤维素、清淡易消化的食物。少食多餐,避免过饱。戒除烟酒。多吃富含粗纤维的蔬菜水果,以保持大便通畅。

　　2. 病情观察　观察疼痛部位、性质、持续时间、诱发和缓解因素,监测心率、心律以及血压、心电图等变化。如疼痛发作频繁、程度加剧、时限延长,应警惕急性心肌梗死的发生,立即通知医师。

　　3. 用药护理　遵医嘱用药,心绞痛发作时给予舌下含服硝酸酯制剂,用药后注意观察病人胸痛变化情况,如服药后 3~5min 仍不缓解可重复使用,每隔 5min 1 次,连续 3 次仍未能缓解者,应考虑急性冠脉综合征的可能,及时报告医生。对于心绞痛发作频繁者,可遵医嘱给予硝酸甘油静滴,严格控制滴速,同时告知病人及家属不可擅自调节滴速,防止低血压的发生。部分病人用药后出现面部潮红、头痛、头晕、心悸、低血压等,应告知病人是由于药物所产生的血管扩张导致,以解除顾虑。

　　4. 心理护理　紧张、焦虑可加重心脏负荷和心肌缺血,因此,关心、安慰患者,耐心解释病情,消除其紧张焦虑情绪,预防心绞痛发作。

　　(五)健康指导

　　1. 疾病知识指导　生活方式的改变是冠心病治疗的基础,应指导患者养成良好生活习惯。①坚持低盐、低脂、低糖、高维生素、高纤维素饮食,少食多餐,避免暴饮暴食,戒除烟酒;②适当运动,以有氧运动为主,注意运动强度以不引起心绞痛、不加重病情为度;③自我心态调适,减轻精神压力,保持心态平衡。与患者共同探讨心绞痛发作的诱因,找出预防方法。

　　2. 用药指导　指导患者出院后遵医嘱服药,不要擅自减药量,自我监测药物不良反应。家中硝酸甘油等药物应放在易取之处。药物有效期一般为 6 个月,应在棕色瓶中避光保存。外出时应随身携带硝酸甘油备急需。

　　3. 病情监测指导　教会患者及家属心绞痛发作时的缓解方法,如疼痛较以往频繁剧烈,硝酸甘油不易缓解,应警惕心肌梗死的发生,即刻由人护送到医院就诊。告知患者定期复查心电图、血糖、血脂等。

三、心 肌 梗 死

急性心肌梗死是指在冠状动脉病变的基础上,发生冠状动脉血液供应急剧减少或中断,使相应心肌严重而持久的急性缺血,导致心肌坏死。临床表现为持久的胸骨后剧烈疼痛,血清心肌坏死标志物增高、心电图进行性演变等,可发生心律失常、休克或心力衰竭,属急性冠脉综合征的严重类型。

(一)护理评估

1. 致病因素 最基本的病因为冠状动脉粥样硬化,造成一支或多支血管管腔严重狭窄和心肌供血不足,而侧支循环尚未充分建立。一旦血供急剧减少或中断,有效循环血量减少,使心肌严重而持久地急性缺血达 20~30min 以上,即可发生心肌梗死。

促使粥样斑块破裂及血栓形成的诱因:①当发生大出血、休克、脱水、外科手术或严重的心律失常等,导致心排血量骤降,冠状动脉灌流量骤减;②因重体力活动、情绪激动及血压急剧升高,使心肌需血需氧量猛增。③因上述情况致使心肌血液供应进一步急剧减少或中断,心肌严重而持久的急性缺血达 1h 以上,即可发生心肌坏死。

2. 身体状况

(1)先兆:多数患者于发病前数日有乏力、胸部不适、活动时心悸、心绞痛等前驱症状。其中以初发型心绞痛或原有心绞痛加重最为突出。心绞痛发作较以前频繁、性质较剧、持续时间长,硝酸甘油疗效差,诱发因素不明显,心电图示 ST 段一时性明显抬高或压低,T 波倒置或增高,及时发现、处理先兆可使部分患者免于心肌梗死。

(2)症状:以发作性胸痛为主要临床表现,典型疼痛为以下几方面。①疼痛。心前区剧烈疼痛为最早最突出的症状。常发生在清晨安静时,疼痛部位和性质与心绞痛相似,但程度更剧烈,呈难以忍受的压榨、窒息或烧灼样的疼痛,伴大汗、烦躁不安、恐惧及濒死感。持续时间久,有时长达数小时甚至数天。经休息及含服硝酸甘油不能缓解。部分患者疼痛位于上腹部,或放射至下颌、颈部、背部而误诊。少数患者可无疼痛,起病即表现为休克或急性肺水肿。②全身表现。一般在疼痛发生后 24~48h 出现,表现为发热、心动过速、白细胞增高和血沉增快等。体温在 38℃ 左右,持续约 1 周。③消化道症状。疼痛剧烈时常伴有恶心、呕吐、肠胀气,重者可发生呃逆。④心律失常。多发生于起病 1~2 周内发生,尤以 24h 内最多见。以室性心律失常最多,尤其是室性期前收缩,部分患者可出现室性心动过速或心室颤动而猝死。频发、成对或呈多源性或呈 R on T 现象,室性期前收缩以及短阵室性心动过速常为心室颤动的先兆。前壁心肌梗死易发生室性心律失常,下壁心肌梗死易发生房室传导阻滞,如发生房性传导阻滞表明梗死范围广泛,情况严重。⑤低血压和休克。多在起病后数小时至 1 周内发生,主要为心源性休克,是由于心肌广泛坏死,心排血量急剧下降所致。表现为烦躁不安、面色苍白、皮肤湿冷、大汗淋漓、脉搏细数、血压下降、尿量减少、意识模糊,甚至晕厥。⑥心力衰竭。在起病最初几天易发生急性左心衰竭,后期可有右心衰竭。右心室心梗者可一开始就出现右心衰竭表现伴血压下降。

重点提示

注意评估心肌梗死的疼痛特点,并与心绞痛相鉴别。

(3)体征:心脏体征。心浊音界增大。心率增快或减慢;心尖区第一心音减弱,可闻及舒张期奔马律;部分患者发病后 2~3d 可有心包摩擦音。血压下降。出现心律失常、休克、心力衰竭时有相应的体征。

重点提示

心室颤动是急性心肌梗死早期,特别是入院前的主要死因。

(4)并发症:①乳头肌功能失调或断裂。总发生率高达 50%,可造成不同程度的二尖瓣乳头肌因缺血、坏死等使收缩功能发生障碍,造成二尖瓣脱垂及关闭不全。重者见于下壁心肌梗死,心力衰竭明显,可迅速发生肺水肿,在数日内死亡。②心脏破裂。少见,常在起病 1 周内出现,多为心室游离壁破裂,偶有室间隔破裂。③心室壁瘤。主要见于左心室,后期可导致左心衰竭、心律失常、栓塞等。④栓塞。见于起病后 1~2 周,如左心室附壁血栓脱落,则引起脑、肾、脾或四肢等动脉栓塞,下肢静脉血栓形成,部分脱落可也致肺栓塞。⑤心肌梗死后综合征。多在心肌梗死后数周至数月内出现,表现为反复发生的心包炎、胸膜炎或肺炎,有发热、气急、咳嗽、胸痛等症状,可能为机体对坏死物质的过敏反应。

3. 心理社会状况　突发持久剧烈的胸痛、呼吸困难、濒死感,入院后在短期内一系列的检查和治疗措施,使患者紧张和焦虑。家属、亲友对疾病的认知程度及对患者的态度,直接影响到患者的情绪和预后。

4. 实验室及其他检查

(1)心电图:见图 3-17~图 3-19。

特征性改变:①病理性 Q 波。②ST 段呈弓背向上型抬高。③T 波倒置。

动态性演变:①超急性期。发病数小时内可见两肢不对称、异常高大的 T 波。②急性期。数小时后 ST 段明显抬高,弓背向上,与直立的 T 波形成单向曲线,1~2d 内出现病理性 Q 波,R 波降低。③亚急性期。ST 段抬高持续数日,2 周左右逐渐回到基线水平,T 波平坦或倒置。④恢复期。发病数周至数月后,ST 段、T 波逐渐恢复至正常,仅有病理性 Q 波。此波可永久存在,也可在数月至数年后恢复。

(2)实验室检查:起病 24~48h 后白细胞计数增多,血沉增快,可持续 1~3 周。血肌红蛋白和肌钙蛋白明显升高,其中肌钙蛋白 T(cTnT) 和 I(cTnI) 的出现和增高是急性心肌梗死早期诊断的敏感指标,于病后 2~4h 开始升高,10~24h 达高峰。血清心肌酶测定,见表 3-7。

表 3-7　急性心肌梗死的血清心肌酶改变

血清心肌酶	开始升高	高峰	恢复正常
肌酸磷酸激酶(CK)	6~8h	24h	3~4d
天门冬氨酸氨基转移酶(AST)	6~12h	24~48h	3~6d
乳酸脱氢酶(LDH)	8~10h	2~3d	1~2 周

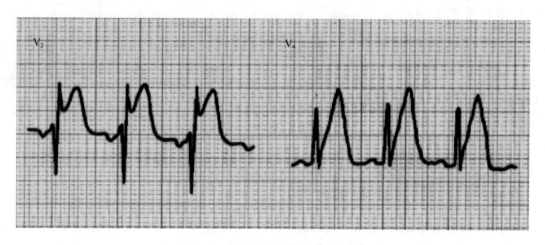

图 3-17　急性前壁心肌梗死超急性期

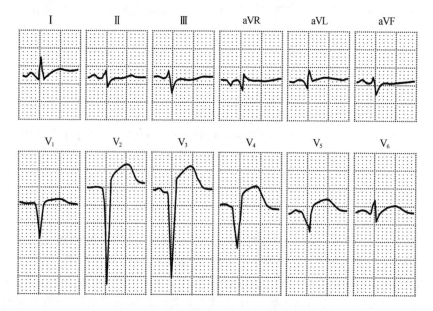

图 3-18　急性广泛前壁心肌梗死急性期

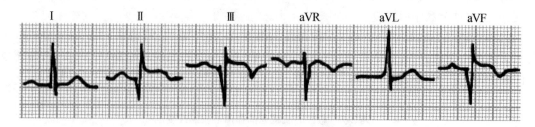

图 3-19　急性下壁心肌梗死

上述酶中,肌酸磷酸激酶的同工酶 CK-MB 敏感性和特异性较高,其增高的程度能较准确地反映梗死的范围,其高峰出现时间是否提前可判断溶栓治疗效果。

（3）超声心动图：二维和 M 型超声心动图有助于了解心室壁的运动和左心室功能,诊断室壁瘤和乳头肌功能不全等。

> **重点提示**
>
> 心电图、超声心动图均为无创性检查,对冠心病的诊断,特别是心肌梗死的诊断价值较大,并可反复多次使用。

（二）治疗要点

治疗原则为尽快恢复心肌血液灌注(入院后 30min 内溶栓或 90min 内采取介入治疗)以挽救濒死的心肌、防止梗死面积扩大,保护和维持心脏功能,及时处理各种并发症,防止猝死。

1. 解除疼痛　常用哌替啶 50~100mg 肌内注射或吗啡 5~10mg 皮下注射;疼痛较轻者可口服可待因,也可再试用硝酸甘油 0.3mg 或硝酸异山梨酯 5~10mg 舌下含化。

2. 再灌注心肌　起病 3~6h,最多 12h 内,使闭塞的冠状动脉再通,心肌得到再灌注,缩小梗死范围,对梗死后心肌重塑有利。

（1）溶栓疗法：常用药物有尿激酶、链激酶、重组组织型纤溶酶原激活药等。

（2）经皮腔内冠状动脉成形术：适用于经溶栓治疗冠状动脉再通后再堵塞或虽已再通但仍有严重狭窄的患者,如无禁忌可紧急采用此种方法扩张病变血管,随后安置支架。

3. 对症治疗　消除心律失常,出现时必须及时消除,以免演变为严重心律失常甚至猝死。

4. 控制休克　心肌梗死时有心源性休克,因此及时补充血容量及应用升压药、血管扩张药、纠正酸中毒和电解质紊乱,必要时应用糖皮质激素等。

5. 治疗心力衰竭　主要是急性左心衰竭,以吗啡(或哌替啶)和利尿药为主,亦可选用血管扩张药减轻左心室负荷,或用多巴酚丁胺静脉滴注治疗。急性心肌梗死后 24h 内避免使用洋地黄制剂。

6. 其他治疗

（1）β 受体阻滞药、钙通道阻滞药、血管紧张素转化酶抑制药：起病早期应用 β 受体阻滞药美托洛尔等,可防止梗死范围扩大,改善预后。钙通道阻滞药中的地尔硫䓬也有类似效果。血管紧张素转化酶抑制药中的卡托普利、依那普利等有助于改善恢复期心肌的重构,降低心力衰竭的发生率,从而降低死亡率。

（2）极化液疗法：氯化钾 1.5g、普通胰岛素 10U 加入 10% 葡萄糖溶液 500ml 中,静脉滴注,每天 1 次,7~14d 为一疗程。可恢复心肌细胞膜极化状态、改善心肌收缩功能、减少心律失常。

（3）抗凝治疗：多在溶栓治疗之后应用。先用肝素或低分子肝素,继而口服阿司匹林等。有出血倾向、活动性溃疡病、新近手术创面未愈合、血压过高及严重肝肾功能不全者禁用抗凝治疗。

（三）护理诊断/问题

1. 疼痛　胸痛与心肌缺血缺氧、坏死有关。

2. 活动无耐力　与心肌氧的供需失调有关。

3. 有便秘的危险　与进食少、卧床、不习惯床上排便有关。

4. 恐惧　与剧烈疼痛产生濒死感,处于监护病室的陌生环境有关。

5. 潜在并发症　心律失常、心力衰竭、心源性休克、猝死。

(四)护理措施

1. 一般护理

(1)休息与活动:①急性期绝对卧床休息,一切日常活动由护理人员协助进行,减少探视,保持环境安静。病情稳定后应逐渐增加活动量,可促进侧支循环的形成,提高活动耐力。②制定个体化运动处方时必须综合考虑患者的实际情况,结合患者年龄、病情进展、心肺功能、运动习惯及心理、社会等因素制定安全可行的运动处方。运动时掌握相关原则,即有序、有度、有恒。

重点提示

进行康复训练时,出现胸痛、心悸、气喘、头晕、恶心、呕吐等;心肌梗死 3 周内活动时心率变化超过 20/min 或血压变化超过 20mmHg 应减缓运动进程或停止运动。

---

(2)饮食护理:起病后 4~12h 内给予流质饮食以减轻胃扩张。随后逐渐给予低盐、低脂、低胆固醇、高维生素、高纤维素、适量蛋白质、清淡易消化的饮食,少食多餐;戒烟酒。

(3)排便的护理:合理饮食,及时增加新鲜蔬菜水果及富含纤维素的食物,适当腹部按摩以促进肠蠕动。一旦出现排便困难,应立即告知医护人员,可使用开塞露或低压盐水灌肠。

(4)吸氧:鼻导管给氧,氧流量一般为 2~5L/min,以增加心肌氧的供应。减少缺氧引起的疼痛。重者给予高流量吸氧 6~8L/min。

(5)疼痛护理:剧烈疼痛可引发休克及心律失常,故应尽快解除,遵医嘱给予止痛药,并予以心理疏导。

2. 病情观察　急性心肌梗死病情变化迅速,随时可能出现心源性休克、心功能不全、各种心律失常,甚至猝死。应将患者安置在冠心病监护病房(CCU),进行心电图、血压和呼吸等监测,密切观察心率、心律、血压和心功能变化。并做好各种护理和急救准备(如除颤仪及各种急救药品等)。

3. 用药护理

(1)应用吗啡或哌替啶止痛,注意有无呼吸抑制等不良反应。给予硝酸酯类药物时监测血压的变化,维持收缩压在 100mmHg 以上。

(2)溶栓前常规检查血常规、血小板计数、出凝血时间等;询问有无溶栓禁忌证,如脑血管病病史、消化性溃疡、活动性出血、近期大手术或外伤史等;溶栓过程中,观察有无过敏反应如寒战、发热、皮疹等;监测血压(收缩压低于 90mmHg)、出血倾向,一旦出血,应紧急处理。用药后监测心电图、心肌酶及出凝血时间,以判断溶栓效果。溶栓成功指标:①胸痛 2h 内基本消失;②心电图 ST 段于 2h 内回降大于 50%;③2h 内出现再灌注性心律失常;④血清 CK-MB 酶峰值提前出现(14h 以内)。上述 4 项中,②和④最重要,也可根据冠状动脉造影直接判断溶栓是否成功。

4. 介入治疗　经皮冠状动脉介入治疗。详见本章第十节。

5. 心理护理　疼痛发作时应有专人陪伴,允许其表达内心感受,鼓励患者战胜疾病的信心。简明扼要解释疾病过程与治疗配合,说明不良情绪会增加心肌耗氧量而不利于病情的控制。医护人员进行各种抢救操作要有序,给患者以安全感。将监护仪报警声尽量调低,以免影响患者休息,增加其心理负担。烦躁不安者可肌注地西泮。

(五) 健康指导

除参见"心绞痛"患者的健康指导外,还应注意:

1. 疾病知识指导 指导患者预防再次梗死和其他心血管事件。心肌梗死恢复后的所有患者均应调节饮食,坚持低糖、低脂、低盐饮食,避免饱餐。肥胖者限制热量摄入,控制体重。合理安排休息与活动,适当体育锻炼,如散步、打太极拳、做体操等,但应注意劳逸结合。克服不良情绪,缓解压力,保持良好的心态。

2. 用药指导 指导患者遵医嘱用药,让患者认识到遵医嘱用药的重要性。并教会患者定时测量脉搏、血压,定期复查。随身携带药物(如硝酸甘油、速效救心丸等),以备急用。若胸痛发作频繁、时间长,服用硝酸酯制剂效果较差时,提示急性心血管事件,应及时就医。

3. 康复指导 与患者共同制定个体运动方式,指导患者出院后的运动康复训练。个人卫生活动、家务劳动、娱乐活动等对康复也有益。经 2~4 个月的体力活动锻炼后,酌情恢复部分较轻工作,以后部分患者可恢复全天工作。但对重体力劳动、驾驶员、高空作业及其他精神紧张或工作量较大的工种应更换。

(董燕斐)

讨论与思考

1. 心绞痛与急性心肌梗死的临床表现有何不同?

2. 心绞痛与急性心肌梗死的护理诊断和护理措施有哪些异同点?

3. 如果对心肌梗死患者进行溶栓治疗,有哪些护理措施?

第七节 感染性心内膜炎患者的护理

案例分析

患者,男,56 岁。10d 前突发高热、寒战,伴背部疼痛,恶心,近 2d 来心悸、气短,活动后加重,夜间不能平卧。既往有风湿性心脏病,半个月前曾行扁桃体切除术。护理体检:体温 38.6℃,脉搏 101 次/分且律不齐,呼吸 23 次/分,血压 140/80mmHg。急性病容,半卧位,呼吸困难明显,轻度发绀,双肺底可闻湿啰音,心界不大,心律齐,胸骨左缘第 3 肋间可闻及舒张期吹风样杂音,左足底可见直径 3mm 的无痛出血性红斑。血红蛋白 70g/L,白细胞 19× 10^9/L,血沉 23mm/h。

请分析:该患者出现了什么问题? 护理的重点是什么?

感染性心内膜炎是指病原微生物经血液直接侵犯心内膜、瓣膜或大动脉内膜而引起的感染性炎症,常伴有赘生物形成。根据病情和病程,分为急性感染性心内膜炎和亚急性感染性心内膜炎,其中亚急性心内膜炎较多见。根据瓣膜类型可分为自体瓣膜心内膜炎、人工瓣膜心内膜炎和静脉药瘾者的心内膜炎。

一、护理评估

(一) 致病因素

急性感染性心内膜炎发病机制尚不清楚,主要累及正常瓣膜,病原菌来自皮肤、肌肉、骨骼或肺等部位的活动感染灶;亚急性感染性心内膜炎至少占据 2/3 的病例,主要发生于器质性心脏病基础上,其中以风湿性心脏瓣膜病的二尖瓣关闭不全和主动脉瓣关闭不全最常见,其次是先天性心脏病的室间隔缺损、法洛四联症等。

1. 病原体　亚急性感染性心内膜炎致病菌以草绿色链球菌最常见,而急性感染性心内膜炎则以金黄色葡萄球菌最常见;其他病原微生物有肠球菌、表皮葡萄球菌、溶血性链球菌、大肠埃希菌、真菌及立克次体等。

2. 感染途径　可因上呼吸道感染、咽峡炎、扁桃体炎及扁桃体切除术、拔牙、流产、导尿、泌尿道器械检查及心脏手术等途径侵入血流;静脉药瘾者,通过静脉将皮肤致病微生物带入血流而感染心内膜。

3. 发病机制　由于心脏瓣膜原有病变或先天性血管畸形的存在,异常的高速血流冲击心脏或大血管内膜,导致内膜损伤,有利于血小板、纤维蛋白及病原微生物在该部位聚集和沉积,形成赘生物和心内膜炎症。

(二) 身体状况

1. 症状和体征

(1)发热:是最常见的症状。亚急性者多低于 39℃,呈弛张热,可有乏力、食欲减退、体重减轻等非特异性症状,头痛、背痛和肌肉关节痛常见。急性者有高热寒战,突发心力衰竭者较为常见。

(2)心脏杂音:绝大多数患者可闻及心脏杂音,可由基础心脏病和(或)心内膜炎导致瓣膜损害所致。急性者比亚急性更易出现杂音强度和性质的变化,或出现新的杂音。

(3)周围血管体征:系细菌性微栓塞和免疫介导系统激活引起的微血管炎所致,多为非特异性。①瘀点。以锁骨以上皮肤、口腔黏膜和睑结膜最常见。②指(趾)甲下线状出血。③Osler结节。为指和趾垫出现的豌豆大的红或紫色痛性结节。④Janeway 损害。是位于手掌或足底直径 1~4mm 无压痛出血红斑。⑤Roth 斑。为视网膜的卵圆形出血斑,其中心呈白色。

(4)动脉栓塞:赘生物引起动脉栓塞占 20%~30%,栓塞可发生在机体的任何部位,如脑栓塞、脾栓塞、肾栓塞、肠系膜动脉栓塞、四肢动脉栓塞和肺栓塞等,并出现相应的临床表现。

(5)其他:出现轻、中度贫血,病程超过 6 周者有脾大。

2. 并发症　心力衰竭为最常见的并发症,其次可见细菌性动脉瘤、迁移性脓肿、神经系统受累及肾脏受累的表现。

> **重点提示**
>
> 患者有发热、头痛、关节及血管症状时一定要重视,要询问既往是否有心脏瓣膜病、先天性心脏病及近期是否有上呼吸道感染、扁桃体炎等。

（三）心理社会状况

由于症状逐渐加重，患者烦躁、焦虑；当病情进展且疗效不佳时，往往出现精神紧张、悲观、绝望等心理反应。

（四）实验室及其他检查

1. **血液检查** 亚急性心内膜炎多呈进行性贫血；白细胞计数正常或升高、血沉增快；50%以上的患者血清类风湿因子阳性。

2. **尿液检查** 常有镜下血尿和轻度蛋白尿，肉眼血尿提示肾梗死。

3. **血培养** 是诊断感染性心内膜炎的最重要方法，血培养阳性是诊断本病最直接的证据，药物敏感试验可为治疗提供依据。

4. **超声心动图** 可探测赘生物，观察瓣叶、瓣环、室间隔及心肌脓肿等。

> **重点提示**
>
> 血培养阳性及超声心动图发现赘生物对本病诊断有重要价值。

二、治 疗 要 点

（一）抗微生物药物治疗原则

在连续多次采集血标本后应早期、大剂量、长疗程地应用杀菌性抗生素，一般需要达到体外有效杀菌浓度的 4~8 倍以上，至少用药 6~8 周，以静脉给药为主，以保持高而稳定的血药浓度。选用敏感的杀菌药。

（二）常用药物

首选青霉素。本病大多数致病菌对其敏感，且青霉素毒性小，常用剂量为 2000 万~4000 万 U/d，青霉素过敏者可用万古霉素；青霉素与氨基糖苷类抗生素如链霉素、庆大霉素、阿米卡星等联合应用可以增加杀菌能力。也可根据细菌培养结果和药物敏感试验针对性选择抗生素。

（三）手术治疗

约半数患者需要接受手术治疗。早期手术的三大适应证是心衰、感染不能控制、预防栓塞。

> **重点提示**
>
> 本病治愈标准：①自觉症状消失，体温恢复正常。②脾缩小。③未再发生出血点和栓塞。④抗生素治疗结束后的第 1、2、6 周分别做血培养阴性。

三、护理诊断/问题

1. **体温过高** 与感染有关。

2. **营养失调，低于机体需要量** 与食欲下降、长期发热导致机体消耗过多有关。

3. **焦虑** 与发热、疗程长或病情反复有关。

4. **潜在并发症** 栓塞、心力衰竭。

四、护理措施

(一)一般护理

1. **休息与活动** 合理休息可以减少心肌耗氧量。根据患者病情适当调节活动,严重者避免剧烈运动和情绪激动。心脏超声可见巨大赘生物的患者,应绝对卧床休息,以免赘生物脱落。

2. **饮食** 饮食宜高热量、高蛋白、高维生素、低胆固醇、清淡、易消化的半流食或软食,以补充发热引起的机体消耗;有心力衰竭者按心力衰竭患者饮食进行指导。

(二)病情观察

发热是感染性心内膜炎的主要临床表现,是评估病情发展的要点。密切观察患者的体温变化情况,每 4～6 小时测量体温 1 次并记录;注意观察皮肤瘀点、甲床下出血、Osler 结节、Janeway 结节等皮肤黏膜病损及消退情况;观察有无脑、肾、脾、肺、冠状动脉、肠系膜动脉及肢体动脉栓塞,一旦发现立即报告医师并协助处理。

(三)用药护理

告知病人抗生素是本病治疗的关键,病原菌隐藏在赘生物内和内皮下,需坚持大剂量长疗程的抗生素治疗才能杀灭。遵医嘱严格按时间用药,以确保维持有效的血液浓度。注意保护静脉,避免多次穿刺增加患者的痛苦,同时用药过程中,注意观察药物疗效及毒性反应。感染性心内膜炎常继发于器械操作和手术所致菌血症,故对有器质性心脏病患者进行器械操作前宜预防性应用抗生素。

(四)心理护理

关心患者,耐心解释治疗目的与意义,避免精神紧张,积极配合治疗与护理。

(五)对症护理

高热患者给予物理降温如冰袋、温水擦浴等,及时记录体温变化。患者出汗多要及时更换衣服,以增加舒适感。鼓励患者多饮水,同时做好口腔护理。

(六)正确采集血培养标本

告知患者暂时停用抗生素和反复多次采集血培养的必要性,以取得患者的理解与配合。对未经治疗的亚急性患者,应在第 1 天每间隔 1h 采血 1 次,共 3 次;如次日未见细菌生长,重复采血 3 次后,开始抗生素治疗。已用抗生素者,停药 2～7d 后采血。急性患者应在入院后立即安排采血,在 3h 内每隔 1h 采血 1 次,共取 3 次血标本后,按医嘱开始治疗。本病的菌血症为持续性,无需在体温升高时采血。每次采血 10～20ml,同时做需氧和厌氧菌培养,至少应培养 3 周。

五、健康指导

嘱患者平时注意保暖、少去公共场所、避免感冒、增强机体抵抗力,合理安排休息;保持良好的口腔卫生习惯和定期牙科检查,避免挤压痤疮等感染病灶,减少病原体入侵的机会;教会患者自我监测病情变化,如有异常及时就医。在施行口腔手术如拔牙、扁桃体摘除术,上呼吸道手术或操作,泌尿、生殖、消化道侵入性检查前,应说明自己有心内膜炎的病史,以预防性使用抗生素,防止本病发生。

讨论与思考

1. 对感染性心内膜炎患者如何采集血培养标本？
2. 如何指导患者预防感染性心内膜炎？

（张利苹）

第八节 心肌炎患者的护理

> **案例分析**
>
> 患者，男，28 岁。10d 前受凉后感冒发热，伴全身酸痛、乏力，经治疗后症状缓解。患者病后仍加班工作。近 2d 感明显乏力伴胸闷、心悸、气急入院。检查：体温 37.8℃，脉搏 96次/分，血压 86/58mmHg，心前区疼痛、呼吸急促不能平卧。听诊心音低钝，节律不齐。血沉 28mm/h，心肌肌酸激酶（CK-MB）明显高于正常峰值。
>
> 请分析：该患者现在所患疾病与曾患感冒有无关系？相关护理措施有哪些？如何进行健康宣教？

心肌炎是指心肌本身的炎症病变，可分为感染性和非感染性两类。感染性可由细菌、病毒、螺旋体、立克次体、真菌等引起；非感染性包括过敏、变态反应、理化因素或药物等。近年来，病毒性心肌炎的发病率显著升高。

病毒性心肌炎是指嗜心肌性病毒感染引起的，以心肌非特异性间质性炎症为主要病变的心肌炎，包括无症状的心肌局灶性炎症和心肌弥漫性炎症所致的重症心肌炎。多见于儿童和青少年。其典型病变是心肌间质增生、水肿及充血，内有多量炎性细胞浸润。

一、护 理 评 估

（一）致病因素

病毒性心肌炎主要是以多种病毒感染引起，其中以柯萨奇 A、B 组病毒，艾柯病毒，脊髓灰质炎病毒等较常见。此外，流感、风疹、单纯疱疹及肝炎病毒等也能引起心肌炎。病毒的直接作用和机体的免疫反应是病毒性心肌炎的主要发病机制。

重点提示

评估时注意询问患者发病前有无病毒感染史，有无细菌感染、寒冷、过度劳累等诱因。

（二）身体状况

临床表现常取决于病变的广泛程度和严重性，轻者无症状，重者可致猝死。其病程各阶段较难划分，一般急性期定为 3 个月，3 个月至 1 年为恢复期，1 年以上为慢性期。

1. 症状　约 50% 患者于发病前 1~3 周有病毒感染的前驱症状，如发热、全身倦怠感，即"感冒"症状或呕吐、腹泻等消化道症状。心脏受累时患者常出现心悸、气促、心前区不适、呼吸困难、乏力等，严重者甚至出现阿-斯（Adams-Stokes）综合征、心力衰竭、心源性休克、猝死等。

2. 体征　心率多增快,且与体温不相称;或心率异常缓慢。心尖部第一心音减弱或心音分裂,可出现胎心律、钟摆律、舒张期奔马律。心前区可闻及收缩期吹风样杂音,为发热、贫血、心腔扩大所致;或舒张期杂音,为左心室扩大二尖瓣相对狭窄所致,病情好转后消失。可出现各种心律失常,是导致猝死的原因之一。以房性与室性期前收缩最常见,其次是房室传导阻滞。严重者出现心力衰竭体征,如肺部啰音、交替脉、颈静脉怒张、肝大、心脏扩大及下肢水肿等。

重点提示

以发热、恶心及倦怠等为主要表现的病毒性心肌炎易与感冒症状相混淆,评估时要注意鉴别。

(三)心理社会状况

患者因发热、倦怠及心脏受累等影响日常生活可出现烦躁、焦虑不安等;症状较重的患者因担心预后差而产生抑郁、悲观等心理。

(四)实验室及其他检查

1. 血液生化检查　血沉增快、C 反应蛋白增加;急性期或心肌炎活动期肌钙蛋白和肌酸激酶增高。

2. 病原学检查　血清柯萨奇病毒 IgM 抗体滴度明显增高、外周血肠道病毒核酸阳性或肝炎病毒血清学检查阳性,心内膜心肌活检有助于病原学诊断。

3. 影像学检查　心影扩大或正常。

4. 心电图　常见 ST-T 改变,严重心肌损害时可出现病理性 Q 波;各型心律失常,特别是室性心律失常及房室传导阻滞等。

二、治 疗 要 点

病毒性心肌炎目前无特异性治疗,主要是采取对症及支持疗法。

1. 一般治疗　急性期应卧床休息,加强营养,给予易消化、富含维生素和高蛋白质的食物。

2. 抗病毒治疗　近年采用黄芪、牛磺酸、干扰素、辅酶 Q_{10} 等中西医结合治疗,有抗病毒、调节免疫和改善心脏功能等作用。

3. 糖皮质激素　不主张早期使用糖皮质激素,但可用于严重的心律失常、心力衰竭和心源性休克的患者,疗程最长不超过 2 周。

4. 促进心肌细胞代谢　可选用极化液或三磷腺苷、辅酶 A、肌苷等加入 5% ~ 10% 葡萄糖液中静脉滴注,10~15d 为 1 个疗程。

5. 对症治疗　如控制心力衰竭、心律失常,纠正心源性休克等。

三、护理诊断/问题

1. 活动无耐力　与心肌受损、心律失常或心力衰竭有关。

2. 焦虑　与起病急、心理负担过重有关。

3. 潜在并发症　心律失常、心力衰竭。

四、护 理 措 施

(一)一般护理

1. 休息与活动　向患者解释急性期应尽早卧床休息,可减轻心脏负荷,减少心肌耗氧量,有利于心功能的恢复,防止病情加重或转为慢性病程。无心脏形态功能改变者,休息半个月,3 个月内不参加重体力活动;有严重心律失常和心力衰竭的患者,应卧床休息 1 个月,半年内不参加体力活动。同时保持环境安静,限制探视,减少不必要的干扰,保证患者充分的休息与睡眠。

重点提示

病毒性感染是病毒性心肌炎的主要发病因素,所以日常生活中要注意保暖,避免过于劳累,防止上呼吸道感染。

2. 饮食　给予高蛋白、高维生素、易消化饮食,多吃蔬菜和水果,禁烟酒、浓茶及咖啡等;患者长期卧床易发生便秘,多摄入富含纤维素的食物,适量饮水;心力衰竭患者应限制钠盐的摄入。

(二)病情观察

急性期应进行心电监护,注意心率、心律和心电图变化,密切观察生命体征、尿量、神志及皮肤黏膜颜色,注意有无呼吸困难、咳嗽、颈静脉怒张、水肿及奔马律等情况。发生心力衰竭、心律失常等并发症时,立即配合医师进行急救处理。

(三)用药护理

遵医嘱合理使用各种治疗药物,注意观察药物疗效及不良反应。应用洋地黄药物的患者,应特别注意其毒性反应,因心肌炎时心肌细胞对洋地黄的耐受性较差。

(四)心理护理

向患者耐心解释卧床休息的必要性,使患者安心休养。告知患者经过治疗大多可以痊愈,解除患者焦虑、恐惧心理,以减轻心理压力,使其主动配合治疗和护理。

五、健 康 指 导

1. 疾病知识指导　根据预后情况适当锻炼身体,增强机体抵抗力,预防病毒性感染。教会患者及家属测脉率及节律,发现异常或胸闷、心悸等不适,应及时就诊。

2. 生活指导　指导患者合理安排休息与活动,强调急性心肌炎患者出院后需继续休息3~6 个月,无并发症者可考虑恢复学习或轻体力工作,6 个月至 1 年内避免剧烈运动、重体力劳动及妊娠等。指导患者进食高蛋白、高维生素及易消化饮食,尤其是补充富含维生素 C 的新鲜蔬菜和水果,以促进心肌修复与代谢,提高机体抵抗力。

讨论与思考

1. 病毒性心肌炎的症状与体征是什么?
2. 如何对病毒性心肌炎患者进行健康指导?

(张利苹)

第九节 心肌病患者的护理

> **案例分析**
>
> 患者,男,28岁,劳累后心悸、气短5年,休息可缓解。近1年活动中曾有发作过晕厥2次。体检:胸骨左缘第3~4肋间闻及较粗糙的喷射性收缩期杂音;X线检查心影增大不明显;心电图表现为ST-T改变;超声心动图示室间隔的非对称性肥厚,舒张期室间隔的厚度与后壁之比≥1.3,间隔运动低下。其父病故的原因是心脏性猝死。
>
> 请分析:该患者出现了什么问题? 主要护理诊断是什么? 相关护理措施有哪些?

心肌病是指伴有心肌功能障碍的心肌疾病。其分类包括扩张型心肌病、肥厚型心肌病、限制型心肌病、致心律失常型右室心肌病。其中以扩张型心肌病发病率最高,肥厚型心肌病为其次。

扩张型心肌病指多种原因导致以左心室或双心室扩大、室壁变薄,心肌收缩功能障碍为主要病理特征,可产生充血性心力衰竭、心律失常的心肌病。我国发病率为13/10万~84/10万,男性多于女性。

肥厚型心肌病是以心室壁非对称性肥厚、心室腔变小、左心室血液充盈受限、舒张期顺应性下降为特征的心肌病。临床主要表现为劳力性呼吸困难、胸痛、心悸、心律失常,严重者并发心力衰竭、心脏性猝死。根据左心室流出道有无梗阻分为梗阻性和非梗阻性肥厚型心肌病。本病好发于男性,常为青年猝死的常见原因之一。

一、护理评估

(一) 致病因素

病因尚不清楚。扩张型心肌病除特发性、家族遗传性外,近年来认为持续病毒感染是其重要原因。持续病毒感染对心肌组织的损伤、自身免疫包括细胞、自身抗体或细胞因子等介导的心肌损伤可导致或诱发扩张型心肌病。肥厚型心肌病常有明显的家族史,约占1/3,目前认为是常染色体显性遗传疾病。肌节收缩蛋白基因突变是主要的致病因素。儿茶酚胺代谢异常、高血压、高强度运动等可为本病发病的促进因子。主要病变为不均等的心室间隔肥厚(非对称性肥厚),亦有心肌均匀肥厚或心尖部肥厚。组织学特征为心肌细胞肥大,形态特异,排列紊乱,尤以左心室间隔改变明显。

(二) 身体状况

1. **扩张型心肌病** 起病缓慢,早期患者可有心脏轻度扩大而无明显症状,逐渐出现活动后气急、心悸、胸闷、乏力甚至端坐呼吸、肝大、水肿等充血性心力衰竭的表现。常合并各种心律失常,如期前收缩、心房颤动、传导阻滞,晚期病人常发生室速甚至室颤,可导致猝死。部分病人可发生脑、心、肾等脏器的栓塞现象。主要体征为心脏明显扩大、奔马律、肺循环和体循环淤血的表现等。

2. **肥厚型心肌病** 非梗阻性肥厚型心肌病患者的临床表现与扩张型心肌病相似,梗阻性肥厚型心肌病患者可有头晕、黑矇、心悸、胸痛、劳力性呼吸困难,伴有流出道梗阻的患者在突然起立、运动、应用硝酸酯类药物时,可降低外周阻力,使左室流出道更为狭窄,导致上述症状加重,甚至出现晕厥、猝死。部分患者因肥厚心肌耗氧增多而致心绞痛,但用硝酸甘油和休息多不能缓解。晚期可出现心力衰竭。主要体征有心脏轻度增大。流出道梗阻的患者可在胸骨左缘第 3~4 肋间闻及喷射性收缩期杂音。凡能影响心肌收缩力,改变左心室容量及射血速度的因素均可使杂音的强度发生明显变化,如使用 β 受体阻滞药、取下蹲位或举腿时杂音可减轻;相反,如含服硝酸甘油片、应用强心药、运动或取站立位时杂音可增强。

(三) 心理社会状况

患者由于长期的疾病折磨及心力衰竭的反复出现,影响生活和工作,常出现焦虑、抑郁、甚至悲观、绝望等不良情绪。

(四) 实验室及其他检查

1. X 线检查　扩张型心肌病心影明显增大,心胸比>50%,肺淤血征。肥厚型心肌病心影增大多不明显,如有心力衰竭则心影明显增大。

2. 心电图　扩张型心肌病可见多种心律失常如室性心律失常、心房颤动、房室传导阻滞等。肥厚型心肌病可见左心室肥大,可有 ST-T 改变、深而不宽的病理性 Q 波。

3. 超声心动图　是最常用的重要检查手段。扩张型心肌病心室各腔均增大,以左心室扩大早而显著,室间隔、左室后壁运动减弱,提示心肌收缩力下降。肥厚型心肌病可显示室间隔的非对称性肥厚,舒张期室间隔厚度与左心室后壁厚度之比≥1.3,间隔运动低下。彩色多普勒血流显像可测定左室流出道与主动脉压力阶差,判断肥厚型心肌病是否伴梗阻。

4. 其他　心导管检查和心导管造影,心内膜心肌活检、核素显影等均有助于诊断。

二、治 疗 要 点

1. 扩张型心肌病　治疗原则是纠正心力衰竭、控制各种心律失常。较易发生洋地黄中毒,故应慎用洋地黄。晚期条件允许可行心脏移植。

2. 肥厚型心肌病　治疗以 β 受体阻滞药及钙通道阻滞药为最常用,以减慢心率,降低心肌收缩力,减轻流出道梗阻。常用药物有美托洛尔或维拉帕米、地尔硫䓬。避免使用增强心肌收缩力的药物(如洋地黄)及减轻心脏负荷的药物(如硝酸甘油),以免加重左室流出道梗阻。对重症梗阻性肥厚型心肌病患者可植入 DDD 型起搏器或手术治疗。

三、护理诊断/问题

1. 气体交换受损　与心力衰竭有关。
2. 活动无耐力　与心肌病变使心脏收缩力减弱,心排血量减少有关。
3. 疼痛　胸痛与劳力负荷下肥厚的心肌需氧增加和供血供氧下降有关。
4. 有受伤的危险　与梗阻性肥厚型心肌病所致头晕及晕厥有关。
5. 潜在并发症　心律失常、栓塞、猝死。

四、护 理 措 施

(一) 一般护理

1. 休息与活动　心肌病病人限制体力活动甚为重要,有心衰症状者应绝对卧床休息,以减轻心脏负荷,从而改善心功能。注意照顾其饮食起居。肥厚型心肌病患者应避免一切加重心脏负荷的因素,如剧烈活动、突然用力或提取重物、用力排便、情绪激动、饱餐等,防止发生意外。

重点提示

扩张型心肌病患者当心力衰竭控制后仍应限制活动量,促使扩大的心脏得到恢复。

2. 饮食 给予低脂、高蛋白、高维生素的清淡易消化饮食,以促进心肌代谢,增加机体抵抗力。避免刺激性食物。每餐不宜过饱,以免增加心脏负荷及心肌耗氧量。心衰时低盐饮食,限制水分摄入。

(二)病情观察

密切观察病人的生命体征,必要时进行心电监护。观察有无乏力、颈静脉怒张、肝肿大、水肿等心力衰竭表现;及时发现心律失常的先兆,防止发生猝死。准确记录出入液量,定期测体重。扩张型心肌病患者心脏附壁血栓脱落则致动脉栓塞,需随时观察有无偏瘫、失语、血尿、胸痛、咯血等症状,以便及时处理。注意观察肥厚型心肌病患者有无头晕、黑矇、晕厥、心绞痛等表现,一旦出现,积极采取相应措施,防止意外发生。

(三)用药护理

遵医嘱用药,以控制心衰为主,同时给予改善心肌代谢药物,观察疗效及不良反应,严格控制输液速度。扩张型心肌病用洋地黄者因其耐受性差,故尤应警惕发生中毒。肥厚型心肌病患者应用钙通道阻滞药时,应注意观察血压,以防血压降得过低。肥厚型心肌病患者出现心绞痛时不宜用硝酸酯类药物,以免加重左心室流出道梗阻。

(四)心理护理

护理人员应经常与患者沟通、交流,了解其心理特点,做好解释、安慰工作,解除思想顾虑,树立战胜疾病的信心。患者出现晕厥时,医护人员应陪伴、安慰病人,保持情绪稳定,避免患者情绪激动而加重病情。

五、健康指导

1. 疾病知识指导 扩张型心肌病患者应避免劳累、病毒感染、过度饮酒等。肥厚型心肌病者体力活动后有晕厥和猝死的危险,应避免激烈活动。有晕厥史者应避免独自外出活动,防止意外发生。坚持遵医嘱用药,说明用法、剂量,教会患者及家属观察药物疗效及不良反应。

2. 生活指导 保证充足的休息与睡眠,避免劳累。防寒保暖,预防上呼吸道感染。合理营养,增强机体抵抗力。给予高蛋白、高维生素、富含纤维素的清淡饮食,以促进心肌代谢,增强机体抵抗力。心力衰竭时应进低盐饮食。

讨论与思考

1. 如何正确评估扩张型心肌病患者的病因与诱因?
2. 如何指导肥厚型心肌病患者避免加重心脏负荷,以免发生意外?

(张利苹)

第十节　循环系统疾病常用诊疗技术及护理

一、心电监护

心电监护是对被监护者进行持续或间断的心电监测,及时反映心电改变及心律失常。通过使用监护仪能够较完整地反映心脏电活动状态及心脏应激状态,正确评估病情、准确测量心电图各波、段、时间正常值的变化,对观察病情变化、诊断和抢救患者是不可缺少的手段。

(一)适应证

1. 病情危重需连续监测心肌电活动变化者,如心肺复苏术、危重心脏疾患、心律失常高危患者、药物及酸碱平衡失调等。

2. 某些诊断与治疗操作如气管插管、心导管检查,心包穿刺等。

(二)方法

1. 选择正确监护部位　常用的部位有 4 个。①综合Ⅰ导联:正电极在左锁骨下方,负电极在右锁骨下方,接地电极可放于任何位置,通常放在右胸大肌前方。②综合Ⅱ导联:正电极在左胸大肌下方,负电极在右锁骨下方,接地电极放于右胸大肌下方。③综合Ⅲ导联:正电极在左胸大肌下方,负电极在左锁骨下方,接地电极放于右胸大肌下方。④改良监护胸导联(MCL1):正电极在胸骨右缘第 4 肋间,负电极在左肩,接地电极放于右胸大肌下方或右肩。

2. 启动电源开关　启动前注意检查心电监护仪电源、线路、器械等有无漏电及短路现象。

3. 监护部位皮肤准备　患者暴露前胸,去除汗渍、油渍及污物。选择 P 波清晰的导联,通常是Ⅱ导联,QRS 波群的振幅应有一定幅度,可以计数心率。

4. 连接电极导线　从颈前引出后连接示波器,正确计数示波数据。

(三)护理

1. 监护前准备　准备好相应的器械物品等,如心电监护仪、电源、导联线、耦合剂、生理盐水棉签、配套的血压袖带等。

2. 监护中护理

(1)患者在进入监护病房后即应做 12 导联常规心电图,作为分析心脏电位变化的基础。

(2)协助患者平卧于病床上,或将仪器推至患者床旁,查对床号、姓名。

(3)清洁连接导联部位皮肤并涂耦合剂,依次正确连接电极导线,尽量从颈前引出后连接示波器,不要从腋下引出,以免患者翻身拉脱电极、折断导线,影响心电监测。

(4)避免各种干扰(交流电、肌电干扰)所致的伪差,不应影响做常规心前导联心电图以及除颤时放置电极板等,必须留出并暴露一定范围的心前区。

3. 监护后(撤机)护理

(1)核对医嘱后至病房做好核对解释工作。

(2)关机、撤除导联线并妥善安放。

(3)清洁患者皮肤,协助其取舒适卧位,整理床单位。

(4)使用中的心电监护仪每天用软布蘸 75% 乙醇擦洗。

二、心脏电复律

心脏电复律是在短时间内向心脏通以高压强电流,使心肌瞬间同时除极,消除异位性快速心律失常,使之转复为窦性心律的方法。最早用于消除心室颤动,故亦称为心脏电除颤。按电复律时发放的脉冲电流是否与心电图 R 波同步(以 R 波末触发放电),分为同步电复律和非同步电复律。前者主要适用于心动过速、心房颤动和心房扑动,后者主要适用于心室颤动和心室扑动。

(一)适应证

1. 心室颤动、扑动是心脏电复律的绝对指征。

2. 心房颤动和扑动伴血流动力学障碍者。

3. 药物及其他方法治疗无效或有严重血流动力学障碍的阵发性室上性心动过速、室性心动过速、预激综合征伴快速心律失常者。

(二)禁忌证

1. 病史已多年,心脏(尤其是左心房)明显增大及心房内有新鲜血栓形成或近 3 个月内有栓塞史。

2. 伴高度或完全性房室传导阻滞的心房颤动或扑动。

3. 伴病态窦房结综合征的异位性快速心律失常。

4. 有洋地黄中毒、低钾血症时,暂不宜电复律。

(三)方法

1. 测试电复律仪性能,清洁电击处的皮肤,连接心电图及示波器。

2. 镇静、催眠:遵医嘱应用地西泮 0.3~0.5mg/kg 缓慢静脉注射,至患者睫毛反射开始消失的深度。麻醉过程中严密观察患者呼吸变化。非同步电复律时无需使用镇静药。

3. 充电、放电:将 2 块电极板均匀涂以导电糊或包以生理盐水浸湿的纱布,分别置于胸骨右缘第 2~3 肋间和心尖部,两电极板之间距离不应<10cm,与皮肤紧密接触,并有一定压力。按心律失常类型选择"同步"或"非同步"按钮并充电到所需功率,心房扑动为 50~100J,心房颤动为 100~200J,心室颤动为 200~360J,室上性心动过速为 100~150J,室性心动过速为 100~200J,嘱任何人避免接触患者及病床,两电极板同时放电。

(四)护理

1. 复律前护理

(1)向择期复律患者及家属说明实施复律的目的、意义及必要性,取得其合作。

(2)行同步电复律时,术前常规描记 12 导联心电图,选择一个 R 波高耸的导联测试电复律仪的同步性能。

(3)遵医嘱停用洋地黄类药物 24~48h,给予改善心功能、纠正低血钾和酸中毒的药物。同时复律前 1~2d 口服奎尼丁,防止转复后复发,服药前做心电图,观察 QRS 波时限及 QT 间期变化。

(4)复律术当日晨禁食,排空膀胱。

(5)准备电复律器、心电图机、示波器及心肺复苏所需抢救设备及药品。

2. 复律中配合

(1)协助患者安置合适体位,采用平卧于绝缘的硬板床上,松开衣领、取下义齿,建立静脉通道,给予氧气吸入。

(2)在放电后应立即观察心电图示波器,了解患者的心律是否转为窦性心律。根据情况决定是否需要再次复律。

3. 复律后护理

(1)术后患者卧床休息 24h,清醒后 2h 内避免进食,以免恶心、呕吐。

(2)术后给予 24h 连续心电监护,观察心律、心率变化。

(3)密切观察病情变化,如神志、瞳孔、呼吸、血压、皮肤及肢体活动情况,及时发现有无因电击而致的各种心律失常及栓塞、局部皮肤灼伤和肺水肿等并发症,并协助医师给予处理。

(4)复律后遵医嘱继续服用奎尼丁、洋地黄或其他抗心律失常药物以维持窦性心律。

三、人工心脏起搏

人工心脏起搏是通过人工心脏起搏器发放脉冲电流,通过导线和电极的传导刺激心肌,使之激动和收缩,从而替代正常心脏起搏点,控制心脏按脉冲电流的频率有效地搏动。主要用于治疗缓慢性心律失常,也可用于治疗快速性心律失常。人工心脏起搏器由脉冲发生器、起搏电极导线、电源 3 部分组成。根据心脏起搏器的应用方式,可将其分为临时起搏器和植入式起搏器。

(一)适应证

1. 植入式永久性心脏起搏

(1)完全性或高度房室传导阻滞伴有临床症状者。

(2)伴有症状的束支-分支水平阻滞,间歇性二度Ⅱ型房室传导阻滞。

(3)病态窦房结综合征或房室传导阻滞,有明显临床症状,或虽无症状但逸搏心率<40次/分或心脏停搏时间>3s。

(4)有窦房结功能障碍或房室传导阻滞的患者,必须采用具有减慢心率作用的药物治疗时,为了保证适当的心室率,应置入起搏器。

(5)反复发作的颈动脉窦性晕厥和血管迷走性晕厥,以心脏反应为主者。

2. 临时心脏起搏

(1)阿-斯综合征发作、心脏介入或手术治疗引起的一过性完全性房室传导阻滞。

(2)诊断性心脏电生理检查时辅助应用。

(3)某些特殊治疗与检查过程中可能出现明显心动过缓时。

(4)起搏器依赖者更换新起搏器时临时过渡。

(二)方法

1. 植入式心脏起搏

(1)单腔起搏:将电极导线从头静脉、锁骨下静脉或颈内静脉跨越三尖瓣送入右心室内嵌入肌小梁中,脉冲发生器多埋藏在胸壁胸大肌前皮下组织中。

(2)双腔起搏:将心房起搏电极导线顶端置于右心房,心室起搏电极置于右心室。三腔起搏时如行双房起搏则左心房电极放置在冠状窦内。

2. 临时心脏起搏　采用电极导线经外周静脉(常用股静脉或锁骨下静脉)送至右心室,电极接触到心内膜,起搏器置于体外。放置时间不能太久,一般不能超过 1 个月,以免发生感染。

(三)护理

1. 术前准备

患者准备:①向患者及家属说明手术的必要性和安全性、手术过程、方法和注意事项,以解除思想顾虑和精神紧张。②指导患者完成必要的实验室检查,如血、尿常规,血型,出凝血时间及心电图等,同时做药物过敏试验。术前禁食,排空大小便。③经股静脉临时起搏,备皮范围为会阴及双侧腹股沟;植入式起搏备皮范围为左上胸部(包括颈部和腋下)。④术前应用抗凝药者需停用至凝血酶原时间恢复正常范围内。⑤训练患者平卧位床上大小便,以免术后由于卧床体位出现排尿排便困难。

用物准备:起搏器、心电图机、示波器、心肺复苏用物及药品。

2. 术中配合　配合医师做好局部麻醉、固定电极、测定起搏参数等工作。严密监测心率、心律、呼吸及血压的变化,发现异常立即报告医师。

3. 术后护理

(1)休息与体位:植入式起搏器者取平卧位或略向左侧卧位 8~12h,术侧肢体不宜过度活动。安置临时起搏者需绝对卧床,术侧肢体避免屈曲和活动过度。

(2)病情观察:术后描记 12 导联心电图,持续心电监护 24h,监测起搏和感知功能,并观察有无并发症发生。出院前常规拍摄胸片。

(3)伤口护理:局部伤口包扎后,沙袋压迫 6h,且每隔 2h 解除压迫 5min。观察伤口有无渗血、红肿等情况。定期更换敷料,一般于术后 7d 拆线,临时起搏器应每天换药 1 次。为预防感染,术后遵医嘱给予抗生素预防感染。

(4)健康指导:①告诉患者起搏器设置频率及使用年限,并嘱其随身携带"心脏起搏器识别卡"。②教会患者自己测量脉搏,出现过慢或过快及有乏力、头晕等症状或有脉搏短绌现象,及时就医。③装有起搏器的一侧上肢应避免过度用力、动作幅度过大,以免影响起搏器功能。④避免强磁场和高电压,如磁共振、激光、理疗及电灼设备等。平时将移动电话放置于距离起搏器至少 15cm 处,于对侧拨打或接听电话。⑤嘱患者定期随访,测试起搏器功能。

四、心血管病介入性诊疗技术

心血管介入诊疗术是指通过导管术将诊断或治疗用的各种器材送入心脏或血管内,进行疾病诊断和治疗的方法。介入性诊断技术包括心导管检查术、冠状动脉造影术、外周动脉或静脉造影、心内电生理检查等。介入性治疗包括心导管射频消融术、经皮穿刺腔内冠状动脉成形术、经皮穿刺冠状动脉内支架置入术、经皮穿刺球囊二尖瓣成形术等。

(一)心导管检查术

心导管检查术是通过心导管插管术进行心脏各腔室、瓣膜与血管的结构及功能的检查,包括左、右心导管检查与选择性左、右心造影,是一种非常有价值的诊断方法。用于明确诊断心脏和大血管病变部位与性质、病变是否引起血流动力学改变及其程度,为采用介入性治疗或外科手术提供依据。

1. 适应证

(1)先天性心脏病,特别是有心内分流的先天性心脏病的诊断。

(2)室壁瘤需了解瘤体大小与位置,以决定手术指征。

(3)心内电生理检查。

(4)静脉及肺动脉造影、选择性冠状动脉造影。

(5)心肌活检术。

2. 禁忌证

(1)感染性疾病,如感染性心内膜炎、败血症、肺部感染等。

(2)严重心律失常及严重高血压未加控制者。

(3)电解质紊乱,洋地黄中毒。

(4)外周静脉血栓性静脉炎。

(5)严重出血性疾病及严重肝肾损害者。

3. 方法

(1)正确选择穿刺部位,一般采用 Seldinger 经皮穿刺法,局部麻醉后自股静脉、上肢贵要静脉或锁骨下静脉(右心导管术)或股动脉(左心导管术)插入导管到达相应部位,同时连续测量压力并记录,必要时采血行血气分析。

(2)常规消毒局部皮肤,铺无菌洞巾,用 2%利多卡因局部麻醉。

(3)插入造影导管至相应部位,注入造影剂,进行造影。

4. 护理

(1)术前准备

1)应向患者及家属介绍手术方法及意义,消除紧张情绪,必要时手术前夜口服地西泮5mg。

2)做血常规、出凝血时间、凝血酶原时间、肝肾功能检查,胸部 X 线检查及 12 导联心电图。同时做青霉素皮试及造影剂碘过敏试验并记录。

3)用物准备:根据病情备好器械导管、抢救药品及心肺复苏设备,以供急需。

4)根据需要行双侧腹股沟及会阴部或上肢、锁骨下静脉穿刺术区备皮及清洁皮肤,穿刺股动脉者应检查两侧足背动脉搏动情况并标记,便于术中、术后对照观察。

5)训练患者床上排尿,术前排空膀胱。术前不需禁食,可进食米饭、面条等。

(2)术中配合:连续心电监护,严密监测生命体征、心律、心率变化,准确记录压力数据。维持静脉通路通畅,准确及时给药并记录。出现异常及时通知医师并协助处理。

(3)术后护理

1)一般护理:卧床休息,穿刺侧肢体制动 10~12h,做好生活护理。

2)穿刺部位护理:静脉穿刺者以 1kg 沙袋加压伤口 4~6h;动脉穿刺者压迫止血后进行加压包扎,用 1kg 沙袋压伤口 6h。观察动、静脉穿刺点有无出血与血肿,检查足背动脉搏动情况,比较两侧肢端颜色、温度、感觉与运动功能。

3)并发症的观察与护理:监测生命体征、心率、心律的变化,观察有无心律失常、空气栓塞、出血、感染、心脏压塞、心脏壁穿孔等并发症。

4)预防感染:遵医嘱应用抗生素,预防感染。

(二)心导管射频消融术

心导管射频消融术是通过心导管将射频电流引入心脏内,以消蚀特定部位的心肌细胞,以阻断和消除快速型心律失常异常传导路径和起源点,从而治疗快速型心律失常的一种技术。

1. 适应证

(1)预激综合征合并阵发性心房颤动和快速心室率。

(2)发作频繁或药物治疗无效、不能满意控制的房室折返性心动过速或房室结折返性心动过速及心肌梗死后室速。

(3)心动过速性心肌病。

(4)顽固性心房扑动。

2. 禁忌证　同心导管检查术。

3. 方法

(1)首先行电生理检查明确诊断并确定消融靶点。选用射频消融导管引入射频电流。

(2)消融左侧房室旁路时,消融导管经股动脉逆行或股静脉经房间隔置入;消融右侧房室旁路或改良房室结时,导管经股静脉置入。

(3)确定电极到位后,能量 5~30W 放电 10~60s。

(4)重复电生理检查,确认异常传导路径或异位兴奋灶消失。

4. 护理

(1)术前准备

1)患者准备同心导管检查术,但应注意,术前停用抗心律失常药物 5 个半衰期以上。

2)术前描记常规 12 导联心电图,必要时行食管调搏、动态心电图等检查。

3)用物准备包括射频消融仪、抢救药品及心肺复苏设备。

(2)术中配合:连续心电监护,严密监测生命体征、心律、心率变化,观察有无心脏压塞、心脏穿孔、心律失常等并发症。

(3)术后护理:术后心电监护 24h,以后每日查心电图 1 次,连续 3~5d。其他同心导管检查术。

(三)冠状动脉造影术

选择性冠状动脉造影术是将冠状动脉造影导管经动脉送至左、右冠状动脉开口部进行造影的方法,可以提供冠状动脉病变的部位、性质、范围、侧支循环状况等资料,有助于选择最佳治疗方案,是诊断冠心病最可靠的方法。

1. 适应证

(1)对药物治疗中心绞痛仍较重者,明确动脉病变情况以及考虑介入性治疗或旁路移植手术。

(2)胸痛似心绞痛而不能确诊者。

(3)中老年患者心脏增大、心力衰竭、心律失常,疑有冠心病而无创性检查未能确诊者。

(4)心肌梗死后再发心绞痛或运动试验阳性者。

(5)急性冠脉综合征拟行急诊手术者。

2. 禁忌证　除与心导管术相同外,严重心功能不全、外周动脉血栓性脉管炎及造影剂过敏者均不宜施行冠状动脉造影术。

3. 方法

(1)正确选择穿刺部位,常用部位有股动脉、肱动脉或桡动脉。

(2)常规消毒局部皮肤,铺无菌洞巾,用 2% 利多卡因局部麻醉。

(3)将心导管经股动脉、肱动脉或桡动脉推送到主动脉根部,使导管顶端分别插入左、右冠状动脉口,注入造影剂使冠状动脉及其主要分支显影。

4. 护理

(1)术前准备

患者准备:除与心导管检查术相同外,术前 6h 禁食、禁水,但可正常服药。术前训练患者床上排尿及连续咳嗽动作。

用物准备:根据病情需要备好导管、抢救药品及心肺复苏设备。

（2）术中配合：术中配合同心导管检查术。

（3）术后护理：术后动脉穿刺部位按压 15～20min 以彻底止血，加压包扎，沙袋压迫 6h，术侧肢体制动 12h。其他同心导管检查术。

(四) 经皮腔内冠状动脉成形术及冠状动脉内支架植入术

经皮冠状动脉腔内成形术（PTCA）是经皮穿刺周围动脉将带球囊的导管送入冠状动脉达到狭窄节段，用球囊扩张冠状动脉内径，解除其狭窄，改善心肌血流灌注的一种非外科治疗技术，是冠状动脉介入治疗的最基本手段。冠状动脉内支架植入术是将金属制成的支架，植入病变的冠状动脉内，支撑其血管壁，以保持管腔内血流通畅的方法，是在 PTCA 基础上发展而来。目的是防止和减少 PTCA 后急性冠状动脉闭塞和后期再狭窄。

1. 适应证

（1）稳定型心绞痛用药后仍有症状，血管狭窄且供应中到大面积存活心肌的患者。

（2）心肌缺血明确诊断，血管狭窄显著且供应中到大面积存活心肌的患者。

（3）介入治疗后心绞痛复发、管腔再狭窄的患者。

（4）急性心肌梗死患者。

（5）主动脉-冠状动脉旁路移植术后复发心绞痛的患者，包括扩张旁路移植血管的狭窄和吻合口远端的病变或冠状动脉新发生的病变。

（6）不稳定型心绞痛用药后病情不稳定者；心绞痛发作时心电图 ST 段压低>1mm，持续时间>20min，或血肌钙蛋白升高的患者。

2. 方法

（1）先做冠状动脉造影，再用指引导管将带球囊导管置入，通过细钢丝引至狭窄病变处，以 1∶1 稀释的造影剂注入球囊，加压使之扩张膨胀，待血管已经扩张后逐渐减压，回抽造影剂，将球囊抽成负压状态撤出。

（2）冠状动脉内支架置入术是在 PTCA 术后将金属支架置入病变的冠状动脉内，支撑其管壁。支架的大小依血管直径来选择，一般以 1∶1为宜。

3. 护理

（1）术前准备

患者准备基本同心导管检查术，但术前 2d 口服抗血小板聚集药物，停用抗凝药。拟行桡动脉穿刺者术前行 Allen 试验，并在非术侧上肢留置静脉套管针。Allen 试验方法为：术者用双手同时按压桡动脉和尺动脉；嘱患者反复用力握拳和张开手指 5～7 次至手掌变白；松开对尺动脉的压迫，继续保持压迫桡动脉，观察手掌颜色变化。若手掌颜色 10s 之内迅速变红或恢复正常，表明尺动脉和桡动脉间存在良好的侧支循环，即 Allen 试验阴性，可以经桡动脉进行介入治疗，一旦桡动脉发生闭塞也不会出现缺血。

用物准备：根据诊断结果备好导管、支架、抢救药品及心肺复苏设备。

（2）术中配合

1）告知患者如术中有心悸、胸闷等不适，应立即通知医师。

2）球囊扩张时，患者可有胸闷、心绞痛发作的症状，应做好解释工作，并给予相应处置。

3）行导管定位、造影、球囊扩张时，注意观察有可能出现再灌注心律失常而引起的心电、血压变化，发现异常及时报告医师并给予有效措施。

（3）术后护理

1）心电监护：持续心电监护 24h，严密观察有无心律失常、心肌缺血、心肌梗死等急性期并发症。对血压不稳定者应每 15~30 分钟测量 1 次，直到血压稳定后改为每 1 小时测量 1 次。做 12 导联心电图，与术前对比，有症状时再复查。

2）休息与活动：行 PTCA 者绝对卧床休息 24h，卧床休息 48h；支架安置术后绝对卧床 48h，48~72h 可在床上活动，72h 后可下床活动，起床、下蹲时动作宜缓慢，不要突然用力。术后 1 周避免抬重物，防止伤口出血，1 周后恢复日常活动和轻体力工作。

3）一般护理：术后鼓励患者多饮水，加速造影剂的排泄。

4）预防感染：遵医嘱常规使用抗生素 3~5d，预防感染。

5）穿刺部位护理：术后停用肝素 4~6h 后，测定活化凝血时间<150s，即可拔除鞘管。拔除动脉鞘管后，按压穿刺部位 30min 以彻底止血，以弹力绷带加压包扎，沙袋压迫 6~8h，术侧肢体制动 24h，防止出血。经桡动脉穿刺者术后立即拔除鞘管，局部压迫 4~6h 后可去除加压弹力绷带。

6）药物治疗的护理：术后常规给予低分子肝素皮下注射，注意观察有无出血倾向，如伤口渗血、牙龈出血等。

7）术后严密观察有无并发症的发生，如腰酸、腹胀、穿刺局部损伤、栓塞、尿潴留、低血压、造影剂反应、心肌梗死等，发现后及早报告医生处理，并配合做好相应的护理工作。

8）出院指导：PTCA 术后半年内约 30% 的患者发生再狭窄，药物洗脱支架植入后半年内再狭窄率低于 10%，其中局部血栓形成和栓塞是主要原因。因此强调病人应终身服用阿司匹林，植入支架者还需联合应用氯吡格雷等。植入支架数量越多，越要重视坚持抗凝治疗。嘱患者定期门诊随访，定期检测出凝血时间等。

讨论与思考

1. 心电监护和电复律的适应证有哪些？护理要点是什么？
2. 对行人工心脏起搏术和介入治疗的患者应怎样进行护理？

（张利苹）

第**4**章

消化系统疾病患者的护理

学习要点

1. 消化系统疾病常见症状、体征的护理
2. 消化性溃疡腹痛的特点、用药护理及并发症观察
3. 肝硬化患者失代偿期临床特点与腹水患者护理措施
4. 肝性脑病各期特点及护理措施
5. 水肿型和出血坏死型急性胰腺炎临床特点及护理措施
6. 上消化道出血患者的护理评估及护理措施
7. 消化系统疾病常见护理诊断
8. 消化系统疾病常用诊疗技术及护理

第一节　消化系统疾病常见症状体征及护理

消化系统由消化管和消化腺两大部分组成,消化管包括口腔、咽、食管、胃、小肠、大肠和肛门。消化腺包括唾液腺、肝、胰腺、胃腺和肠腺等。临床上通常将口腔到十二指肠之间的消化管称为上消化道,将空肠以下的部分称为下消化道。

消化系统的主要功能是消化食物、吸收营养,为生命活动提供物质和能量。通过消化将食物中的营养物质,如大分子的蛋白质、脂肪和糖等转变成可以吸收的小分子物质,被肠道吸收、肝脏加工成体内物质,供全身组织的需要,其他维持生命的必要成分,如水、无机盐和维生素等,可以直接被消化管吸收,不能吸收的食物残渣则形成粪便,排出体外。另外,消化系统还可分泌多种激素参与全身和消化系统生理功能的调节。消化系统疾病的病因复杂,包括有感染、理化因素、大脑皮质功能失调、营养缺乏、代谢紊乱、吸收障碍、肿瘤、自身免疫、遗传及医源性等。本系统疾病多呈慢性病程,易造成严重的消化和吸收功能障碍。若病情发展也可因发生急性变化,如出血、穿孔等而危及患者的生命。近年来,随着人们认识的不断加深,在消化系统疾病的病因、发病机制及治疗方法等方面的研究取得很大进展,不仅极大地提高了对本系统疾病的诊断和治疗水平,也对护理工作提出了更高的要求。消化系统疾病的常见症状有恶心与

呕吐、腹痛、腹泻与便秘、呕血与便血、黄疸等。

一、恶心与呕吐

恶心为上腹部不适、紧迫欲吐的感觉,可伴有迷走神经兴奋的症状,如皮肤黏膜的苍白、流涎、头晕、出汗、血压下降及心率减慢等。呕吐是指通过胃的强烈收缩使胃内容物或部分肠内容物,经过食管、口腔排出体外的动作。两者可先后发生,往往先有恶心,继而出现呕吐,也可以单独发生。呕吐可将胃内有毒物质排出体外,但持久而剧烈的呕吐可引起脱水、电解质紊乱、酸碱平衡失调和营养不良等严重后果。

呕吐可分为中枢性呕吐与周围性呕吐两种,其中周围性呕吐又可分为胃源性呕吐和反射性呕吐。

(一)护理评估

1. 致病因素

(1)消化系统疾病:是引起恶心与呕吐最常见的病因。常见的疾病有:①胃炎、胃癌、消化性溃疡并发幽门梗阻;②肝、胆、胰腺、腹膜的急性炎症;③胃肠道功能紊乱。

(2)神经系统疾病:颅内感染、颅脑损伤及脑部肿瘤等。

(3)全身性疾病:尿毒症、甲状腺功能亢进症及糖尿病酮症酸中毒等。

(4)前庭神经病:梅尼埃病等。

(5)精神因素:胃肠神经症等。

(6)药物因素:某些抗生素、抗癌药及洋地黄等。

(7)中毒:一氧化碳及有机磷杀虫药中毒等。

> **重点提示**
>
> 评估时应注意询问患者病史,了解患者的年龄和精神状态,以及有无毒物接触史等。

2. 身体状况

(1)时间:常在晨间发生的呕吐是慢性胃炎、妊娠、尿毒症患者的特点;幽门梗阻患者的呕吐多在下午或晚间发生。

(2)方式:①胃源性呕吐,如胃炎、胃癌等,常先恶心,后呕吐,吐后患者感到轻松;②反射性呕吐,如腹腔脏器急性炎症、穿孔、梗阻等,也先有恶心,但吐后无轻松感;③中枢性呕吐,如颅内高压所致者,多无恶心先兆,呕吐呈喷射状,且病情顽固,吐后无轻松感。

(3)量与性状:①上消化道出血时呕吐物呈咖啡色,出血量大、速度快时可呈鲜红色,可混有食物残渣;②消化性溃疡并发幽门梗阻患者的呕吐常在餐后发生,呕吐量大,呕吐物含酸性发酵宿食,不含胆汁;③急性胰腺炎可出现频繁剧烈的呕吐,呕吐物为胃内容物,甚至是胆汁;④低位肠梗阻时呕吐物可带粪臭味。

(4)与进食的关系:进食6~8h后出现的呕吐,且量大,带有酸酵味,提示幽门梗阻;常在进食过程中或餐后即刻呕吐,量少,吐后可再进食,应首先考虑为精神性呕吐;餐后近期呕吐,特别是集体发病者,多由食物中毒所引起。

(5)伴随症状:呕吐伴腹痛、腹泻者多见于急性胃肠炎和细菌性食物中毒等;呕吐伴右上腹痛、寒战、高热及黄疸者,多见于肝外胆管结石和急性梗阻性化脓性胆管炎;呕吐伴剧烈头痛、视神经盘水肿者见于颅内高压症;呕吐伴眩晕、眼球震颤者多为前庭器官疾病;呕吐频繁且量大者可引起水、电解质紊乱和代谢性碱中毒;呕吐伴有意识障碍者,可出现吸入性肺炎和窒息;长期呕吐伴厌食者可致营养不良。

3. 心理-社会状况　长期或反复恶心、呕吐,常引起患者情绪烦躁不安,甚至产生焦虑和恐惧心理。

4. 辅助检查　根据需要选做血、尿、粪常规检查;呕吐量大者,须做血液生化检查等,判断有无水、电解质紊乱及酸碱平衡失调;疑为食物中毒者,可做呕吐物毒物分析或细菌培养等检查。

（二）护理诊断/问题

1. 有体液不足的危险　与大量呕吐导致失水有关。

2. 营养失调,低于机体需要量　与呕吐导致丢失过多、摄入不足有关。

3. 活动无耐力　与频繁呕吐导致水、电解质丢失有关。

4. 焦虑　与频繁呕吐、不能进食有关。

（三）护理措施

1. 一般护理

（1）休息与体位:提供安静、舒适的环境,保证患者充分的休息。有恶心呕吐时,协助患者坐起或侧卧,头偏向一侧,防止误吸的发生。

（2）合理饮食:提供高热量、高蛋白、清淡、易消化的饮食,忌辛辣、刺激性食物,少食多餐,增进患者的食欲。

（3）保持口腔、皮肤清洁:呕吐后指导患者漱口,保持口腔清洁,做好口腔护理。协助患者擦洗被呕吐物污染的口腔周围部位,做好皮肤护理。做口腔护理时,应避免刺激到患者的舌、咽喉、上腭等,以防止再次诱发恶心、呕吐。

2. 病情观察　观察患者呕吐的时间、方式、量及呕吐物的性状,了解病情的进展;监测生命体征,观察患者有无血容量不足(心率增快、呼吸急促、血压下降等);严格记录每日出入液量,定期测量体重,评估实验室检查结果,了解患者有无水、电解质和酸碱平衡失调。

3. 对症护理　呕吐时应帮助患者坐起或侧卧位,头偏向一侧,吐毕给予漱口;意识障碍患者应尽可能吸净口腔呕吐物,避免因误吸而发生窒息;剧烈呕吐不能进食或严重水、电解质失衡时,主要通过静脉输液给予纠正。口服补液时,应少量多次饮用,以免引起恶心、呕吐。如口服补液未能达到所需补液量时,仍需静脉输液以恢复和保持机体的液体平衡状态。

4. 药物护理　遵医嘱应用止吐药,注意观察药物的疗效和不良反应。

5. 心理护理　关心患者,向患者及家属耐心解释病情变化和注意事项,通过转移注意力等放松疗法,使患者情绪稳定,从而缓解患者紧张、焦虑的心理压力,有利于症状的缓解。

（四）健康指导

1. 疾病知识指导　向患者及家属宣传引起恶心与呕吐的有关知识、预防措施和护理要点等;指导患者规律进食,注意饮食卫生,不吃不洁净的食物;生活规律,保持轻松愉快的心情。

2. 用药指导　指导患者遵医嘱用药,不能随意增减药物或更换药物,自我监测药物的不良反应。

二、腹　　痛

腹痛是腹部的感觉神经纤维受到炎症、损伤、缺血及理化因子等因素刺激后,神经冲动传至痛觉中枢所产生的疼痛和不适感。腹痛可因腹腔内脏器病变引起,也可因腹壁或腹腔外疾病及全身性疾病引起。临床上按腹痛发生的急缓、病程长短,可将其分为急性腹痛与慢性腹痛。

(一)护理评估

1. 致病因素

(1)腹腔脏器炎症:胃肠炎、阑尾炎、胰腺炎及胆囊炎等。

(2)空腔脏器阻塞或扩张:肠梗阻、肠套叠、胆道结石、胆道蛔虫病及泌尿系统结石梗阻等。

(3)脏器扭转或破裂:肠扭转、肠绞窄、肝破裂及脾破裂等。

(4)胃及十二指肠溃疡。

(5)腹部肿瘤:肝癌、胃癌、胰腺癌等。

(6)腹外脏器疾病:急性心肌梗死和下叶肺炎等。

(7)某些全身性疾病:糖尿病酮症酸中毒、过敏性紫癜(腹型)及尿毒症等。

重点提示

评估时应注意询问患者的病史,特别注意有无寄生虫、结石及腹部外伤等情况。

2. 身体状况

(1)腹痛的特征:①部位。一般情况下,腹痛的部位多能反映病变部位,若疼痛显著且部位固定者,多数为病变器官所在部位。如中上腹部疼痛多见于胃、十二指肠、胰腺疾病;右上腹部疼痛多见于肝胆疾病;右下腹麦氏点疼痛多见于阑尾炎;脐周部位腹痛多见于小肠疾病;弥漫性腹痛多见于急性腹膜炎。某些疾病可有放射性痛,如胆道疾病疼痛可放射到右肩,急性胰腺炎常有左腰背部放射痛等。②性质和程度。剧烈、阵发性绞痛,多为腹腔内空腔脏器的梗阻,如机械性肠梗阻、胆石症多为阵发性绞痛,疼痛剧烈,患者辗转不安;胆道蛔虫症的典型表现为阵发性剑突下钻顶样疼痛。持续性钝痛,多为腹腔内脏器的炎症,如急性胰腺炎患者疼痛多表现为突发的上腹部剧烈刀割样疼痛,持续或阵发性加剧,向腰背部呈带状放射;急性阑尾炎典型的表现是转移性右下腹痛,即早期疼痛在脐周或上腹部,而后疼痛部位转移至右下腹麦氏点;弥漫性或部位不定的疼痛除急性弥漫性腹膜炎外,也可见于铅中毒、腹型过敏性紫癜等;持续而广泛的剧烈腹痛、腹肌紧张、压痛、反跳痛,提示为急性弥漫性腹膜炎;慢性、周期性发作、节律性上腹痛,为胃、十二指肠溃疡的腹痛特征。③影响因素。急性胰腺炎患者常在暴饮暴食、酗酒后疼痛发生,取弯腰抱膝位疼痛可减轻;消化性溃疡患者腹痛与进食相关,胃溃疡患者进食后腹痛加重,空腹缓解;十二指肠溃疡患者空腹痛,进食后缓解;胆结石患者进食油腻食物可使腹痛加剧;急性腹膜炎患者深呼吸、咳嗽、改变体位时疼痛加重。

重点提示

胆道蛔虫症的典型表现为阵发性剑突下钻顶样疼痛;急性胰腺炎患者疼痛多表现为突发的上腹部剧烈刀割样疼痛,持续或阵发性加剧,向腰背部呈带状放射;急性阑尾炎典型的表现是转移性右下腹痛;急性弥漫性腹膜炎患者表现为持续而广泛的剧烈腹痛、压痛、反跳痛、腹肌紧张。

（2）伴随症状：①伴黄疸者见于急性胆囊炎、肝外胆管结石、胰腺疾病等；②伴贫血及休克者可能是腹腔脏器破裂、急性出血坏死性胰腺炎等；③伴休克无贫血者见于胃肠穿孔、绞窄性肠梗阻等；④心肌梗死和重症肺炎等腹腔外疾病，也可伴腹痛与休克，应特别警惕；⑤伴呕吐，且量大者提示胃肠道梗阻，若呕吐物有酸酵味，常提示为幽门梗阻，呕吐物伴有粪臭味，提示为小肠梗阻；⑥伴腹泻者见于肠道炎症、溃疡或肿瘤；⑦伴血尿者见于泌尿系统结石等。

3. 心理社会状况　持续慢性腹痛或急性剧烈腹痛，可使患者产生烦躁、焦虑，甚至恐惧等情绪。

4. 辅助检查　根据病因不同选做血、尿、粪常规检查或淀粉酶、心肌酶测定等，必要时可做X线、CT、超声波、内镜等检查，以明确病因。

（二）护理诊断/问题

1. 疼痛　与腹腔脏器或腹外脏器的炎症、溃疡、肿瘤、缺血或功能性疾病等有关。

2. 焦虑　与剧烈腹痛、反复或持续腹痛不易缓解有关。

（三）护理措施

1. 一般护理

（1）休息与体位：急性期应卧床休息，协助患者取舒适体位，如急性腹膜炎，可取仰卧位，两腿屈曲，以松弛腹壁，缓解疼痛；急性胰腺炎取弯腰、屈膝侧卧位，可使腹痛减轻。

（2）合理饮食：提供清淡、易消化、营养丰富的饮食，忌辛辣、刺激性食物，少食多餐。急性胰腺炎患者应禁食，必要时胃肠减压；胆囊炎患者应低脂肪饮食；消化性溃疡患者应禁食酸性食物。

2. 病情观察　定时测量生命体征，观察并记录患者腹痛的部位、性质、程度、发作时间、频率、持续的时间及伴随症状。如疼痛特征突然发生改变，且经一般处理疼痛不能缓解，反而加重，应立即报告医生，警惕并发症（如溃疡穿孔、弥漫性腹膜炎等）的发生，并协助处理。

3. 用药和对症护理

（1）严格遵医嘱合理应用镇痛药，注意观察药物的疗效和不良反应。

（2）采用指导式想象（如回忆有趣的往事）、分散注意力（数数、谈话、深呼吸）、行为疗法（音乐疗法、冥想、放松技术）等方法保持患者情绪稳定，减轻疼痛。

（3）皮肤刺激法，如冷敷、热敷、加压、针灸、穴位按摩等，促使血流加速、肌肉松弛以缓解疼痛。

重点提示

急性剧烈腹痛诊断不明或治疗方案未确定时，应禁止应用吗啡、哌替啶等镇痛药物，以免掩盖症状，延误病情。

4. 心理护理　关心患者，安慰患者，建立良好的护患关系，增强患者治疗疾病的信心，消除患者的紧张心理，使患者精神放松，情绪稳定，增强对病痛的耐受性。

（四）健康指导

1. 疾病知识指导　向患者及家属宣传引起腹痛的有关知识、预防措施和护理要点等；指导患者规律进食，注意饮食卫生，不吃不洁的食物；生活规律，保持轻松愉快的心情。

2. 用药指导　指导患者遵医嘱用药,不能随意更换药物,自我监测药物的不良反应。

三、腹泻与便秘

腹泻是指排便次数增多,粪质稀薄并带有黏液、脓血或未消化的食物等病理性内容物。腹泻的发生与肠蠕动过快、肠腔分泌物增多有关。腹泻按病程长短可分为急性和慢性2种。急性腹泻指腹泻持续的时间小于2周,起病急骤,每日排便次数多、量多而稀薄,易引起脱水、电解质紊乱和酸碱失衡,甚至周围循环衰竭而危及生命;慢性腹泻病程常超过2个月,可出现营养障碍和体重减轻。

便秘是指排便次数太少或排便困难、不畅,以及粪便干结、太硬、量少。便秘的发生与肠内容物在肠内运行迟缓和停滞过久、水分过分吸收有关。

(一)护理评估

1. 致病因素

(1)腹泻:多由肠道疾病引起,也可见于药物、全身性疾病、过敏和心理因素等。①肠蠕动加快:如肠道感染、胃肠功能紊乱、甲状腺功能亢进等。②肠分泌增多:如霍乱、细菌性食物中毒、肝硬化门静脉高压、泻药(酚酞、番泻叶等)、胃泌素瘤等。③肠吸收障碍:如胃大部分切除术后、萎缩性胃炎、胰腺病变、胆道梗阻。

急性腹泻多由感染、食物或药物中毒引起;慢性腹泻多由慢性肠道感染、肠道肿瘤或胃肠神经功能紊乱所致。

(2)便秘:引起便秘的原因有肠道病变、全身性疾病和神经系统病变,其中肠易激综合征为常见的便秘原因。①长期服用止痛药、麻醉药、抗抑郁药、抗帕金森病药物、抗胆碱能药、阿片制剂、降压药、制酸剂和利尿药等可引起便秘。②环境改变,长期卧床也可引起便秘。

重点提示

急性腹泻病程小于2周,慢性腹泻病程常超过2个月。

---

2. 身体状况

(1)腹泻的量、次数:急性腹泻起病急,排便次数可达每日10次以上,易引起水、电解质紊乱及酸碱平衡失调;慢性腹泻起病缓慢,持续时间较长,常可导致营养缺乏、贫血、水肿。

(2)粪便的颜色、性状:①霍乱、副霍乱患者大便呈米泔样;②阿米巴痢疾患者大便呈果酱样;③胆汁淤积性黄疸患者大便呈白陶土色;④直肠癌患者大便呈细条状;⑤合并有上消化道出血时,患者大便呈柏油样;⑥食物中毒、肠道变态反应患者常在进食后不久即腹泻,粪便呈水样或粥样;⑦肠道炎症、癌症患者粪便中含黏液、脓、血。

(3)腹泻的伴随症状:结肠病变时腹泻伴腹痛,便后缓解;小肠病变时便后腹痛不缓解;直肠病变时腹泻伴里急后重。

(4)便秘:①排便次数减少:患者的排便次数少于3次/周,严重者长达2~4周才排便1次;②排便困难:排便时间可长达30 min以上;③粪质坚硬。

> **重点提示**
>
> 　　霍乱、副霍乱患者大便呈米泔样;阿米巴痢疾患者大便呈果酱样;胆汁淤积性黄疸患者大便呈白陶土色;直肠癌患者大便呈细条状;合并有上消化道出血时,患者大便呈柏油样。

　　3. 心理社会状况　长期的腹泻或便秘可影响患者的工作、生活、学习,从而引起患者焦虑、烦躁。

　　4. 辅助检查

　　(1)粪便检查:肉眼观察粪便的颜色、气味、量、黏稠度、有无食物残渣、脓血等;常规进行新鲜粪标本显微镜检查,观察有无红细胞、脓细胞、虫卵等;粪便细菌学培养可发现致病微生物。

　　(2)血液生化检查:严重腹泻者,应及时了解患者的水、电解质、酸碱平衡等变化。

　　(3)其他:根据病情适当选择 X 线、超声、内镜检查等。

(二)护理诊断/问题

　　1. 腹泻　与肠道疾病、饮食不当有关。

　　2. 有体液不足的危险　与严重腹泻导致失水有关。

　　3. 营养失调,低于机体需要量　与长期腹泻、消化吸收障碍有关。

　　4. 便秘　与环境、生活习惯改变,肠道疾病等有关。

(三)护理措施

　　1. 一般护理

　　(1)休息与活动:急性腹泻全身症状明显者应卧床休息,注意腹部保暖。可用热水袋热敷腹部,以减弱肠道运动,减少排便次数,并有利于腹痛等症状的减轻。慢性腹泻或便秘者可适当活动。便秘者应养成定时排便的习惯,适当腹部按摩,掌握简易通便法,保持乐观精神状态。

　　(2)饮食与营养:①腹泻:应根据病情遵医嘱给予禁食,逐渐过渡到流质饮食、半流质饮食直至普食。饮食应选择营养丰富、低脂、少渣、少纤维易消化食物,适当补充水分和食盐。避免生冷、刺激性食物。②便秘:应多食含纤维素的蔬菜、水果。麦麸内含的纤维素最多,可适当食用。如无禁忌,每日至少摄入 2000 ml 液体,少饮浓茶或含有咖啡因的饮料。

> **重点提示**
>
> 　　饮食卫生是治疗和预防腹泻的关键。

　　2. 病情监测　观察患者排便次数,粪便的颜色、气味、量、黏稠度、有无食物残渣、脓血等;严格记录每日出入液量,监测生命体征及血液生化检查结果,观察有无水、电解质、酸碱失衡等;定期测量患者体重,注意有无营养不良的发生。

　　3. 用药护理

　　(1)腹泻:遵医嘱应用止泻药,同时注意观察患者排便情况,腹泻得到控制后及时停药。应用解痉止痛药如阿托品时,注意药物不良反应如口干、视物模糊、心动过速等。

　　(2)便秘:治疗便秘的药物主要有 5 类。①容积性泻药,其作用与膳食纤维功效一致;②润滑性泻药,如液状石蜡;③高渗性泻药,如聚乙烯三醇和乳果糖混合的电解质溶液;④盐类泻药,如硫酸镁;⑤刺激性泻药,如蓖麻油。

4. 对症护理

(1)注意腹部保暖,用热水袋热敷腹部,有利于腹泻、腹痛等症状的缓解。

(2)肛周皮肤的护理:因粪便中含有酸性及消化酶等刺激性物质,排便频繁时,可使肛周皮肤损伤,引起瘙痒、疼痛、糜烂及感染。可嘱患者排便后用温水清洗肛周,用柔软布巾拭干,保持清洁干燥;也可局部热敷、坐浴,必要时涂抹无菌凡士林油或抗生素软膏以保护肛周皮肤,减轻疼痛,促进损伤处愈合;保证衣物、床单的清洁、柔软,避免刺激肛周皮肤。

5. 心理护理　慢性腹泻治疗效果不明显及慢性便秘治疗效果不佳,患者往往对预后感到担忧。纤维结肠内镜等检查有一定痛苦,某些腹泻和便秘如肠易激综合征与精神因素有关,通过解释、鼓励来提高患者对配合检查和治疗的认识,稳定患者情绪,减轻病痛。

(四)健康指导

1. 疾病知识指导　向患者及家属宣传引起腹泻和便秘的有关知识、预防措施和护理要点等;指导患者规律进食,注意饮食卫生,不吃不洁的食物,注意饮食的搭配;生活规律,保持轻松愉快的心情。

2. 用药指导　指导患者遵医嘱用药,注意药物的不良反应。

四、呕血与便血

上消化道出血时,胃内或反流入胃的血液,经口腔呕出,称为呕血。消化道出血经肛门排出,称为便血。

(一)护理评估

1. 致病因素

(1)呕血常见的原因:①食管疾病,如食管炎、食管癌等;②胃肠疾病,如消化性溃疡、急性糜烂性胃炎(由非甾体消炎药物、乙醇或应激而引起)、胃癌等;③肝脏疾病,如肝硬化门脉高压致食管下段和胃底静脉曲张破裂;④胆管和胰腺的炎症、癌症等。

(2)便血常见的原因:①能引起上消化道出血的疾病;②下消化道疾病,如溃疡性结肠炎、细菌性痢疾、直肠癌、肛裂及痔疮等。

(3)既能引起呕血,又能引起便血的全身性疾病:血液病、尿毒症、流行性出血热等,它们可引起消化道任何部位出血,故既可表现为呕血,又可表现为便血。

> **重点提示**
>
> 引起呕血最常见的疾病是消化性溃疡,其次是肝硬化食管胃底静脉曲张破裂。

2. 身体状况　呕血与便血是上消化道出血的特征性表现。呕血必伴有黑粪,黑粪不一定伴有呕血。血液在胃内停留时间较长,经胃酸作用,生成酸性血红蛋白,则变成咖啡渣样。在肠道内停留时间较长,与肠道内的硫化氢反应生成硫化铁,则变成黑色。一般而言,回肠以下部位出血则多为鲜血便。呕血与便血的颜色、伴随症状,取决于出血的部位、量及血液在消化道内停留的时间。下消化道出血的典型表现是便血,患者常排出暗红色或果酱样粪便,出血部位越接近肛门,粪便的颜色越近鲜红,甚至会出现血便。

(1)出血量的判断:①粪便隐血试验阳性,提示消化道出血量在5ml以上;②出现黑粪,提示消化道出血量在 60ml 以上;③出现呕血,表明胃内潴留的血液至少为 250~300 ml;④患者除呕血和黑粪外,无全身症状,提示本次出血量不超过 400ml;⑤若患者呕血和黑粪,且伴有头晕、乏力、口渴、心悸、皮肤和黏膜苍白、脉搏增快、尿量减少、血压开始下降等,提示出血量在 500~1000ml;⑥若出现周围循环衰竭甚至失血性休克表现,提示出血量在 1000 ml 以上。

(2)出血是否停止的判断:下列征象提示继续出血:①反复呕血及黑粪次数增多,肠鸣音亢进;②经补液、输血而周围循环衰竭不能改善;③红细胞、血红蛋白继续下降,血尿素氮持续升高。下列征象提示出血停止:①经数小时观察,无呕血与便血,而且脉搏、血压平稳;②患者一般情况稳定并逐渐好转。

重点提示

呕血和便血是上消化道出血的特征性表现;便血是下消化道出血的表现。

3. 心理社会状况　长期或大量出血,易引起患者紧张和恐惧心理。

4. 辅助检查　检查血象、尿液有无变化,检查血尿素氮有无异常。

(二)护理诊断/问题

1. 有体液不足的危险　与消化道大量出血有关。

2. 恐惧　与担心出血危及生命及再出血有关。

(三)护理措施

1. 一般护理

(1)休息与体位:消化道大量出血时,患者应取去枕平卧体位,绝对卧床休息。呕血时,头偏向一侧,以防误吸。保持环境安静,避免刺激。

(2)饮食护理:消化性溃疡伴小量出血,一般不需禁食,可摄少量温凉的流质食物,如牛奶、面汤、米汤等,以中和胃酸,待病情稳定后可由流质、半流质改为普通饮食。严重呕血或呕血伴剧烈呕吐时,应暂禁食 8~12h,通过静脉补给营养。

2. 病情观察　严密观察生命体征,观察出血是否停止,如有循环衰竭或再出血表现,应及时报告医生。

3. 对症护理　对大量出血患者,应遵医嘱采取各种抢救措施:如立即配血,迅速建立静脉通路,输血、输液、应用止血药;对食管和胃底静脉出血者需要应用三腔两囊管压迫止血,持续压迫时间最长不超过 24h;急性胃出血者,需协助进行纤维胃镜直视下止血。

4. 心理护理　安慰患者,消除紧张、恐惧心理,有利于止血。及时清除呕血或便血后的血迹、污物,以减少对患者的不良刺激。

(四)健康指导

疾病知识指导　向患者及家属宣传引起呕血与便血的原因、预防措施和护理要点等;指导患者积极治疗原发病,避免进食粗糙的食物;生活规律,保持轻松愉快的心情。

五、黄　疸

黄疸是指由于胆红素代谢障碍致血中胆红素浓度增高,从而使皮肤、黏膜、巩膜出现黄染的现象。正常血清总胆红素为 1.7~17.1μmol/L,超过 34.2μmol/L 时,临床上即可观察到黄疸。根据病因不同,可分为溶血性、肝细胞性和胆汁淤积性黄疸 3 种。

（一）护理评估

1. 致病因素

（1）溶血性黄疸：异型输血、自身免疫性溶血、新生儿溶血等。

（2）肝细胞性黄疸：病毒性肝炎、中毒性肝炎、药物性肝炎、肝硬化、肝癌、肝脓肿、钩端螺旋体病等。

（3）胆汁淤积性黄疸：胆囊炎、胆石症、胰腺炎、胰腺癌等。

2. 身体状况

（1）部位：黄疸在巩膜和软腭出现较早，颜面及前胸次之。

（2）速度：急骤出现的黄疸见于急性肝炎、胆囊炎、胆石症和大量溶血；缓慢发生的黄疸常为癌性黄疸。

（3）颜色：溶血性黄疸皮肤黏膜常呈浅柠檬色；急性肝细胞性黄疸多为金黄色；胆汁淤积引起的黄疸为暗黄色，严重时为黄绿色。

（4）伴随症状：①黄疸伴食欲缺乏、恶心、呕吐、肝区轻度胀痛，多见于急性病毒性肝炎；②伴体重减轻和恶液质多见于癌症；③伴右上腹阵发性绞痛多见于胆石症；④伴发热、寒战、腰部酸痛和酱油色尿应警惕急性溶血；⑤伴脂肪性腹泻、白陶土样便、皮肤瘙痒、出血倾向时，应考虑胆汁淤积性黄疸。

> **重点提示**
>
> 黄疸伴右上腹阵发性绞痛多见于胆石症；伴寒战、高热、腰部酸痛和酱油色尿应警惕急性溶血；伴脂肪性腹泻、白陶土样便、皮肤瘙痒、出血倾向时，应考虑胆汁淤积性黄疸。

3. 心理社会状况　患者常因巩膜、体表皮肤发黄而产生病情严重的预感，心情抑郁。

4. 辅助检查　测定血清胆红素、ALT 和 AST、碱性磷酸酶等以了解黄疸的原因。

（二）护理诊断/问题

1. 有皮肤完整性受损的危险　与胆盐刺激皮肤引起瘙痒，患者搔抓有关。

2. 焦虑　与黄疸导致皮肤瘙痒、形象改变有关。

（三）护理措施

1. 一般护理　应给予低脂、清淡易消化、富含维生素饮食。蛋白质供应视肝功能而定，戒除烟酒。保持大便通畅，促进毒素排泄。

2. 病情观察　注意患者的尿色、粪色和皮肤、巩膜黄染的动态变化，伴随症状、诱因或病因有无消除，已采取的措施及疗效如何等。

3. 对症护理　对有皮肤瘙痒者，应常用温水清洗，保持皮肤清洁。局部涂擦炉甘石洗剂等止痒药来减轻症状。瘙痒严重者可遵医嘱应用氯苯那敏（扑尔敏）、盐酸异丙嗪等。患者要及时修剪指甲，或在睡觉时戴手套，以免抓破皮肤。

4. 心理护理　向患者解释黄疸发生的有关知识及注意事项，减轻患者因为黄疸导致形象改变而引起的焦虑情绪，鼓励患者树立信心，顺利度过黄疸期。

讨论与思考

1. 如何评估呕吐的特征？
2. 如何用非药物方法缓解腹痛？
3. 腹泻患者肛周皮肤护理有何要求？

(李蕾芳)

第二节　胃炎患者的护理

> ✚　**案例分析**
>
> 　　患者,女,42 岁,间断性发作中上腹部饱胀不适、反酸、嗳气、腹痛 5 年,每次发作均与饮食不当有关,口服药物后能缓解。患者于 1h 前饱餐后突然感到腹胀、疼痛难忍伴恶心、呕吐。入院后心情紧张、焦虑,对所患疾病有一定了解。
>
> 　　请分析:为进一步明确病因还需做何检查? 主要护理诊断是什么? 相关护理措施有哪些?

　　胃炎(gastritis)是由各种原因引起的胃黏膜的炎症,常伴有胃上皮损伤和细胞再生,是最常见的消化道疾病之一。临床上按发病急缓和病程长短,一般将胃炎分为急性胃炎和慢性胃炎。

一、急 性 胃 炎

　　急性胃炎(acute gastritis)是胃黏膜的急性炎症,起病比较急,常表现为上腹部不适等症状;内镜检查可见胃黏膜有充血、水肿、糜烂、出血等改变,甚至有一过性浅表溃疡形成。按病因和病理变化不同,急性胃炎可分为急性单纯性胃炎、急性糜烂出血性胃炎、急性腐蚀性胃炎、急性化脓性胃炎。急性单纯性胃炎是指主要为理化因素和感染引起的胃黏膜急性炎症;急性糜烂出血性胃炎,是以胃黏膜多发性糜烂为特征的急性胃黏膜病变,常伴有胃黏膜出血和一过性浅表溃疡形成。临床上比较常见的是急性单纯性胃炎和急性糜烂出血性胃炎,下面以此两型作为重点学习内容。

(一)护理评估

1. 致病因素

　　(1)感染:为急性单纯性胃炎的常见病因,多由进食被细菌和细菌毒素污染的食物而发病。常见致病菌为沙门菌、嗜盐菌、致病性大肠埃希菌以及金黄色葡萄球菌、肉毒杆菌毒素,伴肠道感染时称为急性胃肠炎。

　　(2)理化因素:进食过热、过冷、过于粗糙的食物、浓茶、浓咖啡、辣椒、烈酒等,服用某些药物如阿司匹林、吲哚美辛、铁剂或氯化钾口服液等,均可破坏胃黏膜屏障,造成胃黏膜损伤和炎症,引起急性单纯性或糜烂出血性胃炎。

　　(3)应激:严重创伤、大面积烧伤、大手术、严重的脏器病变、颅内病变、败血症等,可使胃黏膜缺血、缺氧、黏液和碳酸氢盐分泌减少,导致胃黏膜屏障破坏和 H^+ 反弥散进入黏膜,引起胃黏膜糜烂和出血。

　　(4)其他:精神因素、胃区放射治疗、机体变态反应等,亦可引起急性胃炎。

重点提示

评估时注意询问患者的饮食、用药情况,有无烟酒嗜好,饮酒的量、种类,了解患者身心是否遭受重创。

2. 身体状况 起病急,症状轻重不一,不同类型的急性胃炎临床表现也不同。

(1)急性单纯性胃炎:由感染因素所致者,多在进食被污染食物24h内发病。主要表现为上腹不适、疼痛、食欲减退、恶心、呕吐。由沙门菌、金黄色葡萄球菌及其毒素致病者起病更快,病情较重,多伴有水样腹泻、畏寒、发热,严重者有脱水、酸中毒或休克等。

(2)急性糜烂出血性胃炎:轻者大多无明显症状,或仅有上腹不适、腹部隐痛、腹胀、食欲减退等消化不良的表现;胃部常有少量出血,为间歇性、可自止,但也可发生大出血引起呕血和(或)黑粪。持续少量渗血可导致贫血。体检上腹部可有轻压痛。

重点提示

急性糜烂出血性胃炎常有少量出血,也可发生大出血引起呕血和(或)黑粪。

3. 心理社会状况 因起病急,上腹部不适,伴有呕血和(或)黑粪,易使患者紧张不安。若是急性应激导致大量出血,患者及其家属常出现焦虑及恐惧等心理。

4. 实验室及其他检查

(1)血象:由细菌感染者白细胞轻度增加;急性糜烂性胃炎出血量大者,红细胞和血红蛋白下降。

(2)粪便检查:有胃黏膜出血者粪便隐血试验阳性。

(3)细菌培养:由感染所致者呕吐物、粪便可发现致病菌。

(4)纤维胃镜检查:具有确诊意义,一般应在消化道出血发生后24~48h内进行,因为病变(尤其是非甾体类抗炎药或乙醇引起者)可在短期内消失。镜下可见以弥漫分布的多发性糜烂、出血灶和浅表溃疡为特征的急性胃黏膜损害。

(二)治疗要点

1. 积极消除病因和治疗原发病

2. 抗生素的应用 一般不需使用,细菌感染致发热和血液白细胞总数增高者,可选用吡哌酸、氨苄西林、庆大霉素、呋喃唑酮等,口服或静脉滴注。

3. 对症治疗 腹痛者可给阿托品或山莨菪碱;脱水时,注意补充水和电解质,根据情况补碱,纠正酸中毒;有呕血、黑粪时,按上消化道大量出血治疗原则采取综合性措施进行处理。

4. 其他治疗 使用H_2受体拮抗药、质子泵抑制药抑制胃酸分泌,或用硫糖铝和米索前列醇等保护胃黏膜。

(三)护理诊断/问题

1. 营养失调,低于机体需要量 与食欲缺乏、消化不良、呕吐等有关。

2. 焦虑 与消化道出血有关。

3. 潜在并发症 上消化道大量出血。

4. 知识缺乏 缺乏与本病相关的病因及防治知识。

(四)护理措施

1. 一般护理

(1)休息与活动:提供安静、舒适的环境,减少活动量,急性应激引起者应卧床休息;关心、安慰患者,保证身心得以充分的松弛和休息。

(2)饮食护理:进食应定时、有规律,少食多餐,不可暴饮暴食;一般进少渣、温热、半流质饮食;如有少量出血可给予牛奶、米汤等流质饮食中和胃酸,有利于胃黏膜的修复;急性大出血或呕吐频繁时应禁食;疾病恢复期鼓励患者进食有营养、易消化的软食。

2. 病情观察　观察患者有无上腹痛、饱胀不适、恶心、呕吐和食欲缺乏等消化不良的表现。密切观察上消化道出血的征象,如有无呕血和(或)黑粪等。监测粪便隐血检查结果,以便及时发现病情变化。评估粪便检查和纤维胃镜检查结果,以便及时了解病情变化。

3. 用药护理　禁用或慎用对胃黏膜有刺激的药物,如阿司匹林、吲哚美辛等;指导患者正确服用抑制胃酸分泌和保护胃黏膜的药物;对呕吐频繁、出血量大者,应立即建立静脉通路,按医嘱输液、补充电解质,必要时输血,以保证患者的有效循环血容量。

4. 心理护理　患者紧张、焦虑可诱发胃黏膜缺血,使病情加重,所以护理人员应向患者耐心说明有关急性胃炎的基本知识,说明只要及时治疗和有效的护理,均能获得满意疗效。安慰患者,减轻患者紧张、焦虑心理,以利于疾病康复。

(五)健康指导

1. 疾病知识指导　向患者及其家属介绍有关急性胃炎的基本知识和预防方法,并根据患者的具体情况有针对性地进行指导。

2. 生活指导　避免使用对胃黏膜有刺激性的药物如阿司匹林、吲哚美辛等,必须使用时应同时服用制酸剂;乙醇具有亲脂性和溶脂性能,能破坏胃黏膜屏障,引起上皮细胞损害、黏膜出血和糜烂,所以嗜酒者应戒酒;进食要有规律,避免过冷、过热、辛辣等刺激性食物及浓茶、咖啡等饮料;保持轻松愉快的心情。

二、慢 性 胃 炎

慢性胃炎(chronic gastritis)是由多种原因引起的胃黏膜的慢性炎症性病变,是一种常见病,其发病率在各种胃病中居首位。男性稍多于女性,任何年龄均可发生,但随年龄增长,发病率逐渐升高。

(一)护理评估

1. 致病因素　慢性胃炎的病因尚未阐明,主要病因有以下几方面。

(1)幽门螺杆菌(Hp)感染:目前认为 Hp 感染是慢性胃炎最主要的病因。Hp 可长期定居于胃窦黏膜小凹处及其邻近上皮表面繁衍,不易去除,Hp 可直接侵袭胃黏膜,能够分泌尿素酶,分解尿素产生 NH_3,一方面中和胃酸,另一方面损伤上皮细胞。Hp 分泌的空泡毒素蛋白可使上皮细胞损伤,细胞毒素相关基因蛋白能引起强烈的炎症反应,Hp 菌体胞壁可作为抗原产生免疫反应。

重点提示

慢性胃炎最主要的病因是幽门螺杆菌的感染。

（2）自身免疫：损伤后的壁细胞可作为自身抗原刺激机体的免疫系统而产生相应的壁细胞抗体和内因子抗体，致壁细胞数减少，胃酸分泌减少甚至缺失，以及内因子分泌丧失引起的维生素 B_{12} 吸收不良，导致恶性贫血。

（3）饮食和环境因素：如长期饮浓茶、酒、咖啡，食用过热、过冷、过于粗糙的食物，可损伤胃黏膜。流行病学研究还显示，饮食中缺乏新鲜蔬菜水果与胃黏膜萎缩关系密切。

（4）其他因素：服用非甾体类抗炎药、十二指肠液的反流等也可引起胃黏膜的损伤，导致慢性胃炎发生。老年人易发生慢性萎缩性胃炎，可能与胃黏膜退行性变、血供不足致营养不良、分泌功能低下，以及黏膜屏障功能减退等因素有关。一些理化因子如饮酒、刺激性饮食和生物性因子长期反复作用于胃黏膜也会使之发生炎症并持续不愈。此外，慢性右心衰竭、肝硬化门静脉高压，以及尿毒症等疾病时也使胃黏膜易于受损。

2. 身体状况　慢性胃炎起病缓慢，病程迁延，常反复发作，缺乏特异性症状。由幽门螺杆菌感染引起的慢性胃炎患者多数无症状；部分患者有上腹不适、腹部隐痛、腹胀、食欲减退、恶心和呕吐等消化不良的表现；少数患者可有少量上消化道出血；自身免疫性胃炎患者可出现明显厌食、体重减轻和贫血。体格检查可有上腹部轻压痛。

重点提示

慢性胃炎患者症状轻重与胃黏膜病变程度并不一致，评估时应特别注意。

3. 分类及分型　慢性胃炎分为浅表性（又称非萎缩性）、萎缩性和特殊类型三大类。慢性萎缩性胃炎又分为多灶萎缩性胃炎和自身免疫性胃炎两大类。多灶萎缩性胃炎病变以胃窦为主，多由幽门螺杆菌感染引起，相当于以往命名的 B 型胃炎；自身免疫性胃炎病变主要位于胃体部，相当于以往命名的 A 型胃炎。特殊类型胃炎种类很多，如感染性胃炎、化学性胃炎等，临床上较少见。

4. 心理社会状况　慢性胃炎因病程迁延，疗效不佳，易使患者产生烦躁、焦虑等不良情绪。少数患者因出现明显畏食、贫血、呕血、黑粪、体重减轻及害怕"癌变"而出现恐惧心理。

5. 辅助检查

（1）纤维胃镜及活组织检查：是诊断慢性胃炎最可靠的方法。慢性浅表性胃炎可见红斑（点、片状或条状）、黏膜粗糙不平、出血点或出血斑；慢性萎缩性胃炎可见黏膜呈颗粒状、黏膜血管显露、色泽灰暗、皱襞细小。

（2）幽门螺杆菌检测：对慢性胃炎患者做 Hp 检测是必要的。目前临床上可做血清 Hp 抗体测定、活检标本培养、涂片或尿素酶试验检测出 Hp。此外，可做 ^{13}C-或 ^{14}C-尿素呼气试验，敏感度和特异性均高。

（3）血清学检查：自身免疫性胃炎者，抗壁细胞抗体和抗内因子抗体可呈阳性，血清促胃液素水平明显升高。多灶萎缩性胃炎者，血清促胃液素水平正常或偏低。

（4）胃液分析：自身免疫性胃炎均有胃酸缺乏。多灶萎缩性胃炎胃酸正常，偶有增多，大量 G 细胞丧失，则胃酸分泌降低。

（二）治疗要点

治疗原则是积极祛除病因，根除幽门螺杆菌感染，对症处理，防治癌前病变。

1. 病因治疗

（1）根除幽门螺杆菌感染：目前多采用的治疗方案是以胶体铋剂或质子泵抑制药为基础加上 2 种抗生素的三联治疗方案。如常用奥美拉唑或枸橼酸铋钾，与阿莫西林及甲硝唑或克拉霉素 3 种药物联用，2 周为 1 个疗程。治疗失败后再治疗比较困难，可换用 2 种抗生素，或采用胶体铋剂和质子泵抑制药合用的四联疗法。

（2）其他病因治疗：因非甾体类抗炎药引起者，应立即停药并给予制酸药或硫糖铝；因十二指肠液反流引起者，应用硫糖铝或氢氧化铝凝胶吸附胆汁；因胃动力学改变引起者，应给予多潘立酮或莫沙必利等。

2. 对症处理　有胃酸缺乏和贫血者，可用胃蛋白酶合剂等以助消化；对于上腹胀满者，可选用胃动力药、理气类中药；有恶性贫血时可肌内注射维生素 B_{12}。

3. 胃黏膜异型增生的治疗　异型增生为癌前病变，应定期随访，给予高度重视。对不典型增生者可给予维生素 C、维生素 E、β 胡萝卜素、叶酸和微量元素硒预防胃癌的发生；对已经明确的重度异型增生可手术治疗，目前多采用内镜下胃黏膜切除术。

（三）护理诊断/问题

1. 疼痛　上腹部痛与胃黏膜的炎性病变有关。

2. 营养失调，低于机体需要量　与胃黏膜的炎性病变所致的食物摄入、吸收障碍有关。

3. 焦虑　与病程迁延不愈有关。

4. 知识缺乏　缺乏慢性胃炎的自我护理知识。

5. 潜在并发症　癌变。

（四）护理措施

1. 一般护理

（1）休息与活动：急性发作或伴有消化道出血的患者，应卧床休息，提供充足的休息时间，便于病人舒适的睡眠和放松，并满足病人的生活需求。胃炎恢复期生活要有规律，注意身心休息，劳逸结合，避免情绪紧张和过度劳累。

（2）饮食护理：①饮食原则是：少量多餐，高热量、高蛋白、高维生素、易消化饮食，避免摄入过咸、过甜、过辣的刺激性食物。急性发作期患者可给予无渣、半流质的温热饮食，如患者有少量出血可给予牛奶、米汤等，以中和胃酸，促进黏膜的恢复。②胃酸低者可适当食用刺激胃酸分泌或酸性的食物，如浓肉汤、鸡汤、山楂、食醋等；胃酸高者应指导患者避免食用酸性和多脂肪食物，可进食牛奶、菜泥、面包等。③鼓励患者养成良好的饮食习惯，进食应规律，少食多餐，细嚼慢咽。④避免摄入过冷、过热、过咸、过甜、辛辣和粗糙的食物，戒除烟酒。⑤提供舒适的进餐环境，改进烹饪技巧，保持口腔清洁卫生，以促进患者的食欲。

重点提示

　　饮食护理是慢性胃炎患者护理的重点内容，应认真评估患者的营养状况，制订合理的饮食计划。

2. 病情观察　严密观察患者腹痛的部位、性质、程度及其变化情况，观察呕吐物和粪便的颜色、量及性状，对急性腹痛者，还应观察生命体征的改变，对慢性腹痛患者应监测体重及大便隐血试验，如发现异常，尽快报告医生。

3. 对症护理　运用疼痛的评估方法，评估病人是否需要止痛药或其他止痛措施。遵医嘱应用局部热敷、针灸、按摩，或止痛药物等缓解上腹部的疼痛，评价止痛药的效果并观察可能出现的不良反应。如疼痛不缓解或病人主诉近期疼痛与以往有明显的变化，应及时报告医生。

4. 用药护理　遵医嘱用药，并应注意观察药物疗效及不良反应。

(1)枸橼酸铋钾：宜在餐前半小时服用，因其在酸性环境中方起作用；服药时要用吸管直接吸入，防止将牙齿、舌染黑；部分患者服药后出现便秘或黑粪，少数患者有恶心、一过性血清转氨酶升高，停药后可自行消失，极少数患者可能出现急性肾衰竭。

(2)抗菌药物：服用阿莫西林前应详细询问患者有无青霉素过敏史，用药过程中要注意观察有无过敏反应的发生；服用甲硝唑可引起恶心、呕吐等胃肠道反应及口腔金属味、舌炎、排尿困难等不良反应，宜在餐后半小时服用。

(3)多潘立酮及西沙必利：应在餐前服用，不宜与阿托品等解痉药合用。

5. 心理护理　向患者解释忧虑、焦急的情绪会诱发和加重病情，帮助患者树立信心，消除焦虑、恐惧心理，配合治疗。

(五)健康指导

1. 疾病知识指导　向病人及家属讲解病因，指导如何避免诱发因素。向病人及其家属强调饮食方式对防止疾病再发的意义，指导病人建立良好的饮食卫生习惯。还应向病人讲明嗜烟、酒的危害，建议戒除，并请家属协助病人戒除。

2. 用药指导　介绍出院后常用药物的名称、药物作用、服药的时间、方法和剂量。

3. 病情监测指导　告知病人及家属急性胃炎应及时治疗，预防复发，防止发展为慢性胃炎。慢性胃炎患者要坚持定期门诊复查。

讨论与思考

1. 急性胃炎的常见病因有哪些？
2. 如何通过药物方法根除幽门螺杆菌感染？
3. 慢性胃炎患者的饮食护理有何要求？
4. 如何对慢性胃炎患者进行健康指导？

(李蕾芳)

第三节　消化性溃疡患者的护理

案例分析

患者，女，33岁，4年前开始反复上腹痛，餐前出现，餐后缓解，今晨突然出现剧烈腹痛来诊。查体：体温38.9℃，血压84/40mmHg，上腹部压痛、反跳痛及肌紧张，肠鸣音减弱，红细胞 $4.2\times10^{12}/L$，白细胞 $22\times10^9/L$，入院后，病人紧张、焦虑、烦躁不安。

请分析：为进一步明确病因还需做何检查？主要的护理诊断有哪些？相关护理措施有哪些？

消化性溃疡(peptic ulcer)主要指发生在胃和十二指肠的慢性溃疡，即胃溃疡(gastric ulcer,GU)和十二指肠溃疡(duodenal ulcer,DU)，因溃疡的形成与胃酸和胃蛋白酶的消化作用有关,故称为消化性溃疡。临床上 DU 较 GU 多见,两者之比约为 3∶1。DU 好发于青壮年,而 GU 多见于中老年,后者发病高峰较前者约迟 10 年。男性多于女性。消化性溃疡的发作有季节性,秋冬之交和冬春之交多见。

一、病因和发病机制

胃溃疡、十二指肠溃疡的病因较为复杂,概括来说,溃疡的形成是对胃、十二指肠黏膜的保护因素和损害因素的关系失调所致。当损害因素增加和(或)保护因素削弱时,即可导致溃疡发生。GU 的发生主要与保护作用减弱有关,而 DU 的发生主要是损害作用增强所致。

(一)损害因素

1. 幽门螺杆菌(Hp)感染　Hp 感染为消化性溃疡的主要病因。Hp 感染改变了黏膜侵袭因素与防御因素之间的平衡,因一方面诱发局部炎症和免疫反应,降低了局部黏膜防御/修复因素;另一方面,增加促胃液素和胃酸的分泌,增强了侵袭因素,从而造成胃、十二指肠黏膜损害和溃疡形成。根除 Hp 可促进溃疡愈合和显著降低溃疡复发率。

2. 胃酸和胃蛋白酶　消化性溃疡的最终形成是由于胃酸-胃蛋白酶自身消化所致。DU 患者的基础和刺激后胃酸排出量常大于正常人,而 GU 患者的基础和刺激后胃酸排出量多属正常或低于正常人。胃酸由胃体壁细胞所分泌,胃酸的分泌量与壁细胞总数(PCM)有关,DU 患者平均 PCM 可达正常人 1.5~2 倍。另外,壁细胞对刺激物的敏感性增加;胃酸分泌的正常反馈抑制机制缺陷和迷走神经张力增高等因素也与 DU 患者胃酸分泌增多有关。

此外,胃蛋白酶的蛋白水解作用与胃酸的腐蚀作用一样,是引起消化性溃疡形成和组织损伤的组成部分。胃蛋白酶的生物活性取决于胃液 pH,胃液的 pH>4 时,胃蛋白酶失去活性,因此,胃酸的存在是溃疡发生的决定性因素,而胃酸和胃蛋白酶的综合作用更具有侵袭力。

3. 非甾体抗炎药　一些药物对胃、十二指肠黏膜具有损害作用,其中以非甾体抗炎药(NSAID)如阿司匹林、吲哚美辛、布洛芬等最为显著。长期摄入 NSAID 可诱发消化性溃疡、妨碍溃疡愈合、增加溃疡复发率和出血、穿孔等并发症的发生率。NSAID 损伤胃、十二指肠的原因除药物直接作用外,主要通过抑制依前列醇的合成,削弱前列腺素对黏膜的保护作用。

4. 胃、十二指肠运动异常　部分 DU 患者胃排空较正常人快,尤其是液体排空。这使十二指肠壶腹部的酸负荷量增大,黏膜易遭受损伤。部分 GU 患者存在胃运动障碍,表现为胃排空延缓和十二指肠-胃反流,这不大可能是 GU 的原发病因,但可加重 Hp 感染或增加 NSAID 对胃黏膜的损伤。

5. 应激和心理因素　急性应激可引起应激性溃疡。临床观察表明长期精神紧张、焦虑或情绪激动的人易患消化性溃疡。应激和心理因素可引起大脑皮质功能紊乱,使迷走神经异常兴奋和肾上腺皮质激素分泌增加,导致胃酸和胃蛋白酶分泌增多,促使溃疡形成。

6. 吸烟　研究证明吸烟可增加消化性溃疡的发病率,吸烟影响溃疡的愈合、促进溃疡复发和增加溃疡并发症发生率,但机制尚不明确。

(二)保护因素

1. 胃黏液-黏膜屏障　正常情况下,胃黏膜由其上皮分泌的黏液所覆盖,黏液与完整的上皮细胞膜及细胞间连接形成一道防线,称为黏液-黏膜屏障。十二指肠壶腹部黏膜也具有这种屏障,该屏障可以阻碍胃内 H^+ 反弥散入黏膜。

2. 黏膜的血液循环和上皮细胞的更新　胃、十二指肠黏膜的良好血液循环和上皮细胞强大的再生能力,对黏膜的完整性起着重要作用。

3. 前列腺素 外来及内在的前列腺素对黏膜细胞有保护作用,能促进黏膜的血液循环、促进胃黏膜上皮细胞分泌黏液及 HCO_3^-,是增进黏膜上皮更新,维持黏膜完整性的一个重要因素。

(三)其他因素

1. 遗传因素 对孪生儿观察表明,单卵双胎同胞发生溃疡的一致性高于双卵双胎;在一些罕见的遗传综合征中,消化性溃疡是其临床表现的一部分。

2. 饮食 饮食与消化性溃疡的关系不十分明确。刺激性饮料可刺激胃酸分泌,产生消化不良症状,但无充分证据表明长期饮用会增加溃疡发生的危险性。

二、护理评估

(一)致病因素

Hp 感染为消化性溃疡的主要病因,胃酸-胃蛋白酶在消化性溃疡发病中起决定性作用,但 GU 和 DU 的病因各有侧重,前者的发生侧重于保护因素的削弱,而后者的发生则侧重于损害因素的增强。

重点提示

> 评估时注意询问患者有关疾病的诱因和病因,如发病是否与饮食不规律或情绪激动有关;询问疼痛发作时的情况,包括与进餐的关系,是否伴随恶心、呕吐等消化道症状,有无呕血、黑粪等并发症表现;既往是否已经确诊,此次发作与既往有无不同,曾做过何种检查和治疗,结果如何。

(二)身体状况

消化性溃疡临床表现不一,部分患者可无症状,或以出血、穿孔等并发症为首发症状。多数消化性溃疡在临床上以慢性病程、周期性发作、节律性上腹痛为特点,一般秋冬和冬春之交发病,容易复发。

1. 症状

(1)上腹痛:是消化性溃疡的主要症状。其疼痛性质、部位、疼痛时间、持续时间等依溃疡部位的不同而有其特殊性(表4-1)。

表4-1 DU 和 GU 的疼痛比较

	胃溃疡	十二指肠溃疡
疼痛性质	烧灼或痉挛感	钝痛、灼痛、胀痛或剧痛,也可饥饿样不适
疼痛部位	剑突下正中或偏左	上腹正中或稍偏右
疼痛发作时间	进食后 $1/2\sim1h$,疼痛较少发生于夜间	进食后 $1\sim3h$ 至下次进餐前缓解,又称空腹痛、饥饿痛;部分患者发生在午夜至凌晨 1 时左右,又称夜间痛
疼痛持续时间	$1\sim2h$	餐后 $2\sim4h$,至下次进餐止
一般规律	进食-疼痛-缓解	疼痛-进食-缓解

GU 的疼痛节律为进食-疼痛-缓解,DU 的疼痛节律为疼痛-进食-缓解。

(2)其他:部分病例无上述典型症状,仅表现为无规律的上腹隐痛不适,伴反酸、嗳气、厌食等消化不良的症状,多见于 GU 病例。也可有失眠、多汗等自主神经功能失调的症状。

2. 体征　缓解期多无明显体征,发作时有剑突下固定而局限的压痛点。少数患者可因慢性失血或营养不良而有贫血、消瘦。

3. 特殊类型的消化性溃疡

(1)无症状性溃疡:部分消化性溃疡患者(15%～35%)可无任何症状。多在因其他疾病做内镜或 X 线钡剂检查时被发现,或当发生出血、穿孔等并发症时被发现。这类消化性溃疡见于任何年龄,但以老年人为多见。

(2)老年人消化性溃疡:临床表现多不典型,无症状或症状不明显者比率较高,疼痛多无规律,食欲缺乏、恶心、呕吐、体重减轻、贫血等症状较突出。

(3)复合性溃疡:指胃和十二指肠同时发生的溃疡,检出率约占全部消化性溃疡的 5%。DU 往往先于 GU 出现。复合性溃疡幽门梗阻的发生率较单独 GU 或 DU 为高。

(4)幽门管溃疡:缺乏典型溃疡的周期性和节律性疼痛,餐后上腹痛多见,对抗酸药反应差,容易出现呕吐或幽门梗阻,穿孔或出血等并发症也较多。

(5)球后溃疡:指发生于十二指肠壶腹部以下的溃疡。球后溃疡多具有十二指肠壶腹部溃疡的临床特点,但夜间疼痛和背部放射痛更为多见,对药物治疗反应较差,较易并发出血。

4. 并发症　出血、穿孔和幽门梗阻是消化性溃疡主要并发症,此外极少部分 GU 可发生癌变。

(1)上消化道出血:是消化性溃疡最常见的并发症,DU 比 GU 易发生。部分患者(15%～25%)以上消化道出血为首发症状。出血量与被侵蚀的血管大小有关,轻者表现为黑粪、呕血,重者出现周围循环衰竭,甚至低血容量性休克。

消化性溃疡最常见的并发症是上消化道出血。

(2)穿孔:急性穿孔是最严重的并发症。溃疡穿孔部位常位于十二指肠前壁或胃前壁。穿孔后肠内容物可渗入腹腔引起急性腹膜炎,主要表现为突发的剧烈腹痛,自上腹部开始,可迅速蔓延全腹,出现明显的腹肌紧张、腹部压痛和反跳痛,肝浊音界缩小或消失,肠鸣音减弱或消失,严重时可出现感染性休克。

(3)幽门梗阻:见于 2%～4% 的病例,主要由 DU 或幽门管溃疡引起。幽门梗阻使胃排空延迟,表现为上腹部饱胀,餐后疼痛加重,频繁呕吐宿食,严重时可引起水和电解质紊乱,常出现营养不良和体重减轻。

(4)癌变:少数 GU 可发生癌变,尤其是有长期慢性 GU 病史、45 岁以上、溃疡顽固不愈者。

(三)心理社会状况

了解病人工作或生活压力、情绪状况、对疾病的了解程度、病人的生活方式及饮食原则、是否缺乏有关疾病防治、自我护理方面的知识,另外,还应评估家属对本病的认识。

(四)实验室及其他检查

1. 胃镜检查　是确诊消化性溃疡首选的检查方法。胃镜检查不仅可对胃十二指肠黏膜直接观察、摄像,还可在直视下取活组织做病理学检查及幽门螺杆菌检测,对消化性溃疡的诊断及胃良、恶性溃疡鉴别诊断有重要意义。

2. X线钡剂检查　适用于对胃镜检查有禁忌或不愿接受胃镜检查者。溃疡的X线征象有直接征象和间接征象两种:龛影是直接征象,对溃疡有确诊价值;局部压痛、十二指肠球部激惹和球部畸形、胃大弯侧痉挛性切迹均为间接征象,仅提示可能有溃疡。

3. 幽门螺杆菌检测　Hp检测应列为消化性溃疡诊断的常规检查项目,因为有无Hp感染决定治疗方案的选择。可分为侵入性和非侵入性两类。常用的侵入性方法有:微需氧培养、聚合酶链反应(PCR)、快速尿素酶试验、组织学检查和黏膜涂片染色镜检等;非侵入性方法有:血清学检查和^{13}C-或^{14}C-尿素呼气试验等。

4. 胃液分析　GU病人胃酸分泌正常或稍低于正常,部分病人则胃酸分泌增高,但与正常人有很大的重叠,故胃液分析对消化性溃疡的诊断和鉴别诊断价值不大。

5. 血清胃泌素测定　一般仅在疑有胃泌素瘤时作鉴别诊断之用。

6. 粪便隐血试验　活动性消化性溃疡常有少量渗血,使粪便隐血试验阳性,经治疗1~2周内转阴。若GU患者粪便隐血试验持续阳性,应怀疑有癌变可能。

三、治疗要点

消化性溃疡的治疗目的在于消除病因,解除症状,愈合溃疡,减少复发和避免并发症。

(一)一般治疗

生活规律、劳逸结合、避免过度劳累和精神紧张、饮食上强调定时进餐,避免辛辣、过咸食物和刺激性饮料。

(二)药物治疗

近年来,由于H$_2$受体拮抗药问世和根除Hp治疗的广泛开展,药物治疗已成为消化性溃疡的主要治疗措施。

1. 消灭Hp的治疗　根除Hp可使多数Hp相关性溃疡患者完全达到治疗目的。根除Hp的治疗方案大体上可分为以质子泵抑制药(PPI)为基础和以胶体铋剂为基础的方案两大类。即一种PPI或一种胶体铋剂加上阿莫西林(或四环素)、甲硝唑(或替硝唑)、克拉霉素3种抗菌药物中的2种,组成三联疗法。接受高效抗Hp方案治疗根除率≥90%。

2. 抑制胃酸治疗　目前临床常用的有抗酸药和抑制胃酸分泌药两种,抗酸药主要是碱性制剂,抑酸药有H$_2$受体拮抗药(H$_2$RA)和质子泵阻滞药(PPI)两大类。

（1）碱性抗酸药：如氢氧化铝，具有中和胃酸的作用，可迅速缓解疼痛症状，但一般剂量难以促进溃疡的愈合，故目前多作为止痛的辅助用药。在餐后 1h 和睡前服用，避免与奶制品和酸性饮料同服。服用片剂宜嚼碎，乳剂宜摇匀。常见不良反应有骨质疏松、食欲缺乏、疲乏无力、便秘等。

（2）H_2 受体拮抗药（H_2RA）：能阻止组胺与其 H_2 受体相结合，使壁细胞分泌胃酸减少。常用药物有西咪替丁、雷尼替丁和法莫替丁。餐中或餐后即刻服用，或将一日剂量在睡前服用，与抑酸药联用时，两药须间隔 1h 以上。静脉给药应控制速度，避免低血压和心律失常。不良反应偶有精神异常、性功能紊乱、一过性肝损害、头痛、嗜睡、腹泻、皮疹等。

（3）质子泵阻滞药（PPI）：是已知的作用最强的胃酸分泌抑制药，以奥美拉唑为代表。这类药物可以抑制壁细胞分泌 H^+ 的最后环节 H^+-K^+-ATP 酶（质子泵），有效地减少胃酸分泌。其抑制胃酸分泌作用比 H_2RA 更强，且作用时间长。常用的药物有奥美拉唑、兰索拉唑等。不良反应少，偶有头痛、腹泻和皮疹。

3. 保护胃黏膜治疗　胃黏膜保护剂主要有 3 种，即硫糖铝、枸橼酸铋钾和前列腺素类药物。

（1）硫糖铝：作用机制主要是黏附覆盖在溃疡面上，阻止胃酸和胃蛋白酶继续侵袭溃疡面。它还可以促进局部内源性前列腺素的合成和刺激表皮生长因子分泌，对黏膜起保护作用。

（2）枸橼酸铋钾：具有与硫糖铝类似的作用机制外，还具有抗幽门螺杆菌的作用。常用药物为德诺。短期服用除舌苔发黑外很少有不良反应，为避免铋在体内蓄积，不宜长期服用。

（3）前列腺素：其抗溃疡作用主要表现在抑制胃酸分泌和增加胃、十二指肠液/碳酸氢盐分泌和增加黏膜血流的作用。主要不良反应是腹泻。

（三）手术治疗

对大量出血内科治疗无效、伴急性穿孔、瘢痕性幽门梗阻、内科治疗无效的顽固性溃疡和疑有癌变者采用手术治疗。

四、护理诊断/问题

1. 疼痛　上腹痛与胃酸刺激溃疡黏膜，导致黏膜化学性炎症有关。
2. 营养失调，低于机体需要量　与溃疡疼痛导致摄入量减少和消化、吸收障碍有关。
3. 潜在并发症　上消化道大量出血、穿孔、幽门梗阻。
4. 焦虑　与疾病反复发作、病程迁延不愈有关。
5. 知识缺乏　缺乏有关溃疡病病因和防治的知识。

五、护 理 措 施

（一）一般护理

1. 休息与活动　活动性溃疡病人或便隐血试验阳性病人应卧床休息数日。病情较轻的患者可边工作边治疗，注意劳逸结合，避免过度劳累。

2. 饮食　嘱病人定时进餐、饮食不宜过快过饱、少量多餐、避免餐间零食或睡前零食，建立正常消化活动的规律。进餐时应细嚼慢咽，以增加唾液分泌、稀释和中和胃酸。溃疡活动期可每天进餐 5~6 次，症状控制后，尽快恢复正常的饮食规律。食物选择应以清淡、易消化、富有营养的饮食为主，症状较重的病人可以面食为主，避免粗糙、过冷、过热、刺激性食物或饮料。

（二）病情观察

密切观察病人病情的变化,并指导和帮助病人减少或去除诱发和加重疼痛的因素,症状较重时需卧床休息,可使疼痛症状缓解。教会并指导病人用松弛术、局部热敷,也可以采用针灸和理疗等方法,以使腹痛减轻。有上消化道出血征象者,应及时报告医生,以便及时治疗。

（三）用药护理

指导病人遵医嘱正确服用药物,服抗酸药应在餐后 1h 及睡前服用,且避免与奶制品同时服用,以免两者相互作用形成络合物;H_2受体拮抗药应在餐中或餐后即刻服用,也可每日睡前服药,如需要同时服用抗酸药则两药间隔 1h 以上;硫糖铝宜在进餐前 1h 服用,可有便秘、口干、皮疹、眩晕等不良反应,因其糖含量高,糖尿病病人慎用;抗胆碱能药及胃动力药如多潘立酮、西沙必利等应在餐前 1h 及睡前 1h 服用。

（四）并发症的护理

1. 穿孔　急性穿孔时,禁食并胃肠减压,做好术前准备工作;慢性穿孔时,密切观察疼痛的性质,指导患者遵医嘱用药。

2. 幽门梗阻　观察患者呕吐物的性状,准确记录出入液量,重者禁食禁水、胃肠减压,及时纠正水、电解质、酸碱平衡紊乱。

3. 出血　出血患者的护理详见本章第八节。

（五）心理护理

紧张、焦虑可影响胃酸的分泌,因此,关心、安慰患者,耐心解释病情,消除其紧张焦虑情绪,有助于溃疡的愈合,减少复发。

六、健康指导

1. 疾病知识指导　溃疡病是常见的慢性病,向患者及其家属讲解有关消化性溃疡的知识,让他们了解诱发和加重溃疡的因素,养成良好的生活习惯,做到有效的自我预防及护理。①养成良好的饮食习惯和卫生习惯,少食多餐,避免暴饮暴食,戒烟戒酒,避免摄入刺激性食物;②生活要有规律,劳逸结合,保证充足的睡眠,避免过度紧张和劳累,选择适当的锻炼方式,提高自身抵抗力。

2. 用药指导　指导患者出院后遵医嘱服药,学会观察药物疗效及不良反应,不要随意停药或减药,避免复发。慎用或勿用阿司匹林、泼尼松及利血平等致溃疡的药物。

3. 病情监测指导　定期复查,有长期慢性胃溃疡病史,且年龄在 45 岁以上的病人,如出现上腹疼痛节律改变或加剧、或出现呕血、黑粪时应立即到门诊复查,警惕发生癌变。

讨论与思考

1. 消化性溃疡的临床特点及疼痛规律是什么？
2. 消化性溃疡有哪些并发症？
3. 消化性溃疡有哪些护理诊断和护理措施？
4. 消化性溃疡的药物护理的要点有哪些？

（李蕾芳）

第四节　肝硬化患者的护理

> ✚ **案例分析**
>
> 　　患者,男,64 岁。"感乏力、食欲减退、腹胀 1 年,加重 1 个月"入院。患者患慢性乙型肝炎 25 年,近 1 年来时感乏力、食欲减退、腹胀,且症状逐渐加重伴消瘦 1 个月。患者情绪不佳,担心病情愈后。护理体检:慢性病容,消瘦貌,胸壁、右上肢可见 3 颗蜘蛛痣,肝区无压痛,肝右肋下 1cm,质中等硬,边缘不齐,脾肋下 4cm,无压痛,腹部移动性浊音(+)。
>
> 　　请分析:该患者可能患有什么病? 诊断依据有哪些? 为进一步明确诊断,还需做哪些检查? 该患者主要护理诊断是什么? 如何护理腹水患者?

　　肝硬化是一种由不同病因引起的慢性、进行性、弥漫性肝病。病理特点为广泛的肝细胞变性坏死、再生结节形成、纤维组织增生,导致正常肝小叶结构破坏和假小叶形成。临床上以肝功能损害和门静脉高压为主要表现,晚期常出现消化道出血、肝性脑病等严重并发症。肝硬化是常见疾病,世界各国的发病率在(25~400)/10 万,发病高峰年龄为 35~50 岁,以男性多见。

一、护理评估

(一)病因

　　1. **病毒性肝炎**　是我国肝硬化最常见的病因,主要为乙型、丙型和丁型肝炎病毒感染,常经过慢性肝炎阶段演变而来,故称为肝炎后肝硬化。

　　2. **慢性酒精中毒**　长期大量饮酒,每日摄入乙醇 80g 达 10 年以上者,乙醇及其中间代谢产物(乙醛)的毒性作用,引起酒精性肝炎,继而发展为肝硬化。

　　3. **胆汁淤积**　持续肝内胆汁淤积或肝外胆管阻塞时,可引起胆汁性肝硬化。

　　4. **药物或化学毒物**　长期服用对肝脏有毒的药物,如双醋酚汀、甲基多巴等,或长期接触某些化学毒物,如磷、砷、四氯化碳等,可引起中毒性肝炎,最终演变为肝硬化。

　　5. **其他因素**　循环障碍、日本血吸虫病、遗传、代谢性疾病、营养障碍、免疫紊乱等也可引起肝硬化。部分病例发病原因一时难以确定,称为隐源性肝硬化。

(二)身体状况

　　肝硬化起病隐匿,病情进展较缓慢,可潜伏 3~5 年或更长时间。少数患者在短期内因大片肝坏死,3~6 个月即发展成肝硬化。临床上根据病情发展分为肝功能代偿期和失代偿期,但两期分界不明显。

　　1. **肝功能代偿期**　此期症状轻,缺乏特异性。以乏力、食欲缺乏出现较早且较突出,可伴有恶心、呕吐、厌油腻、腹胀、上腹隐痛及腹泻等。症状多呈间歇性,常因劳累或伴发病而出现,经休息或治疗后可缓解。患者营养状况一般或消瘦,肝轻度大、质地偏硬,脾轻中度肿大。此期肝功能多正常或轻度异常。

　　2. **肝功能失代偿期**　症状明显,主要为肝功能减退和门静脉高压两大表现。

　　(1)肝功能减退的表现

　　全身症状:患者一般情况及营养状况较差,表现为消瘦、乏力、精神萎靡,皮肤干枯粗糙,面色灰暗(肝病面容),可有不规则热、夜盲、舌炎、口角炎、水肿等。

消化系统症状:由于肝硬化门脉高压时胃肠道淤血水肿、消化吸收功能紊乱和肠道菌群失调等原因,患者最常出现食欲缺乏,甚至厌食,进食后感上腹饱胀明显,可伴有恶心、呕吐、腹痛,对脂肪、蛋白质耐受差,稍进油腻肉食易引起腹泻。肝细胞进行性或广泛坏死时可出现不同程度黄疸,是肝功能严重减退的表现。

出血倾向和贫血:由于肝脏合成凝血因子减少、脾功能亢进和毛细血管脆性增加,导致凝血功能障碍。常有鼻出血、牙龈出血、皮肤紫癜、瘀斑和胃肠道出血等,女性常有月经过多。由于营养不良、脾功能亢进、脂肪代谢紊乱、胃肠道出血、肠道吸收障碍等因素,患者可出现不同程度的贫血。

内分泌紊乱:肝功能减退时,肝脏对雌激素、醛固酮和抗利尿激素的灭活能力减弱而致其增多,雄激素和肾上腺皮质激素减少。雌激素增多雄激素减少,导致男性患者出现性欲减退、乳房发育、睾丸萎缩、毛发脱落等;女性患者出现月经失调、闭经、不孕等。部分患者出现蜘蛛痣和肝掌。蜘蛛痣主要分布在面颈、上胸、肩背和上肢等上腔静脉分布区域。醛固酮和抗利尿激素增多,可导致水钠潴留、尿少、水肿和腹水。肾上腺皮质激素减少,可出现面部及其他身体暴露部位色素沉着。

(2)门静脉高压的表现:脾大、侧支循环的建立与开放、腹水是门静脉高压症的 3 大临床表现。

重点提示

侧支循环的建立和开放,对门静脉高压症的诊断有特征性意义。

脾大:脾脏因长期淤血而增大,多为轻中度增大,部分可为巨脾。晚期脾大并伴白细胞、红细胞和血小板计数减少,称为脾功能亢进。上消化道大量出血时,脾脏可暂时缩小,甚至触不到。待出血停止,补足血容量后,脾脏再度增大。

侧支循环建立与开放:由于门静脉压力增高,消化器官和脾的回心血液流经肝脏受阻,导致门静脉与腔静脉之间建立门-体侧支循环,见图 4-1。重要的有 3 条:①食管下段和胃底静脉曲张:是引起上消化道大出血的重要原因。常因粗硬食物机械损伤、胃酸反流腐蚀损伤或腹内压突然增高,使曲张静脉破裂致上消化道出血,出现呕血、黑粪甚至休克等表现。②腹壁静脉曲张:在脐周与腹壁可见纡曲的静脉,以脐为中心向上及下腹延伸,呈水母头状。③痔静脉曲张:可形成痔核,破裂时引起便血。

腹水:腹水是肝硬化最突出的临床表现,失代偿期约有 75% 以上患者有腹水。形成腹水的主要因素有:①门静脉压力增高:是腹水形成的最主要原因。门静脉压力增高时,组织液回吸收减少而漏入腹腔。②低清蛋白血症:因肝功能减退使清蛋白合成减少,导致血浆胶体渗透压下降,血浆成分外渗。③肝淋巴液生成过多:肝静脉回流受阻,肝内淋巴液生成过多,超过了胸导管的引流能力,从肝包膜和肝门淋巴管渗至腹腔。④醛固酮及抗利尿激素增多:继发性醛固酮及抗利尿激素分泌增多,使水钠重吸收增加。⑤有效循环血容量不足:血容量不足,导致肾血流量、排钠和排尿量减少。腹水时患者表现为腹胀,大量腹水时腹部膨隆如蛙腹,出现呼吸困难、心悸或脐疝,部分患者可伴有胸腔积液。

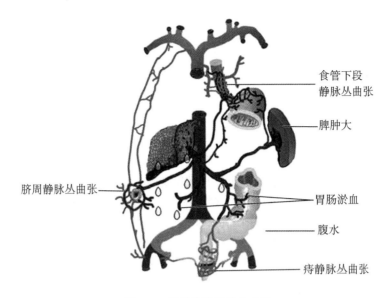

图 4-1 门静脉高压临床表现

食管下段
静脉丛曲张

脾肿大

脐周静脉丛曲张

胃肠淤血

腹水

痔静脉丛曲张

重点提示

腹水是肝硬化最突出的临床表现,是肝硬化失代偿期的重要标志,常提示肝硬化已属晚期。

(3)肝脏体征:早期肝脏增大,表面尚平滑,质地硬度中等;晚期肝脏缩小,表面可呈结节状,质地坚硬。一般无压痛,但在肝细胞进行性坏死或炎症时可有轻压痛。

3. 并发症

(1)上消化道出血:为最常见并发症,多由食管下段或胃底静脉曲张破裂引起,常因粗糙食物刺激或胃酸反流腐蚀损伤时,突然发生大量呕血或黑粪,严重时可导致出血性休克或诱发肝性脑病,病死率高。

(2)肝性脑病:为最严重并发症,也是最常见的死亡原因。详见本章第六节。

(3)感染:由于患者抵抗力低下,门腔静脉侧支循环开放等原因,易并发细菌感染,如自发性腹膜炎、肺炎、胆道感染及大肠埃希菌败血症等。

重点提示

自发性腹膜炎多由革兰阴性杆菌引起,患者出现腹痛、腹胀、腹膜刺激征、腹水迅速增长或持续不减,重者可发生中毒性休克。

(4)肝肾综合征:又称功能性肾衰竭。系肝硬化大量腹水时,有效循环血容量不足和肾内血流重新分布,肾皮质血流量和肾小球滤过率下降等因素引起,表现为自发性少尿或无尿、氮质血症、稀释性低钠血症和低尿钠,但肾脏无明显器质性损害。

(5)原发性肝癌:若患者短期内出现肝脏迅速增大、持续性肝区疼痛、血性腹水、不明原因的发热等,应考虑并发原发性肝癌,需做进一步检查。

(6)电解质和酸碱平衡紊乱:长期进食不足、呕吐腹泻、长期利尿和大量放腹水、抗利尿激素和醛固酮增多等可致低钠血症、低钾、低氯血症和代谢性碱中毒。

(三)心理社会状况

肝硬化为慢性病,预后差,需要长期治疗。不仅影响工作或学习,而且家庭经济负担重,患者易产生焦虑、抑郁、悲观和绝望等情绪。

(四)实验室及其他检查

1. 血常规 代偿期多正常,失代偿期有轻重不等的贫血。当脾功能亢进时,白细胞、红细胞、血小板计数均减少。若发生感染,白细胞计数则会升高。

2. 肝功能检查 代偿期大多正常或有轻度异常;失代偿期多有转氨酶轻、中度增高,血浆清蛋白降低、球蛋白升高,清/球蛋白比例降低或倒置。凝血酶原时间延长;重症者血清胆红素有不同程度增高,胆固醇酯低于正常。

3. 腹水检查 腹水一般为漏出液,并发自发性腹膜炎时腹水为渗出液;血性腹水要高度怀疑癌变。

4. 其他检查 X线钡剂检查可观察食管、胃底静脉曲张的分布及形状;超声可显示肝脾大小和外形,门静脉高压时可见门静脉、脾静脉内径增宽,腹水时可见液性暗区;肝穿刺活检可帮助确诊和判断预后;内镜检查可观察曲张静脉的分布和程度,并可进行止血治疗。

二、治 疗 要 点

本病尚无特效治疗措施,关键在于早期发现,加强病因治疗。失代偿期主要是对症治疗、改善肝功能以及防治并发症,有手术适应证者慎重手术治疗。

(一)一般治疗

肝硬化代偿期患者可服用抗纤维化的药物(如秋水仙碱)和中药,也可使用保护肝细胞药物,如还原型谷胱甘肽、维生素等,但不宜滥用护肝药物,避免应用对肝有损害的药物。失代偿期患者食欲缺乏、进食量少,且常有恶心、呕吐,应静脉输液以补充热量,病情较重者应补充氨基酸、清蛋白等,并注意维持水、电解质和酸碱平衡。

(二)腹水的治疗

1. 限制钠、水摄入 腹水患者每日摄入钠盐不超过 500~800mg(氯化钠 1.2~2.0g);进水量限制在 1000ml/d 左右,如有显著低钠血症,则应限制在 500ml 以内。

2. 增加钠、水排出 利尿药是目前临床应用最广泛的治疗腹水的方法。通常应用的有保钾利尿药(如螺内酯、氨苯蝶啶)与排钾利尿药(如呋塞米、氢氯噻嗪)两种。使用利尿药要注意监测水、电解质变化;利尿药治疗剂量不宜过大,利尿速度不宜过快,以免诱发肝性脑病、肝肾综合征等。

3. 提高血浆胶体渗透压 定期输注血浆、新鲜血或白蛋白,不仅能提高血浆胶体渗透压,还能提高患者的营养状况和肝功能,增加机体抵抗力。

4. 难治性腹水治疗 难治性腹水是指经限钠、利尿药治疗达到最大剂量,腹水仍难以消退或腹水已纠正但很快复发的腹水。可选择以下方法治疗:①大量放腹水、输注白蛋白:每次放腹水 4000~6000ml,也可一次放 10 000ml,同时静脉输注清蛋白 40~60g。此方法可重复使用,治疗效果优于大剂量应用利尿药,且并发症少。②腹水浓缩回输:是治疗难治性腹水的较好方法。放出腹水 5000~10 000ml,通过浓缩处理(超滤或透析)成 500ml,再静脉回输,从而减轻钠、水潴留,但有感染的腹水不可回输。③减少腹水生成、增加去路:如胸导管-颈内静脉吻合术,可减少腹水的来源;腹腔-颈静脉引流术,可将腹水引入上腔静脉。

(三)并发症的治疗

上消化道出血的治疗见本章第八节,肝性脑病的治疗见本章第六节。自发性腹膜炎的治疗主要是尽早、足量、联合使用抗生素,如胺苄西林、头孢曲松、头孢噻肟钠、头孢哌酮、环丙沙星等,选择 2~3 种联合应用,疗程不少于 2 周。

(四)手术治疗

经颈静脉肝内门体分流术,可有效降低门静脉压力、消除脾功能亢进;脾切除是治疗脾功能亢进的有效方式;肝移植手术是治疗晚期肝硬化和肝肾综合征的最佳方法。

三、护理诊断/问题

1. 营养失调,低于机体需要量　与肝功能减退、门静脉高压引起食欲缺乏、消化和吸收障碍有关。

2. 体液过多　与肝功能减退、门静脉高压引起水钠潴留有关。

3. 有皮肤完整性受损的危险　与营养不良、水肿、皮肤干燥、瘙痒、长期卧床有关。

4. 焦虑　与担心疾病预后、经济负担重有关。

5. 知识缺乏　缺乏肝硬化防治的相关知识。

6. 潜在并发症　上消化道出血、肝性脑病、感染、肝肾综合征、原发性肝癌、电解质和酸碱平衡紊乱等。

四、护 理 措 施

(一)一般护理

1. 休息与活动　应根据病情适当安排休息和活动。代偿期患者可参加轻体力工作,避免过度疲劳;失代偿期患者以卧床休息为主,可适当活动,但以不感到疲劳、不加重症状为度。

2. 饮食护理　以高热量、高蛋白、高维生素、清淡易消化为原则,并根据病情及时调整。①蛋白质:是肝细胞修复和维持血浆清蛋白正常水平的重要物质基础,应保证其摄入量[1~1.5g/(kg·d)],蛋白质来源以豆制品、鸡蛋、牛奶、鱼、鸡肉、猪瘦肉为主。血氨升高时应限制或禁食蛋白质。②避免损伤曲张静脉:食管-胃底静脉曲张者应进软食,避免粗糙和坚硬的食物,进餐时细嚼慢咽。药物应磨成粉末,以防损伤曲张的静脉导致消化道出血。

(二)病情观察

观察患者全身营养状况,有无鼻出血、牙龈出血、皮肤黏膜出血等;严格记录出入液量,定期测量腹围和体重,以了解腹水的消长情况;监测血常规、肝功能、血清电解质和酸碱度等变化;注意患者有无上消化道出血、肝性脑病、感染、水、电解质和酸碱平衡紊乱等并发症的征象,一旦发现,及时通知医师,并做好协助处理工作。

(三)腹水的护理

1. 安排适宜的体位　少量腹水者尽量取平卧位、抬高下肢,以增加肝肾血流量,改善肝细胞的营养,提高肾小球滤过率;大量腹水者可取半卧位,以使膈下降,利于呼吸运动,减轻呼吸困难和心悸。

2. 控制水和钠的摄入 遵医嘱给予低盐或无盐饮食(钠<500~800mg/d,盐<1.2~2.0g/d),限制水分摄入(1000ml/d左右)。指导患者尽量少食高钠食物,如腌制的肉类、酱菜及罐头食品等,可根据患者用餐喜好增加食物的色、香、味,以增进食欲,增加营养。

3. 药物治疗的护理 使用利尿药时,应注意维持水、电解质和酸碱平衡,尤其是血钾水平。利尿速度不宜过快,以每日体重减轻不超过0.5kg为宜。利尿药宜早上使用,不宜晚间使用,以免影响睡眠。

4. 皮肤护理 保持皮肤清洁,沐浴时水温不宜过高,避免刺激性的皂类和沐浴液,沐浴后使用性质温和的护肤品,以减轻皮肤干燥和瘙痒。皮肤瘙痒者,给予止痒处理,勿用手抓挠,防止损伤皮肤。衣服宜宽大、舒适,床铺平整、干燥,定时更换体位、按摩等,防止压疮的发生。

5. 腹腔穿刺放腹水的护理 协助医生做好术前准备,术中及术后注意监测生命体征,观察有无不适反应。一次性放腹水不可过快过多,首次不超过3000ml,以后放腹水量见难治性腹水治疗中。放腹水后立即束紧腹带,防止腹内压骤降出现腹腔脏器充血,同时注意观察患者意识变化,发现肝性脑病先兆者及早处理。

(四)心理护理

护理人员应充分理解、关心患者,并指导家属在情感和经济上给予支持,以减轻心理压力;鼓励患者树立战胜疾病的信心和勇气,保持愉快心情,积极配合治疗和护理。

五、健 康 指 导

1. 疾病知识指导 向患者及家属介绍肝硬化的有关知识,避免病因和诱发因素;教会患者识别并发症的先兆表现,及早发现、及时就诊。

2. 生活指导 指导患者生活起居要有规律,保证充足的休息和睡眠;向患者和家属说明饮食治疗的重要意义及原则,严格遵循饮食计划。

3. 用药指导 指导患者严格遵医嘱用药,避免服用对肝脏有损害的药物;教会患者观察药物的疗效和不良反应,如服用利尿药时出现软弱无力、心悸等症状时,提示低钠、低钾血症,应及时就医。

讨论与思考

1. 引起肝硬化有哪些原因?

2. 肝硬化患者出现肝功能减退、门静脉高压时有什么临床表现?

3. 肝硬化腹水患者的护理要点有哪些?

(沈永利)

第五节　原发性肝癌患者的护理

> ### ✚ 案例分析
>
> 　　患者,男,55 岁,因"右上腹持续性胀痛半月伴上腹饱胀、食欲减退"入院。患者患乙型肝炎 10 年余,近半月来感右上腹疼痛,食欲减退,有时恶心,乏力明显,体重较前明显减轻,近 1 周来牙龈时有出血。护理体检:腹部轻度膨隆,肝肋下 5cm,质硬,表面粗糙,边缘不整齐,脾肋下 3cm,质中,双下肢凹陷性水肿。血常规:白细胞 $2.8×10^9/L$,红细胞 $3.0×10^{12}/L$,血小板 $56×10^9/L$。B 超示:肝左叶见 10cm×14cm 强回声光团。
>
> 　　请分析:该患者可能患有何种疾病? 还需进行哪些检查? 主要护理诊断是什么? 如何护理?

　　原发性肝癌是指原发于肝细胞或肝内胆管细胞的恶性肿瘤,是我国常见恶性肿瘤之一。本病病死率高,在消化系统恶性肿瘤中位列第 3,仅次于胃癌和食管癌。肝癌在世界各地的发病率虽有所不同,但均呈上升趋势。我国每年死于肝癌的人约 11 万人,占全世界肝癌死亡人数的 45%,我国沿海高于内地,东南、东北高于西南、西北。本病可发生于任何年龄,以 40~49 岁为最多,男女之比为(2~5):1。

一、护 理 评 估

(一)病因

　　1. 病毒性肝炎　流行病学调查显示,约 1/3 的原发性肝癌患者有慢性肝炎病史,肝癌患者血清 HBsAg 及其他乙型肝炎标志物的阳性率可达 90%,说明乙型肝炎病毒与肝癌高发有关。近年研究表明,丙型病毒性肝炎与肝癌的发病关系密切。因此,乙型和丙型肝炎病毒均是肝癌发生的促发因素。

　　2. 肝硬化　原发性肝癌合并肝硬化者占 50%~90%,多数为乙型或丙型病毒性肝炎发展成大节结性肝硬化。肝细胞恶变可能是在肝细胞受损后引起再生或不典型增生,导致多基因突变而发生。

　　3. 黄曲霉毒素　黄曲霉菌的代谢产物黄曲霉毒素 B1(AFB1)有强烈的致癌作用。流行病学调查显示在粮油、食品受 AFB1 污染严重的地区,肝癌发病率也较高,提示 AFB1 与肝癌的发生有关。

　　4. 其他因素　遗传、饮用水污染、嗜酒、吸烟、有机氯类农药、亚硝胺类化学物质、寄生虫等可能与肝癌发生有关。

(二)病理

　　1. 分型　按大体形态可分为:①块状型,最多见,癌块直径>5cm;②结节型,直径一般<5cm;③小癌型,癌块直径<3cm;④弥漫型,最少见,米粒至黄豆小的癌结节分布于整个肝脏,与肝硬化不易区分。按组织学分型可分为:①肝细胞型,占肝癌的 90%,大多伴有肝硬化;②胆管细胞型,少见;③混合型,上述两者同时存在,此型更少见。

　　2. 转移途径　肝癌可经血行转移、淋巴转移、种植转移引起癌细胞扩散。其中肝内血行转移发生最早、最常见,肝外血行转移以肺最常见。

(三) 身体状况

原发性肝癌起病隐匿,早期缺乏典型症状。经甲胎蛋白(AFP)普查检出的早期肝癌无任何症状和体征,称为亚临床肝癌。出现症状而就诊者多已进入中晚期,主要表现如下。

1. 症状

(1)肝区疼痛:50%以上患者有肝区疼痛,多呈持续性胀痛或钝痛,因肿瘤迅速生长使肝脏表面包膜被绷紧所致。若肿瘤侵犯膈肌,右肩可出现牵涉痛。若肝癌结节包膜下出血或向腹腔破溃,可表现为腹痛突然加剧,有急腹症的表现。如出血量大,可引起周围循环衰竭。

(2)消化道症状:常有食欲减退、消化不良、恶心、呕吐和腹泻等。

(3)全身症状:进行性消瘦、乏力、发热、营养不良,晚期可呈恶病质。

(4)转移灶症状:肿瘤转移可引起相应症状,转移至肺可引起咳嗽、咯血;转移至胸膜可引起胸痛、血性胸腔积液,以右侧胸腔转移多见;转移至骨骼或脊柱,可有局部压痛或神经受压症状;转移至颅内,可有相应的神经定位症状和体征表现。

重点提示

肝区持续性胀痛或钝痛是本病疼痛特点,应与消化性溃疡、急性胰腺炎和急性胆囊炎疼痛特点相鉴别。

2. 体征

(1)肝大:肝脏呈进行性增大,质地硬,表面粗糙、边缘不规则,有大小不等的结节或巨块,常有不同程度的压痛。如癌肿突出于右肋弓下或剑突下,上腹可呈现饱满或局部隆起;如癌肿位于膈面,可使膈抬高而肝下缘不下移。

(2)黄疸:晚期出现,多为阻塞性黄疸,少数为肝细胞性黄疸。前者因癌肿压迫、侵犯肝门附近的胆管,或癌组织和血块脱落引起胆道梗阻所致,后者由肝细胞损害所致。

(3)肝硬化征象:肝癌伴肝硬化门静脉高压者可有脾肿大、腹水、静脉侧支循环形成等表现。腹水一般为漏出液,也可为血性腹水。

3. 并发症

(1)肝性脑病:是肝癌晚期并发症,约1/3患者因此死亡。

(2)上消化道出血:约占肝癌死亡原因的15%。常因合并肝硬化或门静脉、肝静脉癌栓致门静脉高压,引起食管、胃底静脉曲张破裂出血。也可因胃肠道黏膜糜烂、凝血功能障碍等出现出血。

(3)肝癌结节破裂出血:约10%的肝癌患者因癌结节破裂出血致死。肿瘤增大、坏死或液化时可自发破裂,或因外力而破裂。如破裂局限于肝包膜下,可形成压痛性包块,突破入腹腔可引起急性腹痛及腹膜刺激征,严重时可致失血性休克而死亡。

(4)继发感染:因长期消耗或放射、化学治疗致白细胞减少,抵抗力减弱,加之长期卧床等因素,易并发各种感染,如肺炎、败血症、肠道感染等。

(四) 心理社会状况

肝癌患者容易出现恐惧、悲观、绝望等心理,又因癌性疼痛让患者产生焦虑、抑郁、无助等不良情绪。

(五) 实验室及其他检查

1. 肿瘤标记物的检测

(1) 甲胎蛋白(AFP):是早期诊断原发性肝癌的最特异性指标。现广泛用于肝癌的普查、诊断、判断治疗效果和预测复发。肝细胞癌 AFP 阳性率为 70%~90%。AFP 浓度通常与癌肿大小呈正相关。在排除妊娠、活动性肝病、生殖腺胚胎瘤及转移性肝癌的基础上,AFP 检查诊断肝细胞癌的标准为①AFP>500μg/L,持续 4 周以上;②AFP 由低浓度逐渐升高不降;③AFP 在 200μg/L 以上的中等水平持续 8 周。

> **重点提示**
>
> 甲胎蛋白(AFP)是目前诊断原发性肝癌最特异性指标,但对于转移性肝癌的诊断缺乏特异性。

(2) γ-谷氨酰转移酶同工酶 II (GGT2):在原发性和转移性肝癌的阳性率可达 90%,特异性达 97.1%,小肝癌中阳性率为 78.6%。

(3) 其他:异常凝血酶原(AP)、α-L-岩藻糖苷酶(AFU)等活性升高。

2. 超声显像 B 超是目前肝癌筛查的首选检查方法,可显示直径为 2cm 以上的肿瘤,对早期定位诊断有较大价值。AFP 结合 B 超检查,是早期诊断肝癌的主要方法。

3. CT 检查 CT 可显示直径 2cm 以上的肿瘤,阳性率在 90% 以上。结合肝动脉造影,对 1cm 以下肿瘤检出率可达 80% 以上,是目前诊断小肝癌和微小肝癌的最好方法。

4. 肝血管造影 选择性肝动脉造影(DSA)能显示直径 1cm 以上的癌结节,阳性率达 87% 以上。结合 AFP 检测的阳性结果,常用于诊断小肝癌。

5. 磁共振显像(MRI) 能清楚显示肝细胞癌内部结构特征,用于临床怀疑肝癌而 CT 不能发现者或病灶性质不能确定者。

6. 放射性核素 肝显像应用趋肿瘤的放射性核素^{67}镓或^{169}镱,或核素标记的肝癌特异性单克隆抗体有助于肿瘤的导向诊断。

7. 肝穿刺活检 在超声或 CT 引导下用细针穿刺癌结节行组织学检查,阳性者即可诊断,是确诊肝癌最可靠的方法。

二、治 疗 要 点

早发现、早治疗是改善肝癌患者预后的最主要措施。手术切除是目前根治早期原发性肝癌的最好方法,对不能切除者可采用多种方法综合治疗,非手术治疗首选肝动脉化疗栓塞治疗。

1. 手术治疗 是原发性肝癌治疗首选。手术适应证:诊断明确,估计病变局限于一叶或半肝者;肝功能代偿良好,凝血酶原时间不低于正常的 50%,无明显黄疸、腹水或远处转移者;心、肺、肾功能良好,能耐受手术者。

2. 肝动脉化疗栓塞治疗(TACE) 是肝癌非手术疗法中的首选方法,可明显提高患者的 3 年生存率。TACE 是经皮穿刺股动脉,在 X 线透视下将导管插至固有动脉或其分支注射抗肿瘤药物和栓塞药,常用栓塞药有碘化油和颗粒明胶海绵。

3. 无水酒精注射疗法 经皮穿刺在 B 超引导下到肿瘤内,注射适量的无水酒精致肿瘤坏死。此法适用于肿瘤直径<3cm,结节数在 3 个以下并伴肝硬化而不能手术者。

4. 放射治疗 在 CT 或超声波定位后用直线加速器或^{60}Co 做局部外照射,与化疗、免疫治疗、中药治疗等联合治疗疗效显著。

5. 抗肿瘤化学药物治疗 常用多柔比星类、顺铂(DDP)、丝裂霉素、5-FU 等药物。采用肝动脉给药和(或)栓塞,并配合放射治疗,效果明显。

6. 生物和免疫治疗 在以上治疗基础上,应用生物和免疫治疗可巩固和增强疗效,如用干扰素、肿瘤坏死因子、白细胞介素 2 进行治疗。

7. 并发症治疗 肝结节破裂可行肝动脉结扎、大网膜包裹填塞、喷洒止血药等治疗。并发上消化道出血、肝性脑病和感染时的治疗参阅相关章节。

三、护理诊断/问题

1. 疼痛:肝区痛 与肿瘤生长迅速、肝包膜被牵拉等有关。
2. 营养失调,低于机体需要量 与肿瘤导致慢性消耗、化疗致胃肠道反应有关。
3. 有感染的危险 与长期消耗、化疗或放疗致白细胞减少、抵抗力下降有关。
4. 预感性悲哀 与担心预后差有关。
5. 潜在并发症 肝性脑病、上消化道出血、癌结节破裂出血。

四、护 理 措 施

(一)一般护理

1. 休息与活动 根据病情合理安排休息,肝功能失代偿期患者应卧床休息,保持环境安静、舒适。有大量腹水者应取半卧位。

2. 饮食护理 提供高蛋白、适当热量、高维生素、低脂肪饮食。若有食欲减退、恶心呕吐现象,应做好口腔护理,待服用镇吐药后再少量进食,增加餐次。避免摄入高热量、高脂肪和刺激性食物,防止加重肝脏负担。如有肝性脑病倾向,应减少蛋白质摄入,以免诱发肝性脑病。

(二)病情观察

注意观察疼痛的性质、部位、强度及伴随症状,及时发现和处理异常情况。密切观察患者的生命体征变化,发现感染征象及时报告医生并配合处理。加强并发症观察,如是否出现肝性脑病、上消化道出血、癌结节破裂引起的急腹症及出血性休克等。

(三)对症护理

癌性疼痛患者根据医嘱给予镇痛治疗,可遵循三阶梯给药原则。最新镇痛方式为患者自控镇痛(PCA),患者可自行间歇给药。该方法用药灵活,做到了个体化给药,解决了给药的不及时性,降低了患者对止痛药总量和对专业人员的依赖性,增加了患者自我对疼痛的控制能力。

(四)肝动脉化疗栓塞护理

肝动脉化疗栓塞是一种创伤性非手术治疗,应做好术前、术中和术后护理。

1. 术前护理 ①向患者及家属解释有关治疗的原理、方法和效果,使其减轻对手术的担忧。②做好各种检查,如血常规、出凝血时间、肝肾功能、心电图等。③做碘过敏试验和普鲁卡因过敏试验。④术前 6h 禁饮、禁食;术前半小时可遵医嘱给予镇静药,并测量血压。

2. 术中配合 ①备好各种抢救物品和药品,安慰患者,使其放松。②注射造影剂时观察患者有无恶心、胸闷、皮疹等过敏症状,监测血压变化。③注射化疗药物时观察患者有无恶心、呕吐,一旦出现协助患者头偏向一侧,指导患者做深呼吸。如胃肠道反应明显,可遵医嘱在化疗前给予止吐药物。④观察患者有无腹痛,如轻微腹痛,可给予心理安慰,转移其注意力;如腹痛较剧,协助医生共同处理。

3. 术后护理 术后由于肝动脉供血量突然减少,可产生栓塞后综合征,出现发热、腹痛、恶心、呕吐、血清蛋白降低、肝功能异常等改变,应做好相应护理。①术后禁食 2~3d,逐渐过渡到流质饮食,少食多餐,以减轻肝脏负担。②穿刺部位压迫止血 15min 再加压包扎,沙袋压迫6h,保持穿刺侧肢体伸直 24h,并观察穿刺部位有无渗血及血肿。③密切观察病情变化。多数患者术后 4~8h 体温升高,持续 1 周左右,是机体对肿瘤组织重吸收反应。高热者应降温,避免机体消耗增加。及时发现肝性脑病前驱症状,准确记录 24h 出入量。④鼓励患者深呼吸、有效排痰,预防肺部感染。必要时吸氧,以提高血氧分压,有利于肝细胞代谢。⑤栓塞术后 1 周,因肝缺血影响肝糖原储存和蛋白质的合成,遵医嘱补充蛋白质和葡萄糖。

(五) 心理护理

对患者进行充分的心理评估,根据不同的心理类型给予疏导和鼓励。注意与患者建立良好的护患关系,耐心处理患者提出的要求,当患者出现不适时及时给予帮助。同时给家属以心理支持和指导,保持情绪稳定,鼓励家属多陪伴患者,以减轻患者的恐惧感,配合治疗,增强信心。

五、健 康 指 导

1. 疾病知识指导 介绍疾病有关知识,积极治疗病毒性肝炎和肝硬化。教会患者及家属疾病观察方法,以及早发现病情变化。指导病人按医嘱服药,避免服用对肝脏有损害的药物。

2. 生活指导 指导患者规律生活,注意劳逸结合,避免劳累和情绪激动,以减少肝糖原分解,减少乳酸和血氨产生。指导患者合理进食,增加营养素摄入,以增强机体抵抗力。避免摄入高热量、高脂和刺激性食物,戒烟酒,减轻对肝脏的损害。注意饮水卫生及食物卫生,避免摄入发霉食物。

3. 心理指导 保持乐观情绪,建立积极的生活方式,有条件者可参加社会性抗癌组织活动,增强战胜疾病的信心。

讨论与思考

1. 原发性肝癌的病因有哪些?

2. 原发性肝癌主要临床表现是什么? 如何做到早期诊断?

3. 对介入治疗的肝癌患者如何进行护理?

(沈永利)

第六节　肝性脑病患者的护理

案例分析

患者,男,62岁,因"食欲减退、乏力、黄疸1个月,烦躁不安1d"入院。6年前患者曾因"乙型肝炎"住院治疗2个月,肝功能正常后出院。1个月前又因食欲减退、乏力、黄疸、转氨酶增高再次住院,B超诊断为"肝硬化腹水",给予服用保肝、利尿药物治疗。1d前家人发现患者烦躁不安,昼睡夜醒。体检:神志恍惚,无压痛,肝未触及,脾左肋缘下3cm,无触痛,移动性浊音(+),扑翼样震颤(+),脑电图异常。

请分析:该患者处于肝性脑病哪一期?发生原因是什么?主要护理诊断是什么?如何护理?

肝性脑病(HE)又称肝性昏迷,是由严重肝病引起的、以代谢紊乱为基础的中枢神经系统功能失调综合征。主要表现为不同程度的意识障碍和行为失常。由门静脉高压、广泛门-腔静脉侧支循环形成所致的,称为门体分流性脑病。无明显临床表现和生化异常,仅能用精细的智力试验和(或)电生理检测才能作出诊断,称为轻微肝性脑病(又称亚临床或隐性肝性脑病),是肝性脑病发病过程中的一个阶段。

一、护理评估

(一)病因

本病最主要原因是各型肝硬化,特别是肝炎后肝硬化。另外还见于重症病毒性肝炎、中毒性肝炎和药物性肝炎的急性期,小部分还可由门静脉高压的门体分流手术、原发性肝癌、妊娠期急性脂肪肝、严重胆道感染等引起。

肝性脑病尤其是门体分流性脑病常有明显诱因,主要有上消化道出血、感染、高蛋白饮食、大量应用排钾利尿药、放腹水、催眠镇静药和麻醉药、便秘、低血糖、尿毒症、外科手术等。

重点提示

肝性脑病最常见的病因是肝炎后肝硬化,常由慢性乙肝发展而来。最常见的诱因是上消化道大出血。

(二)发病机制

肝性脑病的发病机制尚未完全明确。一般认为本病的病理基础是肝细胞功能衰竭和门--腔静脉之间形成侧支循环,使来自肠道的许多毒性代谢产物,未经肝脏解毒和清除,直接由侧支循环进入体循环,透过血-脑屏障至脑部,引起脑功能紊乱。其发病机制的学说主要有以下几种。

1. **氨中毒学说**　氨是促发肝性脑病最主要的神经毒素,氨中毒是肝性脑病最重要的发病机制。血氨主要来自肠道、肾和骨骼肌,在结肠部位以非离子型氨(NH_3)由肠黏膜弥散入血。游离的NH_3有毒性,能透过血-脑屏障。氨在肠道内吸收受肠道pH的影响,当pH>6时大量被吸收入血;pH<6时氨则从血液转至肠腔,随粪便排泄。血氨增高的原因是氨生成过多和(或)

代谢清除过少。外源性的如摄入过多含氮食物(高蛋白饮食)或药物;内源性的如上消化道出血、肾前性与肾性氮质血症、肝合成尿素能力减退、门体静脉间有分流等。氨对中枢神经系统的毒性作用主要是干扰脑的能量代谢,使大脑细胞的能量供应不足,不能维持正常功能,干扰神经传导活动,也可使中枢神经系统直接受损。

2. 假性神经递质学说　肝衰竭时,食物中的芳香族氨基酸如酪氨酸、苯丙氨酸等在肝内清除障碍而进入脑组织,形成 β-羟酪胺和苯乙醇胺,后两者化学结构与正常神经递质去甲肾上腺素相似,但不能传递神经冲动,称为假神经递质。当假神经递质被脑细胞摄取并取代了突触中的正常递质,则发生神经传导障碍。

3. γ-氨基丁酸/苯二氮䓬(GABA/BZ)学说　GABA 为脑内主要的抑制性神经递质,正常时,GABA 储藏于突触前神经元细胞内。严重肝病时,肠道菌群产生大量 GABA,但不能在肝内进一步代谢,进入脑内后,引起意识改变。GABA 受体还可与 BZ 受体、巴比妥受体结合,共同抑制神经传导。

4. 氨基酸失衡学说　严重肝病时,血浆中支链氨基酸(BCAA)含量减少,芳香族氨基酸(AAA)含量增加,大量进入脑内,形成假神经递质从而抑制神经传导。

(三)身体状况

临床上根据患者意识障碍程度、神经系统体征和脑电图改变,可将肝性脑病由轻到重分为 4 期,具体表现见表 4-2。严重肝功能损害的肝性脑病患者除下表表现外还可伴有明显黄疸、出血倾向和肝臭,易并发各种感染、肝肾综合征和脑水肿等情况。

表 4-2　肝性脑病 4 期表现特点

分期	意识障碍	神经系统	脑电图
一期(前驱期)	性格改变,行为异常。如欣快激动或淡漠少言,衣冠不整或随地便溺,应答尚准确,但言语缓慢且吐词不清	扑翼样震颤存在	多数正常
二期(昏迷前期)	意识错乱、睡眠障碍、行为失常。可出现定向力和理解力减退,对时间、地点、人物的概念混乱,不能完成简单的计算和智力构图,言语不清、书写障碍、举止反常,并多有睡眠倒错,甚至出现幻觉、恐惧、狂躁而被误认为一般精神病	有明显神经系统体征,如腱反射亢进、肌张力增高、踝阵挛及锥体束征阳性。扑翼样震颤存在	特异性异常
三期(昏睡期)	昏睡、精神错乱,常有神志不清和幻觉	各种神经系统体征持续存在或加重。扑翼样震颤仍可引出	明显异常
四期(昏迷期)	昏迷,不能唤醒	浅昏迷时,对疼痛等强刺激尚有反应,腱反射和肌张力仍亢进。深昏迷时,各种反射均消失、肌张力降低、瞳孔常散大,可出现阵发性惊厥、踝阵挛和换气过度。扑翼样震颤无法引出	明显异常

重点提示

准确评估肝性脑病的病情,特别对前驱期症状的认识,及时采取积极有效的治疗,对促进病情逆转和降低病死率具有重要意义。

(四)心理社会状况

本病发生在各种严重肝病基础上,随着病情加重,患者逐渐丧失工作和生活自理能力,给家庭带来沉重负担,使患者及家属出现焦虑、抑郁、悲观等心理问题,尤其当患者呈昏迷状态时,家属易出现紧张、担忧、恐惧心理。

(五)实验室及其他检查

1. **血氨** 正常人空腹静脉血氨为 $40\sim70\mu g/L$,动脉血氨含量为静脉血氨的 0.5~2 倍。慢性肝性脑病患者多有血氨增高,急性肝衰竭所致脑病的血氨多正常。

2. **脑电图** 脑电图是大脑细胞活动时所发出的电活动,正常人的脑电图呈 α 波,每秒 8~13 次。肝性脑病脑电图典型改变为节律变慢,二至三期患者表现为 δ 波,每秒 4~7 次;昏迷时表现为高波幅的 δ 波,每秒 1~3 次。脑电图的改变特异性不强,尿毒症、呼吸衰竭、低血糖亦可有类似改变。此外,脑电图对亚临床肝性脑病和前驱期肝性脑病的诊断价值较小。

3. **诱发电位** 诱发电位是大脑皮质或皮质下层接收到由各种感觉器官受刺激的信息后所产生的电位,其有别于脑电图所记录的大脑自发性电活动。多用于轻微肝性脑病的诊断。

4. **心理智能测验** 适用于肝性脑病的早期诊断和轻微肝性脑病的筛选。其中木块图试验常与数字连接试验及数字符号试验联合使用。缺点是受年龄、教育程度的影响。

5. **影像学检查** 急性肝性脑病患者进行头部 CT 或 MRI 检查时可发现脑水肿。慢性肝性脑病患者则可发现有不同程度的脑萎缩。

二、治疗要点

本病尚无特效疗法,应采用综合性治疗措施。

(一)消除诱因

及时控制感染和上消化道出血,并清除肠道内积血。避免快速、大量排钾利尿和放腹水。注意纠正水、电解质和酸碱平衡失调。缓解便秘。避免使用麻醉、止痛、安眠、镇静等药物,因肝硬化时,药物在体内半衰期延长,加之肝性脑病患者的脑组织对药物敏感性增加,不能耐受药物,如使用不当,可出现昏睡,甚至昏迷。

(二)减少肠内氨的生成和吸收

1. **限制蛋白质摄入** 急性意识障碍时暂停蛋白质摄入,待神志清楚后,可逐渐增加蛋白质。

2. **灌肠或导泻** 可清除肠内积食、积血或其他含氮物质,常用生理盐水或弱酸性溶液灌肠,或口服、鼻饲33%硫酸镁 30~60ml 导泻,严禁碱性溶液灌肠。急性门体分流性肝性脑病患者用 66.7%乳果糖 500ml 加水 500ml 灌肠作为首选治疗。

3. **抑制肠道细菌生长** 常用新霉素(2~8g/d)、甲硝唑(0.8g/d)、利福昔明(1.2g/d)等。

4. **乳果糖或乳梨醇** 口服乳果糖 30~60g/d 或乳梨醇 30~40g/d。乳果糖口服后在肠内不会被分解,可降低肠道内 pH,抑制肠道内细菌生长,减少氨的产生,同时还可以减少氨的吸收,促进血液中的氨从肠道中排出。乳梨醇的疗效与乳果糖相似。

5. 益生菌制药　主要维护肠道正常菌群,抑制有害菌群,减少氨的吸收。

(三) 促进血浆内氨的代谢消除

常用降氨药有谷氨酸钾、谷氨酸钠、精氨酸和门冬氨酸钾镁,但疗效仍有争议。目前临床最常用的有效降氨药为 L-鸟氨酸-L-门冬氨酸,静脉输注 20g/d,因其能促进体内尿素循环而降低血氨。

(四) 调节神经递质

1. GABA/BZ 复合受体拮抗药　氟马西尼是 BZ 受体拮抗药,可迅速改善肝性脑病症状,对三期、四期患者具有催醒作用。

2. 减少或拮抗假神经递质　支链氨基酸可竞争性抑制芳香族氨基酸进入大脑,减少假神经递质形成,但疗效尚有争议,对于不能耐受蛋白质的营养不良者,有利于改善其负氮平衡。

(五) 对症治疗

1. 纠正水、电解质和酸碱失衡　每日摄入量不超过 2500ml。肝硬化腹水患者一般以尿量 1000ml 为标准控制摄入量,以防血液稀释、血钠过低而加重昏迷,及时纠正低钾和碱中毒。

2. 保护脑细胞功能　可用冰帽降温,以减少能量消耗,同时防止脑水肿。

3. 保持呼吸道通畅　昏迷时取平卧位,头偏向一侧,深昏迷者,应做好气管切开,给氧。

(六) 特殊治疗

1. 减少门体静脉分流　对于门体分流难治性肝性脑病,可采取介入方法用钢圈或气囊栓塞有关的门静脉系统,减少分流。

2. 肝移植　是治疗各种终末期肝病的一种有效手段。

三、护理诊断/问题

1. 意识障碍　与血氨增高,干扰脑细胞能量代谢和神经传导有关。

2. 营养失调,低于机体需要量　与肝功能减退、消化吸收障碍、限制蛋白摄入有关。

3. 照顾者角色困难　与患者意识障碍、照顾者缺乏有关照顾知识及经济负担过重有关。

4. 有感染的危险　与长期卧床、营养失调、抵抗力低下有关。

四、护理措施

(一) 一般护理

1. 饮食护理

(1) 蛋白质摄入:肝性脑病对营养的要求,重点在于保持正氮平衡,而不是限制蛋白质的摄入。肝硬化病人大多存在营养不良,限制蛋白质会加重营养不良。且负氮平衡会增加骨骼肌的动员,促进血氨升高。蛋白质摄入原则:①急性期首日禁食蛋白质,给予葡萄糖保证能量供应,昏迷者可鼻饲。②慢性肝性脑病者无需禁食蛋白质。③蛋白质摄入量为 1~1.5g/(kg·d)。④口服或静滴支链氨基酸,可调整芳香族氨基酸/支链氨基酸比值。⑤蛋白质以植物蛋白为宜,因植物蛋白含蛋氨酸、芳香族氨基酸较少,含支链氨基酸较多,并且能增加粪氮排泄;植物蛋白含非吸收性纤维,被肠菌酵解产酸有利于氨的清除。

(2) 高热量摄入:每天供给热量在 5~6.7MJ(1200~1600kcal),以糖类为主,给予蜂蜜、葡萄糖、果汁、面条、稀饭等。昏迷患者应鼻饲 25% 葡萄糖液供给热量,以减少体内蛋白质分解;

胃排空不良时应停止鼻饲,改用深静脉插管滴注 25% 葡萄糖液维持营养。

(3)其他:提供丰富维生素,但不宜用维生素 B_6,因其可影响多巴进入脑组织,减少中枢神经系统正常递质传导。减少脂肪摄入,腹水者限制水、钠摄入。

2. 生活护理 卧床休息,尽量安排专人护理。对神志尚清醒患者应加强巡视,及时发现病情变化。对烦躁患者可用床栏,必要时用约束带,防止坠床等意外发生。

(二)病情观察

严密观察患者思维及认知的改变,可通过刺激或定期唤醒等方法判断患者意识障碍程度。监测并记录患者血压、脉搏、呼吸、体温、瞳孔的变化。定期复查血氨、肝、肾功能,电解质的变化,发现异常应及时报告并协助医生处理。

(三)用药护理

1. 灌肠液宜用生理盐水或弱酸性溶液(稀醋酸),禁用肥皂水等碱性溶液,使肠内保持偏酸环境,有利于 NH_3 在肠腔内与 H^+ 合成 NH_4^+ 后随粪便排出。

2. 应用 L-鸟氨酸-L-门冬氨酸时应检查肾功能,严重肾功能衰竭者慎用或禁用。静脉注射时应控制速度,避免出现恶心、呕吐等消化道反应。

3. 应用谷氨酸钾与谷氨酸钠时要注意血清钾、血清钠和病情变化,如患者的尿量、腹水、水肿情况等。尿少时慎用钾剂,明显腹水和水肿时慎用钠盐。

4. 精氨酸系酸性溶液,含氯离子,不宜与碱性溶液配伍使用,应用时滴注速度不宜过快,以免引起流涎、呕吐、面色潮红等反应。

5. 乳果糖因其在肠内产气较多,可引起腹胀、腹绞痛、恶心、呕吐等症状,应用时宜从小剂量开始,调节至每日排便 2~3 次,粪便 pH 5~6 为宜。

6. 少数患者长期服用新霉素可出现听力减退或肾损害,故服用不宜超过 1 个月。

(四)对症护理

昏迷患者应严密观察神志、瞳孔、生命体征变化,保持呼吸道通畅,注意水、电解质、酸碱平衡变化,同时加强生活护理。脑水肿患者遵医嘱静脉滴注高渗葡萄糖、甘露醇等脱水药,注意调节滴速,并观察尿量。

(五)心理护理

对待患者要尊重和体谅,不嘲笑患者的异常行为。患者清醒时,安慰患者,帮助其树立信心。与患者家属建立良好关系,了解其经济、时间、体力等方面的困难,帮助家属寻求社会支持,如患者工作单位、居委会等。与家属共同制定切实可行的照顾计划,将各种需要照顾的内容和方法进行讲解和示范,帮助家属进入角色,增强其信心。

> **重点提示**
>
> 肝性脑病的护理在患者治疗和恢复中起重要作用,尤其是生活护理、药物治疗的护理、对症护理,需要重点掌握。

五、健 康 指 导

1. 疾病知识指导 向患者及家属讲解本病的有关知识,使其认识到本病的严重性和自我护理保健的重要性。指导其认识肝性脑病的各种诱发因素和避免方法,如限制蛋白质的摄入,不滥用对肝有损害的药物,保持大便通畅,避免各种感染,戒除烟酒等。

2. 用药指导　指导患者按医嘱服药,讲明药物名称、剂量、服药方法及不良反应,并定期随访复诊。

3. 照顾者指导　指导患者家属学会观察肝性脑病的早期征象,以便患者发生肝性脑病时能及时发现和就诊。指导家属给予患者以精神支持及各方面的照顾,帮助患者树立战胜疾病的信心。

讨论与思考

1. 肝性脑病临床 4 期如何区分?
2. 肝性脑病的诱因有哪些? 如何避免这些诱因?
3. 如何对肝性脑病患者进行饮食护理?

(沈永利)

第七节　急性胰腺炎患者的护理

案例分析

患者,男,46 岁。因酒后腹痛伴呕吐 2h 来院就诊。病人于 2h 前饱餐饮酒后,出现上腹痛,阵发性加剧,向腰背部放射。并伴有饱胀不适,呕吐 2 次,呕吐物为食物残渣及黄色胆汁。查体:体温 38℃,脉搏 100 次/分,呼吸 20 次/分,血压 110/75mmHg。神清,急性痛苦面容,上腹有压痛、反跳痛及肌紧张,墨菲征阴性,移动性浊音阴性。辅助检查:白细胞 $13.6×10^9/L$,尿糖(++),血糖 5.6mmol/L,血钙 1.6mmol/L,血淀粉酶 1200U/L。B 超示胆囊结石,胰腺肿大。初步诊断为急性胰腺炎、胆囊结石。

请分析:该患者存在哪些护理诊断? 如何进行护理?

急性胰腺炎是多种原因导致的胰酶在胰腺内被激活后,引起胰腺组织自身消化的急性化学性炎症。是常见的急腹症之一。临床特征为急性上腹痛、恶心、呕吐、发热及血清胰酶增高。轻症以胰腺水肿为主,较多见,常呈自限性,预后良好。少数重症患者胰腺出血、坏死,常继发腹膜炎、休克等并发症,病死率高。本病可见于任何年龄,多见于青壮年,女性多于男性。

一、护 理 评 估

(一)病因

1. 引起急性胰腺炎的病因较多,在我国最常见的是胆道疾病,如胆道结石、胆道感染或胆道蛔虫等疾病。由于胰管与胆总管汇合后共同开口于十二指肠壶腹部,结石或蛔虫嵌顿于壶腹部或炎症、结石损伤奥迪括约肌等,可使胆汁及十二指肠液反流入胰管,激活胰酶引起急性胰腺炎。胆道系统示意图,见图 4-2。

2. 酗酒和暴饮暴食,促使胰液大量分泌及奥迪括约肌痉挛,胰液排出受阻,导致腺泡破裂,激活胰酶引起急性胰腺炎。

3. 其他如胰管梗阻(胰管结石、胰腺肿瘤等)、十二指肠水肿等疾病导致胰腺内压力过高,腺泡破裂,胰液外溢到间质,引起急性胰腺炎。

4. 腹部手术、外伤等可损伤胰腺;某些药物如噻嗪类利尿药、硫唑嘌呤、糖皮质激素、磺胺类药物;代谢障碍如高钙血症、高脂血症等均可引起急性胰腺炎。

> **重点提示**
>
> 在西方国家以酗酒引起者多见,在我国以胆道疾病尤其以胆结石最为常见。

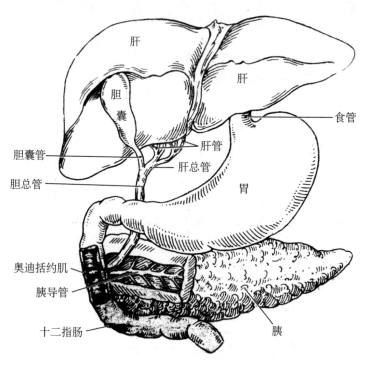

图 4-2　胆道系统

(二) 身体状况

1. 症状

(1)腹痛:为本病的主要表现,常在胆道疾病发作、暴饮暴食或酗酒后突然发生,多位于中上腹,可向腰背部呈带状放射,为钝痛、钻痛、绞痛或刀割样痛,剧烈而持久,取弯腰抱膝位可减轻,进食可加剧,一般胃肠解痉药无效。轻症患者 3~5d 可缓解,重症患者持续时间较长,并可继发腹膜炎波及全腹。

(2)恶心、呕吐与腹胀:恶心、呕吐多为反射性,轻者呕吐物为食物,重者为胆汁,吐后腹痛不减轻。常伴有腹胀,麻痹性肠梗阻时腹胀更明显。

(3)发热:轻症患者多为中度发热,一般 3~5d 可逐渐降至正常。若高热持续不退,提示重症急性胰腺炎继发腹膜炎、胰腺脓肿或胆道感染。

(4)低血压或休克:见于重症患者,多由出血、渗出导致有效循环血容量不足引起,表现为烦躁、面色苍白、口唇发绀、皮肤湿冷、血压下降、心动过速等。

（5）水、电解质、酸碱平衡及代谢紊乱：多有脱水、代谢性碱中毒及低血钾。重者可有明显脱水、代谢性酸中毒、低血钙、高血糖。由于胰脂肪酶分解脂肪为脂肪酸和甘油，脂肪酸和血钙结合，导致血钙降低，会引起低钙性抽搐，提示预后不良。

2. 体征　轻症患者仅有上腹压痛及肠鸣音减弱。重症患者压痛明显，并可出现腹膜刺激征，腹水征，腹部肿块，肠鸣音减弱或消失。部分严重病人因胰酶或坏死组织沿腹膜间隙渗入到皮下，可使两侧腰部呈现暗灰蓝色（Grey-Turner 征）或脐周皮肤青紫（Gullen 征）。胆源性急性胰腺炎可有黄疸。

3. 并发症　主要见于重症患者。①局部并发症：胰腺脓肿、假性囊肿。②全身并发症：急性肾衰竭、呼吸衰竭、循环衰竭、胰性脑病、感染、消化道出血、糖尿病等。

（三）心理社会状况

由于起病急、腹痛明显，病人常有烦躁、焦虑，加之对疾病缺乏了解，担心预后，可产生恐惧。

（四）实验室及其他检查

1. 血清淀粉酶　血清淀粉酶一般在起病后 6~12h 开始升高，48h 后开始下降，持续 3~5d。超过正常值的 3 倍（Somogyi 法 500U）即可确诊，但淀粉酶的活性高低与病情不呈正相关。

2. 尿淀粉酶　升高较晚，常在发病后 12~14h 开始升高，持续 1~2 周逐渐恢复正常，受尿量影响，仅作参考。

3. 血清脂肪酶　常在起病后 24~72h 开始升高，持续 7~10d，对就诊较晚的急性胰腺炎患者有诊断价值，且特异性较高，同样血清脂肪酶活性的高低与病情不呈正相关。

4. 血清标志物　C 反应蛋白（CRP）有助于评估与监测急性胰腺炎的严重性，重症患者发病后 72h 明显升高，提示胰腺坏死。

5. 生化检查　血钾、血镁降低。暂时性血糖升高较常见，若持久空腹血糖高于 10mmol/L 反映胰腺坏死，提示预后不良。血钙降低，其降低程度与病情严重程度平行，若血钙低于 1.5mmol/L 提示胰腺坏死，预后不良。

6. 影像学检查　腹部超声为常规初筛检查，CT 为常规确诊检查，对鉴别水肿与坏死，评估病情有重要意义，一般在起病 1 周左右进行。

二、治 疗 要 点

（一）轻症急性胰腺炎治疗

1. 胃肠减压　有助于减轻腹胀。

2. 静脉输液　补充血容量，维持水、电解质和酸碱平衡。

3. 止痛　主张使用哌替啶。吗啡可使奥迪括约肌收缩，胆碱能受体拮抗药能诱发或加重肠麻痹，都不宜使用。

4. 抑制胰液分泌　①禁食：食物可刺激胰液分泌，起病后禁食可减少胰液分泌。②抑制胃酸：质子泵抑制药如奥美拉唑、兰索拉唑；H_2 受体拮抗药如西咪替丁、法莫替丁等，通过减少胃酸分泌而抑制胰液分泌。③生长抑素及其类似物：奥曲肽具有减少胰液分泌的作用，适用于重症患者。

（二）重症急性胰腺炎治疗

对于重症患者根据病情还应采取下列措施，以降低死亡率。

1. 抑制胰酶活性 急性胰腺炎早期可以使用抑肽酶、加贝酯,抑制胰酶活性,但疗效不理想。

2. 抗感染 适用于胆源性或重症患者,选用针对革兰阴性杆菌和厌氧菌有效、能透过血胰屏障的抗生素。目前推荐首选亚胺培南或美罗培南。

3. 营养支持治疗 禁食期间早期给予全肠外营养(氨基酸和脂肪乳),并注意补充维生素和矿物质,若病情缓解且无肠梗阻,可过渡为肠内营养。

4. 抗休克治疗 积极补充血容量,防治休克,维持水、电解质及酸碱平衡。

5. 并发症的治疗 糖尿病患者使用胰岛素治疗者,有肾衰竭者可使用透析疗法,对急性呼吸窘迫者应做气管切开或呼吸机治疗。

6. 手术治疗 对于重症胰腺炎经内科治疗无效,有局部脓肿或囊肿,肠穿孔、肠梗阻等实施外科手术治疗。

重点提示

抑制胰液分泌是最关键的治疗措施。

三、护理诊断/问题

1. 急性疼痛 腹痛与胰腺及周围组织炎症有关。
2. 体温过高 与胰腺出血、坏死、继发感染引起体温调节中枢障碍有关。
3. 有体液不足的危险 与呕吐、禁食、出血及渗出有关。
4. 恐惧 与起病急、腹痛剧烈及缺乏疾病相关知识有关。
5. 知识缺乏 缺乏急性胰腺炎相关知识。
6. 潜在并发症 腹膜炎、休克、急性肾衰竭、消化道出血、呼吸衰竭、糖尿病。

四、护理措施

(一)生活护理

1. 休息与体位 绝对卧床休息,促进组织修复和体力恢复,取弯腰、屈膝侧卧位,以减轻腹痛,疼痛剧烈辗转不安者,加床档以防坠床。

2. 饮食护理 禁食、禁饮 1~3d,重症适当延长期限,口渴时可含漱或湿润口唇。腹痛缓解、血淀粉酶恢复正常后,从低糖、低脂的流食、半流食开始,逐渐过渡到正常饮食,避免高蛋白、高脂肪及刺激性食物,忌暴饮暴食,戒酒。每日进行口腔护理,以减轻口腔不适和干燥。

(二)病情观察

严密观察生命体征、意识及尿量的变化;动态观察腹部的症状和体征;观察皮肤弹性,记录24h 液体出入量;遵医嘱定时采取血、尿标本,检测淀粉酶、脂肪酶及生化指标。

(三)对症护理

腹痛者可采取舒适体位、剧烈腹痛者给予止痛药。恶心、呕吐者注意口腔清洁。对发热患者进行物理降温。发生休克时,取中凹位,注意保暖,遵医嘱给予氧气吸入,迅速建立静脉通路,积极补充血容量,使用血管活性药,根据病情随时调整输液速度。发生急性呼吸衰竭时,合理氧疗,配合医师做好气管切开和机械通气的护理。

(四)用药护理

注意观察止痛药的止痛效果。①西咪替丁:给药速度不宜过快,偶有血压下降,呼吸心跳停止;②奥曲肽:注射后局部有疼痛和针刺感;③抑肽酶:有过敏的可能;④加贝酯:速度不宜过快,现用现配,注意更换注射部位,有过敏史的孕妇和儿童禁用。

(五)心理护理

关心、安慰患者,及时解决患者的痛苦;向患者及家属介绍本病的相关知识,消除其紧张、恐惧心理。

五、健 康 指 导

1. 疾病知识指导　向患者及家属讲解急性胰腺炎的发病因素,建立良好的饮食习惯是避免诱因的关键,避免暴饮暴食,戒除烟酒。积极治疗与急性胰腺炎有关的疾病。

2. 病情监测指导　指导患者遵医嘱坚持服药,并定期门诊复查。教会患者自我监测病情,如出现腹痛、恶心、呕吐等症状,及时就医。

讨论与思考

1. 引起急性胰腺炎最主要的病因有哪些?
2. 急性胰腺炎最突出的症状是什么?
3. 重症急性胰腺炎患者有哪些并发症?
4. 有哪些措施能抑制胰液分泌?
5. 如何护理急性胰腺炎患者?

（李　影）

第八节　上消化道出血患者的护理

✚　案例分析

患者,男,38 岁,患胃溃疡 8 年。3d 前饮酒后出现上腹痛,伴反酸、嗳气及恶心、呕吐,呕吐物为胃内容物。6h 前呕血 4 次,暗红色,量约 800ml,黑粪 2 次,约 500g。自觉头晕、心慌、乏力、冷汗,来院就诊。护理体检:体温 38.5℃,脉搏 110 次/分,呼吸 28 次/分,血压 80/50mmHg。患者神情烦躁,面色苍白,四肢湿冷,脉搏细速。双肺无异常,心率 110 次/分,律齐。腹软,上腹轻压痛。临床初步诊断为胃溃疡合并上消化道出血。

请分析:该患者需做哪些辅助检查?估计出血量有多少?如何紧急处理?

上消化道出血是指屈氏韧带以上的消化道,包括食管、胃、十二指肠、胰腺、胆道病变以及胃空肠吻合术后的空肠病变引起的出血。主要表现为呕血和(或)黑粪,大量出血是指在数小时内出血量超过 1000ml 或循环血量的 20%,出现急性周围循环衰竭。是常见的临床急症,可危及生命。

一、护理评估

(一)病因

1. 消化系统疾病　食管癌及理化因素导致的食管损伤;消化性溃疡、急慢性胃炎及胃癌;肝硬化及门静脉阻塞;胆道结石及肿瘤;胰腺炎及胰腺癌等。其中最常见的病因是消化性溃疡、食管胃底静脉曲张破裂出血、急性糜烂出血性胃炎和胃癌。

2. 全身性疾病　血液病如白血病、尿毒症、某些传染病如钩端螺旋体病及流行性出血热、应激性溃疡等。

3. 药物引起　非甾体类抗炎药、抗肿瘤药等。

(二)身体状况

上消化道出血的临床表现主要取决于出血量、出血部位及出血速度。

1. 呕血与黑粪　是上消化道出血的特征性表现。胃内积血达到 250~300ml 可引起呕血。出血量超过 50~100ml 可出现黑粪。幽门以上的出血常有呕血与黑粪,幽门以下的出血可仅表现为黑粪。但出血量少而速度慢的幽门以上的出血也可仅见黑粪,而出血量大、速度快的幽门以下出血可因血液反流入胃而出现呕血。呕血与便血的颜色取决于出血量、出血速度及血液在胃肠内的停留时间。出血量少或血液在胃内的停留时间长,血液中的血红蛋白经胃酸作用形成正铁血红蛋白,呕血呈黑色或咖啡色;若出血量大、血液在胃内停留时间短,则呈暗红色甚至鲜红色。若出血少血液在肠道内停留时间长,与硫化物作用形成硫化铁,则粪便呈现黑色柏油样,是上消化道出血的特征性表现;若出血多使肠蠕动过快,血液在肠道内停留时间短,便血可呈暗红色或鲜红色。

> **重点提示**
>
> 黑粪是上消化道出血的特征性表现。应注意与下消化道出血相鉴别。

2. 周围循环衰竭　①出血量<500ml 为轻度出血,仅表现为头晕、乏力。②出血量在1000ml 左右为中度出血,表现为烦躁、口渴、心悸、心率增快、血压降低。③出血量>1500ml 为重度出血,患者可出现神志不清、呼吸急促、面色苍白、口唇发绀、皮肤湿冷、血压显著下降、脉压减小、脉搏细速及尿少。

3. 发热　见于大出血后 24h 内,一般不超过 38.5℃,持续 3~5d。主要是由于血液吸收导致体温调节中枢功能障碍。

4. 贫血　患者出血后会有急性失血性贫血,可出现面色苍白、头晕、心悸、乏力等。

(三)心理社会状况

突然大量的呕血、黑粪,会使患者产生紧张、恐惧的心理。反复的出血,容易使患者产生悲观、绝望的情绪。

(四)实验室及其他检查

1. 实验室检查　有助于估计失血量及有无活动性出血,判断治疗效果及协助病因诊断。

(1)血象检查:一般在出血的早期血红蛋白浓度、红细胞计数及红细胞比容无明显变化,出血 3~4h 后红细胞、血红蛋白才降低,故不能将血象检查作为早期诊断和病情观察的依据。出血 24h 内网织红细胞即见升高,出血停止后逐渐降至正常;网织红细胞持续升高表明出血未停止或再出血。患者多有白细胞升高,脾大伴脾功能亢进者白细胞和血小板减少。

(2)氮质血症:血液中的蛋白质在肠道内经消化吸收,使血尿素氮升高,称为肠源性氮质血症。一般在出血后数小时开始上升,24~48h达高峰,如无继续出血,3~4d后降至正常。若持续出血使循环血容量降低引起肾前性氮质血症,或长期失血致肾小管坏死引起肾性氮质血症,则血尿素氮持续升高。

(3)粪便隐血试验:出血量在5~10ml以上时粪便隐血试验可呈阳性。

2. 胃镜检查 是上消化道出血最有价值的病因学检测手段及治疗方法。多在出血24~48h内做急诊胃镜检查,可以直接观察出血部位,明确病因诊断,并可同时对出血灶进行止血治疗。

3. 影像学 X线钡剂检查对明确病因有参考价值,主张在出血停止且病情稳定数天后进行,但阳性率不高。腹部CT有助于腹部包块及肠梗阻的诊断。

4. 其他检查 选择性动脉造影对复发性消化道出血的诊断有重要价值。放射性核素检查可发现活动性出血部位,有初步定向作用。

二、治疗要点

积极进行病因治疗,迅速补充血容量,防治失血性休克,采取有效的止血措施,防治各种并发症。

(一)积极补充血容量

补充血容量是纠正失血性休克最重要的治疗措施。快速输入平衡盐液、葡萄糖盐水、右旋糖酐或血浆代用品,以提高血浆胶体渗透压,改善微循环。如符合输血指征(①收缩压<90mmHg或较基础血压下降>30%。②心率>120次/分。③血红蛋白<70g/L或血细胞比容<25%),应尽早采取输血治疗,是恢复有效血容量,纠正失血性休克最有效的措施。肝病者应输新鲜血,因库存血含氨高,易诱发肝性脑病。

(二)迅速止血

1. 食管胃底静脉曲张破裂出血 ①尽早使用血管加压素、生长抑素及其类似物奥曲肽,能降低门静脉压力从而止血。对老年患者可以使用硝酸甘油,以减轻血管加压素的不良反应。②双气囊三腔管压迫止血适用于药物不能控制的出血患者。③内镜直视下向曲张的静脉注射硬化剂或曲张静脉套扎术等。

2. 非食管胃底静脉曲张破裂出血 ①H_2受体拮抗药或质子泵抑制药,如西咪替丁或奥美拉唑等;②去甲肾上腺素加冰盐水洗胃;③内镜治疗,包括激光、高频电凝、注射药物及止血夹等;④介入治疗,可通过血管介入栓塞胃十二指肠动脉。

(三)手术治疗

反复大量出血,经内科治疗无效时,考虑手术治疗。

重点提示

补充血容量是纠正休克的关键措施。

三、护理诊断/问题

1. 体液不足 与上消化道大量出血有关。

2. 活动无耐力　与失血性贫血、周围循环衰竭有关。

3. 有窒息的危险　与呕血引起误吸、三腔管阻塞气道有关。

4. 有受伤的危险　与三腔管长期压迫气道黏膜有关。

5. 恐惧　与出血威胁到健康、生命有关。

6. 潜在并发症　低血容量性休克、急性肾衰竭。

四、护理措施

(一)生活护理

1. 休息与体位　适当休息,大出血时应绝对卧床休息,取平卧位并将下肢略抬高,以保证脑部供血,呕吐时头偏向一侧,避免误吸或窒息。保持呼吸道通畅,必要时吸氧。注意保暖,保证充足的睡眠。

2. 饮食护理　食管胃底静脉曲张破裂出血、大量出血者应暂时禁食。少量出血无呕吐者可进温凉、清淡、易消化的流食或半流食,少量多餐,避免生冷、粗硬、辛辣等刺激性食物,忌浓茶、咖啡、碳酸饮料及烟酒。肝硬化患者应限制蛋白质及钠的摄入,以免诱发肝性脑病。

3. 口腔及皮肤的护理　及时清理呕吐物,协助患者漱口,保持口腔清洁。注意保暖,保持衣物、被褥清洁、干燥。

(二)病情观察

1. 病情监测　观察患者呕血与便血的颜色、量及性状。根据病情定时观测生命体征、神志、皮肤温度和色泽及静脉充盈情况,准确记录24h液体出入量,必要时进行心电监护。复查血象、血尿素氮及血清电解质,及时了解病情变化。

2. 估计出血量　注意观察呕血与便血的颜色、量及性状,以便估计出血量。粪便隐血试验阳性提示出血量在5~10ml以上,出现黑粪提示出血量在50~100ml以上,出现呕血提示胃内积血达250~300ml,出血量不超过400ml时一般不会出现全身症状,出血量超过400~500ml时,可出现头晕、心悸、乏力及口渴等症状,若出血量超过1000ml时可出现周围循环衰竭。

3. 继续出血或再次出血的判断　患者出现下列现象提示有活动性出血或再次出血:①反复呕血,由咖啡色转为鲜红色。②黑粪次数及量增多,或由暗红色便转为鲜红色便,伴肠鸣音亢进。③经24h积极输血、输液后,周围循环衰竭未见改善,或好转后又恶化,血压和脉搏仍不稳定或中心静脉压仍在下降。④血红蛋白、红细胞计数和比容继续下降,网织红细胞持续升高。⑤血容量补足、尿量正常的情况下,血尿素氮持续或再次升高。⑥原有门静脉高压脾大的患者,在出血后脾常暂时缩小,如不见脾恢复肿大提示有继续出血。

(三)配合治疗

(1)迅速建立静脉通路,快速输血、输液尽快补充血容量。必要时根据中心静脉压调整输液量和速度,防止因输液过多过快而引起肺水肿。

(2)遵医嘱使用止血药,垂体后叶素可引起高血压、心律失常、腹痛,甚至心肌梗死,要注意滴速。有高血压、心肌梗死的患者禁用。

(3)烦躁者适当使用镇静药,肝病者除外,以免诱发肝性脑病。

(4)双气囊三腔管压迫止血的护理。(详见本章第十节)

(四)心理护理

多关心、陪伴患者,使患者有安全感;向患者及家属介绍疾病的相关知识,消除其紧张、恐惧心理。

五、健 康 指 导

1. 疾病知识指导　向患者及家属讲解上消化道出血的发病因素,防护知识,积极预防再出血;教会患者能够早期判断出血并采取应急措施,及时就诊。

2. 生活指导　指导患者生活起居要有规律,保持乐观情绪,避免紧张。养成良好的饮食习惯,戒除烟酒,保持大便通畅,合理安排休息与活动,劳逸结合。忌用能诱发或加重溃疡的药物如阿司匹林、利血平、保泰松、肾上腺皮质激素等。

讨论与思考

1. 上消化道大出血的常见病因有哪些? 有哪些临床表现?
2. 列出上消化道大出血的护理诊断及合作性问题?
3. 如何治疗和护理失血性休克的患者?

(李　影)

第九节　溃疡性结肠炎患者的护理

案例分析

患者,男,36 岁。腹泻 3 个月,加重 5d 入院。患者 3 个月前出现腹泻,多为黏液脓血便,量不大,无恶心、呕吐、腹胀、腹痛。5d 前患者腹泻加重并伴左下腹痛及腹胀来院就诊。查体:体温 37℃,脉搏 100 次/分,呼吸 22 次/分,血压 110/85mmHg。神志清,腹软,左下腹压痛,无反跳痛,全腹未触及包块,肠鸣音活跃。实验室检查:血红蛋白 95g/L,血沉 40mm/h。

请分析:溃疡性结肠炎的临床特点有哪些? 该患者有哪些护理诊断? 如何护理?

溃疡性结肠炎是一种病因不明的直肠和结肠的慢性非特异性炎症性疾病。免疫紊乱和免疫损伤是最基本的发病机制。病变主要限于大肠黏膜与黏膜下层,临床特征为腹泻、黏液脓血便、腹痛和里急后重,发作期与缓解期交替。少数重症患者病变深达肌层可出现严重并发症。本病可发生于任何年龄,多见于 20~40 岁,亦可见于儿童或老年人。男女发病率无明显差别。

一、护 理 评 估

(一)病因

本病病因不明确,与感染、遗传及免疫等因素相互作用有关。精神紧张、劳累、饮食失调等为本病的诱发因素。

(二)身体状况

临床表现与病变部位、类型、程度和病期有关。

1. 消化系统表现

(1)症状:腹泻、黏液脓血便为本病活动期的重要表现,大便次数、便血程度反映病情轻重。常伴里急后重,腹痛多为左下腹或下腹,隐痛或绞痛,常在餐后或便前加剧,便后缓解,有疼痛-便意-便后缓解的规律。严重病例可有恶心、呕吐及腹胀。

(2)体征:轻中度患者仅有左下腹轻压痛,肠鸣音增强。重度患者常有明显压痛。中毒性巨结肠或肠穿孔可表现为反跳痛、肌紧张,肠鸣音减弱或消失。

2. 全身表现　中重度患者可有低热,高热多提示有严重感染或并发症。重症患者还可以出现消瘦、贫血、水与电解质平衡紊乱等。

3. 肠外表现　急性关节炎多累及中等大小关节。皮肤病变多有结节性红斑、坏疽性脓皮病。眼部有结膜炎、虹膜炎及巩膜外层炎等。原发性硬化性胆管炎。

4. 临床分型

(1)初发型:指首次发作。①慢性复发型:最多见,发作期与缓解期交替。②慢性持续型:症状持续存在超过半年以上,逐渐加重。③急性暴发型:少见。病情严重全身毒血症状明显,易出现并发症。上述各型可相互转化。

(2)程度:根据病情严重程度分轻度(最常见)、中度(较少见)、重度(最少见)。

(3)病变范围:包括直肠炎、左半结肠炎(结肠脾曲以远)、全结肠炎(结肠脾曲以近或全结肠)。

(4)分期:活动期和缓解期。

5. 并发症　5%的重症患者可出现中毒性巨结肠及肠穿孔,3%的患者可发生下消化道大出血,肠梗阻少见,病程超过20年的患者发生结肠癌的风险较正常人增高10～15倍。

(三)心理社会状况

本病常反复出现腹泻、腹痛,疾病迁延不愈,影响患者生活、工作,容易出现焦虑、烦躁。又因本病长期发作,增加患癌风险,患者会有悲观、绝望等不良心理。

(四)实验室及其他检查

1. 血液检查　因营养不良或慢性失血可有不同程度的贫血,红细胞和血红蛋白下降。白细胞在活动期可增高。血沉加快和C-反应蛋白增高是活动期的标志。严重病例血清白蛋白下降。

2. 粪便检查　活动期肉眼可见黏液脓血便,显微镜检见红细胞、白细胞和巨噬细胞。粪便病原学检查有助于鉴别诊断,需反复多次进行,以排除细菌性结肠炎、痢疾、伤寒、血吸虫等其他疾病。

3. 免疫检查　自身抗体检测,但敏感性和特异性不高。

4. 纤维结肠镜检查　是最有价值的诊断方法,可以直接观察肠黏膜变化,取活组织做病理检查,确定病变部位及程度。适用于轻、中度患者。

5. X线钡剂灌肠　是诊断本病的重要方法,适用于轻中度患者,重症患者可加重病情或诱发中毒性巨结肠,不宜做此项检查。

二、治疗要点

治疗原则为控制急性发作、促进黏膜愈合、缓解病情、减少复发和防治并发症。

(一)一般治疗

饮食宜清淡、易消化、低纤维素的流食或半流食。病情严重者应禁食,并给以全肠外营养治疗。

(二)药物治疗

1. **氨基水杨酸制药** 柳氮磺吡啶(SASP)为治疗本病的常用药物,能够抑制炎症反应,抑制免疫,有较好的疗效。主要适用于轻、中型患者或重型经糖皮质激素治疗缓解者以及病情控制后的维持治疗。疗程为1~2年,甚至更长,以减少复发。其他药物还有美沙拉嗪(5-ASA)、奥沙拉嗪等,不良反应少,但价格高昂。

2. **糖皮质激素** 适用于对水杨酸制剂疗效不佳的轻、中型尤其是重型患者。

3. **免疫抑制药** 适用于对激素疗效不佳或激素依赖的患者,不宜长期使用。常用药有硫唑嘌呤、巯嘌呤或环孢素。

4. **抗生素** 对重症继发感染者,应积极使用广谱抗生素治疗,甲硝唑对厌氧菌感染的患者有一定疗效。

(三)手术治疗

并发大出血、肠穿孔及合并中毒性巨结肠经内科治疗无效伴严重毒血症者可考虑急诊手术。并发结肠癌变、慢性型内科治疗不理想者可择期手术。

三、护理诊断/问题

1. **疼痛** 与肠道炎症、肠穿孔、肠梗阻有关。
2. **体温过高** 与炎症有关。
3. **排便习惯的改变** 与肠功能失调导致腹泻有关。
4. **营养失调** 与摄入不足、吸收障碍及腹泻有关。
5. **焦虑** 与病情反复迁延有关。
6. **知识缺乏** 缺乏有关本病的防治知识。
7. **潜在并发症** 中毒性巨结肠、下消化道出血、结肠癌变。

四、护理措施

(一)生活护理

1. **休息与活动** 活动期应卧床休息,生活有规律,保持乐观情绪。注意劳逸结合。

2. **饮食护理** 给予清淡易消化、少渣、少纤维素、营养丰富的流食或软食,避免刺激性食物。病情严重者暂时禁食,应静脉补充营养。

(二)病情观察

观察生命体征、意识状态。观察粪便的颜色、量、次数及性状。监测水、电解质及酸碱平衡。及时复查血象、肝肾功能。

(三)对症护理

腹痛者多注意休息,协助患者采取舒适体位,指导患者分散注意力,必要时遵医嘱给予解痉药如阿托品。腹泻者应注意保护肛周皮肤清洁、干燥,可局部热敷减少肠蠕动,腹泻频繁者遵医嘱给予止泻药。

(四)用药护理

遵医嘱给药,并注意药物的疗效及不良反应。应用柳氮磺吡啶时注意有无头痛、恶心呕吐、皮疹、粒细胞减少等,餐后服用可减轻消化道反应。糖皮质激素要注意逐渐减量,直至停药。免疫抑制药能引起胃肠道反应、白细胞减少、骨髓抑制及肝肾异常等。阿托品剂量大时会诱发中毒性巨结肠。

(五) 心理护理

由于病情反复,患者容易产生焦虑、抑郁心理,护士应多关心、体贴患者,进行心理疏导,取得患者的配合。

五、健康指导

1. 疾病知识指导　向患者及家属介绍本病的相关因素、发病特点,遵医嘱服药,学会观察药物疗效及不良反应。定期门诊复查。

2. 生活指导　指导患者合理饮食,避免生冷、粗硬、辛辣等刺激性食物。保证充足的睡眠。积极锻炼身体,增强体质。调整情绪,培养良好的心态。

讨论与思考

1. 溃疡性结肠炎有哪些临床表现?
2. 溃疡性结肠炎的护理诊断有哪些?
3. 如何对溃疡性结肠炎患者进行治疗和护理?

(李 影)

第十节　消化系统疾病常用诊疗技术及护理

一、腹腔穿刺术

腹腔穿刺术是指对有腹腔积液的患者,用腹腔穿刺针经皮肤刺入腹腔抽取腹水或注入药物的一项诊疗技术。

(一) 适应证

1. 抽取腹水做化验,根据腹水的性质,协助诊断。
2. 大量腹水者,做穿刺放液,缓解压迫症状。
3. 腹腔内注射药物配合治疗,如抗生素或化疗药。
4. 施行腹水浓缩回输术。
5. 人工气腹,协助 X 线诊断或者治疗。

(二) 禁忌证

1. 肠粘连或粘连型结核性腹膜炎者。
2. 肝性脑病先兆者。
3. 腹内动脉瘤。
4. 卵巢囊肿、包虫病者。
5. 妊娠期。

(三) 方法

1. 安置体位　安置患者于舒适体位,一般坐在靠背椅上,体弱者在床上取坐位、半卧位、平卧位或侧卧位。暴露腹部,背部垫好多头腹带。

2. 选择穿刺点　根据体检叩诊或借助 B 超确定穿刺点。常用的穿刺点,见图 4-3:①第一穿刺点:左下腹部脐与髂前上棘连线中、外 1/3 交点。此处不易损伤腹壁动脉及肠管,适用于卧位放液。②第二穿刺点:脐与耻骨联合连线的中点上方 1.0cm 稍偏左或偏右 1.5cm 处。此处无重要器官,容易愈合,适用于坐位放液。③侧卧位,脐水平线与腋前线或腋中线延长线相交处。此处常用于诊断性穿刺。

3. 消毒与麻醉　常规消毒穿刺部位皮肤。打开腹腔穿刺包,术者戴手套、铺洞巾。以 2% 利多卡因或 1% 普鲁卡因自皮肤至腹膜壁层逐层做局部麻醉。

4. 穿刺、放液、腹腔注射药物　术者左手固定穿刺部位皮肤,右手持针逐步垂直刺入腹壁,感到针尖抵抗感突然消失时,表示已进入腹腔,

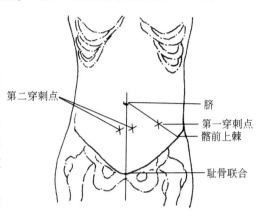

图 4-3　腹腔穿刺点

即可用注射器抽取腹水标本。诊断性穿刺时,可直接用 20ml 或 50ml 注射器进行抽吸。大量放液时,可用 8 号或 9 号针头,于针座处接橡皮管,用输液夹调整速度,引腹水于容器中。如为腹腔内注药,待抽到腹水时即可将药液注入腹腔。

5. 拔针　术毕,拔出针头,用 2% 碘酊消毒针孔后,覆盖无菌纱布,用多头腹带将腹部包扎。

(四)护理

1. 术前准备

(1)患者准备:向患者介绍腹腔穿刺的目的及注意事项。嘱患者排尿,为放腹水者测量腹围、血压、脉搏和腹部体征并记录。做普鲁卡因皮肤试验并记录结果。清洁穿刺部位皮肤。

(2)用物准备:常规治疗消毒盘、无菌腹腔穿刺包、2% 利多卡因或 1% 普鲁卡因、多头腹带、急救药品和器械等。

2. 术中配合

(1)安置患者取舒适体位,嘱患者不得随意转动身体,注意保暖。

(2)术中密切观察患者有无头晕、恶心、心悸、面色苍白等穿刺反应,一旦出现应立即停止,并做相应的处理。

(3)放腹水不宜过多过快,首次一般不超过 1000ml,肝硬化患者一次不超过 3000ml,放液过程中应将多头腹带逐渐束紧,以防腹内压骤降、内脏血管扩张引起血压下降或休克。

(4)放腹水时若不流畅,可稍微移动穿刺针或变换患者体位。

(5)遵医嘱留取标本并及时送检。

3. 术后护理

(1)术后嘱患者平卧位休息,使穿刺针孔位于上方以免腹水继续漏出;如有腹水漏出,可用蝶形胶布或涂上火棉胶封闭;及时更换敷料、腹带,注意无菌操作,以防感染。

(2)密切观察患者血压、脉搏、神志、尿量、腹围及穿刺部位,询问患者有无身体不适。对肝硬化放腹水患者应警惕肝性脑病的发生。

二、纤维胃镜检查

纤维胃镜检查是将带光源的内镜经口、咽、食管插入患者的胃、十二指肠内,直接观察食管、胃、十二指肠黏膜,进行定位与定性诊断;对急性胃出血行内镜直视下止血治疗;并可通过活检进行组织学或细胞学的病理检查。

(一)适应证

1. 诊断不明的食管、胃、十二指肠疾病,如炎症、溃疡、肿瘤、出血等。

2. 摘取上消化道异物、息肉;急性上消化道出血的止血治疗;食管狭窄的扩张治疗;食管静脉曲张的硬化剂注射与套扎。

(二)禁忌证

1. 急性严重咽喉部疾病,急性腐蚀性食管炎,食管、胃、十二指肠穿孔的急性期、主动脉瘤等。

2. 严重心、肺疾病。

3. 神志不清、精神失常不能配合者。

4. 急性病毒性肝炎或胃肠道传染病者一般暂缓检查。

(三)方法

1. 麻醉 检查前5～10min,吞服含1%丁卡因胃镜胶10ml或用2%利多卡因喷雾咽喉,做黏膜表面麻醉。

2. 安置体位 协助患者取左侧卧位,头垫低枕稍后仰,双腿屈曲,使颈部松弛。松开患者的领口及腰带,将弯盘置于口边,嘱患者咬紧牙垫。

3. 插镜 协助医师将润滑油涂于胃镜弯曲部,医师左手持胃镜操纵部,右手持胃镜先端约20cm处,将胃镜从患者口腔缓缓插入,顺次观察,配合医师取活体组织标本及止血等工作。

4. 退镜整理 术毕协助医师将胃镜缓缓拔出,清理患者口鼻部,整理用物。及时送检标本。对胃镜及其附件进行清洁消毒及保养。

(四)护理

1. 术前准备

(1)患者准备:①向患者及家属说明检查的目的、方法及注意事项,消除患者的紧张情绪,取得合作。②检查前禁食8h。有胃排空延缓者,禁食时间须更长,有幽门梗阻者,应彻底洗胃。③术前半小时遵医嘱注射地西泮、阿托品,以镇静、减少胃蠕动和胃液分泌。④摘除患者的义齿。⑤对慢性肝炎、艾滋病的患者及病毒携带者,应用专门胃镜检查,避免交叉感染。

(2)用物准备:胃镜、喉头麻醉喷雾器、2%利多卡因、弯盘、牙垫、注射器、急救药品和器械。

2. 术中配合

(1)插镜过程中协助患者保持适宜体位,胃镜到达咽喉部时,嘱患者做吞咽动作,但不可将唾液咽下,以免发生呛咳;如患者出现恶心时,嘱深呼吸。

(2)密切观察患者的脉搏、呼吸、面色、血压等,出现异常应立即停止检查并配合医师做好相应处理。

3. 术后护理

(1)饮食护理:术后咽喉部麻醉作用尚未消退时,嘱患者不要吞咽唾液,以免呛咳;麻醉作用消失后可先饮少量水,如无呛咳可进食,以流质、半流质的温凉饮食为宜。

(2)咽喉部护理:患者如出现咽痛、异物感,嘱患者不要用力咳嗽,以免损伤咽喉黏膜,可含温水或润喉片,一般 1~2d 后症状多可消失。

(3)腹部护理:如有腹胀、腹痛,多为术中注入胃内的空气进入小肠,可进行腹部按摩,促进排气,减轻症状。

(4)并发症的护理:检查后数日内应密切观察患者有无消化道穿孔、出血、感染等并发症,一旦发现应及时协助医师进行处理。

三、纤维结肠镜检查

结肠镜检查主要是用以诊断炎症性肠病以及大肠的肿瘤、出血、息肉等,并可进行切除息肉、钳取异物等治疗。

(一)适应证

1. 诊断原因不明的下消化道出血、腹痛、腹泻或便秘、低位性肠梗阻、结肠肿瘤普查或结肠病变术后复查等。

2. 治疗急性下消化道出血、摘除结肠息肉、整复肠套叠和肠扭转、扩张肠狭窄及放置支架解除肠梗阻等。

(二)禁忌证

1. 结肠急性炎症性病变,如急性细菌性痢疾、急性重型溃疡性结肠炎等。

2. 急性弥漫性腹膜炎、腹腔脏器穿孔、多次腹腔手术、腹腔内广泛粘连及大量腹水患者。

3. 肛门、直肠严重狭窄或肛瘘者。

4. 严重心肺功能不全、精神失常、昏迷及体质衰弱者。

5. 月经期及妊娠期妇女。

(三)方法

1. 安置体位　协助患者取左侧卧位,双腿屈曲。

2. 直肠指检　了解肛门、直肠有无异常,如狭窄、异物、痔疮、肛裂等。

3. 插镜检查　将肠镜前端涂抹硅油润滑后,嘱患者张口呼吸,放松肛门括约肌,以右手示指按压镜头,使镜头滑入肛门后,按术者口令,遵照循腔进镜、配合滑进、少量注气、适当钩拉、去弯取直、防襻及解襻等原则,缓慢插入肠镜。

4. 退镜　检查结束退镜时,尽量抽气以减轻腹胀;缓慢退镜,调整角度及进镜深度,甚至适当更换体位,重复观察。

5. 整理　整理用物,对肠镜及其附件进行清洁消毒和保养;及时送检标本。

(四)护理

1. 术前准备

(1)患者准备:①向患者讲解检查的目的、方法及注意事项,消除患者顾虑,取得配合。②对患者进行慢性肝炎病毒标志检测,阳性者应用专门的肠镜检查,避免交叉感染。③检查前 2~3d 减少渣饮食,检查前一日流质饮食,检查当日晨禁食。④检查前日晚口服泻剂蓖麻油 30ml 或硫酸镁 20g;或于检查前 5h 口服 5%~10% 甘露醇液 500~1000ml,温度为 15~20℃,服用半小时再饮水 500~1000ml,效果更佳(做高频电凝治疗时禁用此法);也可口服含磷酸缓冲液的清肠液;必要时术前 1~2h 清洁灌肠。⑤术前 5~10min 遵医嘱肌内注射阿托品或山莨菪碱,以减少肠蠕动(青光眼、前列腺肥大、近期尿潴留者禁用);对情绪紧张者可肌内注射地西泮、哌替啶。

(2)用物准备:结肠镜、弯盘、甲基硅油、急救药品及器械等。

2. 术中配合

(1)术中协助患者变换体位,密切观察患者面色、呼吸、血压、脉搏及腹部症状,如有异常应立即停止检查,并协助医师做好相应处理。

(2)协助医师做好摄像、取活组织检查等工作。

3. 术后护理

(1)休息与活动:卧床休息,检查结束后,患者在观察室留观15~20min,做好肛门清洁护理。

(2)饮食护理:术后3d内进少渣饮食,如行息肉摘除或止血治疗者,宜半流质饮食,同时给予抗生素治疗。

(3)并发症护理:密切观察患者有无腹胀、腹痛、排便异常及其他身体不适,及时发现肠穿孔、肠出血及心脑血管意外等并发症,并协助医师进行治疗。

四、双气囊三腔管压迫止血术

双气囊三腔管压迫止血术是指利用充气后气囊压力直接压迫胃底和食管下段静脉而止血的技术。是一种临时急救止血的措施,并发症较多。

(一)适应证

仅适用于门静脉高压所致的食管下段、胃底静脉曲张破裂出血。

(二)禁忌证

由其他原因引起的上消化道出血。

(三)方法

1. 安置体位 安置患者取半卧位或平卧位,头偏向一侧。

2. 清洁鼻腔、颌下铺治疗巾

3. 插管 抽尽气囊内残余气体,将三腔管前端及外囊涂上石蜡润滑,由鼻腔缓慢插入,达咽部时嘱患者做吞咽动作和深呼吸。当插入50~65cm时,抽取胃液证实已达胃腔,可做暂时固定。

4. 充气 向胃气囊注气200~300ml,维持压力在50~60mmHg,反折胃囊管末端并用弹簧夹夹紧,向外轻拉三腔管至有阻力感时,表明胃气囊压迫胃底部。若出血不止,再向食管气囊注气100~150ml,维持压力在30~40mmHg,同样反折并夹紧该管末端。双气囊三腔管压迫止血示意图,见图4-4。

5. 牵引 用牵引物如沙袋(重量250~500g)通过滑轮牵引三腔管,并固定于牵引架上,牵引角度呈40°左右,牵引物离地面30cm左右。

6. 拔管 出血停止后,放松牵引,放出气囊内气体,保留管道继续观察24h,如无再出血可考虑拔管。拔管前口服液状石蜡20~30ml,缓慢拔出。气囊压迫一般以3~4d为限,继续出血者可适当延长。

(四)护理

1. 术前准备

(1)患者准备:向患者讲解插管的目的、方法及注意事项,消除其顾虑,取得配合。

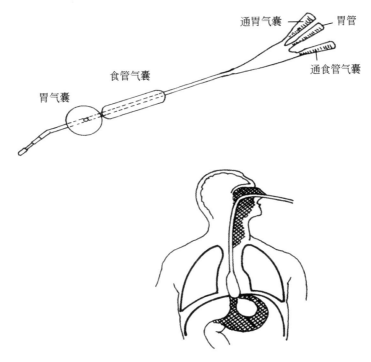

图 4-4　双气囊三腔管压迫止血

（2）用物准备:双气囊三腔管、液状石蜡、牵引架、沙袋、滑轮等。

（3）检查双气囊三腔管性能:检查管道是否通畅;向胃气囊和食管气囊分别注气 200～300ml、100～150ml,用弹簧夹夹住管口后仔细检查气囊有无变形、损坏或漏气,检查漏气较可靠的方法是放入水中,察看有无气泡逸出。

2. 术中配合　当管端到达咽喉部时嘱患者做吞咽动作;向气囊内注气时注意观察患者有无呛咳、呼吸困难、胸闷等,如出现异常应暂停或重新插管;协助医师做好充气压迫及牵引固定工作。

3. 术后护理

（1）密切观察病情变化:①经常抽吸胃液,观察颜色和量,判断出血是否停止;如有新鲜血液,应检查牵引松紧或气囊压力,并做适当调整。②观察患者有无恶心、胸骨下不适或频发期前收缩,应及时检查调整,避免胃气囊进入食管下段挤压心脏。③患者突然出现呼吸困难或窒息,可能是胃气囊充气不足或破裂、食管气囊上移阻塞喉部,应立即放出食管气囊内气体。

（2）检测气囊内压、定时放气:每4～6小时监测1次气囊内压,气囊内压降低时应抽尽囊内气体,重新注气。放置24h后,食管气囊应放气15～30min,同时放松牵引,并将双气囊三腔管稍向胃内送入,以解除胃底贲门受压,然后再充气牵引,避免局部黏膜因受压过久而糜烂、坏死。

（3）一般护理:嘱患者不要将唾液、痰液咽下,以免误入气管引起吸入性肺炎;每日2次向鼻腔滴入少量液状石蜡,以免双气囊三腔管黏附于鼻黏膜;出血停止后,可从胃管腔注入少量流质饮食。

讨论与思考

1. 腹腔穿刺、消化道内镜检查有哪些适应证与禁忌证？
2. 如何护理腹腔穿刺、消化道内镜检查及双气囊三腔管压迫止血的患者？

（李　影）

第5章

泌尿系统疾病患者的护理

学习要点

1. 肾性水肿、肾性高血压、尿异常、尿路刺激征的护理
2. 泌尿系统常见疾病的病因和治疗要点
3. 慢性肾小球肾炎、尿路感染及慢性肾衰竭的临床特点
4. 慢性肾小球肾炎、尿路感染及慢性肾衰竭的护理诊断及护理措施
5. 泌尿系统常用诊疗技术及护理

第一节　泌尿系统疾病常见症状体征及护理

泌尿系统是由肾脏、输尿管、膀胱、尿道和有关血管、淋巴及神经等组成。主要功能为生成和排出尿液，以排泄体内的代谢产物和调节水、电解质、酸碱平衡，维持机体内环境的稳定。此外，肾脏还具有重要的内分泌功能，可分泌血管活性激素（如肾素、血管紧张素、前列腺素等）和非血管活性激素（如促红细胞生成素、1-羟化酶等）。疾病多呈久治不愈的慢性病程，如持续发展，最终可致肾功能不全，严重威胁患者的生命。

泌尿系统疾病常见症状和体征有肾性水肿、肾性高血压、尿异常及尿路刺激征等。

一、肾　性　水　肿

肾性水肿是指由于肾脏疾病而引起组织间隙有过多的液体积聚从而使组织肿胀，是肾小球疾病最常见的临床表现。可分为2类：①肾炎性水肿：其发生机制主要是由于肾小球滤过率下降，而肾小管重吸收功能相对正常，从而导致"球-管"失衡，引起水钠潴留而产生水肿。②肾病性水肿：主要是由于大量蛋白尿造成低蛋白血症，血浆胶体渗透压降低，导致液体从血管内进入组织间隙而产生水肿。

(一)护理评估

1. 致病因素　病因很多，常见于感染、血管疾病、肿瘤、结石、变态反应等，其中感染、摄钠过多是常见的诱因。

2. 身体状况

（1）水肿特点：肾炎性水肿多从眼睑、颜面部开始，重者可波及全身，指压凹陷不明显，常有血压升高；肾病性水肿受重力影响，多从下肢开始，常为全身性、体位性和凹陷性，水肿大多发展迅速，可在短时间内遍及全身，严重时可出现胸、腹腔积液，可无高血压。

（2）伴随状况：常有尿量减少，尿液中可出现血尿、蛋白尿等成分改变，以及血压升高、心力衰竭和电解质紊乱等。

重点提示

引起水肿的原因很多，肾性水肿应注意与心源性水肿及肝源性水肿等相鉴别。

---

3. 心理社会状况　由于水肿出现，加之部分患者可出现肾衰竭，由此带来的生活不便及躯体不适易使患者产生烦躁、焦虑等心理反应，应注意评估疾病对患者日常生活、工作的影响。

4. 实验室及其他检查　尿液常规检查、肾功能检查、血生化检查及影像学检查等可判断水肿的类型及原因。

（二）护理诊断/问题

1. 体液过多　与肾小球滤过率降低导致水、钠潴留或大量蛋白尿导致低蛋白血症等有关。

2. 有皮肤完整性受损的危险　与重度水肿、营养不良等有关。

（三）护理措施

1. 一般护理

（1）休息与体位：严重水肿的患者应卧床休息，安静卧床休息能减轻肾脏负担，促进水肿消退。嘱患者多卧床，避免劳累，全身水肿者应卧床至水肿消退。卧床期间经常变换体位，并用软枕支撑受压部位。眼睑、颜面部水肿者，应高枕卧位；有胸腔积液者宜取半卧位；阴囊水肿者卧床时可用托带托起；下肢水肿明显者卧床时适当抬高下肢，有利于静脉回流。

（2）饮食护理

限水、钠摄入：轻度水肿，尿量如>1000ml/24h，钠盐摄入2~3g/d为宜，不宜过分限水。严重水肿、少尿者，应予无盐饮食，并限钾、磷摄入；水摄入量为前1d的尿量加500ml。调节蛋白质摄入：低蛋白饮食可延缓肾功能的损害。有肾功能不全患者应限制蛋白质的摄入。

补充足够热量和维生素：低蛋白饮食者，需补充足够热量，防止负氮平衡发生，并注意补充各种维生素。

2. 病情观察　监测生命体征、尿量变化，准确记录24h液体出入量，定期监测体重，以观察水肿的消长情况及有无伴随症状的出现。

3. 对症护理　①遵医嘱使用利尿药，以减轻水肿，注意观察利尿药的不良反应。②加强皮肤护理，协助患者保持皮肤清洁干燥，卧床者应经常变换体位，易受压部位以软垫支托，避免皮肤长期受压和摩擦，防止压疮形成。

二、肾性高血压

肾性高血压是由肾实质疾病、肾动脉狭窄等所致，是肾脏疾病常见症状之一。可以隐匿发展直至出现肾衰竭时才被发现，也可以出现急性症状，如头痛、视物模糊、心力衰竭及抽搐等，高血压严重程度与预后密切相关。按病因可分为肾血管性高血压和肾实质性高血压,以肾实质性高血压多见;按发病机制可分为容量依赖型高血压和肾素依赖型高血压。

(一)护理评估

1. 致病因素

(1)容量依赖型高血压:占肾性高血压的80%以上,主要见于急性肾小球肾炎及某些急性肾衰竭。其发生机制为肾实质疾病使肾排钠障碍,钠、水潴留,导致血容量增加,血压升高;血浆肾素和血管紧张素活性多不升高。

(2)肾素依赖型高血压:主要见于肾动脉狭窄、肾小动脉硬化、肾实质病变等。其发生机制主要是因肾血流量减少,激活肾素-血管紧张素-醛固酮系统,通过血管收缩效应而使血压升高。

2. 身体状况

(1)起病情况及高血压进程:肾性高血压的严重程度与原发病的病变性质有关。肾血管性高血压,血压明显升高,容易进展为急进性高血压;急性肾小球肾炎,多为一过性血压升高,以中等程度的舒张压升高为主;慢性肾小球肾炎及肾衰竭,常出现持续性中度以上血压升高。

(2)伴随症状:肾实质性高血压常伴有血尿、蛋白尿、管型尿等;高血压可加重肾脏损害,并出现心、肾功能减退、脑血管病变,重者可发生高血压脑病。

3. 心理社会状况　常因久治不愈,经济负担过重出现焦虑、抑郁及绝望等心理变化。

4. 实验室及其他检查　血常规检查、尿常规检查、肾功能检查及影像学检查,有助于病因诊断。

(二)护理诊断/问题

1. 疼痛　头痛与血压升高有关。

2. 潜在并发症　高血压脑病。

(三)护理措施

1. 密切观察病情变化　每日测量并记录血压变化,准确评估病人血压升高的程度、特点、持续时间、波动范围。血压测量要做到定时间、定体位、定部位、定血压计,以保证血压测量的准确性,以了解血压波动的规律性。

2. 遵医嘱正确使用降压药　监控用药剂量和速度,以防低血压的发生。容量依赖型病人,采取限水、限钠,配合利尿药及降压药等综合治疗;肾素依赖型病人,首选血管紧张素转化酶抑制药,用药过程中注意观察药物的不良反应。

3. 对症护理　详见本书第3章第五节高血压患者的护理。

三、尿　异　常

尿异常包括尿量异常(多尿、少尿、无尿)、蛋白尿、血尿、白细胞尿、脓尿、菌尿及管型尿。尿量异常是指24h排尿异常,包括多尿、少尿及无尿。正常情况下成年人尿量为1000～2000ml/24h。若成人尿量超过2500ml/24h为多尿,少于400ml/24h为少尿,不足100ml/24h为无尿。

(一)护理评估

1. 致病因素

(1)多尿

肾源性:各种肾脏疾病损害可导致肾小管浓缩功能障碍,均可引起多尿,如慢性肾盂肾炎、慢性肾衰竭早期及急性肾衰竭多尿期等。

非肾源性:见于内分泌代谢疾病(如糖尿病、垂体性尿崩症)及神经精神疾病(如癔症、脑肿瘤)等。

重点提示

当夜尿量超过750ml或夜尿量多于白天尿量时称夜尿增多,肾源性多尿早期常以夜尿多、尿比重<1.018为主要表现。

(2)少尿与无尿

肾前性:见于各种原因所致的血容量减少、心排血量不足、肾血管阻塞,如失血、脱水、休克、心力衰竭、肾栓塞等,使肾血灌注量减少,肾小球滤过率下降,引起少尿或无尿。

肾性:见于严重急性肾炎、急性或慢性肾衰竭,为肾实质严重损害所致。

肾后性:由于结石、肿瘤、前列腺增生及尿道狭窄等引起肾以下尿路发生梗阻,使尿流不畅,尿液积滞在肾盂和(或)膀胱;同时肾实质可因挤压受损害,使肾小球滤过率下降。

2. 身体状况　除尿量减少或增加外,常有原发病的表现及伴随症状。如少尿或无尿病人可引起高钾血症、低钠血症、代谢性酸中毒等,常伴有水肿、高血压;多尿可引起低钾血症、高钠血症、脱水等;夜尿增多时,尿比重多数降低而固定。

3. 心理社会状况　尿量异常可使患者产生焦虑、恐惧、悲观等心理。

4. 实验室及其他检查　血常规、尿常规、肾功能、血液生化、泌尿系影像学等检查有助于病因诊断。

(二)护理诊断/问题

1. 体液过多　与肾小球滤过率下降及尿量减少有关。

2. 有体液不足的危险　与肾衰竭及尿量过多有关。

(三)护理措施

1. 一般护理　症状严重者应绝对卧床休息;多尿者应注意补充水和电解质;少尿者给予优质低蛋白、高糖饮食,限盐、限钾。

2. 病情观察　密切观察生命体征变化,准确记录24h液体出入量,观察有无脱水、休克及电解质、酸碱平衡紊乱的征象。

3. 对症护理　体液不足的病人应迅速建立静脉通路,快速补液。根据24h液体出入量、血钾测定决定补液和补钾量。

四、尿路刺激征

尿路刺激征是指膀胱颈和膀胱三角区受炎症或机械刺激所致的尿频、尿急及尿痛,常伴有排尿不尽感和下腹坠痛。

(一)护理评估

1. 致病因素　常见于尿路感染、结石、肿瘤、前列腺增生等。

2. 身体状况　不同疾病引起的尿路刺激征伴随症状各有不同。尿路感染可伴发热、脓尿,多见于女性;膀胱结石可伴肉眼血尿、排尿困难等;膀胱肿瘤可伴低热、消瘦、血尿等;前列腺增生多见于老年男性,伴排尿困难、尿流变细等。

3. 心理社会状况 常有烦躁、害羞且精神负担加重等。

4. 实验室及其他检查 血常规检查、尿常规检查、肾功能检查、尿细菌学检查、泌尿系影像学检查等有助于病因诊断。

(二)护理诊断/问题

排尿异常:尿频、尿急、尿痛 与尿路感染、异物等所致的膀胱刺激有关。

(三)护理措施

1. 生活护理

(1)休息与活动:急性发作期应卧床休息。指导病人从事感兴趣的活动,如听轻音乐、看电视或聊天,分散患者注意力,减轻焦虑,缓解尿路刺激症状。

(2)饮食护理:给予清淡、易消化及营养丰富的饮食,禁食辛辣刺激性食物。鼓励患者多饮水,勤排尿,以冲洗尿路,减少病菌在尿路停留的时间,从而缓解症状。饮水量每日不低于2000ml,必要时可通过静脉补液,保证每日尿量在1500ml以上。

(3)皮肤护理:注意个人卫生,增加会阴清洗次数,减少细菌感染机会。尽量保持皮肤清洁,内衣应选用吸汗且透气性好的棉质内衣,在出汗后及时换洗内衣和床褥。

2. 病情观察 正确记录病人24h排尿次数、尿量及尿液性质,观察有无全身或局部伴随症状。

3. 对症护理 对患者进行膀胱区热敷或按摩,以缓解疼痛。

讨论与思考

1. 肾性水肿的特点有哪些?如何做好体液过多病人的护理?

2. 什么是少尿、无尿、多尿及尿路刺激征?

(邱 瑾)

第二节 尿路感染患者的护理

✚ 案例分析

患者,女,28岁,已婚。寒战、高热伴尿频、尿急、尿痛2d入院。2d前劳累后出现寒战、高热,头痛,乏力,肌肉酸痛,伴尿频、尿急、尿痛及腰痛。护理体检:体温39.3℃,脉搏110次/分,呼吸24次/分,血压120/75mmHg。神志清,面色潮红,表情痛苦。心肺无异常,腹(-)。双侧肾区叩击痛。颜面及双下肢无水肿。实验室检查:血常规红细胞4.6×10^{12}/L,血红蛋白120g/L,白细胞13.8×10^9/L,中性粒细胞0.92,淋巴细胞0.08。尿常规外观尿略浑浊,镜检白细胞(+++),红细胞(+),无管型。

请分析:该病人发病的主要易感因素有哪些?还应进一步做哪些检查?试分析该病人目前存在的主要护理问题?

尿路感染是由各种病原微生物感染所引起的尿路急性和慢性炎症,可分为上尿路感染和下尿路感染,是泌尿系感染中最常见的临床类型。肾盂肾炎为上尿路感染,包括肾盂、肾盏及肾实质的感染性炎症,尿道炎和膀胱炎为下尿路感染,而肾盂肾炎常伴有下尿路感染,在临床上当感染难以定位时可统称为尿路感染。本病好发于女性,尤其是育龄期妇女、女婴、老年女性、免疫功能低下者。

一、护理评估

(一)致病因素

1. 病因　尿路感染最常见的致病菌是肠道革兰阴性杆菌,其中以大肠埃希菌最常见,占70%以上,其次为副大肠杆菌、变形杆菌、克雷伯杆菌、产气杆菌和葡萄球菌等。致病菌多数为1种,极少数为2种及以上细菌混合感染。偶可发生真菌、病毒和原虫感染。

2. 易感因素　正常情况下,机体具有多种防御尿路病原微生物感染发生的机制,可防止外来病菌的侵入尿路。主要易感因素如下。

(1)尿路梗阻或尿流不畅:为最主要的易感因素,以尿路结石最为常见。尿流不畅时,尿路不能及时冲刷清除尿道内的细菌,使细菌在局部生长和繁殖,易引起肾盂肾炎。

(2)解剖因素:女性因尿道短而直,且尿道口距肛门近而易被细菌污染,故易发生上行感染。

(3)尿路器械操作:使用尿道插入性器械时,如留置导尿管、膀胱镜检查、尿道扩张等可损伤尿道黏膜,可使细菌进入膀胱和上尿路引起感染。

(4)机体抵抗力低下:糖尿病、重症肝病、肿瘤晚期、艾滋病、长期应用激素、免疫抑制药等均易发生尿路感染。

3. 感染途径

(1)上行感染:是最常见的感染途径,病原菌多为大肠埃希菌,以女性多见。细菌由尿道口经膀胱、输尿管逆流上行至肾盂,引起肾盂炎症,然后再经肾盏、肾乳头至肾实质。

(2)血行感染:致病菌多为金黄色葡萄球菌。病原菌从体内感染灶如鼻窦炎、扁桃体炎、皮肤化脓性感染等侵入血流,到达肾皮质,再沿肾小管向下扩散至肾乳头、肾盂、肾盏,引起肾盂肾炎。

(3)淋巴管感染:致病菌从邻近器官的病灶经淋巴管感染。

(4)直接感染:外伤或肾脏邻近器官与组织发生感染,细菌直接蔓延至肾脏引起肾盂肾炎。

> **重点提示**
>
> 尿路感染最常见致病菌是肠道革兰阴性杆菌,其中以大肠埃希菌最为常见;最常见的感染途径为上行感染;以女性多见。

(二)身体状况

按病程和病理变化可将尿路感染分为急性和慢性2型。

1. 急性膀胱炎　一般无明显全身感染症状。主要表现为尿频、尿急、尿痛及下腹不适等尿路刺激症状,常有白细胞尿,可有血尿,偶见肉眼血尿。

2. 急性肾盂肾炎

(1)起病急,病程不超过半年。

(2)全身表现:常有寒战、高热,体温可高达38.5~40℃,出现全身不适、头痛、乏力、食欲减退、恶心、呕吐等全身毒性症状。

（3）泌尿系统表现：尿频、尿急、尿痛、下腹部不适，可有血尿、脓尿，上输尿管点或肋腰点压痛，肾区叩击痛。

3. 慢性肾盂肾炎　慢性肾盂肾炎反复发作，迁延不愈，病程超过半年者可转为慢性肾盂肾炎。其症状一般较轻，仅有低热、倦怠，可无尿路感染症状，但多次尿细菌培养可出现阳性，称"无症状菌尿"。急性发作时与急性肾盂肾炎表现相似，如不及时治疗可出现肾功能减退，最终可发展为肾衰竭。

4. 并发症　常见有慢性肾衰竭、肾盂积水、积脓及肾周围脓肿等。

（重点提示）

急性膀胱炎主要表现为尿路刺激征，全身毒性症状不明显，而急性肾盂肾炎除有尿路刺激征外，常伴有明显腰痛和全身毒性症状。

（三）心理社会状况

由于起病急，症状明显，女性病人羞于检查，或因反复发作迁延不愈，易产生焦虑、紧张和悲观情绪。

（四）实验室及其他检查

1. 尿常规　尿液外观浑浊，急性期尿沉渣镜检可见大量白细胞、脓细胞，如出现白细胞管型，有助于肾盂肾炎的诊断；少数患者有肉眼血尿。

2. 血常规　急性期白细胞计数及中性粒细胞比例增高。

3. 尿细菌学检查　是诊断尿路感染的主要依据。新鲜清洁中段尿细菌定量培养，菌落计数 $\geqslant 10^5$/ml 为阳性，即真性菌尿；菌落计数 $<10^4$/ml 为污染；如介于两者之间为可疑阳性，需复查或结合病情判断。

4. 肾功能检查　急性肾盂肾炎肾功能正常，慢性肾盂肾炎可出现夜尿增多，尿比重低而固定，晚期出现氮质血症。

5. X 线检查　X 线腹部平片和肾盂造影可了解肾的大小、形态、肾盂肾盏情况，明确尿路有无结石、梗阻及畸形等情况。

6. 超声检查　可判断肾大小、形态，以及有无结石、囊肿及肾盂积水等。

二、治 疗 要 点

治疗原则为去除易患因素，合理使用抗生素，在未有药物敏感试验结果时，应选用对革兰阴性杆菌有效的抗生素，获得尿培养结果后，根据药物敏感试验选择药物。

（一）一般治疗

急性期症状明显者应卧床休息，给予高热量、高维生素饮食，高热脱水时可静脉补液，鼓励病人多饮水、勤排尿，加速细菌及炎性渗出物排出。

（二）抗菌药物治疗

（1）常用药物：①喹诺酮类，如氧氟沙星、环丙沙星，病情轻者，口服用药；重者宜静脉滴注，可用环丙沙星 0.25g，或氧氟沙星 0.2g，每 12 小时 1 次。②氨基糖苷类，庆大霉素肌内或静脉滴注。③头孢类，头孢唑林肌内或静脉注射。④磺胺类，复方新诺明口服。

（2）疗效与疗程：药物若选择得当，用药 24h 后症状可好转，如 48h 后仍无效，应考虑更换药物。抗菌药用至症状消失，尿常规恢复正常，尿培养连续 3 次阴性后 3~5d 为止。急性膀胱炎一般采用单剂量或短程疗法的抗菌药物治疗。急性肾盂肾炎一般疗程为 10~14d，完成抗菌药物疗程后 2 周和 6 周后复查尿常规及尿细菌培养各 1 次，若均为阴性，可视为临床治愈。

重点提示

尿路感染最关键的治疗措施是抗菌药物治疗。

三、护理诊断/问题

1. 体温过高　与细菌感染有关。
2. 排尿异常：尿频、尿急、尿痛　与尿路感染所致的尿路刺激征有关。
3. 焦虑　与症状明显或病情反复发作有关。
4. 潜在并发症　有慢性肾衰竭、肾盂积水、积脓和肾周围脓肿。

四、护 理 措 施

（一）一般护理

1. 休息　为患者提供安静、舒适的环境，增加休息、睡眠时间。高热者应卧床休息，体温超过 39℃时需冰敷、乙醇擦浴等，进行物理降温。

2. 饮食护理　给予高热卡、高蛋白、高维生素、易消化的清淡饮食，鼓励多饮水，每日饮水量至少 2000ml。

（二）病情观察

观察生命体征，注意体温变化；观察尿路刺激征以及伴随症状的变化，有无并发症出现等。

（三）药物治疗的护理

1. 遵医嘱用药，轻症者单一用药，口服有效抗生素 2 周；重症者宜联合用药，采用肌内注射或静脉给药；已出现肾功能不全者，避免使用肾毒性抗生素。

2. 观察药物疗效，协助医师判断停药指征。

3. 注意药物的不良反应，诺氟沙星、环丙沙星可有轻微消化道反应、皮肤瘙痒等；氨基糖苷类药物对肾脏、听神经有毒性作用，可出现耳鸣、听力下降，甚至耳聋；磺胺类药物服药期间多饮水，服用碳酸氢钠碱化尿液，以增强疗效、减少磺胺结晶的形成。

（四）尿细菌学检查的标本采集

1. 宜在使用抗生素前或停用抗生素 5d 后留取尿标本。

2. 留取清洁中段尿标本前清洗外阴部，不宜用消毒药，指导患者留取尿标本于无菌容器内，并在 1h 内送检。

3. 取清晨第 1 次（尿液在膀胱内停留 6~8h 以上）的清洁、新鲜的中段尿送检，以提高阳性率。

4. 尿标本中注意切勿混入消毒液；女患者留取尿标本时应避开月经期，以防阴道分泌物及经血混入。

> **重点提示**
>
> 正确的尿标本采集,可提高检查的准确性,结合药物敏感试验,为尿路感染合理选用抗菌药物提供依据。

(五)心理护理

向患者说明紧张情绪不利于尿路刺激征的缓解,指导其放松身心,消除紧张、恐惧心理,树立战胜疾病信心,共同制订护理计划,并积极配合治疗。

五、健 康 教 育

1. 疾病知识指导 向患者及家属讲解引起、加重尿路感染的相关因素,积极治疗并消除易感因素。尽量避免导尿和尿道器械检查,如必须进行,应严格无菌操作,并防止损伤。术后应用抗菌药以防泌尿系感染。

2. 生活指导 指导患者保持良好的生活习惯,嘱平时多饮水,勤排尿,尽量不留残尿;注意外阴部清洁,女性患者忌盆浴,注意月经期、妊娠期、产褥期卫生;加强锻炼,提高机体抵抗力;育龄期女患者,急性期治愈后 1 年内避免妊娠;与性生活相关的反复发作患者,应于性生活后立即排尿,行高锰酸钾坐浴,必要时遵医嘱预防用药。

3. 用药指导 告知患者遵医嘱应用抗菌药物是最重要的治疗措施,坚持完成疗程是治愈的关键。嘱其勿随意增减药量或停药,并遵医嘱定期随访,以达到彻底治愈的目的,避免因治疗不彻底而演变为慢性肾盂肾炎。慢性肾盂肾炎患者应遵医嘱用药,定期检查尿液,出现症状立即就医。

> **讨论与思考**
>
> 1. 急性肾盂肾炎的临床表现特点是什么? 确诊的主要依据是什么?
> 2. 尿培养时留取尿标本有哪些注意事项?
> 3. 如何对尿路感染患者进行健康指导?

(邱 瑾)

第三节 慢性肾小球肾炎患者的护理

> **案例分析**
>
> 患者,男,41 岁,工人,以间断水肿、蛋白尿、血尿 3 年为主诉入院。护理体检:体温 37.3℃,脉搏 105 次/分,呼吸 21 次/分,血压 172/106mmHg。神志清晰,精神差,贫血面容,眼睑及面部水肿,睑结膜苍白,双下肢轻度凹陷性水肿。神经反射无异常,实验室检查:血常规:红细胞 2.7×10^{12}/L,血红蛋白 76g/L,白细胞 9×10^9/L。尿常规:尿蛋白(+++),红细胞(+),颗粒管型少许。
>
> 请分析:该患者有何表现特点? 存在哪些护理问题? 如何进行健康指导?

慢性肾小球肾炎(chronic glomerulonephritis,GGN)简称慢性肾炎,是一组以蛋白尿、血尿、高血压及水肿为基本临床表现的原发于肾小球的疾病。本病起病方式各不相同,可发生于任何年龄,以中青年居多,男性多于女性。早期无明显症状,病情迁延,进展缓慢,随病情进行性发展,最终可致慢性肾衰竭。

一、护理评估

(一)致病因素

慢性肾炎的病因尚不明确,大多由各种原发性肾小球疾病迁延不愈发展而成,少数因急性链球菌感染后由急性肾炎演变而来。目前研究认为其发病与感染有一定关系,病原微生物感染后引起免疫复合物介导性炎症最终导致慢性肾小球肾炎,故认为发病起始因素为免疫介导性炎症。另外,在发病过程中也有非免疫非炎症性因素参与,如高血压,超负荷的蛋白饮食等。发病过程中可因感染、劳累、妊娠和使用肾毒性药物及高蛋白饮食等诱因使病情加重。

(二)身体状况

1. 症状体征 本病以青中年男性多见,多数起病隐匿。通常有一个长的无症状尿异常期。临床表现差异大,症状轻重不一,主要表现如下。

(1)水肿:多为眼睑、颜面部水肿和(或)轻度至中度下肢水肿,一般无体腔积液,早期水肿时有时无,晚期持续存在。

(2)高血压:部分患者以高血压为首发或突出表现,多为持续性中等程度以上高血压。持续血压升高可加速肾小球硬化程度,使肾功能迅速恶化,预后较差。

(3)全身症状:表现为食欲减退、头晕、乏力、腰膝酸痛等。贫血较为常见。随着病情进展可出现肾功能减退,最终发展至慢性肾衰竭。

(4)尿异常:可有尿量减少,可见蛋白尿,偶有肉眼血尿。

重点提示

水肿、高血压、血尿、蛋白尿是慢性肾炎的主要临床表现;慢性肾炎肉眼血尿少见,实验室检查可见轻中度蛋白尿。

2. 并发症

(1)感染:较易合并呼吸道及泌尿道感染。

(2)心脏损害:长期高血压致心脏扩大、心律失常及心力衰竭。

(3)高血压脑病:因血压短时间内急剧上升所致。

(4)慢性肾衰竭:是慢性肾炎最严重的并发症。

(三)心理社会状况

患者常因病程长、病情反复发作、治疗效果不佳、药物不良反应大、预后较差等而出现焦虑、恐惧、悲观等负性情绪。

(四)实验室及其他检查

1. 尿液检查 尿蛋白(+~+++),尿蛋白定量 1~3g/24h;尿沉渣镜检可见多形性红细胞及红细胞管型;尿比重偏低,多在 1.020 以下。

2. 血液检查 早期血常规检查多正常或有轻度贫血,晚期红细胞计数和血红蛋白多明显降低。

3. 肾功能检查 肾功能下降者表现内生肌酐清除率下降、血肌酐和尿素氮增高。

4. B 超检查 晚期双肾缩小，皮质变薄。

5. 肾组织活检 可确定慢性肾炎的病理类型。

二、治 疗 要 点

慢性肾小球肾炎的主要治疗原则是防止或延缓肾功能恶化，改善症状，以及防止严重并发症。

(一)一般治疗

适当休息、避免劳累、合理饮食、防治感染等。

(二)对症治疗

1. 利尿 水肿明显的患者可使用利尿药，常用氢氯噻嗪、螺内酯、呋塞米，既可利尿消肿，也可降低血压。

2. 降压 有效地控制血压是防止病情恶化的重要环节。应尽可能选择对肾脏有保护作用的降压药，容量依赖性高血压首选利尿药，肾素依赖性高血压首选血管紧张素转化酶抑制药（卡托普利等）和 β 受体阻滞药（普萘洛尔等）。

3. 抗血小板药物 以往报道长期使用抗血小板药物可延缓肾衰竭。但近年循证研究结果未证实有确切作用，只是对某些高凝状态的病理类型有一定的降低蛋白尿的作用。常用药物有双嘧达莫和阿司匹林。

4. 防治引起肾损害的各种因素 包括：①积极预防与治疗各种感染，尤其上呼吸道感染；② 禁用肾毒性药物（如氨基糖苷类抗生素、磺胺类等）。

三、护理诊断/问题

1. 体液过多 与肾小球滤过率下降导致水钠潴留有关。

2. 营养失调，低于机体需要量 与低蛋白饮食、长期蛋白尿导致蛋白丢失过多有关。

3. 焦虑 与担心疾病复发和预后有关。

4. 潜在并发症 慢性肾衰竭。

四、护 理 措 施

(一)一般护理

1. 适当休息 慢性肾炎患者宜多卧床休息，避免劳累。卧床休息能增加肾血流量，减轻水肿、蛋白尿及改善肾功能。患者有明显水肿、大量蛋白尿、血尿及高血压或合并感染、心力衰竭等并发症时，应限制活动，绝对卧床休息。

2. 饮食护理 慢性肾炎患者应给予优质低蛋白、低磷、低盐、高维生素饮食。水肿和高血压者应限制钠、水的摄入，食盐摄入量为 1~3g/d，每日进水量不超过 1500ml；肾功能减退者给予低蛋白饮食，蛋白质的摄入量为 $0.6~0.8g/(kg \cdot d)$，低蛋白饮食亦可达到低磷饮食的目的，低蛋白饮食可减轻肾小球内高压力、高灌注及高滤过状态，延缓肾功能减退；同时补充多种维生素及锌，并适当增加糖类和脂肪的摄入量，保证足够热量，减少自体蛋白的分解。

(二)病情观察

密切观察患者的生命体征,尤其是血压变化;准确记录24h液体出入量,尤其尿量的变化,监测体重和腹围,观察水肿的消长情况。监测患者的肾功能变化,及时发现肾衰竭。

(三)用药护理

遵医嘱使用利尿药、降压药及抗血小板药物时,应熟悉药物的剂量、用法及不良反应。使用利尿药时观察有无电解质、酸碱平衡紊乱;服用降压药时,嘱患者起床时动作宜缓慢,以防直立性低血压;应用血管紧张素转换酶抑制药时,观察患者有无持续性干咳;应用抗血小板药物时,检测出凝血时间,注意观察有无出血倾向等。

(四)对症护理

水肿、高血压、少尿的护理见本章第一节。

(五)心理护理

观察患者的心理活动,主动与患者沟通,鼓励其说出内心感受,及时发现患者的不良情绪,帮助患者调整心态,做好疏导工作,积极客观地配合治疗及护理。

五、健康指导

1. 疾病知识指导　向患者及家属介绍慢性肾炎的临床特点、治疗原则。并使患者了解加重病情的常见诱发因素如感染、劳累、妊娠和应用肾毒性药物等,嘱病人应避免上述因素,防止、延缓肾功能的减退。

2. 饮食指导　教会患者严格按照饮食原则进餐。解释低蛋白、低磷、低盐、高热量饮食的重要性,指导患者根据病情选择合适的食物。

3. 用药指导与病情监测　指导患者遵医嘱服药,观察疗效及不良反应;定期复查尿常规和肾功能,观察疾病的进展,发现异常,及时就诊。

讨论与思考

1. 慢性肾炎的主要临床表现有哪些?
2. 如何对慢性肾炎患者进行健康指导?

(吴瑞科)

第四节　慢性肾衰竭患者的护理

案例分析

患者,男,52岁,农民。10年前因水肿、高血压、蛋白尿,曾诊断为"慢性肾小球肾炎"。近年来食欲减退,常感全身乏力,头晕不适。10d前因"感冒"致上述症状加重,并出现恶心、呕吐,皮肤瘙痒,尿量减少,每日约500ml。护理体检:体温37.3℃,脉搏98次/分,呼吸18次/分,血压176/100mmHg,神志清晰,面色苍白,下肢中度凹陷性水肿。血常规:血红蛋白60g/L,白细胞$6.0×10^9$/L,血尿素氮(BUN)30.3mmol/L,血肌酐445μmol/L。尿常规:尿蛋白(+++),红细胞(+),可见颗粒管型。

请分析:该患者有哪些方面的表现?主要的护理问题有哪些?如何进行护理?

慢性肾衰竭(chyonic renal fail-ure,CRF)简称慢性肾衰,是指各种原发性或继发性肾脏疾病进行性进展,造成肾实质广泛性损害,出现以代谢产物潴留、水、电解质和酸碱平衡紊乱为特征的临床综合征。我国根据肾损害的程度,将慢性肾衰竭分为 4 期(表 5-1)。

表 5-1　慢性肾功能衰竭分期

分期	内生肌酐清除率降低 （ml/min）	血肌酐（μmol/L）	临床症状
肾功能代偿期	50~80	133~177	无症状
肾功能失代偿期	25~50	186~442	轻度贫血、乏力、夜尿增多
肾衰竭期	10~25	451~707	贫血、消化道症状明显,夜尿增多,可有轻度水、电解质、酸碱平衡紊乱
尿毒症期	<10	≥707	各种尿毒症症状:明显贫血,恶心、呕吐,水、电解质、酸碱平衡紊乱,神经系统症状

一、护 理 评 估

(一) 致病因素

1. 病因　任何能破坏肾脏正常结构和功能的泌尿系统疾病发展到一定程度,均可引起肾衰竭。常见病因有原发性和继发性肾小球疾病、糖尿病肾病、高血压肾病、梗阻性肾病、慢性间质性肾炎、肾血管疾病、先天性和遗传性肾病等,都可发展至肾衰竭。近年随着糖尿病、高血压的发病率逐年上升,糖尿病肾病及高血压肾病引起的慢性肾衰竭发病率亦明显增高。

重点提示

我国慢性肾衰竭常见的病因按顺序是:慢性肾小球肾炎、糖尿病肾病、高血压肾病、多囊肾及梗阻性肾病等。

2. 诱因　常见的诱因有感染、手术与创伤、高蛋白饮食、血容量不足、水、电解质紊乱,使用肾毒性药物(如氨基糖苷类抗生素、磺胺类药物)、高渗药物,尿路梗阻等。其中感染是最常见的诱因。

3. 发病机制　慢性肾衰竭的发病机制尚未完全明了,目前主要有以下学说。

(1)健存肾单位学说:肾实质疾病导致一定数量的肾单位破坏,剩余健全的肾单位代偿肾脏功能,当肾实质破坏到一定程度,健存肾单位越来越少,不能满足机体代谢需要时,即出现肾衰竭。

(2)肾小球高滤过学说:随着肾单位的破坏,导致健存肾单位代偿性发生高灌注、高压力和高滤过,致使健存肾单位代偿性肥大,加重肾小球进行性损伤,肾功能进一步恶化。

(3)矫枉失衡学说:由于肾小球滤过率下降,造成体内代谢失去平衡,为了纠正这些不平衡进行了代偿性调节,而在调整过程中又会产生新的不平衡,造成机体再次受到损害。

(二) 身体状况

慢性肾衰竭起病隐匿,早期症状不明显,出现明显症状时往往已是肾功能失代偿期。症状主要由水、电解质及酸碱平衡失调和代谢产物潴留引起。

1. 水、电解质和酸碱平衡失调　慢性肾衰竭患者对水、电解质及酸碱平衡的调节能力减退,失代偿期可出现水、电解质及酸碱平衡失调。

(1)脱水与水肿:如感染发热、呕吐腹泻或水摄入不足时,易发生脱水和血容量不足;肾衰竭晚期,由于少尿、无尿或液体摄入量过多,则引起水肿,严重时引起左心衰竭、脑水肿。

(2)低钠与高钠血症:过分限制钠盐的摄入,腹泻及应用利尿药可致低钠血症,患者表现为疲乏无力、表情淡漠、厌食、恶心、呕吐、血压下降等;钠的摄入过多,则可出现钠水潴留,引起水肿、高血压、心力衰竭等。

(3)低钾血症与高钾血症:肾衰竭时低钾血症者较少见。尿毒症晚期易发生高血钾,主要与应用保钾利尿药、输库存血、代谢性酸中毒等有关;高钾血症可致严重的心律失常,甚至心搏骤停,部分患者则出现肌无力或麻痹症状。

(4)低钙血症和高磷血症:低血钙可致手足痉挛、抽搐,常发生在使用碱性药物纠正酸中毒时。

(5)代谢性酸中毒:尿毒症患者都有轻重不等的代谢性酸中毒,患者可表现为疲乏无力,感觉迟钝,呼吸深而长,严重者甚至昏迷。

2. 代谢产物潴留所致的毒性症状　尿素、肌酐、胍类、胺类和酚类等各种代谢产物统称为尿毒症毒素,是慢性肾衰竭患者出现各脏器、各系统代谢紊乱的主要因素。

(1)消化系统表现:是本病最常见和最早出现的症状。其中食欲缺乏最为突出,恶心、呕吐、腹胀及腹泻也是常见症状。尿毒症晚期,唾液中的尿素分解成氨,患者呼出气体中有尿味。同时还易并发口腔炎、口腔黏膜溃疡、胃黏膜糜烂溃疡而发生消化道出血。

(2)循环系统表现

1) 高血压和左心肥大:多数患者存在不同程度的高血压,长期高血压、容量负荷过重,可引起左心室肥厚,最终可导致心力衰竭。

2) 心力衰竭:是慢性肾衰竭常见的死亡原因。表现为心悸,气促、端坐呼吸、颈静脉怒张等,重者表现为急性肺水肿。

3) 心包炎:与尿毒症毒素、水电解质紊乱、感染等因素有关,分为尿毒症性心包炎或透析性心包炎。后者常与透析不充分、肝素使用过量有关,心包积液多为血性。

4) 动脉粥样硬化:与高血压、脂质代谢紊乱有关。动脉粥样硬化常加重肾脏的损害,也可快速发展引起冠状动脉、脑动脉的硬化,造成患者的死亡。

重点提示

消化道症状是慢性肾衰竭最早、最常见的表现,心力衰竭是常见的死亡原因。

(3)呼吸系统表现:大多数患者并发酸中毒,表现为深而长的呼吸。心功能不全时还可发生肺水肿,部分患者发生尿毒症胸膜炎或胸腔积液。

(4)血液系统表现:贫血是尿毒症患者必有的症状,为正细胞正色素性贫血,主要原因是肾脏分泌促红细胞生成素减少,其次为铁及叶酸缺乏、慢性失血、感染、红细胞寿命缩短等造成。尿毒症患者因血小板功能障碍及凝血因子减少可有不同程度的出血倾向,表现为皮下瘀斑、鼻出血及呕血,严重者出现颅内出血。

(5)神经、肌肉系统表现:包括中枢和周围神经病变。中枢神经系统异常称尿毒症脑病,早期多有疲乏、失眠、注意力不集中等,后期出现性格改变、抑郁、记忆力下降、谵妄、抽搐及昏迷等。晚期患者常伴发周围神经病变,下肢多见,表现为肢体麻木、烧灼或疼痛、深反射消失等。

(6)肾性骨病:慢性肾衰竭可引起骨营养不良症,又称肾性骨病。多见纤维囊性骨炎、骨质疏松和骨硬化症等,有症状者少见,诊断主要依据骨活组织检查。主要由于缺乏活性维生素D,继发性引起甲状旁腺功能亢进症引起。

(7)皮肤症状:皮肤瘙痒是常见症状之一,皮肤干燥有脱屑,可能与尿素刺激、继发性甲状旁腺功能亢进有关。同时患者出现尿毒症特征性面容,患者面色苍白或萎黄,轻度水肿。

(8)继发感染:感染是慢性肾衰竭患者主要死亡原因之一,尿毒症患者易并发严重感染,多见呼吸系统、泌尿系统及皮肤感染,与机体免疫力下降有关,多不易控制。

(9)内分泌失调:患者多种内分泌功能紊乱,性激素紊乱可致男性患者性功能障碍,女性患者表现为闭经、不孕。

(10)糖、脂肪、蛋白质代谢紊乱:可有葡萄糖耐量降低、高三酰甘油血症、高胆固醇血症、血浆清蛋白降低、必需氨基酸缺乏,呈负氮平衡状态。

(三)心理社会状况

患者及家属因慢性肾衰竭预后差,治疗费用昂贵,易出现悲观、抑郁及绝望等心理。

(四)实验室及其他检查

1. 血常规检查　红细胞及血红蛋白常降低,白细胞计数可升高或降低,血小板降低或正常。

2. 尿液检查　夜尿量增多,尿比重低,大多在 1.018 以下,严重时固定在 1.010~1.012,蛋白尿,一般为(+~+++),尿沉渣可有红细胞、白细胞,若数量增多表示病情活动或有感染,出现颗粒管型及蜡样管型对诊断有意义。

3. 肾功能检查　内生肌酐清除率降低,血肌酐及血尿素氮水平增高。

4. 影像学检查　超声、X 线、CT 检查可见双肾缩小。

二、治疗要点

重视原发病的治疗,积极防治各种危险因素,保护肾功能,减少并发症。按照慢性肾衰竭的分期,选择不同的防治措施。

(一)治疗原发病,防治危险因素

治疗原发病和纠正加重肾衰竭的因素,是治疗慢性肾衰竭的关键。

(二)降低血尿素氮

1. 必需氨基酸疗法　可使用必需氨基酸或 α-酮酸,使尿毒症患者避免负氮平衡,减少血中的尿素氮水平,改善尿毒症症状。

2. 胃肠吸附疗法　服用氧化淀粉、活性炭制剂可促进尿毒症毒素从粪便排出,清除血液中代谢产物,维持正氮平衡,纠正酸中毒。

(三)对症治疗

1. 控制高血压　严格、有效控制血压是延缓慢性肾衰竭的重要措施之一,首选血管紧张素转换酶抑制药。

2. 纠正贫血　重组人红细胞生成素是治疗肾性贫血的特效药,同时应补充铁剂、叶酸等,严重贫血者可适当输新鲜血液。

3. 治疗肾性骨病　骨化三醇能提高血钙,对骨软化症治疗效果佳;甲状旁腺次全切除术对纤维性骨炎、转移性钙化有效。

4. 纠正水、电解质酸碱失衡　水、钠平衡失调时应限制盐和水的摄入,并使用利尿药,严重者可尽早进行透析治疗;高钾血症需限制钾摄入,采用利尿、导泻加速钾排泄,血钾>6.0 mmol/L 时,必须紧急处理,首选 10% 葡萄糖酸钙 20ml,稀释后缓慢静脉注射,并用 5% 碳酸氢钠 100ml 静脉注射,普通胰岛素 6～12U 加入 50% 葡萄糖 50～100ml 静脉注射,有条件者应立即做透析。纠正酸中毒以补碱为主,在纠正酸中毒的过程中需同时补钙,防止低钙引起的手足抽搐。

> **重点提示**
>
> 严重高钾血症可引起心搏骤停,应熟悉高钾血症的处理措施。

(四)替代疗法

尿毒症患者经药物治疗无效时,应及早采取透析治疗,透析疗法可替代肾脏的排泄功能。目前治疗终末期肾衰竭最有效的方法仍然是肾移植。

三、护理诊断/问题

1. 营养失调,低于机体需要量　与食欲减退、长期限制蛋白质摄入、水电解质紊乱及贫血等因素有关。
2. 活动无耐力　与并发高血压、贫血、心力衰竭及水、电解质和酸碱平衡紊乱有关。
3. 有皮肤完整性受损的危险　与水肿、皮肤瘙痒、凝血障碍及机体抵抗力下降有关。
4. 有感染的危险　与免疫功能减退、低蛋白血症及透析治疗等有关。
5. 焦虑　与病情反复发作、经济负担过重及预后不佳等有关。
6. 潜在并发症　水、电解质和酸碱平衡失调。
7. 知识缺乏　缺乏肾衰竭的防治知识。

四、护理措施

(一)一般护理

1. 休息与活动　提供安静舒适的环境,以休息为主,避免过度劳累。休息与活动量视病情而定,病情较重或心力衰竭者,应绝对卧床休息,协助患者做好各项生活护理。对长期卧床者,应指导或帮助患者适当的床上活动,防止压疮与肌肉萎缩。

2. 饮食护理　饮食治疗在慢性肾衰竭的治疗中具有重要意义。慢性肾衰竭患者应限制蛋白质的摄入,尽早采用优质低蛋白饮食,如牛奶、蛋类、鱼、瘦肉等,尽量减少植物性蛋白质的摄入。保证供给患者足够的热量,每天热量主要由糖类和脂肪提供,主食宜以麦淀粉为主,以减轻肾脏的负担。同时供给富含维生素 B、维生素 C、叶酸及钙等,以满足机体的需要。

3. 皮肤及口腔护理　指导患者注意个人卫生,保护好水肿部位的皮肤;避免皮肤过于干燥,皮肤瘙痒时遵医嘱使用止痒药,避免用力挠抓,以免抓破或擦伤引起皮肤感染;尿毒症患者口中常有尿臭味,可用3%过氧化氢溶液清洁口腔,进食后漱口,防止口腔及咽喉感染。

(二)病情观察

严密观察患者的生命体征及意识状态;准确记录 24h 液体出入量,每日定时测量体重,观察水肿消长情况;注意观察有无感染的征象,如寒战、高热、咳嗽、咳脓性痰、尿路刺激征等。有无血钾升高及代谢性酸中毒表现。

(三)用药护理

遵医嘱用药,观察药物的疗效及不良反应。

1. 使用促红细胞生成素时,严格控制血压,使用期间应注意观察患者有无头痛、高血压及癫痫发作等不良反应,每月定期监测血常规。

2. 使用骨化三醇时,必须密切监测血钙、血磷,防止内脏、皮下、关节及血管钙化及肾功能恶化。

3. 必需氨基酸疗法,宜口服给药;如需静脉输入,切勿在氨基酸溶液中加入其他药物,以免引起不良反应;控制输液速度,注意观察有无恶心、呕吐、头晕和发热等不良反应,一旦出现上述症状应减慢输液速度并给予相应处理。

4. 使用氧化淀粉不应与碱性药物合用,以免降低疗效。

(四)对症护理

注意口腔和饮食护理,减轻胃肠道症状可遵医嘱给予止吐药;保持病室环境清洁卫生,严格无菌操作,预防各种感染;及时观察并协助处理各种水、电解质及酸碱失衡等。

(五)透析及肾移植的护理见本章第五节

(六)心理护理

耐心解释病情,建立有效沟通途径,介绍疾病的治疗进展,积极为患者排忧解难,鼓励患者正确认识疾病,保持乐观情绪,树立战胜疾病的信心,积极配合治疗及护理。

五、健康指导

1. 疾病预防指导　早期发现和积极治疗各种可能导致肾损害的疾病,若已有肾脏基础病变,则避免损害肾功能的各种因素。

2. 疾病知识指导　向患者及家属讲解慢性肾衰竭的基本知识,消除或避免加重病情的各种因素,延缓病情发展,提高生命质量。劳逸结合,根据病情和活动耐力适当休息与活动,避免劳累和重体力劳动。

3. 饮食指导　强调合理饮食对本病的重要性,严格遵循饮食治疗的原则,教会患者保证足够热量供给并限制蛋白质、水钠的摄入。

4. 治疗指导　遵医嘱准确用药,避免使用肾毒性药物,如氨基糖苷类抗生素等。

5. 病情观察　定期复查肾功能,血清电解质等。

讨论与思考

1. 慢性肾衰竭的临床分期及身心状况主要表现有哪些?

2. 严重高钾血症如何处理?

3. 慢性肾衰竭的饮食护理要求及健康指导内容有哪些?

(吴瑞科)

第五节　泌尿系统疾病常用诊疗技术及护理

一、透析疗法

透析疗法是利用透析液及血液所含溶质不同,将患者血液中的代谢产物和多余的水、电解质等排出体外。其主要方法有血液透析、腹膜透析及结肠透析,以血液透析效果最佳,结肠透析效果最差。

(一)血液透析

血液透析简称血透,是利用半透膜原理,将患者血液与透析液同时引入装有半透膜的透析器,通过弥散、对流、吸附清除血液中的有害物质,并补充机体所需物质;也能通过渗透及超滤清除体内潴留过多的水分,以纠正体内水电解质紊乱,维持酸碱平衡,故亦称为人工肾。

1. 适应证

(1)急性肾衰竭:尿毒症症状明显,包括心包炎、肺水肿、尿毒症脑病、高钾血症等;无尿 2d 以上者。

(2)慢性肾衰竭:内生肌酐清除率下降至 $5\sim10ml/min$, 血肌酐 $>707\mu mol/L$, CO_2 结合力 $<13mmol/L$, 高度水肿或伴有肺水肿、高血压、心包炎、明显贫血时,应开始透析。

(3)急性药物或毒物中毒:如巴比妥类、砷、汞、四氯化碳等。

2. 禁忌证　无绝对禁忌证,相对禁忌证有:①严重休克或低血压、心力衰竭、心肌梗死、严重心律失常者。②严重出血或感染、恶性肿瘤晚期及极度衰弱者。③精神病不合作者。

3. 方法

(1)建立血液通路:血液通路亦称血管通路,即将血液从人体内引至透析器,透析后再返回到体内的通路。是进行血液透析的必备条件,也是维持血透患者的生命线。可分为临时性血液通路(动-静脉外瘘)及永久性血液通路(动-静脉内瘘)。

(2)将动-静脉瘘打开接上透析器,将血液和透析液分别引入透析器中由半透膜隔开的血区和透析液区,让两者紧贴半透膜发生弥散和渗透。透析开始时血液速度由慢到快,血流量稳定后设定好各种报警阈值。透析液温度应维持在 $38\sim40℃$, 静脉压和透析液压不超过 $300mmHg$, 透析液流速 $500\sim600ml/min$, 血液流速 $100\sim300ml/min$, 一般一次透析时间约 7h。

(3)透析结束时关闭动静脉瘘,消毒皮肤并包裹,对透析器进行清洁,测量生命体征、体重,并与透析前对照,留取送检血标本做血肌酐、尿素氮、血钾、血氯、血钙、血磷及 CO_2 结合力检查,了解透析效果。

4. 护理

(1)透析前护理

患者准备:①心理准备。对初次透析治疗患者,应向其及家属解释血液透析的必要性,使其充分了解透析的目的、原理、过程和效果,以取得患者配合。②饮食护理。血液透析时患者的营养直接影响其存活及生活质量的改善。应补充优质蛋白,保证充足的热量供应,透析期间严格限制水摄入,两次透析间期体重增长不超过 2.5kg;限制钠、钾、磷摄入,钠盐摄入量为 $1\sim2g/d$, 注意补充锌和维生素。③血管通路的准备。插管,并保持导管清洁无菌。

用物准备:血液透析设备和用物(透析器、透析供水系统、透析导管、穿刺针、透析液等)、急救药品及器械。

（2）透析中护理

严格执行无菌操作的有关规定。

定时协助病人翻身或调整床头,增加舒适度,防止压疮。

密切观察患者的意识状态、生命体征,观察血流量、静脉压和透析液颜色等,预防和处理各种并发症。①症状性低血压。为常见并发症之一,可由脱水过快过多、血容量不足、心源性休克、变态反应等引起。表现为恶心、呕吐、胸闷、出汗、面色苍白、意识障碍等。应立即减慢血流速度,通过透析管道补充生理盐水、清蛋白、血浆或鲜血,直至血压上升,症状缓解。②失衡综合征。指透析中或透析结束后不久出现的以精神症状为主的临床综合征。表现为头痛、恶心、呕吐、血压升高、抽搐、昏迷等。预防和处理措施为:缩短首次透析时间,50% 葡萄糖 40ml 静脉注射,应用镇静药等。③其他并发症。如出血、变态反应及栓塞等,应协助医师处理。

（3）透析后护理

透析结束时测量生命体征,观察有无致热源反应等出现。致热源反应常于透析后 1h 左右发生,表现为畏寒不适、发热、头晕、头痛、恶心、呕吐等,系内毒素进入体内所致。预防及处理措施:严格无菌操作,做好透析前后器械及透析器的消毒;出现致热原反应,立即停止透析,并遵医嘱给予地塞米松、异丙嗪等。

留取血标本做生化检查,了解透析效果。

注意穿刺部位应压迫止血,压迫时间要充分,以彻底止血。

测量患者体重,并约定下次透析的时间。

（二）腹膜透析

腹膜透析简称腹透,是利用人体内腹膜作为自然半透膜,向患者的腹腔内输入透析液,将体内代谢终末产物经超滤及渗透作用引入腹腔。通过反复更换透析液,清除体内代谢产物及多余的水分。其优点是简单实用,可在普通病房及家庭进行。

1. 适应证　同血液透析。

2. 禁忌证　主要为腹膜炎、腹膜广泛粘连、腹部大手术后。

3. 方法　按透析时间长短可分为间歇性腹膜透析及持续性非卧床腹膜透析。

（1）腹腔插管:在脐正下方中上 1/3 交界处,可通过手术将透析硅胶管的一端放入腹腔最低处的膀胱直肠窝,外露端与 Y 形管相连接,Y 形管分别连接透析瓶及引流瓶,保持透析管通畅。

（2）透析:腹膜透析方法有持续循环式腹膜透析（CCPD）、间歇腹膜透析（IPD）、持续非卧床腹膜透析（CAPD）等。

持续非卧床腹膜透析（CAPD）:是慢性肾衰竭最常用的方法。每次灌入腹腔的透析液为 2000ml,白天每次在腹腔内停留 4~6h,交换 3 次,夜间保留一夜,24h 共交换 4 次,透析总量为 8000ml。

间歇腹膜透析（IPD）:每次灌入腹腔的透析液为 1000~2000ml,保留 45~60min,然后放液弃去,如此反复,每天共 8~12L,夜间停止。

（3）透析结束,封闭导管,盖无菌敷料。

4. 护理

（1）透析前护理

患者准备：向患者和家属说明腹膜透析的目的，以消除紧张情绪，使其积极配合；补充蛋白质，保证营养充足；术前禁食，排空膀胱。

用物准备：备齐腹膜透析的物品（手术器械、透析管及透析液等）和药品。

（2）透析中护理

连接各种管道前要严格消毒并无菌操作。

安置患者仰卧位或半卧位，注意保暖，鼓励患者咳嗽、翻身。

透析液适宜温度为37℃，在透析过程中注意灌注透析液时不宜过快。

密切观察患者生命体征及体重，准确记录每次透析液进出腹腔的时间、液量及颜色。定期检测电解质及血糖变化。

并发症的观察和处理：①引流不畅、透析管堵塞。应改变患者体位，排空膀胱，或遵医嘱向透析管内加入肝素和生理盐水等，必要时重新置管。②腹膜炎。为主要并发症，表现为寒战、发热、腹痛、腹膜刺激征、透析流出液浑浊等。应注意严格无菌操作，做好腹膜透析管出口的护理，每周应更换敷料2次，如透析流出液浑浊时，可用无菌透析液1000ml冲洗腹腔3~5次，并遵医嘱应用抗生素。③腹痛。主要是因透析液灌注或排出过快、透析管位置不适、温度过低、高渗透析液、透析液酸碱度不当、腹膜炎等有关。应进行相应处理、护理。④其他并发症。若出现脱水或水潴留、高糖、高钠、高钾血症和低钾血症等并发症，应及时报告医师处理。

（3）透析后护理

透析完毕，封闭透析管，以无菌敷料覆盖，并定期更换。

插管后1~2周需进行消毒隔离，以防感染，并保持透析管通畅。

给予高热量、高维生素和易消化饮食。

预约下次透析时间。

二、肾 脏 移 植

肾脏移植简称肾移植，是挽救肾衰竭患者生命及维护健康的有效治疗措施。在各种器官移植中，肾脏移植的移植病例数和临床效果均居首位。肾移植可由尸体或亲属（兄弟姐妹或父母）供肾，亲属肾移植的效果较好。

（一）适应证

各种肾脏疾病引起肾衰竭经一般治疗无明显效果，需做透析治疗来维持生命者均为肾移植的适应证。其中以慢性肾小球肾炎、慢性肾盂肾炎、间质性肾炎、多囊肾最常见，以上4种疾病占全部肾移植的70%以上。

（二）禁忌证

严重感染、活动性肺结核、慢性呼吸衰竭、心力衰竭、凝血机制障碍、恶性肿瘤、肝炎或肝功能损害、精神病患者等。

（三）护理

1. 肾移植前准备

（1）患者的准备

心理准备：向患者和家属解释肾移植的意义、成功率、术后可能出现的并发症及终身服药等问题，使患者树立治疗的信心，愿意接受移植，并签订手术同意书。

术前检查：晚期尿毒症患者一般有贫血、低蛋白血症、高血压、心力衰竭及水、电解质和酸碱平衡紊乱等,应做好各项术前检查,如血、尿、粪、肝肾功能、B超、心电图及影像学等检查,并进行人白细胞抗原(HLA)配型、配血、备血等准备,以了解术前患者身体状态及观察术后效果。

其他:训练患者床上排便,备皮等。

(2)病室的准备

消毒隔离房间:术前1d用0.5%过氧乙酸擦拭室内一切物品及墙窗,再用甲醛或乳酸进行空气消毒,次日再用0.5%过氧乙酸擦拭,病室应通风良好、朝阳。

病室物品准备:包括软床垫、吸引器、氧气、体温表、血压计、听诊器、引流瓶、尿密度计、痰杯、紫外线灯、量杯、监护仪等。

药品准备:备齐所需的各类药品。

隔离物品准备:按消毒隔离原则,备好衣、帽、鞋等物。

2. 肾移植术后护理

(1)按泌尿外科手术进行术后常规护理。

(2)将患者置于隔离病房,专人护理,保护性隔离7~10d,安静卧床1周。严格隔离病房管理,遵守隔离消毒制度,并定时进行室内消毒,做好患者个人卫生的护理。

(3)密切观察病情及生命体征的变化。

(4)注意饮食护理,待术后肠蠕动恢复、排气后,可给予高热量、低蛋白、高维生素、低钠、易消化软食。鼓励患者多饮水,保持口腔清洁。

(5)并发症的观察与护理

排异反应:是肾脏移植失败的主要原因。急性排异反应主要表现为发热、尿量减少、血尿、植入肾肿大变硬且有压痛,慢性排异反应多发生于移植术后数月或数年。注意观察并定期监测尿量和血肌酐,如发现异常及时报告医师。

感染:是器官移植常见的并发症,常发生于术后半年内,易激发急性排异反应。与长期应用免疫抑制药后机体抵抗能力下降有关。以肺部感染及泌尿系统感染最为常见,为肾移植后最常见的致死原因。对肾移植后患者应注意实行严格保护性隔离,行无菌操作技术,做好手术切口和导管的护理,注意保暖,做好女性患者的外阴护理等,并遵医嘱使用有效抗生素。

其他并发症:如出血、高血压、尿瘘和尿路梗阻等,注意观察,并做好相应护理。

讨论与思考

1. 血液透析的护理措施有哪些?

2. 如何做好肾脏移植前、后的护理?

(邱 瑾)

第 **6** 章

血液系统疾病患者的护理

学习要点

1. 贫血、出血、感染的护理要点
2. 血液系统疾病常见护理诊断及问题
3. 缺铁性贫血采用铁剂治疗的护理措施
4. 再生障碍性贫血及白血病患者的护理
5. 骨髓穿刺及造血干细胞移植技术及其护理

第一节 血液系统疾病常见症状体征及护理

血液系统是由血液和造血组织构成的。血液由血浆和悬浮于其中的血细胞(红细胞、白细胞及血小板)组成。在出生后,造血组织主要包括骨髓、胸腺、脾和淋巴结。其中骨髓是主要的造血器官,骨髓内的造血干细胞是各种血液细胞和免疫细胞的起始细胞,具有自我更新和多向分化的特征。血液系统的主要生理功能为结合与输送氧和二氧化碳,参与机体免疫作用和止、凝血过程。

血液系统的疾病是指原发于或主要累及造血系统的疾病,种类较多,包括各类红细胞疾病、白细胞疾病、出血性疾病、造血干细胞疾病、脾功能亢进及血栓性疾病等。其共同特点表现为外周血液细胞质和量的改变,机体免疫功能低下,出、凝血机制障碍及骨髓、脾、淋巴结等组织器官的病理损害。

血液系统疾病常见的症状体征为贫血、出血和继发感染。

一、贫 血

贫血是指外周血红细胞容量减少,低于正常范围下限的一种常见临床症状。因为红细胞容量测定比较复杂,所以临床常以血红蛋白(Hb)浓度来代替。我国成人贫血的诊断标准为:海平面地区,男性 Hb<120g/L;女性(非妊娠)Hb<110g/L;孕妇<100g/L。贫血是多种原因或疾病引起的一个症状,而非独立的疾病。

(一)护理评估

1. 致病因素　红细胞生成减少、红细胞破坏过多和失血是贫血的三大常见原因。

(1)红细胞生成减少:是指各种原因所导致的骨髓造血功能障碍或造血原料缺乏性贫血。如再生障碍性贫血、白血病、缺铁性贫血、巨幼细胞贫血等。

(2)红细胞破坏过多:包括各类溶血性贫血。如遗传性球形细胞增多症、阵发性睡眠性血红蛋白尿、葡萄糖-6-磷酸脱氢酶缺乏症、自身免疫性溶血性贫血等。

(3)失血:常见于消化性溃疡、痔出血和月经量过多等急、慢性失血性贫血。

2. 身体状况　贫血时由于血红蛋白含量减少,血液的携氧能力降低,致全身各组织器官缺氧,可产生一系列的临床表现。其症状的轻重主要取决于组织器官的缺氧程度及其对缺氧的代偿和耐受能力,与贫血的程度、进展速度、患者年龄及基础疾病等有关,贫血的程度重或进展快、年老体弱或有心肺疾病的患者症状较严重。贫血的主要临床表现为皮肤黏膜苍白及全身各系统缺氧。

(1)皮肤黏膜苍白:为贫血最直观的表现,以睑结膜、口唇、甲床等部位最为明显而可靠。

重点提示

一定要正确选择观察皮肤黏膜苍白的部位,以免影响评估结果。

(2)全身各系统缺氧表现:倦怠、乏力是贫血最早、最常见的症状,可能与骨骼肌缺氧有关。

神经系统表现:神经系统对缺氧很敏感,可出现头痛、眩晕、眼花、耳鸣、失眠、多梦、记忆力减退、注意力不集中等症状。

呼吸系统表现:中、重度的贫血患者,血氧含量降低及二氧化碳含量增高可导致呼吸增快。

循环系统表现:由于患者心脏代偿增强、循环加快而有活动后心悸。严重和长期贫血者,由于心脏负荷增加且供氧不足,可导致贫血性心脏病,表现为心绞痛、心律失常和心力衰竭。

消化系统表现:由于患者消化液分泌减少、胃肠功能紊乱,可出现食欲缺乏、胃肠胀气、腹泻及便秘等。

其他系统表现:由于肾脏及生殖系统缺氧可出现蛋白尿、夜尿增多和肾功能障碍,女性月经不调,男性出现性功能减退。

(3)贫血的程度及类型:结合身体状况可判断贫血的程度及类型。

贫血的程度:主要依据血红蛋白测定和伴随的身体状况来划分。①轻度贫血。血红蛋白低于正常的参考值,但>90g/L,无明显不适。②中度贫血。血红蛋白 60~90g/L,可伴有心悸、气促、乏力等表现。③重度贫血。血红蛋白<60g/L,各系统的缺氧表现明显,甚至出现心绞痛、心力衰竭等。④极重度贫血。血红蛋白<30g/L,上述各系统缺氧表现进一步加重。

贫血的类型:贫血的病因学、形态学分类及各种临床类型,见表6-1。

3. 心理社会状况　长期贫血的患者,常因诸多身体不适而常有焦虑、烦躁或萎靡不振。

4. 实验室及其他检查　血红蛋白测定及红细胞计数、血涂片染色观察红细胞的形态和着色、网织红细胞的计数、骨髓检查等是贫血常用的检查,也是诊断贫血的主要依据。

表 6-1　贫血的病因学和形态学分类

病因学分类	形态学分类	临床类型
造血功能障碍	正常细胞性贫血	再生障碍性贫血
缺铁和铁利用障碍	小细胞低色素性贫血	缺铁性贫血
叶酸、维生素 B_{12} 缺乏或利用障碍	大细胞性贫血	巨幼细胞贫血
红细胞破坏过多	小细胞低色素性贫血	海洋性贫血
红细胞破坏过多	正常细胞性贫血	阵发性睡眠性血红蛋白尿
失血	正常细胞性贫血	急性失血性贫血
失血	小细胞低色素性贫血	慢性失血性贫血

(二)护理诊断/问题

1. 活动无耐力　与贫血引起组织缺氧有关。

2. 营养失调,低于机体需要量　与造血物质摄入不足、消耗或丢失过多有关。

3. 潜在并发症　贫血性心脏病。

4. 知识缺乏　缺乏相关防病保健知识。

(三)护理措施

1. 一般护理

(1)适当的休息和活动:充分的休息可以减少氧的消耗,可根据患者贫血程度、发生发展速度及基础疾病等情况制定合理的休息与活动计划。活动量以不感到疲劳、不加重病情为度,待病情好转之后逐渐增加活动量。当血红蛋白低于 60g/L 时,应以休息为主;重度贫血或贫血发生急骤、症状明显的患者应卧床休息。

(2)合理饮食:饮食应高热量、高蛋白、高维生素、富含营养、易于消化。缺铁性贫血患者应多食用富含铁的食物,巨幼细胞贫血患者应多食用富含叶酸和维生素 B_{12} 的食物。

(3)保持口腔、皮肤、会阴部的清洁,防止因缺氧、抵抗力低下而导致皮肤黏膜感染。

2. 病情观察　应注意观察皮肤黏膜苍白的程度、血液检查结果的变化,从而了解贫血的进展和治疗效果。

3. 用药护理　遵医嘱应用各类抗贫血药物,注意观察药物疗效和不良反应。

4. 对症及特殊护理　对严重缺氧的患者,应给予吸氧,对急性大量失血的患者应做好输血准备;如需进行骨髓移植,应做好相应护理。

5. 心理护理　向患者解释贫血的相关知识及注意事项,增强患者自我保健的意识。

二、出　血

血液系统疾病的出血,多表现为身体各部位的自发性出血或轻微损伤即出血不止。出血的部位可遍及全身,以皮肤、鼻、牙龈出血多见,内脏出血也较常见,严重者可发生颅内出血而导致死亡。

(一)护理评估

1. 致病因素　主要是由血小板减少或功能异常、毛细血管脆性或通透性增加、血液中凝血因子缺乏及抗凝物质增加所致,常见的疾病有特发性血小板减少性紫癜、白血病、再生障碍性贫血、血友病等。

2. 身体状况　根据出血的部位、出血量的大小不同,可有相应的表现。

(1)皮肤黏膜出血:多表现为瘀点、紫癜和瘀斑,也可有关节腔的出血和软组织血肿。

(2)内脏出血:如消化道出血,可有呕血、黑粪、头晕、乏力、心悸、出冷汗等;泌尿系统出血主要为血尿;如患者突然出现头痛、呕吐、视物模糊、意识障碍,则提示有颅内出血的可能。内脏出血时,应根据伴随的身体状况估计出血量,判断出血程度。

轻度出血:估计出血量小于500ml。表现为头晕、乏力、怕冷,脉搏及血压随体位而改变,立位时血压下降、脉搏增快,而卧位时基本正常。

中度出血:估计出血量在500~1000ml。出现眩晕、烦躁不安、心悸、尿少,并有焦虑、紧张等情绪反应,脉搏增快,血压下降,收缩压常低于90mmHg。

重度出血:估计出血量在1500ml以上。有烦躁不安、四肢厥冷、少尿或无尿、意识障碍,脉搏细速,心率常在120/min以上,血压明显下降,收缩压常低于60mmHg。

重点提示

意识状态、血压、脉率、尿量是正确评估出血量的重要指标。

3. 心理社会状况　大出血的患者常出现焦虑和恐惧,而慢性出血的患者因病情反复,容易产生抑郁、悲观等心理。

4. 实验室及其他检查　出血性疾病常用的实验室检查为血常规检查、血小板计数、出血时间测定、凝血酶原时间测定、凝血时间测定及骨髓检查。

(二)护理诊断/问题

1. 有损伤的危险　与血小板减少、凝血因子缺乏及血管壁异常有关。

2. 恐惧　与反复出血或者大量出血有关。

(三)护理措施

1. 一般护理

(1)休息与活动:适当休息,保证充足的睡眠,当血小板低于$50×10^9$/L时易出现自发性出血,应当减少活动,严重出血或血小板低于$20×10^9$/L者应卧床休息。

(2)饮食护理:饮食应高热量、高蛋白、高维生素、易消化,患者宜进软食,不宜进食过硬或粗糙的食物。

(3)排便护理:应保持大便通畅,排便时不可用力过大,以免因腹压突然增高引起颅内出血。便秘时使用开塞露或缓泻药促进排便。

(4)环境应安静、温暖,保持皮肤的清洁卫生,定期洗澡,不可用力揉搓皮肤。

2. 病情观察　主要观察出血部位与范围的变化、有无内脏出血和颅内出血。

3. 出血的预防及护理

(1)出血的预防

保持床单平整,被褥松软,避免皮肤摩擦和肢体受压。勤剪指甲,勿抓伤皮肤。

减少活动量,避免过度的负重或创伤性运动。

尽量避免人为创伤,在必须注射或穿刺时,应快速、准确,严格执行无菌操作,延长局部加压时间。穿刺部位应交替更换,以防局部血肿形成。

指导患者勿挖鼻孔和用力擤鼻,鼻腔干燥应使用棉签蘸少许液状石蜡或者抗生素软膏轻轻涂擦,以防干裂出血。

指导患者使用软毛牙刷刷牙,忌用牙签剔牙,以防牙龈损伤。

(2)出血的护理

协助止血:鼻腔、牙龈出血,可用明胶海绵或者肾上腺素棉球填塞鼻腔或贴敷牙龈;内脏出血,应根据出血的部位安置患者于适宜体位,遵医嘱应用止血药或使用器械止血,并做好相应的护理。

大出血时,应迅速建立静脉通道,立即配血并做好输血准备及输血护理。

颅内出血的护理:①立即去枕平卧,头偏向一侧,头部应置冰袋或冰帽。②保持呼吸道通畅,及时吸出呕吐物或口腔分泌物。③高流量吸氧。④迅速建立静脉通道,遵医嘱用药,降低颅内压。⑤观察并记录患者生命体征、意识状态、瞳孔大小及尿量变化。

4. 心理护理　向患者解释出血原因,说明紧张、恐惧会加重出血。安慰患者,分散患者的注意力,减轻或消除恐惧心理。

三、继 发 感 染

继发感染指血液病的患者由于白细胞数量减少或功能缺陷,以及贫血、营养不良或使用免疫抑制药等因素,致机体抵抗力下降,易受病原微生物侵袭而出现的症状。感染是血液病患者最常见的死亡原因之一。

(一)护理评估

1. 致病因素　血液病患者继发感染的主要原因是由于白细胞质与量的改变,即成熟粒细胞和淋巴细胞减少、白细胞的吞噬能力及免疫能力下降,多发生于白血病、再生障碍性贫血和淋巴瘤等患者;其次,进食减少、营养不良、组织器官缺氧等均可导致机体抵抗力降低,不能抵御病原体的侵袭而感染。

2. 身体状况　常见感染部位为口腔、咽峡、肛门黏膜、尿道及皮肤等。感染以局部多见,但当机体抵抗力过低、侵入的致病菌量大且毒力极强时,可引起败血症。继发感染是白血病和再生障碍性贫血常见的死亡原因。

(1)发热:为感染最常见的症状,血液病患者发热具有持续时间较长、热型不定、抗生素疗效不佳等特点。败血症时常有体温骤然增高或者降低、意识障碍、血压下降、脉搏增快、尿量减少等。

(2)疼痛:感染常伴有局部疼痛。如咽痛、胸痛、肛周疼痛及尿痛等。

(3)其他不适:因感染的部位不同而表现出相应的躯体不适。

3. 心理社会状况　患者可因反复感染而忧心忡忡,或对发热、疼痛及身体不适极度敏感。

4. 实验室及其他检查　血常规、尿常规、胸部 X 线、感染部位的分泌物或渗出物涂片、细菌培养及药敏试验等,均有助于判断感染的部位、确定病原体种类并指导用药。

(二)护理诊断/问题

1. 体温过高　与感染有关。

2. 营养失调,低于机体需要量　与发热、疼痛及进食减少有关。

3. 知识缺乏　缺乏相关预防感染的知识。

(三)护理措施

1. 一般护理

(1)休息与活动:严重感染或发热者应减少活动量或卧床休息,采取舒适体位,减少机体消耗,必要时吸氧。

(2)饮食护理:宜选用高热量、高蛋白、高维生素饮食,以加强营养,提高机体抵抗力;应注意饮食卫生,禁食生、冷食物;饮水量每天至少 2000ml 以上,必要时遵医嘱静脉补液。

2. 病情观察　密切观察患者有无发热、寒战、咽痛、胸痛、咳嗽、肛周疼痛及膀胱刺激征等,以判断感染有无扩散,并判断疗效及有无药物不良反应等。

3. 感染的预防及护理

(1)注意环境卫生,避免交叉感染

应保持病室清洁、空气新鲜、温湿度适宜,定时开窗通风及紫外线照射消毒。

限制探视,避免患者到人多拥挤、空气不流通的场所,避免与传染病患者接触,防止交叉感染。

患者白细胞计数小于 $1×10^9/L$ 、粒细胞绝对值 $≤0.5×10^9/L$ 时,应实行保护性隔离,将患者安排在特殊的病房,如超洁净单人病房或无菌层流室。医护人员进入特殊病房之前应先洗手,穿消毒衣裤和拖鞋,戴无菌帽及口鼻罩,接触患者时应戴无菌手套;医护人员应定期做咽鼻拭子细菌培养,培养阳性者或呼吸道感染者不得进入特殊病房。

(2)保持口腔、皮肤和肛周的清洁卫生

进餐前后及睡前晨起用漱口液漱口,用软毛牙刷刷牙。

口腔黏膜有溃疡时,用维生素 E、甲紫等局部涂敷,真菌感染时,用 2.5% 制霉菌素或碳酸氢钠液漱口。

定期洗澡,保持床单清洁干燥,勤剪指甲,以免抓伤皮肤。

患者睡前便后用 1:5000 高锰酸钾溶液坐浴,女性患者应每天清洗会阴部。

(3)各项注射、穿刺、内置导管等操作,都应严格执行无菌操作。

(4)遵医嘱使用抗生素,注意观察药物疗效及不良反应。

重点提示

预防感染是减少院内感染的重点,在护理工作中占据着重要地位。

---

4. 降温　高热患者应给予物理降温或遵医嘱药物降温,有出血倾向者禁用乙醇擦浴,以防局部血管扩张引起出血。降温过程中若患者出汗较多,应及时擦干皮肤,更换衣物,避免受凉。使用药物降温应注意观察血压变化,防止因大量出汗导致周围循环衰竭。

5. 心理护理　向患者讲解血液病易发生感染的原因及预防感染的方法,提高其预防感染的能力,增强其控制感染的信心。

讨论与思考

1. 血液系统疾病有哪些共有症状?

2. 何为贫血,如何评估皮肤黏膜有无苍白?

3. 如何早期发现和护理颅内出血的患者?

4. 如何预防血液病的患者发生感染?

(赵　辉)

第二节 缺铁性贫血患者的护理

> **➕ 案例分析**
>
> 　王某,女,26 岁,已婚未孕。头晕、乏力、活动后心悸气促 3 个月。近 1 年来月经量多,有血块;半年来因减肥而控制饮食。护理体检:皮肤黏膜苍白,无黄染及出血点。心率 98 次/分,律齐,未闻及杂音。腹软,肝、脾、淋巴结不大。指甲薄而扁。血红蛋白 76g/L,红细胞计数 $3.3×10^{12}$/L,白细胞计数 $7.8×10^9$/L,血小板计数 $180×10^9$/L。
>
> 　请分析:该患者贫血的原因是什么? 主要护理问题是什么? 如何进行健康指导?

　　缺铁性贫血是由于体内贮存铁缺乏,使血红蛋白合成减少所致的一种小细胞低色素性贫血,是贫血最常见的类型。本病可发生于各年龄段,以育龄妇女和婴幼儿的发病率最高。据 WHO 报道,成年女性发病率为 20%,孕妇为 40%,儿童高达 50%,而成年男性仅为 1%。复旦大学上海医学院流行病学调查显示,我国缺铁性贫血的患病率:6 个月至 2 岁婴幼儿为 33.8% ~ 45.7%,青少年为 9.84%,育龄妇女为 11.39%,妊娠 3 个月以上的妇女为 19.28%。

> **重点提示**
>
> 　　缺铁性贫血是贫血最常见的类型,为小细胞低色素性贫血,应重点记忆。

一、护 理 评 估

(一) 致病因素

　　铁是人体生理过程中不可缺少的微量元素,铁的来源包括内源性和外源性 2 种。内源性铁来自衰老破坏的红细胞;外源性铁主要来源于食物。铁吸收的主要部位在十二指肠和空肠上段;吸收的主要形式是二价的亚铁离子。正常成人体内含铁量男性为 50 ~ 55mg/kg,女性为 35 ~ 40mg/kg。其中 65% 参与合成血红蛋白,30% 以含铁血黄素和铁蛋白的形式储存于肝、脾及骨髓等器官的单核-吞噬细胞系统内,称为贮存铁;5% 左右为组织铁,分布在肌红蛋白、细胞色素及细胞氧化还原酶中。正常情况下,体内铁的吸收和排泄维持动态平衡,人体一般不会缺铁,贮存铁很少被动用。只有在铁的需要量增加、铁的摄入不足及丢失过多的情况下,才会导致缺铁。

　　1. 铁的需要量增加而摄入不足　是婴幼儿和妊娠期、哺乳期女性缺铁性贫血的主要原因。正常成人每天铁的需要量为 1 ~ 2mg,而育龄妇女、婴幼儿、青少年的需铁量增加,尤其是早产儿、孪生儿体内铁贮量明显不足更易缺铁。生理情况下,铁主要来源于食物,如长期食物中铁的含量不足,则使体内贮存铁缺乏而引起缺铁性贫血。

　　2. 铁的吸收不良　胃大部切除及胃空肠吻合术后,由于食物迅速通过胃到达空肠而影响铁的吸收;萎缩性胃炎、胃全切术后,因胃酸缺乏不能使食物中的铁游离而导致铁的吸收不良;小肠黏膜病变、肠道功能紊乱等均可影响铁的吸收。

　　3. 慢性失血　是成人缺铁性贫血最常见的原因。反复多次少量出血可丧失大量的铁,使体内贮存铁逐渐消耗。消化道慢性失血如消化性溃疡、消化道肿瘤、食管-胃底静脉曲张出血、钩虫病、痔出血等是引起缺铁性贫血的常见病因,而女性则以月经量过多为常见。

铁是主要的造血原料,发育中的红细胞需要铁原卟啉和珠蛋白以合成血红蛋白,当体内贮存铁缺乏时,可因血红蛋白合成减少而致低色素性贫血;多种酶都需要铁,缺铁可致含铁酶的活性下降,影响细胞的氧化还原功能,造成多方面的功能紊乱,产生一系列临床表现。

重点提示

> 小儿缺铁性贫血的病因是铁摄入不足,成人缺铁性贫血的病因是慢性失血,应区别记忆。

(二)身体状况

缺铁性贫血多数起病缓慢,其临床表现与贫血的程度、进展的速度有关。

1. 原发病表现　如消化性溃疡、肿瘤或痔疮等导致的黑粪、血便或腹部不适;肠道寄生虫感染所致的腹部疼痛及大便性状改变;月经量过多、血红蛋白尿等。

2. 贫血的共有表现　主要有皮肤黏膜苍白、头晕、乏力、耳鸣、眼花、心悸、活动后气促等,长期严重贫血可引起贫血性心脏病,出现心脏增大甚至心力衰竭。伴有冠状动脉硬化者可促发心绞痛,女性患者可有月经不调、闭经等。

3. 组织缺铁表现　因为铁质与指甲、毛发、黏膜等的营养有关,缺铁时,组织含铁酶及铁依赖酶的活性降低、营养障碍。可出现如下表现。

(1)皮肤、毛发干燥无光泽。

(2)指甲扁平、脆薄易裂,甚至呈勺状,亦称反甲(匙状甲)。

(3)口角炎、舌炎、舌乳头萎缩,严重者吞咽困难。

(4)儿童青少年生长发育迟缓、体力及耐力下降、智商低、容易兴奋、注意力不集中,烦躁易怒或淡漠。

(5)少数患者有异食癖,喜食生米、泥土、石子等。

重点提示

> 组织缺铁的表现是缺铁性贫血的特征性表现,要注意观察与询问。

(三)心理社会状况

由于缺乏有关缺铁性贫血的相关知识,患者可不同程度的存在焦虑和恐惧心理。

(四)实验室及其他检查

1. 血象　为小细胞低色素性贫血,血红蛋白降低比红细胞减少更明显。血涂片可见红细胞体积较正常为小,形态不一,大小不等,染色浅淡,中心淡染区扩大。网织红细胞计数正常或略增多,白细胞计数正常或略减少;血小板计数高低不一,近期内有大出血者常偏高,婴儿及儿童多偏低。

2. 骨髓象　骨髓增生活跃,以红系增生为主,中、晚幼红细胞数量增多,体积较小,核染色质致密,胞质少且偏蓝色,边缘不整齐,血红蛋白形成不良,呈"核老浆幼"现象;粒细胞系和巨核细胞系无明显变化;骨髓铁粒幼细胞减少或消失,为缺铁的可靠诊断依据。

3. 生化检查

(1)血清铁测定:降低,常<8.95μmol/L(<500μg/L)。

(2)血清总铁结合力测定:增高,通常>64.44μmol/L(>4500μg/L)。

(3)血清转铁蛋白饱和度测定:降低,常<15%。

(4)血清铁蛋白测定:降低,常<12μg/L,是反映缺铁的较灵敏指标,该项检查也可用于人群铁缺乏症的筛检。

二、治疗要点

治疗原则:治疗病因,补充铁剂,防止复发。

1. 病因治疗 积极寻找和治疗病因是纠正缺铁性贫血、防止复发的关键措施。

2. 补充铁剂 治疗缺铁性贫血的重要措施,足量铁的补充可使血红蛋白恢复正常并补足体内铁贮存量。

(1)口服铁剂:铁剂的补充以口服铁剂为首选,因缺铁时肠黏膜对铁的吸收增加,口服给药安全方便,且能取得满意疗效。常用制剂为硫酸亚铁,0.9g/d,分次服用;也可用富马酸亚铁、葡萄糖酸亚铁、10%枸橼酸铁胺、多糖铁复合物(力蜚能)、琥珀酸亚铁片(速力菲)等口服。一般需要治疗2个月左右,血红蛋白才可恢复正常。贫血纠正后,仍应继续服用小剂量铁剂3~6个月,以补充铁贮备,防止复发。

(2)注射铁剂:对口服铁剂后胃肠反应严重无法耐受、严重消化道疾病铁剂吸收不良或口服铁剂后症状加重、急需迅速纠正缺铁如妊娠晚期的患者等,可考虑注射铁剂。常用右旋糖酐铁或山梨醇铁肌内注射。因注射铁剂不通过肠黏膜屏障而直接入血,故必须精确计算注射剂量,以免过量导致铁中毒。有严重肝肾疾病及对铁过敏者禁用。

3. 其他疗法 增加食物中铁的供应,中药治疗,严重贫血者可适当输血。

三、护理诊断/问题

1. 活动无耐力 与贫血及组织缺铁有关。

2. 营养失调,低于机体需要量 与铁的需要量增加而摄入不足、吸收不良或丢失过多有关。

3. 潜在并发症 贫血性心脏病,潜在药物不良反应。

4. 焦虑 与记忆力减退、学习及工作能力下降有关。

5. 知识缺乏 缺乏缺铁防治及补充铁的相关知识。

四、护理措施

1. 一般护理

(1)适当休息:充分的休息可减少氧的消耗,轻、中度贫血患者活动量以不感到疲劳,不加重症状为度,待病情好转后逐渐增加活动量。重度贫血伴显著缺氧者应卧床休息,协助患者取舒适卧位,妥善安排各种护理计划及治疗时间,使患者能充分休息,减少疲劳与体力消耗。指导患者在活动中自测脉搏,当脉搏超过100次/分时,应停止活动。

(2)合理饮食:饮食宜高热量、高蛋白、高维生素、易消化,尤其应富含铁。含铁量丰富的食物主要有瘦肉、动物血、动物肝、蛋黄、鱼、豆类、海带、木耳、香菇、紫菜、芝麻酱、黄豆及其制品、韭菜、芹菜、香蕉、核桃、大枣等。适当搭配富含维生素 C 的蔬菜和水果,促进食物中铁的吸收。嘱患者养成均衡饮食的习惯,荤素搭配,不挑食不偏食,并注意烹饪方法;消化不良者应少量多餐,口腔炎或舌炎者,避免进食过热或辛辣刺激性食物。

(3)注意个人卫生,防止感染:加强口腔护理,防止发生口角炎、舌炎。

2. **病情观察**　观察患者原发病是否控制,致缺铁的病因是否去除;有无心悸、气促加重及心脏增大、心力衰竭等并发症出现;补铁后面色、口唇、甲床等颜色有无改善,自觉症状是否减轻,有无严重不良反应、能否耐受等。

3. **用药护理**

(1)应用口服铁剂的护理

正确指导服用铁剂:①应向患者说明空腹时服用铁剂吸收较好,但对胃肠道有刺激性,有消化道疾病或有胃肠道反应者应于进餐时或餐后服用。②为减少铁剂对胃部的刺激反应,可从小剂量开始服用。③口服液体铁剂时需用吸管或服后漱口,避免牙齿染黑。④避免与牛奶、茶水、咖啡、蛋类、钙盐及镁盐同服,以免影响铁的吸收。⑤口服较大剂量维生素 C 能将食物中的三价铁转变成二价铁,促进铁剂吸收。

观察口服铁剂后的反应:①口服铁剂对胃肠道有刺激性,易引起恶心、呕吐、上腹痛、腹泻或便秘。②口服铁剂期间,大便可呈黑色,是由于铁与肠道内硫化氢作用生成黑色的硫化铁所致,属正常现象,应事先与患者沟通,消除患者的顾虑。

判断铁剂疗效:铁剂治疗有效最早的表现是患者自觉症状好转,最早的血象改变是网织红细胞上升。口服铁剂 3~4d 或以后,网织红细胞计数开始上升,10d 达高峰;随后血红蛋白开始上升,2 个月左右恢复正常。在此期间,应注意观察患者的面色、口唇、甲床等颜色有无改善,询问自觉症状如头晕、乏力、心悸等有无好转,定期检测血象、血清铁等,以判断药物的疗效。如治疗 3 周仍无治疗反应,应考虑检查及诊断是否准确、病因是否去除、是否按医嘱用药、护理是否得当等。

(2)应用注射铁剂的护理

遵医嘱严格掌握注射剂量,以免剂量过大致铁中毒。首次用药须先用 0.5ml 的试验剂量进行深部肌内注射,同时准备肾上腺素,做好急救准备。若 1h 后无过敏反应,即可遵医嘱给予常规剂量治疗。

正确选择注射部位和方法:宜深部肌内注射并经常更换注射部位,以促进吸收,避免硬结形成,必要时行局部热敷。由于药液溢出可引起皮肤染色,故注射时应避免药液外溢,并注意不要在皮肤暴露部位注射,抽取药液后,要更换一新空针头注射,可采用"Z"形注射法。

观察处理注射铁剂的不良反应:主要表现有局部肿痛、面色潮红、恶心、头痛、肌肉痛、腹痛、荨麻疹、低血压等,严重者可发生过敏性休克,注射时应备好肾上腺素以便急救。部分患者可出现尿频、尿急,应嘱其多饮水。

重点提示

补充铁剂是缺铁性贫血重要的治疗方法,铁剂治疗的护理是本病的重点内容。

4. **对症护理**　贫血的护理参阅本章第一节;如患者出现心脏并发症或严重贫血需输血时,应做好相应护理。

5. **心理护理** 针对不同病因予以解释,并说明缺铁性贫血大多预后良好,去除病因及补充铁剂后多较快恢复正常,消除患者思想顾虑。

五、健康指导

1. 帮助患者及家属掌握本病的有关知识和护理方法,说明消除病因和坚持用药的重要性,使其主动配合。积极防治原发病,如钩虫病、消化性溃疡及月经过多等慢性失血性疾病。

2. 注意休息与营养,合理膳食,避免偏食;尤其对妊娠、哺乳期妇女和生长发育期儿童更应强调增加营养,多进食含铁丰富的食物;妊娠及哺乳期妇女可适当补充铁剂。

3. 遵医嘱规律用药,服药时避免同时食用影响铁剂吸收的食物。

讨论与思考

1. 哪些因素可导致缺铁性贫血?

2. 对缺铁性贫血患者的饮食护理有何要求?

3. 如何正确指导缺铁性贫血患者服用铁剂?

(刘　亚)

第三节　再生障碍性贫血患者的护理

案例分析

孙某,女,20岁,学生。因乏力、头晕,伴皮肤黏膜出血半年余入院。护理体检:体温37.9℃,脉搏106次/分。皮肤黏膜苍白,无黄染,皮肤散在少量出血点。胸骨无压痛,肝、脾、淋巴结不大。血红蛋白92g/L,红细胞计数 $3.2×10^{12}$/L,网织红细胞计数0.2%,白细胞计数 $2.9×10^9$/L,血小板计数 $41×10^9$/L。诊断为非重型再生障碍性贫血。以丙酸睾酮治疗为主。住院期间,因出现满脸痤疮、声音变粗而拒绝治疗。

请分析:该患者存在哪些护理诊断与问题? 护理的重点是什么? 为何该患者会出现满脸痤疮、声音变粗,患者因此而拒绝治疗应如何护理?

再生障碍性贫血简称再障,是由多种因素引起的一种获得性骨髓造血功能衰竭症,以造血干细胞损伤、外周全血细胞减少为特征。主要临床表现为全血细胞减少、进行性贫血、出血和感染。在我国,再障的年发病率为7.4/10万,可发生于各年龄段,发病以老年人居多,男女发病率无明显差异。

一、护理评估

(一)致病因素

1. **病因** 再障按病因是否明确可分为原发性和继发性再障,50%以上的患者找不到明确的病因,称为原发性再障。继发性再障可能与下列因素有关。

(1)化学因素:包括各类可以引起骨髓抑制的药物和化学毒物。

药物:药物是再障最常见的发病因素。能引起再障的药物主要有:①各种抗肿瘤药,如氮芥、阿糖胞苷、甲氨蝶呤、多柔比星、柔红霉素等。②抗菌药,如氯霉素、磺胺类。③抗癫痫药,如苯妥英钠、卡马西平、乙琥胺。④抗甲状腺药,如甲巯咪唑、甲(丙)硫氧嘧啶。⑤解热镇痛抗风湿药,如保泰松、安乃近、吲哚美辛、吡罗昔康。⑥其他,如西咪替丁、异烟肼、甲苯磺丁脲等。

> **重点提示**
>
> 　　氯霉素是引起再障最常见的药物。药物所致再障可与用药剂量有关(药物的毒性作用),也可与剂量无关(药物的特异质反应)。因此,临床用药既要严格掌握剂量,还应注意个体化,并密切观察用药反应。

化学毒物:主要有苯、有机砷、四氯化碳、杀虫药等,其中苯与再障的关系较肯定。

(2)物理因素:各种电离辐射如 X 线、γ 线及其他放射性物质等均可引起再障。

(3)生物因素:主要有风疹病毒、流感病毒、肝炎病毒及严重细菌感染,特别是丙型和乙型病毒性肝炎与再障的关系已较肯定,是病毒性肝炎严重并发症之一。

(4)免疫因素:部分再障可继发于系统性红斑狼疮、类风湿关节炎、胸腺瘤等。

(5)遗传因素:先天性再障多有家族史,大都伴有先天性畸形,与遗传有关。

(6)其他因素:慢性肾衰竭、阵发性睡眠性血红蛋白尿、严重甲状腺功能减退症等偶可引起再障。

2. 发病机制　目前尚未完全阐明。可能的机制有:①造血干细胞异常(种子学说):造血干细胞缺乏或缺陷是再障的主要发病机制。②造血微环境异常(土壤学说):与造血微环境损伤、正常造血干细胞不能增殖分化有关。③免疫调节异常(免疫学说或虫子学说):异常免疫反应损伤造血干细胞。在一定的遗传背景下,可能通过上述三种机制导致骨髓造血干细胞再生、分化的能力减弱或消失,骨髓各造血细胞明显减少,引起外周血液全血细胞减少,引发再障。

(二)身体状况

再障的主要临床表现有进行性贫血、出血和反复感染,肝、脾、淋巴结多无肿大。根据患者的病情、血象、骨髓象及预后,可分为急性再障和慢性再障(表 6-2)。

表 6-2　急性再障和慢性再障的区别

项目	急性再障	慢性再障
起病和进展	起病急,进展快	起病及进展较慢
临床表现	广泛而严重的出血;感染及发热症状严重;进行性加重的贫血	以贫血为首发和主要出现;出血较轻;较少出现感染发热
血象	重度全血细胞减少	全血细胞减少不如急性再障严重
	粒细胞绝对值$<0.5\times10^9$/L	粒细胞绝对值$>0.5\times10^9$/L
	血小板$<20\times10^9$/L	血小板$>20\times10^9$/L
	网织红细胞绝对值$<0.5\times10^9$/L	网织红细胞绝对值$>0.5\times10^9$/L
骨髓象	增生低下或极度低下,粒系、红系、巨核系三系细胞增生受抑	骨髓增生减低或有灶性增生
预后	死亡率极高	多数可缓解甚至治愈,仅少数进展为重型再障

（三）心理社会状况

重型再障起病急、预后差，非重型再障病程迁延、反复发作，加之药物治疗过程中体形变化、输血或干细胞移植所需的高额医疗费用，均可使患者出现紧张、焦虑、自卑、抑郁，甚至悲观厌世的情绪；患者家属也会产生巨大的心理压力。

重点提示

再障出血的主要原因是血小板减少；感染的主要原因是粒细胞数量减少；贫血的主要原因是红细胞生成减少，其次是出血造成红细胞丢失过多。颅内出血和败血症是急性再障患者的主要死亡原因。再障贫血多呈正细胞正色素性。骨髓检查增生低下、巨核细胞减少是诊断再障的重要依据。

二、治疗要点

治疗原则：去除病因，加强支持治疗，促进骨髓造血功能恢复；预防和控制感染，改善症状。

1. **去除病因**　去除或避免接触抑制骨髓造血功能的有害物质，禁用抑制骨髓造血的药物。

2. **雄激素**　是治疗非重型再障的首选药物。雄激素可能是刺激肾脏产生更多的促红细胞生成素，并直接作用于骨髓刺激红细胞生成。雄激素必须在有一定量的造血干细胞基础上才能发挥作用，故对重型再障治疗效果不佳。常用药物有司坦唑醇（康力龙）2～4mg，口服，3次/天；丙酸睾酮100mg/d，肌内注射。也可选用十一酸睾酮（安雄）和达那唑。疗程及剂量应根据治疗效果和不良反应调整，切忌突然停药和减量过快，以免导致病情复发。

3. **免疫抑制药**　适用于年龄大于40岁或无合适供髓者的重型再障，常用药物有抗淋巴细胞球蛋白（ALG）或抗胸腺细胞球蛋白（ATG）。

4. **骨髓移植与胎肝细胞输注**　骨髓移植主要用于重型再障，是治疗造血干细胞缺陷所致再障的最佳方法。临床多采用HLA（人类白细胞抗原）配型相合的同种基因骨髓移植，最适时机是年龄不超过40岁，未接受输血、未发生感染。移植后长期无病存活率可达50%～80%。胎肝细胞输注因免疫问题较少，可代替骨髓移植治疗急性再障。

5. 对症及支持疗法

（1）纠正贫血：血红蛋白低于60g/L且患者对贫血耐受较差时，可考虑输注浓缩红细胞。

（2）控制出血：皮肤、黏膜出血可用各种止血药，如酚磺乙胺（止血敏）、卡巴克洛（安络血）、氨基己酸等和糖皮质激素，出血严重或有内脏出血者可输浓缩血小板。

（3）防治感染：有发热或感染征象者，应尽量查找病原体，做药敏试验，早期使用有效抗生素，以防感染扩散。

三、护理诊断/问题

1. 活动无耐力　与贫血有关。

2. 组织完整性受损　与血小板减少有关。

3. 有感染的危险　与粒细胞减少有关。

4. 预感性悲哀　与治疗效果差及经济负担重有关。

5. 潜在并发症　颅内出血,药物治疗的不良反应、输血反应等。

四、护 理 措 施

1. 一般护理

(1)根据病情制定活动计划,必要时卧床休息。

(2)饮食宜高热量、高蛋白、高维生素、易消化,以加强营养,提高机体免疫力。

(3)注意个人卫生和环境卫生,加强口腔、鼻咽部、皮肤和肛周护理;保持病室环境清洁,对白细胞明显减少或粒细胞缺乏者应行保护性隔离,加强室内消毒,有条件者住无菌层流室,防止交叉感染。

2. 病情观察　观察贫血的程度和症状;观察患者出血的部位、范围,有无颅内出血征象;监测体温、血象及骨髓象的变化,观察有无感染迹象;观察治疗效果和各种治疗的不良反应。

3. 用药护理

(1)应用雄激素的护理

1)丙酸睾酮为油剂,不易吸收,注射处易形成硬结甚至发生无菌性坏死,故需深部缓慢分层肌内注射,并注意经常更换注射部位,必要时局部热敷。

2)长期用药可出现痤疮、毛发增多、声音变粗、体重增加,女性闭经及男性化,用药前向患者说明,以消除疑虑;长期应用可导致肝功能损害等不良反应,用药期间应定期检查肝功能。

3)应向患者说明雄激素治疗显效较慢,治疗 2~3 个月网织红细胞计数升高,治疗半年无网织红细胞计数及血红蛋白上升才视为无效,需坚持完成疗程。

(2)应用免疫抑制药的护理

ALG 和 ATG 常见的不良反应有过敏反应、出血、血清病和继发感染等,用药前应做皮肤过敏试验,用药期间密切观察疗效和药物不良反应,加强支持疗法,防止出血及感染加重。应用环孢素应定期检查肝、肾功能。

4. 骨髓移植的护理　见本章第六节。

5. 对症护理　贫血、出血、感染的护理措施参阅本章第一节。

6. 心理护理　与患者及其家属建立信任关系,了解患者的想法,评估患者是否存在焦虑、恐惧和悲哀等不良情绪,鼓励患者与亲人、病友多交谈,帮助患者认识疾病,介绍成功病例,增强康复的信心,积极配合治疗。

五、健 康 指 导

1. 让患者明确本病治疗的长期性和艰巨性,注意营养和休息,增强体质。

2. 注意个人卫生,避免皮肤黏膜碰撞损伤,少去公共场所,避免接触呼吸道感染病人,避免各种出血和感染。

3. 向患者介绍本病的病因和相关知识,指导避免接触能致本病的理化因素,不用对造血系统有损害的药物。

4. 说明坚持用药的重要性,指导患者遵医嘱按时用药,定期门诊复查血象,随时了解病情变化。

（刘　亚）

第四节　特发性血小板减少性紫癜患者的护理

案例分析

王某，男，16岁，学生。因"皮肤紫癜2d，鼻出血、尿血1d"来诊。10d前曾患"感冒"。护理体检：体温36.6℃，皮肤散在大小不等出血点，以下肢为著，鼻腔黏膜有血痂。无皮肤黏膜苍白和黄染，肝、脾、淋巴结不大。血红蛋白136g/L，血小板计数$23×10^9$/L。

请分析：该患者可能患有何种疾病？护理的重点是什么？

特发性血小板减少性紫癜（ITP）是一种免疫介导的血小板过度破坏所致的出血性疾病。主要表现为广泛的皮肤黏膜或内脏出血、血小板减少、骨髓巨核细胞发育成熟障碍。可分为急性型和慢性型，急性型多见于儿童，慢性型多见于成年人。

一、护理评估

（一）致病因素

病因尚未完全明了。一般认为与以下因素有关：

1. **感染因素**　细菌或病毒感染与ITP患者的发生有关。约80%的急性ITP患者发病前2周左右曾有上呼吸道感染史；慢性ITP患者常因感染而致病情加重。

2. **免疫因素**　大多数ITP患者的血清中血小板相关免疫球蛋白增高。

3. **肝、脾及其他因素**　肝脾的作用、遗传因素、雌激素等也能使血小板的破坏增多或抑制血小板生成。

（二）身体状况

1. **急性型**　主要临床特点如下：

（1）多见于儿童，起病前2周左右多有呼吸道感染或其他病毒感染史。

（2）起病急，常有畏寒、发热。

（3）皮肤黏膜出血广泛而严重，全身皮肤紫癜、瘀斑或有血肿形成，以下肢多见，鼻出血、牙龈出血、口腔黏膜出血常见，损伤或注射部位可渗血不止或形成大片瘀斑。当血小板低于$20×10^9$/L时，可有内脏出血，如消化道、泌尿道、阴道等出血，颅内出血是致死的主要原因。

（4）病程多呈自限性，常在数周内恢复，很少复发。

重点提示

以发热和出血为主要表现者易与再生障碍性贫血及白血病相混淆，评估时应特别注意。

2. 慢性型　主要见于中青年女性,起病缓慢,出血症状轻,多表现为皮肤瘀点、瘀斑、鼻出血、牙龈出血或月经量过多,可持续数周或数月,严重内脏出血少见。反复发作或病期较长者可有贫血和轻度脾大。

(三)心理社会状况

患者可因出血范围大、内脏出血或皮肤紫癜慢性反复发作而产生紧张、焦虑、恐惧情绪。

(四)实验室及其他检查

1. 血象　主要为血小板计数减少,慢性型常在 $50 \times 10^9/L$ 左右,急性型减少更明显,常低于 $20 \times 10^9/L$,可有血小板形态异常。白细胞计数及分类多正常,严重出血者可有红细胞计数减少。

2. 骨髓象　巨核细胞数量增加或正常,幼稚型或颗粒型增多,成熟巨核细胞减少。

3. 其他　血小板相关免疫球蛋白增高,出血时间延长,血管收缩不良,毛细血管脆性试验阳性等。

二、治 疗 要 点

治疗原则:防止创伤,减少血小板的破坏,支持治疗及止血。

1. 糖皮质激素为治疗本病的首选药物,可减少血小板抗体生成、抑制血小板破坏、降低毛细血管的通透性、刺激骨髓造血。常用泼尼松 $30 \sim 60mg/d$,分次或顿服,用药至血小板接近正常后开始减量,疗程 $3 \sim 6$ 个月。病情严重者可用地塞米松或甲泼尼龙短期静脉滴注,待病情好转后改泼尼松口服。

2. 免疫抑制药不宜作为首选药物,可用于糖皮质激素和脾切除治疗无效或疗效较差的患者。常用药物有长春新碱、环磷酰胺、硫唑嘌呤等,疗程一般为 $4 \sim 6$ 周。

3. 脾切除能消除破坏血小板的场所,减少血小板抗体的产生。

4. 输血对出血严重、血小板明显减少及需紧急手术的患者,可酌情输注浓缩血小板悬液,但不宜反复输注,以免产生同种抗体,引起血小板破坏加速。

5. 其他疗法:静脉滴注丙种球蛋白,血浆置换,口服达那唑、六味地黄丸等。

三、护理诊断/问题

1. 有皮肤完整性受损的危险　与出血与血小板减少有关。
2. 潜在并发症　药物不良反应。
3. 恐惧　与随时有出血的危险有关。
4. 知识缺乏　缺乏防治本病的知识。

四、护 理 措 施

1. 一般护理　血小板低于 $20 \times 10^9/L$ 时要卧床休息;依病情选用流质、半流质少渣饮食;避免便秘和剧烈咳嗽,以免诱发内脏出血。

2. 病情观察　主要观察出血的部位及范围,有无颅内出血的发生;在治疗中应观察有无药物不良反应的出现。

3. 用药护理　长期应用糖皮质激素可引起高血压、糖尿病、痤疮、多毛等,且易合并感染,应向患者说明并加以注意。

4. 对症护理

(1)输血的护理:遵医嘱输血小板悬液时应做好相应护理(详见护理学基础相关章节)。

(2)出血的预防及护理,参阅本章第一节。

5. 心理护理 给患者讲述本病的相关知识,使其能正确认识疾病,避免情绪紧张。

重点提示

颅内出血是急性型 ITP 的主要死亡原因,也是所有出血性疾病的观察重点。

五、健康指导

避免外伤,防止出血;注意休息与营养,增强体质,注意保暖,预防感染发生;避免使用能引起血小板减少的药物;定期门诊复查,出现皮肤黏膜出血及时就医。

讨论与思考

1. 急、慢性 ITP 护理评估有何不同?

2. 如何对慢性 ITP 出院患者进行健康指导?

(王春艳)

第五节 白血病患者的护理

案例分析

王某,女,21 岁。牙龈破溃 1 个月,鼻出血 1 周,高热、寒战伴咽痛 4d,于当地医院治疗无效入院。护理体检:体温 39℃,脉搏 108 次/分,呼吸 24 次/分,血压 120/82mmHg。贫血貌,全身皮肤散在瘀点,颈部及颌下可触及 1.0cm 大小淋巴结数枚,牙龈肿胀,有多处溃疡,扁桃体 Ⅱ度肿大,胸骨有压痛,肝肋下 2.0cm,脾肋下 2.0cm。血象:血红蛋白 100g/L、红细胞 $3.1×10^{12}$/L、白细胞 $60×10^9$/L、血小板 $43×10^9$/L,可见多量原始单核细胞和幼稚单核细胞。骨髓象增生极度活跃,全片未见巨核细胞,粒、红二系增生明显受抑、以单核细胞增生为主,占 90%,其中原始单核细胞 40%,幼稚单核细胞 45%,成熟单核细胞 5%。临床初步诊断为急性单核细胞白血病。

请分析:该病人目前主要的护理问题? 对病人进行哪些方面的健康指导?

白血病是一类骨髓造血干细胞的恶性克隆性疾病,系造血干细胞的恶性病变。特点是白血病细胞在骨髓和其他造血组织中更新增强、增殖失控、分化障碍、凋亡受阻同时停滞在细胞发育的不同阶段。该病特征为骨髓和其他造血组织中白细胞大量增生累积,浸润、破坏其他组织和器官;抑制了正常的造血功能,红细胞、血小板生成减少。临床表现主要为贫血、出血、发热及肝、脾、淋巴结肿大等。

白血病在我国多发于儿童和青少年,是 35 岁以下人群死亡率最高的恶性肿瘤。急性白血病比慢性白血病多发,成年人以急性粒细胞白血病最多见,儿童以急性淋巴细胞白血病多见,急性白血病未经治疗者平均生存期仅3个月左右;慢性白血病随年龄增长发病率逐渐升高。白血病的预后较差,但经过积极的综合治疗,多数病人可获得完全缓解,部分病人可长期存活,年龄较大与白细胞计数较高的人群往往预后不佳。

一、护 理 评 估

(一) 致病因素

白血病的病因迄今尚未完全明确,可能的致病因素如下:

1. 病毒感染　病毒感染可能是主要因素,已证实C型RNA病毒可引起动物白血病,人类T淋巴细胞病毒-Ⅰ(HTLV-Ⅰ)可引起成年人T细胞白血病,该病可通过哺乳、性生活及输血等方式传播。

2. 电离辐射　电离辐射(X线、放射性核素)有致白血病的作用,其作用强弱与放射剂量及部位有关。

3. 化学因素　苯及其衍生物、氯霉素、保泰松、抗肿瘤药物等均能引起骨髓损伤的化学物质都可以诱发白血病。

4. 遗传因素　有染色体畸变的人群白血病的发病率高于正常人。

5. 其他因素　如系统性红斑狼疮(SLE)易发生慢性淋巴细胞白血病,阵发性睡眠性血红蛋白尿可引发急性白血病。

上述各种不同发病因素相互作用,导致遗传基因突变,使白血病细胞株形成,大量克隆和增生的白血病细胞失去进一步分化成熟的能力从而停滞在细胞发育的不同阶段,并使正常造血功能受到抑制,最终导致白血病的发生。

(二) 白血病的分类与分型

1. 分类

(1)按病情缓急及白血病细胞分化程度分类

急性白血病:起病急、进展快、病程短,自然病程一般不超过6个月;骨髓检查白血病细胞以原始细胞及早期幼稚细胞为主,原始细胞多在30%以上。

慢性白血病:起病缓慢,病程自然相对较长,病程一般超过1年;骨髓检查白血病细胞以异常的成熟细胞为主,原始细胞少于10%。

(2)按周围血象分类

白细胞增多性白血病:周围血白细胞计数明显增多,通常超过$15×10^9$/L,并出现幼稚细胞。

白细胞不增多性白血病:周围血白细胞计数相对正常或减少,未见幼稚细胞。

(3)按细胞系列分类:可分为粒细胞白血病、淋巴细胞白血病、单核细胞白血病及其他少见类型白血病(例如红白血病、巨核细胞白血病等)。

2. 分型　按白血病细胞的形态和生化特征分型。

(1)急性白血病:分为急性淋巴细胞白血病(简称急淋,ALL)、急性非淋巴细胞白血病(简称急非淋,ANLL)两大类。

急淋白血病:分为L_1(原始和幼稚细胞以小细胞为主)、L_2(原始和幼稚细胞以大细胞为主,大小不一)和L_3(原始和幼稚细胞以大细胞为主,大小一致,细胞内有空泡)3种类型。

急非淋白血病:共分为8种类型。M_0(急性髓细胞白血病微分化型)、M_1(急性粒细胞白血病未分化型)、M₂(急性粒细胞白血病部分分化型)、M₃(急性早幼粒细胞白血病)、M₄(急性粒-单核细胞白血病)、M₅(急性单核细胞白血病)、M₆(红白血病)、M₇(急性巨核细胞白血病)。

(2)慢性白血病:分为慢性淋巴细胞白血病(简称慢淋)、慢性粒细胞白血病(简称慢粒)、慢性粒单核细胞白血病。

(三)身体状况

1. 急性白血病　主要临床表现为贫血、出血、发热及白血病细胞浸润组织和器官。起病急缓不一,急性者多以高热或明显出血倾向就诊;缓慢者常为面色苍白、乏力、轻微出血或低热。

(1)贫血:病人均有贫血症状,常为首发症状,且进行性加重。贫血的原因主要是幼红细胞生成明显减少,其次是出血和溶血。

(2)出血:1/3 以上病人在病程中有不同程度的出血。出血可发生在全身各个部位,以皮肤瘀点或瘀斑、鼻出血、牙龈出血、月经量过多的表现多见。颅内出血最严重,常表现头痛、呕吐、瞳孔大小不等、瘫痪、甚至昏迷或死亡,为致死主要原因。出血主要是由于血小板生成减少及功能障碍,其次是白血病细胞浸润破坏了血管壁、凝血因子减少等。

(3)发热:是急性白血病最常见症状,主要表现为持续高热,发热程度不等,热型不定,可伴畏寒、寒战及出汗等。发热的主要原因是继发感染,其次是代谢亢进。感染的原因主要是成熟粒细胞减少,机体免疫力减退。常见的感染包括口腔炎、牙龈炎、咽峡炎、肛周炎、肾盂肾炎及肺部感染等,严重感染是白血病病人的主要死亡原因。

(4)白血病细胞浸润组织和器官:白血病细胞可浸润各种组织和器官,并引起相应表现。

骨骼及关节疼痛:是白血病常见的症状,儿童多见,常有胸骨下段压痛,也可出现四肢骨关节疼痛,提示骨髓腔内白血病细胞过度增生。

肝、脾、淋巴结肿大:以急淋白血病多见,多为轻到中度肿大,无压痛。

眼:粒细胞白血病形成的粒细胞肉瘤或绿色瘤累及骨膜,发生在眼眶部位患者可引起眼球突出、复视甚至失明。

中枢神经系统白血病(CNSL):以急淋白血病最多见,尤其是儿童;可发生在疾病各个时期,以缓解期最常见。主要原因是多数化疗药物难以通过血-脑脊液屏障,不能杀灭脑膜及脑实质内的白血病细胞。临床表现为脑膜炎及颅内压增高,轻者一般无症状,严重时可出现头痛、呕吐、颈项强直、抽搐、甚至昏迷,但不发热。

其他表现:牙龈肿胀、皮肤结节、睾丸肿大等。

重点提示

白血病主要致死原因有严重感染、颅内出血和中枢神经系统白血病。其中感染是白血病最常见的死亡原因。

2. 慢性白血病　国内以慢粒白血病较多见,主要见于中年人;慢淋白血病较少见,好发于50~60 岁,女性多于男性。慢性白血病起病相对缓慢,早期常无任何症状,患者往往因健康检查或其他原因就诊时发现有脾大或血象异常而确诊本病。主要表现为进行性消瘦、乏力及苍白,而感染及出血倾向出现较晚。

(1)慢粒白血病:病程缓慢,突出表现为进行性脾大,脾大可平脐甚至在脐以下,质地实、平滑、有切迹、但无压痛,如脾脏发生梗死则会出现明显压痛并出现摩擦音。50% 的患者可有轻度肝大,部分患者有时会出现胸骨中下段压痛。

(2)慢淋白血病:发病年龄多在 50 岁以上,80%病人主要表现有淋巴结肿大,常累及颈部、锁骨上、腋窝、腹股沟等处,肿大的淋巴结质地中等,可移动,无压痛。部分患者可出现轻至中度脾大和轻度肝大,胸骨压痛少见,由于体液免疫和细胞免疫异常,有些病人可合并免疫缺陷的表现。

(3)慢性白血病急性变:慢性白血病晚期可发生急性变,多数病例为急粒变,20%~30% 为急淋变,偶会发生其他类型的急性变。急性变时,病情进展迅速,临床表现、血象、骨髓象与急性白血病较相似,但预后极差,如果不积极治疗往往在数月内死亡。

> **重点提示**
>
> 　　白血病与再障均可表现为贫血、出血、感染,不同的是白血病可有组织器官受浸润引起的肝、脾、淋巴结肿大、骨骼疼痛等,而再障则无此类表现。

(四)心理社会状况

白血病是造血系统的恶性肿瘤,未确诊时大多紧张焦虑;一旦确诊,由于难以接受现实,常感到异常恐惧;住院后限制探视与社会隔绝、化学药物治疗的不良反应、治疗效果不佳或病情反复等,病人会出现孤独、抑郁、悲观、绝望,情绪低落,甚至会产生轻生的念头。长期沉重的精神和经济负担,对患者的家属、家庭均可造成严重影响。

(五)实验室及其他检查

1. 血象

(1)急性白血病:白细胞计数多在 $10\times10^9/L\sim50\times10^9/L$,分类检查可见不同数量的原始和(或)幼稚白细胞,一般占 30%~90%,但白细胞不增多型病人的外周血很难找到原始细胞;红细胞不同程度的减少,呈正常细胞性贫血,晚期血小板往往极度减少。

(2)慢性白血病:分类检查可见各阶段细胞,以成熟的白细胞为主,原始和早幼细胞之和不超过 10%,白细胞计数早期明显增多,晚期可高达 $100\times10^9/L$ 以上;红细胞和血小板计数早期通常接近正常,晚期可减少。

2. 骨髓象　骨髓象检查是确诊白血病及其类型的重要依据。

(1)急性白血病:骨髓增生明显活跃或极度活跃,主要是白血病性原始细胞和(或)幼稚细胞,多超过 30%。正常的幼红细胞和巨核细胞减少。

(2)慢性白血病:骨髓增生明显活跃或极度活跃,细胞分类与血象相似。晚期出现红细胞和巨核细胞增生受到抑制。

3. 其他细胞　化学染色有助于白血病细胞类型的区别;细胞免疫学检查有助于鉴别急淋白血病与急非淋白血病;各型白血病血清尿酸排泄量增加。

二、治 疗 要 点

白血病的治疗原则是积极采用支持疗法,恰当适用化疗和骨髓造血干细胞移植,防治髓外白血病及其他并发症,提高治疗效果,延长生存期,争取治愈。

1. 支持疗法

(1)防治感染:加强消毒隔离,选用有效抗生素防治感染。

（2）改善贫血：有严重贫血和出血时可输新鲜全血或红细胞悬液。

（3）防治出血：对于血小板≤$20×10^9/L$的患者，可输注血小板悬液，轻度出血病人可使用各种止血药物。

（4）防尿酸性肾病：白血病细胞大量破坏，容易产生尿酸性肾结石阻塞肾小管，因此应嘱病人多饮水、给予静脉补液及口服别嘌醇，抑制尿酸合成。

2. 化学药物治疗（简称化疗）　是目前主要的治疗措施，也是造血干细胞移植的基础，化疗的目的是达到完全缓解并延长生存期。

（1）急性白血病的化疗

化疗原则：早期、联合、充分、间歇。

常用化疗药物，见表6-3。

表6-3　白血病常用化疗药物

药名	缩写	药理作用	主要不良反应
甲氨蝶呤	MTX	干扰DNA合成	口腔及胃肠道黏膜溃疡，肝损害，骨髓抑制
阿糖胞苷	Ara-C	同上	消化道反应，肝功能异常，骨髓抑制，巨幼变骨髓抑制，唾液腺肿大
安西他滨	Cy	同上	同上
环磷酰胺	CTX	破坏DNA	骨髓抑制，恶心呕吐，脱发，出血性膀胱炎
苯丁酸氮芥	CLB	同上	骨髓抑制，胃肠反应
白消安	BUS	同上	皮肤色素沉着，精液缺乏，停经，肺纤维化
长春新碱	VCR	抑制有丝分裂	末梢神经炎，腹痛，脱发，便秘
高三尖杉酯碱	HHT	同上	骨髓抑制，心脏损害，消化道反应
依托泊苷	VP-16	干扰DNA RNA合成	骨髓抑制，脱发，消化道反应
柔红霉素	DNR	抑制DNA RNA合成	骨髓抑制，心脏损害，消化道反应
去甲氧柔红霉素	IDA	同上	骨髓抑制，心脏损害，消化道反应
左旋门冬酰胺酶	L-ASP	影响瘤细胞蛋白质合成	肝损害，过敏反应，高尿酸血症，高血糖，胰腺炎，氮质血症
泼尼松	P	破坏淋巴细胞	类Cushing综合征，高血压，糖尿病
羟基脲	HU	阻碍DNA合成	消化道反应，骨髓抑制
维A酸（全反导分化剂式）	ATRA	使白血病细胞分化为具有正常表型功能的血细胞	皮肤黏膜干燥，口角破裂，消化道反应，头晕，关节痛，肝损害

常用化疗方案：目前，急淋白血病化疗的诱导缓解的基本方案是VP方案由长春新碱（VCR）和泼尼松（P）组成，是儿童急淋白血病首选的治疗方案，完全缓解率可高达80%～90%。成年人急淋白血病化疗首选DVLP方案，由柔红霉素（DNR）、长春新碱（VCR）、左旋门冬酰胺酶（L-ASP）和泼尼松（P）组成。急非淋白血病化疗常选用DA方案，即柔红霉素（DNR）和阿糖胞苷（Ara-C）；也可选择HV方案，即三尖杉碱（HHT）和阿糖胞苷（Ara-C），另外

还有 HAD 方案可供选择。白血病的化疗分 2 个阶段,即诱导缓解阶段和缓解后治疗阶段,缓解后治疗的目的是争取患者长期无病生存和痊愈。

(2)慢性白血病的化疗:慢粒白血病首选羟基脲,其次白消安(马利兰),慢淋白血病首选苯丁酸氮芥治疗。

化疗药物可出现一定的毒性反应,化疗时由于正常骨髓造血受到抑制,可出现贫血、出血和感染加重的情况,部分患者因此中止化疗。因此,在化疗前应告知患者可能会出现的毒副作用,并加强支持治疗及对症治疗。

3. 中枢神经系统白血病的防治　中枢神经系统白血病病人由于化疗药物不易透过血-脑脊液屏障,因此需要缓解后进行甲氨蝶呤鞘内注射,也可同时进行头颅和脊髓放射治疗。

4. 免疫治疗　免疫治疗可杀灭残存的白血病细胞,因此也可酌情选用卡介苗、转移因子、左旋咪唑、白血病瘤苗等治疗。

5. 造血干细胞移植　是白血病的有效治疗方法,可以重建病人的造血系统和免疫功能,同基因骨髓移植效果优于异基因骨髓移植。

三、护理/合作性问题

1. 活动无耐力　与贫血、发热及化疗有关。
2. 预感性悲哀　与患恶性肿瘤、治疗效果差、经济负担过重等有关。
3. 有感染的危险　与正常成熟白细胞减少、免疫功能低下有关。
4. 组织完整性受损的危险　出血与血小板减少、白血病细胞浸润有关。
5. 体温过高　与感染、白血病引起代谢增高有关。
6. 营养失调,低于机体需要量　与发热、代谢增高、口腔炎及化疗致消化道反应有关。
7. 潜在并发症　化疗药物的不良反应。
8. 知识缺乏　缺乏防治本病的知识。

四、护 理 措 施

1. 一般护理

(1)休息:休息可减少体力消耗,也可防止外伤及出血等意外发生。病情较轻者或缓解期患者可适当休息,有明显感染、出血倾向、严重贫血的病人应卧床休息,有颅内出血倾向的病人应绝对卧床休息。

(2)饮食护理:应给予高热量、高蛋白、高维生素、清淡、易消化饮食,多食蔬菜水果,改善烹饪方法,增进食欲,保证每日充足的饮水量;化疗时饮食应该清淡,少量多餐,多进果汁,必要时给予鼻饲和静脉高营养。

(3)清洁护理:保证病室内空气新鲜,定时进行空气和地面消毒,减少或避免探视。保持口腔、皮肤黏膜清洁卫生,预防感染。可在进餐前后、晨起、睡前用生理盐水或复方硼砂溶液(朵贝尔液)进行漱口,用软毛刷刷牙;勤剪指甲,定期洗澡勤换衣物;女性病人注意会阴部清洁,经期增加清洗次数;注意保持大便通畅,便后坐浴,及时预防肛周感染。

2. 病情观察　观察患者生命体征,有无体温升高、血压下降、脉搏细数、尿量减少等表现;同时观察有无皮肤黏膜出血加重及头痛、呕吐、意识障碍、瞳孔不等大等颅内出血的表现;慢性白血病进程中有无急性表现;化疗后应注意观察有无头痛、呕吐、脑膜刺激征等中枢神经系统白血病的表现。

3. 化学药物治疗的护理

(1)化疗药物需现用现配,在0.5h内用完,以免影响疗效。

(2)化疗药物刺激性强,疗程长,注意保护血管。①要由远心端至近心端有次序地选择和保留静脉,应远离肘关节、腕关节等部位;②注意左右交替使用,每次更换注射部位;③静脉穿刺应一针见血,防止药液外渗;④穿刺时不扎止血带,不拍打静脉,不挤压皮肤,以避免皮下出血。

(3)做好防止药物外渗的护理,减轻局部刺激。①不宜选择最细静脉穿刺,静脉滴注时速度宜慢,防止药物外渗;②如有药液外渗,应立即停止滴注,并回抽血液3~6ml,吸出部分药液后,外渗局部冷敷后再用25%硫酸镁湿敷,亦可用0.5%普鲁卡因局部封闭;③皮下浸润封闭后,抬高患肢,必要时重复封闭一次。

(4)观察化疗药物的毒性反应,做好相应防护措施。化疗药物常见的毒性反应有消化道反应、骨髓抑制、口腔溃疡、肝肾功能损害、脱发、局部刺激等。为减轻化疗药物的毒性反应,最好在饭后睡前给药,控制静脉滴注速度,鼓励患者多饮水,避免一切不良刺激。要定期检查血象、骨髓象、肝肾功能,以便早期发现,及时处理。鞘内注射化疗药物推注时速度宜慢,注毕后去枕平卧4~6h,以免引起头痛。

重点提示

化疗的护理是白血病患者护理的重点内容,不但要熟悉护理理论内容,还要掌握操作技能,尽量减少化疗给患者带来的痛苦。

4. 骨髓移植的护理　参阅本章第六节。

5. 对症护理

(1)发热的护理:告知病人卧床休息,监测体温变化及热型,补充热量和水分的消耗。高热患者可给予物理降温或者遵医嘱给予药物降温,禁用酒精擦浴。保持皮肤、衣物、床单被褥的清洁干燥,避免受凉。

(2)贫血、出血、感染的护理措施,参阅本章第一节。

(3)高尿酸血症的护理:大量白血病细胞破坏使血清和尿中尿酸浓度增高,可导致肾小管内形成结石造成阻塞从而引起尿酸性肾病,尤其易发生在化疗期间,可引起少尿、无尿和肾衰竭,因此应鼓励患者多饮水,碱化尿液,必要时静脉补液同时口服别嘌醇;对少尿或无尿患者,应按急性肾衰竭进行处理。

6. 心理护理　对患者不同时期的心理反应,进行针对性心理护理。帮助患者认识不良的心理状态对身体的康复不利,指导患者及家庭成员正确对待疾病,关心照顾患者,帮助患者建立良好的生活方式,做到精神上支持患者,生活上照顾患者,增强患者生存的信心。

重点提示

必须重视白血病患者的心理护理,切实做好患者及家属的心理疏导,积极配合治疗护理,提高白血病患者的生存质量。

五、健 康 指 导

1. 向患者和家属介绍本病常见的致病因素,尽量避免这些因素对机体的损害。

2. 缓解期保证患者充足的休息和营养,保持良好的生活方式和乐观的情绪,提高患者生存质量。

3. 嘱患者注意个人卫生,避免皮肤黏膜损伤,传染病流行季节尽量减少外出,预防发生各种感染。

4. 发现出血、发热及骨、关节疼痛要及时去医院检查。

5. 认识本病治疗的长期性和艰巨性,指导患者遵医嘱用药,定期门诊复查血象,发现异常情况要及时就诊。

讨论与思考

1. 白血病与再障临床表现有何异同点?

2. 白血病常见的护理诊断及医护合作性问题有哪些?

3. 如何护理化疗患者?

(王春艳)

第六节　血液系统疾病常用诊疗技术及护理

一、骨髓穿刺术

骨髓穿刺术是采集骨髓液的常用诊疗技术,骨髓穿刺液主要用于细胞形态学及病原生物学检查,也可用于造血干细胞的培养等。

(一)适应证

1. 协助诊断血液系统疾病,包括各种贫血、白血病、多发性骨髓瘤、特发性血小板减少性紫癜、骨髓增生异常综合征、转移瘤、骨髓纤维化、恶性组织细胞病等。

2. 协助诊断感染性疾病,如疟疾、黑热病等。

3. 了解骨髓造血的情况,为化疗和使用免疫抑制药提供参考。

4. 采集骨髓液做骨髓移植。

5. 特殊毒物如酚、醌等的检验及鉴定等。

(二)禁忌证

血友病和弥散性血管内凝血等出血性疾病,以及局部皮肤有感染者禁忌。

(三)方法

1. 正确选择穿刺部位,常用的部位有:①髂前上棘穿刺点。位于髂前上棘后 1~2cm 骨面平坦部位。②髂后上棘穿刺点。位于骶椎的两侧,臀部上方突出部位。③胸骨穿刺点。位于胸骨柄或胸骨体相当于第 1、2 肋间隙位置。④腰椎棘突穿刺点。腰椎棘突突出部位。

2. 正确安置体位,选择胸骨和髂前上棘穿刺时,患者取仰卧位;选择髂后上棘穿刺时,患者取侧卧位;选择腰椎棘突穿刺时,患者取坐位或侧卧位。

3. 常规消毒穿刺部位皮肤,戴无菌手套,铺无菌洞巾,用2%利多卡因做局部麻醉。

4. 穿刺抽取骨髓液。将骨髓穿刺针固定器固定在适当长度,左手拇指及示指固定穿刺部位,右手持穿刺针向骨面垂直刺入(若胸骨穿刺则应与骨面成 30°~40° 角刺入),当针尖接触骨质后,将穿刺针左右旋转,缓缓钻刺骨质;当感到阻力突然消失,且穿刺针固定在骨内时,表明针已进入骨髓腔,拔出针芯,接上 10ml 或 20ml 干燥注射器,用适当力量抽取骨髓液,骨髓液抽取量以 0.1~0.2ml 为宜。骨髓液抽取后立即根据需要涂片数张。

5. 抽取完毕,重新插入针芯,左手取无菌纱布置于穿刺处,右手拔出穿刺针,将纱布置于针孔处按压 1~2min 后,再用胶布加压固定纱布。

(四)护理

1. 术前准备

(1)向患者说明穿刺目的、意义及过程,消除患者的顾虑。

(2)协助医师测定患者的出、凝血时间,有出血倾向者在操作时应特别注意。术前进行局部麻醉药物皮肤过敏试验。

(3)用物准备包括治疗盘、骨髓穿刺包(骨髓穿刺针、7号针头、2ml 和 20ml 注射器、纱布、洞巾等)、无菌手套、2%利多卡因、玻片、培养基、火柴、酒精灯、棉签、胶布等。

(4)清洁穿刺部位皮肤。

2. 术中配合

(1)根据穿刺部位,协助患者采取适宜的体位。

(2)协助医师抽取骨髓液,配合涂片及留取标本。

(3)观察患者术中反应。

3. 术后护理

(1)拔出穿刺针后应局部加压,若有血小板减少者则至少加压 3~5min,并观察局部有无出血。如有渗血,立即更换无菌纱布,并压迫穿刺点直至无渗血为止。

(2)平卧休息 4h。

(3)嘱患者术后当天勿沐浴,保持穿刺部位干燥,避免感染。若有局部红肿、疼痛等感染征象,应及时报告医师,立即进行处理。

二、造血干细胞移植

造血干细胞移植是指在对患者进行了化疗、全身照射及免疫抑制预处理之后,将正常供体或自体的造血细胞经血管输注给患者,从而使患者重建正常的造血和免疫功能。造血干细胞是造血与免疫系统的起始细胞,具有增殖、分化为各系成熟血细胞的功能。

根据造血干细胞取自供体还是自体,造血干细胞移植分为异体造血干细胞移植和自体造血干细胞移植,前者又分为异基因移植和同基因移植。根据造血干细胞采集部位的不同,又可分为骨髓移植、外周血干细胞移植、脐血移植和胚胎干细胞移植。

(一)适应证

1. 造血系统恶性疾病 白血病、恶性淋巴瘤、多发性骨髓瘤、重型再生障碍性贫血、重型海洋性贫血、骨髓增生异常综合征等。

2. 其他疾病 神经母细胞瘤、重型联合免疫缺陷病等。

(二)禁忌证

1. 年龄65岁以上者。

2. 严重心、肝、肾、肺等重要脏器功能损害者。

3. 严重精神障碍不能配合者。

(三)护理

1. 移植前护理

主要包括供者准备、无菌层流室准备和患者准备。

(1)供者准备

供者的选择:这是异基因移植的首要步骤。供体首选人白细胞抗原(human leukocyte antigen,HLA)配型相同的同胞,次选HLA配型相合无血缘关系的供体。选择健康、年轻、男性、红细胞血型相合及巨细胞病毒阴性者为佳。根据移植需要采集供者的造血干细胞并冷藏保存。

心理护理:供者容易出现紧张、恐惧和矛盾等心理,应当及时给予解释和疏导。结合临床成功救治的实例,说明捐献造血干细胞的安全性,突出其价值及意义。介绍操作步骤及注意事项,减轻供者顾虑,取得充分配合。

(2)无菌层流室准备:室内空间及一切物品均须严格消毒及灭菌处理,并且在室内不同空间采样进行空气细菌学检测,达标后方可允许患者入内。

(3)患者准备

身体状况评估:对患者进行全面的体格检查及实验室检查,判断患者的身体状况及耐受能力。异体移植者还需做组织配型、细胞遗传及基因型检查。特别要注意检查患者有无感染灶,发现感染或带菌情况应积极治疗,彻底清除感染灶。

心理护理:了解患者及家属对造血干细胞移植的认识,是否有充分的思想准备等。给患者介绍移植有关知识、无菌层流室的基本环境、移植方法与过程、可能出现的并发症以及预防措施等,尽量减轻患者的疑虑和恐惧,帮助患者树立信心,减少紧张及孤独感,使其处于最佳的心理状态。

清洁身体:①患者入无菌层流室前3d开始口服肠道不易吸收的抗生素,进消毒饮食;每天用1:2000氯己定擦浴,便后清洗或坐浴,清洁鼻腔、外耳道,用盐水、朵贝尔液漱口,用庆大霉素眼药水滴眼。②入室前1d剪指(趾)甲,剃毛发(头发、腋毛、阴毛)、洁脐。③入室当天清洁灌肠,淋浴之后用1:2000氯己定药浴,特别注意皮肤皱褶处、腋窝及会阴等部位,用无菌毛巾擦干,穿换无菌衣、裤、鞋,严格按规定入室。

消毒患者一切物品:衣被、食具、药物、便器、书报等,均需消毒后方可使用,以避免外源性感染。

预处理:目的是最大限度地清除基础疾病,同时杀灭患者体内的免疫活性细胞,使之失去排斥外来细胞的能力,从而允许供者的造血干细胞植入,使造血功能重建。预处理主要采用大剂量放疗、化疗和免疫抑制药的方案。应注意观察患者有无恶心、呕吐、腹泻、发热、面色潮红及腮腺肿胀等反应;应鼓励患者多饮水,做好消毒及隔离,防止尿酸性肾病、出血及感染发生。

移植前1d应行颈外静脉或锁骨下静脉置管术备用。

重点提示

造血干细胞移植前患者准备是否到位,是影响移植能否成功的关键。

2. 移植中护理

(1)做好造血干细胞采集的配合工作,严格无菌操作;应给予供者心理护理,解除其紧张疑虑。

(2)输注前应遵医嘱给予地塞米松 5mg 静脉注射,以减少输注反应。

(3)骨髓干细胞回输时,为防止骨髓中的脂肪颗粒引起肺栓塞,输注前应将采集瓶倒置 30min,使骨髓中脂肪浮于上层,输至最后 5ml 时弃去。

(4)遵医嘱在规定时间内将采集的造血干细胞输完,输注过程中应注意观察患者面色及生命体征变化,注意有无过敏、溶血反应和栓塞现象。

3. 移植后护理

(1)心理护理:无菌层流室与外界基本隔绝,患者易产生孤独感和恐惧心理。护士应多与患者交谈,提供经灭菌处理的书籍和娱乐工具,调节患者情绪。传递家属信息,关心、体谅患者的痛苦,帮助患者度过移植关。

(2)饮食护理:给予高热量、高蛋白、高维生素的饮食,鼓励进食、多饮水,必要时提供肠道外高营养。

(3)感染的预防及护理:感染是造血干细胞移植常见的并发症,也是移植成败的关键所在。应每日监测生命体征变化、精神状态、白细胞计数,注意观察有无局部感染灶的存在;严格消毒隔离,保持无菌环境及无菌护理,遵医嘱给予抗生素等。

(4)出血的预防及护理:每日监测血小板计数,注意观察有无出血倾向;必要时遵医嘱输注浓缩血小板。

(5)移植物抗宿主病的护理:移植物抗宿主病是异基因造血干细胞移植特有的并发症,是指植入的供者的 T 淋巴细胞攻击受者的同种异型抗原所致。急性者表现为广泛性皮疹、厌食、腹泻、黄疸、肝功能异常,主要的预防措施是应用环孢素联合甲氨蝶呤。应密切观察患者的反应并了解肝功能状况,如有异常,及时告知医师,立即处理。

讨论与思考

1. 如何做好骨髓穿刺术的配合?

2. 造血干细胞移植之前患者的准备有哪些?

3. 造血干细胞移植后的患者应如何护理?

(赵　辉)

第 **7** 章

内分泌及代谢疾病患者的护理

学习要点

1. 消瘦和肥胖的概念、护理评估及护理措施
2. 内分泌、代谢性疾病常见护理诊断及医护合作性问题
3. 甲状腺功能亢进症患者的护理评估及护理措施
4. 糖尿病的类型、临床表现特点及急、慢性并发症,胰岛素治疗的护理

第一节 内分泌及代谢疾病常见症状体征及护理

内分泌系统是由固有的内分泌腺(下丘脑、脑垂体、甲状腺、甲状旁腺、肾上腺、胰岛和性腺等)及存在于机体某些脏器(如心血管、胃肠、肾、脑等)的内分泌组织和细胞所组成的一个体液调节系统。内分泌系统的主要功能是合成、分泌各种激素,与神经系统、免疫系统一起相互配合、调控,共同调节人体的新陈代谢、生长发育、脏器功能、生殖、衰老等生命活动,以适应不断变化的外环境,保持机体内环境的相对稳定。机体在遗传因素、自身免疫疾病、先天发育缺陷、感染、肿瘤、出血、放射线损伤、药物、营养障碍、精神刺激等的作用下,直接或间接引起内分泌功能亢进或减退,导致内分泌疾病。根据病变发生部位可在下丘脑、垂体或靶腺,分为原发性和继发性病变;根据病理生理改变,内分泌疾病可分为功能亢进、减退和正常。

新陈代谢活动是人体生命活动的基本形式,包括物质的合成和分解两个代谢过程。通过新陈代谢,可以不断为机体生存、活动、生长发育、生殖及维持内环境提供物质和能量。体内中间代谢某一个环节出现障碍则引起代谢性疾病。

内分泌系统疾病常见症状和体征有身体外形改变如身高异常、肥胖与消瘦、性功能异常、进食/营养异常、疲乏、排泄功能异常、骨痛与骨折等。本节仅介绍消瘦和肥胖患者的护理。

一、消 瘦

消瘦是指摄入的营养低于机体需要量,实测体重低于理想体重的10%以上。主要表现为皮下脂肪减少,肌肉逐渐萎缩,皮下静脉显露,极度消瘦时呈恶病质状态。

(一)护理评估

1. 致病因素　消瘦可分为单纯性和继发性消瘦。

(1)单纯性:多为家族性,有一定的遗传性。也与热量摄入不足(食物摄入减少、偏食、厌食、生活不规律等)或运动过度、精神紧张、神经性厌食和过度疲劳等有关。

(2)继发性:常有明显的病因,最常见的是甲状腺功能亢进症、糖尿病,其次是肾上腺皮质功能减退症。此外,胃炎、胃及十二指肠溃疡、肺结核、肝脏疾病及恶性肿瘤等也可能引起消瘦。

重点提示

注意询问病人的营养状况,有无引起消瘦的原发疾病,尤其是有无消化系统疾病、内分泌疾病,短期内体重明显下降者应警惕恶性肿瘤病变。

---

2. 身体状况

(1)临床表现:轻度消瘦者多表现为精力不足,出现精神萎靡、食欲减退、贫血、记忆力下降及血压下降等。重度消瘦者劳动能力丧失、反应迟钝、淡漠,对周围事物反应迟钝甚至嗜睡,也可发生直立性晕厥;皮下脂肪减少,皮肤弹性差,皮肤黏膜可有色素沉着,尤以摩擦处、掌纹、乳晕等处明显;女性病人可有阴、腋毛减少或脱落,出现月经失调或闭经不孕。神经性厌食病人多为青年女性,性格内向,往往与家庭成员关系紧张,脱离社会,不能很好适应环境。

(2)消瘦程度:一般根据标准体重、体重指数(BMI)等指标来判断。标准体重(kg)= 身高(cm)−105,如低于标准体重10%以上为消瘦。国际肥胖特别工作组提出亚洲的成年人体重指数<18.5kg/m² 为体重过低。

3. 心理社会状况　长期消瘦的患者,因各种身体不适而常有抑郁或焦虑。

4. 实验室及其他检查　血、尿、粪便常规和血生化的检查,以及选择X线胸片、钡灌肠、B超、内镜、放射性核素扫描、CT、MRI等检查对引起消瘦的病因诊断有一定判断意义。

(二)护理诊断/问题

1. 营养失调,低于机体需要量　与营养摄入不足、内分泌疾病或消耗性疾病有关。

2. 自我形象紊乱　与疾病引起身体外形改变等因素有关。

(三)护理措施

1. 病情观察　应定期测量体重,观察生命体征改变、营养状况及其相应伴随症状;观察有无发热、咳嗽、盗汗、淋巴结肿大、肝、脾大,有无食欲亢进、恶心、腹泻或吞咽困难等症状。

2. 生活护理

(1)适当休息与活动:合理安排,消瘦的患者应适当加强锻炼,以增强体质。恶病质的患者应卧床休息,以减少能量消耗。

(2)合理饮食:据病情合理安排饮食,给予高热量、高蛋白、高维生素饮食;糖尿病患者应适量热量、低脂、高蛋白质、高纤维素饮食,总热量应根据标准体重、劳动强度等决定。不能经口腔进食者采用鼻饲,对消化功能极差的病人可采用要素饮食,对极度消瘦者可静脉补充高营养液如脂肪乳剂、氨基酸等。

(3)皮肤护理:对极度消瘦者应注意皮肤护理,防止压疮发生。

3. 药物治疗的护理　应积极治疗原发病,同时注意药物疗效和不良反应。

4. 心理护理　与患者探讨消瘦对机体的影响,评估热卡摄入不足或消耗过多的原因,说明合理饮食的重要意义。纠正患者对消瘦的错误认识。对神经性厌食者,应帮助其解除心理上的障碍,建立正确的进食行为。

二、肥　　胖

肥胖症是指体内脂肪堆积过多和(或)分布异常,体重指数(BMI)>28kg/m² 或体重超过理想体重的20%。肥胖症作为代谢综合征的主要组分之一,与2型糖尿病、血脂异常、高血压、冠心病、脑卒中等多种疾病密切相关。肥胖症及其相关疾病可损害身心健康,可能致残、致死,使生活质量下降,预期寿命缩短,已成为重要的世界性健康问题。

(一)护理评估

1. 致病因素　肥胖主要由遗传因素和环境因素共同作用所致。摄入过多高热卡、高脂饮食而消耗过少是主要原因。根据病因不同,可分为单纯性肥胖和继发性肥胖。单纯性肥胖主要与摄食过多或运动过少有关,并有一定的遗传倾向;继发性肥胖主要与某些内分泌疾病,如下丘脑病变、皮质醇增多症、糖尿病等有关。

重点提示

注意询问病人有无肥胖家族史和内分泌病史,肥胖发生的年龄,是否摄食过多、运动过少。

2. 身体状况　可见于任何年龄,女性较多见。多有进食过多和(或)运动不足情况,常有肥胖家族史。

(1)主要表现:轻度肥胖多无症状,中、重度肥胖可引起气急,负重关节可出现退行性变,关节疼痛、肌肉酸痛、体力活动减少以及焦虑等。肥胖常合并血脂异常、高血压、冠心病、脂肪肝、脑血管病、糖耐量异常或糖尿病等。还可伴随睡眠中阻塞性呼吸暂停、胆囊疾病、高尿酸血症和痛风、骨关节病、栓塞性静脉炎、生殖功能受损以及某些癌症(乳腺癌、子宫内膜癌、前列腺癌、结肠癌和直肠癌等)。

(2)肥胖程度:体重超过理想体重的20%为肥胖,超过50%为极度肥胖。体重指数也可用来表示肥胖程度,体重指数(BMI)=体重(kg)/[身高(m)]²,中国成人正常 BMI 为 19～24kg/m²,BMI≥24kg/m² 为超重,BMI≥28kg/m² 为肥胖。

3. 心理社会状况　肥胖者由于臃肿、动作迟缓,参与社交的能力降低,常感到压抑;又因可引起代谢紊乱和多脏器功能障碍,常会出现焦虑、抑郁等心理问题。

4. 实验室及其他检查　血脂、血糖、抗利尿激素、性激素、甲状腺激素 T_3 及 T_4、促甲状腺素 TSH 等以明确导致肥胖的相关病因。

(二)护理诊断/问题

1. 营养失调,高于机体需要量　与摄食过多、消耗过少、某些内分泌疾病有关。

2. 自我形象紊乱　与各种原因致肥胖有关。

(三)护理措施

1. 病情观察　观察体重变化,有无代谢紊乱、多脏器功能障碍相关症状,如心悸、气急、水肿、高血压、高血糖、骨关节疼痛等。

2. 生活护理

(1)合理饮食:根据工作和生活状况测算并控制总热量,限制脂肪、含糖高的食物。使患者体重每月下降0.5~1kg。重度肥胖者给予低糖、低脂、低盐、高维生素饮食;供给蛋白质1g/(kg·d),有剧烈饥饿感时,给予低热卡的蔬菜,如苦瓜、芹菜、冬瓜、洋葱等;戒烟、酒。

(2)运动疗法:在限制饮食的同时,鼓励病人选择合适的运动方式进行有氧运动,如快步走、慢跑、跳绳、健身操、太极拳、骑自行车等。强调循序渐进,持之以恒。

3. 药物治疗护理 药物减肥治疗仅作为饮食控制、运动疗法的辅助手段。有明显的饥饿感或食欲亢进致体重增加,且合并高血糖、高血压、血脂异常、脂肪肝、关节痛、肥胖引起阻塞性呼吸困难暂停综合征者,可在医师指导下选择适合患者个体的相关药物治疗,用药过程中应注意观察药物疗效和不良反应。

4. 对症及特殊护理 对肥胖者出现的相关并发症应采取对症治疗及护理。

5. 心理护理 通过宣传教育使病人对肥胖及其危害性有充分正确的认识,从而配合治疗,能采取健康的生活方式,改变饮食结构和运动习惯,能自觉地长期坚持治疗。

讨论与思考

1. 内分泌代谢疾病常见症状、体征有哪些?
2. 什么是消瘦和肥胖? 其相关护理诊断和护理要点是什么?

(邱 瑾)

第二节 甲状腺疾病患者的护理

> **案例分析**
>
> 郭某,女,25岁,因怕热多汗、烦躁易怒5个月入院。5个月前与家人生气后出现心悸、脾气暴躁、怕热多汗、食欲增强。近2周出现双眼球突出,体重下降。护理体检:体温37.3℃,脉搏110次/分,呼吸22次/分,血压110/60mmHg,消瘦,眼球突出,伸手细震颤,甲状腺Ⅱ度肿大,质软,心率110次/分,腹软,无压痛,肝脾肋下未触及。
>
> 请分析:总结该患者主要的临床表现。试分析该患者可能存在的护理问题。为明确诊断护士应协助进行哪些检查?

甲状腺疾病是指多种原因引起的甲状腺组织本身病变,伴或不伴甲状腺功能异常的一类内分泌疾病的总称,与免疫、环境、精神刺激、感染、遗传及肿瘤等因素有关。根据其功能状态及发病原因的不同大致可分为以下几类:甲状腺功能亢进症、甲状腺功能减退症、单纯性甲状腺肿、甲状腺炎及甲状腺肿瘤等。

本病女性多发,病因复杂,大多为慢性过程,临床表现多样,常发生外貌改变,给患者带来沉重的心理负担,病情急剧变化时可危及患者生命。本节主要介绍甲状腺功能亢进症、单纯性甲状腺肿及甲状腺功能减退症。重点学习甲状腺功能亢进症。

一、单纯性甲状腺肿患者的护理

单纯性甲状腺肿是指多种原因导致的非炎症、非肿瘤性甲状腺肿大,一般不伴有甲状腺功能的异常,也称为非毒性甲状腺肿。本病可呈地方性或散发性分布。女性发病率是男性的3~5倍。

(一)护理评估

1. 致病因素

(1)地方性甲状腺肿:如果一个地区儿童中单纯性甲状腺肿的患病率超过10%,称地方性甲状腺肿。最常见的原因是碘缺乏,多见于山区和远离海洋的地区,食物和水源中碘含量不足。缺碘导致甲状腺激素合成不足,反馈引起腺垂体分泌过多的TSH,刺激甲状腺增生肥大。部分轻度碘缺乏地区的人群,如青春期、妊娠期、哺乳期等,在碘需要量增加的情况下可出现甲状腺肿。

(2)散发性甲状腺肿:主要原因有碘过量、致甲状腺肿物质(卷心菜、花生、菠菜、萝卜等)、致甲状腺肿药物(硫氰酸盐、保泰松、碳酸锂等)及先天性甲状腺激素合成障碍等。以上因素导致甲状腺激素合成减少,TSH分泌反馈性增加,引起甲状腺肿。

2. 身体状况　甲状腺轻、中度肿大,表面光滑,质地柔软,无压痛,一般无明显症状。重度肿大者可出现压迫症状,如压迫气管引起呼吸困难、压迫食管致吞咽困难、压迫喉返神经出现声音嘶哑。胸骨后甲状腺肿可压迫上腔静脉,出现面部青紫、水肿等。

3. 心理社会状况　甲状腺显著肿大者可因容貌改变而产生焦虑、自卑心理。

4. 实验室及其他检查　血清TT_4、TT_3正常,TSH一般正常。B超是确定甲状腺肿的主要检查方法。

> **重点提示**
>
> 单纯性甲状腺肿患者无甲状腺功能异常,所以血清TT_4、TT_3、TSH正常。

(二)防治要点

主要是针对病因治疗。由于碘缺乏所致者,补充碘剂,补充碘盐是预防缺碘性甲状腺肿最有效的措施。无明显原因的单纯性甲状腺肿患者,可采用口服左甲状腺素;当出现压迫症状、药物治疗无效或疑有甲状腺结节癌变者,应手术治疗。

(三)护理诊断/问题

1. 知识缺乏　缺乏单纯性甲状腺肿的防治知识。

2. 身体意象紊乱　与甲状腺肿大、颈部增粗有关。

3. 潜在并发症　呼吸困难、声音嘶哑、吞咽困难。

(四)护理措施

1. 一般护理　劳逸结合,适当休息。碘缺乏者指导其多食海带、紫菜等含碘丰富的食物;避免过多进食萝卜、卷心菜、菠菜、花生等抑制甲状腺激素合成的食物,避免应用硫脲类、保泰松等药物。

2. 病情观察　观察甲状腺肿大的程度、质地及有无局部压迫症状等。

3. 用药护理　碘缺乏者,给予补充碘剂,WHO推荐的成年人摄碘量为$150\mu g/d$。应避免碘过量,以免引起自身免疫性甲状腺病和碘致甲状腺功能亢进症等。口服甲状腺制剂应从小剂量开始,观察疗效和不良反应。如患者出现心动过速、呼吸急促、怕热多汗、食欲亢进等症状,提示用药过量,应及时报告医师并协助处理。

4. 心理护理　向患者解释本病的病因、防治知识,消除紧张与自卑心理;帮助患者进行适当的修饰打扮,改善形象;积极与家属沟通,给予患者心理支持,帮助其树立信心。

(五)健康指导

1. 饮食指导　指导患者食用碘盐、摄取含碘丰富的食物,以预防缺碘所致的甲状腺肿;避免摄入大量抑制甲状腺激素合成的食物。

2. 用药指导　对需长期使用甲状腺制剂的患者,嘱其遵医嘱用药,学会观察疗效及不良反应。避免应用保泰松、硫氰酸盐、碳酸锂等阻碍甲状腺激素合成的药物。

3. 防治指导　1996 年起,我国立法推行普遍食盐碘化防治碘缺乏病,使碘缺乏病得到了有效控制。应根据地区的自然碘资源有区别地推行食盐加碘,并定期监测居民的尿碘水平。此外,对青春期、妊娠及哺乳期人群应适当增加碘的摄入。

二、甲状腺功能亢进症患者的护理

甲状腺功能亢进症简称甲亢,是指甲状腺腺体产生甲状腺激素过多而引起的临床综合征,病因包括弥漫性毒性甲状腺肿(Graves 病)、结节性毒性甲状腺肿和甲状腺自主高功能腺瘤等。其中以 Graves 病最常见,占全部甲亢的 80% ~ 85%,本节主要介绍 Graves 病。

Graves 病病因和发病机制尚未完全明确,目前认为与自身免疫有关。本病女性多见,男女发病比例为 1 :(4~6),发病年龄以 20~50 岁多见。临床主要表现为甲状腺毒症、弥漫性甲状腺肿、突眼征和胫前黏液性水肿。

(一)护理评估

1. 致病因素

(1)遗传因素:甲亢有显著的遗传倾向,并与组织相容性复合体基因有关。

(2)免疫因素:患者血清中存在针对促甲状腺激素(TSH)受体的特异性自身抗体,即 TSH 受体抗体(TRAb)。TRAb 有两种类型:TSH 受体刺激性抗体(TSAb)、TSH 受体刺激阻断性抗体(TSBAb)。TSAb 是 Graves 病的致病性抗体,它与 TSH 受体结合,导致甲状腺细胞增生、甲状腺激素合成和分泌增加。

(3)环境因素:精神刺激、感染、性激素等是本病的重要促发因素。

> **重点提示**
>
> Graves 病是自身免疫性疾病,精神刺激可使免疫功能降低,评估时注意询问患者有无精神刺激、感染、精神创伤等诱发因素。

2. 身体状况

(1)甲状腺毒症表现:主要由循环中甲状腺激素过多导致,其严重程度与病史长短、激素升高程度和患者年龄等因素有关。

1)高代谢综合征:交感神经兴奋性增高和新陈代谢加速,患者表现为怕热多汗、皮肤温暖湿润、多食易饥、体重下降及疲乏无力等。

2）精神、神经系统：急躁易怒、多语多动、失眠，注意力不集中，可有舌和双手细震颤，腱反射亢进等。

3）心血管系统：心动过速，休息或睡眠时心率仍增快是甲亢的特征性表现之一。收缩压增高，舒张压降低，脉压增大，出现周围血管征。如合并甲状腺毒症心脏病，可出现心律失常，以心房颤动最多见，严重时出现心力衰竭。

4）消化系统：食欲亢进，排便次数增多或腹泻，重者可有肝功能异常。

5）肌肉骨骼系统：主要是甲状腺毒症性周期性瘫痪，以亚洲青壮年男性多见，多累及下肢，伴低钾血症。少数患者可出现甲亢性肌病，表现为近心端肌肉进行性无力、萎缩。

6）生殖系统：女性月经减少或闭经，男性有勃起功能障碍。

> **重点提示**
>
> 　　甲亢患者循环中甲状腺激素过多，甲状腺激素可增加机体氧耗量和产热量，提高神经系统的兴奋性，使心跳加快等。因此，患者可表现为高代谢、多系统功能亢进。

（2）甲状腺肿大：多数患者有不同程度的甲状腺肿大，为弥漫性、对称性肿大，质地不等，无压痛。甲状腺上下极可触及震颤，闻及血管杂音，此为本病的重要体征。

（3）突眼征：是甲亢重要且较特异的体征，分为单纯性突眼和浸润性突眼两类。

单纯性突眼：与甲状腺毒症所致的交感神经兴奋性增高有关。可表现为：①轻度突眼，突眼度一般19~20mm；②上睑挛缩，眼裂增宽；③瞬目减少，目光炯炯有神；④双眼向下看时，上眼睑不能随眼球下落，露出白色巩膜；⑤向上看时，前额皮肤不能皱起；⑥双眼看近物时，眼球辐辏不良。

浸润性突眼：与眶后组织的自身免疫炎症反应有关。表现为①眼球明显突出，突眼度超过正常值上限4mm；②眼睑不能闭合，角膜外露，受外界刺激引起充血、水肿、感染；③患者有眼内异物感、畏光、流泪、视力下降甚至失明。

（4）特殊表现

甲状腺危象：也称甲亢危象，发生原因可能与循环中甲状腺激素水平短时间骤然增高有关，较重甲亢未治疗或治疗不充分的患者多见。①常见诱因：感染、手术、创伤、精神刺激等；②临床表现：高热（体温>39℃）、大汗淋漓、心动过速（>140/min）、恶心、呕吐、腹泻、烦躁不安、谵妄，严重者导致心衰、休克及昏迷，病死率在20%以上。

淡漠型甲亢：多见于老年患者，起病隐匿。主要症状为明显消瘦、心悸、乏力、神志淡漠和腹泻、厌食，可伴有心房颤动等，而高代谢综合征、眼征及甲状腺肿大均不明显，因此常易误诊。

妊娠期甲状腺功能亢进症：主要有以下几种原因：①妊娠引起甲状腺激素结合球蛋白增高，从而导致血清 TT_4 和 TT_3 增高；②绒毛膜促性腺激素刺激 TSH 受体，导致妊娠一过性甲状腺毒症；③母体的 TSAb 透过胎盘刺激胎儿的甲状腺引起新生儿甲亢。

3. 心理社会状况　患者急躁易怒，对周围人和事物敏感多疑，甚至出现幻觉、狂躁等精神症状，易与他人发生争执。有突眼、甲状腺肿大者可因容貌改变而产生自卑、抑郁心理。

4. 实验室及其他检查

（1）血清甲状腺激素测定：血清游离甲状腺素（ FT_4 ）及游离三碘甲状腺原氨酸（ FT_3 ）是实现激素生物效应的主要部分，因此是诊断临床甲亢的首选指标。甲亢时 FT_4 、FT_3 常增高。血清总甲状腺素(TT₄)是甲状腺功能的基本筛选指标,但受甲状腺激素结合球蛋白量和结合力变化的影响,血清总三碘甲状腺原氨酸(TT₃)是诊断 T_3 型甲亢的特异指标。

(2)促甲状腺激素(TSH)测定:是反映甲状腺功能最敏感的指标,Graves 病时血清 TSH 通常降低。

(3)TSH 受体刺激抗体(TSAb)测定:是诊断 Graves 病的重要指标之一,85%~100% 新诊断的 Graves 病患者 TSAb 阳性。

(4)¹³¹I 摄取率测定:甲亢时总摄取量增加,摄取高峰前移。目前已被激素测定技术所代替。

(5)影像学检查:超声、CT、MRI、放射性核素扫描等有助于诊断及鉴别诊断。

(6)基础代谢率(BMR)测定:基础代谢率(%) = 脉率+脉压(mmHg) − 111。正常值为 ±10%,甲亢患者常增高,可作为参考指标。

> **重点提示**
>
> 甲状腺激素对下丘脑和腺垂体的分泌具有负反馈调节,因此甲亢患者实验室检查表现为 FT₄、TT₄ 和 FT₃、TT₃ 升高,而 TSH 降低,TSH 是反映甲状腺功能最敏感的指标。

(二)治疗要点

1. 抗甲状腺药物治疗　是治疗甲亢的基础,其作用是抑制甲状腺激素的合成,常用药物有硫脲类(丙硫氧嘧啶、甲硫氧嘧啶)及咪唑类(甲巯咪唑、卡比马唑)。适用于甲状腺轻、中度肿大,孕妇、高龄及其他不宜手术者等,妊娠早期甲亢和甲状腺危象患者应选择丙硫氧嘧啶。疗程分治疗期和维持期,维持时间 1~1.5 年。

2. ¹³¹I 治疗　¹³¹I 被甲状腺摄取后可释放出 β 射线,破坏甲状腺组织,减少甲状腺激素产生。妊娠、哺乳期妇女禁用。

3. 手术治疗　适用于甲状腺显著肿大有压迫症状者、怀疑恶变者等。

(三)护理诊断/问题

1. 营养失调,低于机体需要量　与机体高代谢及消化吸收障碍有关。

2. 活动无耐力　与蛋白分解增加、甲状腺毒症性心脏病等因素有关。

3. 身体意象紊乱　与突眼和甲状腺肿大引起外貌改变有关。

4. 有组织完整性受损的危险　与浸润性突眼有关。

5. 潜在并发症　甲状腺危象。

(四)护理措施

1. 一般护理

(1)环境和休息:保持环境安静、整洁、舒适,室温保持在 20℃左右,避免嘈杂和强光刺激。轻症患者可正常工作和学习,但应避免紧张和劳累;重症患者、合并心衰者应绝对卧床休息。

(2)饮食护理:给予高热量、高蛋白、高维生素及富含钾、钙的食物,增加奶类、蛋类、瘦肉等优质蛋白及新鲜蔬菜和水果。限制高纤维素饮食,减少肠蠕动。避免食用海带、紫菜等含碘丰富的食物,以免甲状腺激素合成增加。避免辛辣刺激的食物及浓茶、咖啡等有兴奋作用的饮料。每日饮水 2000~3000ml,补充出汗、腹泻丢失的水分。

2. 病情观察　观察患者生命体征、基础代谢率的变化及突眼、甲状腺肿大情况,观察食欲、体重、大便情况,注意有无甲状腺危象、心力衰竭的发生,如有异常及时报告医师并协助处理。

3. 眼部护理 ①高枕卧位,限制钠盐摄入,适当使用利尿药,以减轻眼部水肿;②经常用眼药水湿润眼睛,睡前涂抗生素眼膏,眼睑不能闭合者用无菌生理盐水纱布覆盖,保护角膜,预防感染;③外出可戴有色眼镜或眼罩,以减少强光、灰尘等刺激;④戒烟。

4. 用药护理 抗甲状腺药物的主要不良反应有:①粒细胞减少:应定期检查外周血白细胞计数和分类,并观察患者有无发热、咽痛等感染症状,白细胞低于 $3×10^9/L$ 或中性粒细胞低于 $1.5×10^9/L$ 时应当停药,并遵医嘱给予促进白细胞增生药;②皮疹:轻度皮疹可给予抗组胺药,严重皮疹者需停药。

5. ^{131}I 治疗的护理 ①治疗前后 1 个月内避免服用含碘的药物和食物;②空腹服 ^{131}I,服药后2h 内不吃固体食物,以免因呕吐而造成 ^{131}I 的丢失;③服药后 2~3d,饮水量应达到2000~3000ml/d,以增加排尿;④避免用手按压甲状腺;⑤服药后患者的排泄物、衣服用具等需单独存放,待放射作用消失后再做清洁处理,以免污染环境。

6. 甲状腺危象的抢救配合 ①休息与体位:绝对卧床休息,呼吸困难者取半卧位,保持病室安静、室温偏低,避免一切不良刺激,烦躁不安者遵医嘱给镇静药;②持续氧气吸入;③用药护理:遵医嘱应用丙硫氧嘧啶、复方碘化钾溶液、普萘洛尔、糖皮质激素等药物,备好抢救药品;④病情监测:定时监测生命体征,评估意识状态;⑤对症护理:高热时尽快给予物理降温,必要时施行人工冬眠降温,禁用阿司匹林;⑥营养支持:给予高热量、高蛋白、高维生素饮食,及时补液和纠正电解质紊乱。

重点提示

甲状腺危象抢救首选丙硫氧嘧啶,机制是抑制甲状腺激素合成;之后再加用复方碘溶液,机制是抑制甲状腺激素释放。

---

7. 心理护理 关心体贴患者,态度和蔼,避免不良刺激,为患者营造轻松愉快的生活氛围。提高患者对疾病的认知,以解除顾虑,积极配合治疗。向患者家属耐心细致地解释病情,使其了解患者性格、情绪改变的原因,给予更多的理解、关心和支持。

(五) 健康指导

1. 疾病知识指导 指导患者合理安排工作与休息,避免过度劳累。保持身心愉快,避免精神刺激,建立良好人际关系。指导患者加强营养,合理饮食。告知患者甲亢的疾病知识,做好眼部自我防护,严禁挤压甲状腺。对于有生育需求的女性患者,应告知妊娠可加重病情,宜治愈后再妊娠。

2. 用药指导 向患者讲解遵医嘱按疗程服药的重要性,不可随意减量或停药。并定期监测血常规和甲状腺功能,观察有无发热、咽痛等感染表现。妊娠期甲亢患者,应指导其避免各种对孕妇及胎儿不利的因素,合理选择抗甲状腺药物控制病情,禁用 ^{131}I 治疗,慎用普萘洛尔。

3. 疾病监测指导 告知患者甲状腺危象的诱因和预防措施,如出现高热、大汗淋漓、恶心、呕吐、腹泻等,需警惕甲状腺危象的可能,应立即就诊。

三、甲状腺功能减退症患者的护理

甲状腺功能减退症简称甲减,是指各种原因引起的甲状腺激素合成、分泌或生物效应不足所致的全身性低代谢综合征。起病于胎儿或新生儿的甲减称为呆小病,常伴智力障碍和发育迟缓。起病于成人者称成年型甲减,多见于中年女性,患者可有畏寒、乏力、少汗、体重增加等表现,典型者可出现黏液性水肿面容。本节仅介绍成年型甲减。

甲减可分为3类:①原发性甲减:由甲状腺本身疾病引起,占全部甲减的95%以上;②中枢性甲减:由下丘脑或垂体病变引起 TSH 分泌减少所致;③甲状腺激素抵抗综合征:甲状腺激素在外周组织实现生物效应障碍引起的综合征。

(一)护理评估

1. 致病因素

(1)自身免疫损伤:最常见的是自身免疫性甲状腺炎,如桥本甲状腺炎、萎缩性甲状腺炎、产后甲状腺炎等。

(2)甲状腺破坏:包括甲状腺手术、^{131}I 治疗等。

(3)下丘脑或垂体病变:如垂体大腺瘤、产后大出血等引起 TSH 分泌减少所致。

(4)碘过量:可引起具有潜在性甲状腺疾病者发生甲减,也可通过诱发自身免疫性甲状腺炎而引起甲状腺激素合成和分泌减少。

(5)抗甲状腺药物:锂盐、硫脲类、咪唑类等。

2. 身体状况

(1)一般表现:发病隐匿,患者缺乏特异性症状,一般表现有畏寒少汗、乏力、嗜睡、反应迟钝、便秘、体重增加等。典型者可出现黏液性水肿面容:表情淡漠、面色苍白、颜面和(或)眼睑水肿、唇厚舌大、皮肤干燥发凉、粗糙脱屑、毛发稀疏等。

(2)各系统表现:①精神神经系统:记忆力减退,反应迟钝、抑郁等;②心血管系统:心动过缓、心排血量下降等;③消化系统:食欲减退、便秘等;④肌肉与关节:肌肉无力、痉挛、疼痛等;⑤内分泌系统:女性月经紊乱,男性可出现勃起功能障碍。

(3)黏液性水肿昏迷:见于重症患者。诱因包括寒冷、感染、手术、严重全身性疾病、激素替代治疗中断、使用镇静麻醉药等。临床表现为嗜睡、低体温($<35℃$)、呼吸缓慢、心动过缓、血压下降、四肢肌肉松弛、反射减弱或消失,严重者昏迷、休克而危及生命。

重点提示

注意评估甲减的临床表现,并与甲亢相比较。

3. 心理社会状况 患者由于乏力、嗜睡、反应迟钝,参与社交能力降低,易产生孤独心理;出现黏液性水肿患者因容貌改变常有自卑、抑郁心理。

4. 实验室及其他检查

(1)甲状腺功能检查:原发性甲减血清 TT_4、FT_4 及 TT_3、FT_3 降低,TSH 增高。

(2)血常规及生化检查:多为轻、中度贫血,血清三酰甘油、总胆固醇可增高。

(3)促甲状腺激素释放激素(TRH)兴奋试验:血清 TT_4、FT_4 减低,而 TSH 减低或正常,提示中枢性甲减。TRH 兴奋试验有助于明确病变部位,静脉注射 TRH 后 TSH 不增高提示垂体病变,延迟增高为下丘脑病变。

(二)治疗要点

治疗要点主要是甲状腺激素替代治疗和对症治疗,替代治疗首选左甲状腺素片,治疗目标是将血清 TSH 和甲状腺激素水平恢复到正常范围内。有贫血者补充铁剂、维生素 B_{12}、叶酸等。

(三) 护理诊断/问题

1. 体温过低　与机体基础代谢率降低有关。

2. 便秘　与代谢降低、活动减少及肠蠕动减慢有关。

3. 营养失调,高于机体需要量　与代谢率降低有关。

4. 潜在并发症　黏液性水肿昏迷。

(四) 护理措施

1. 一般护理

(1) 休息与环境:保持环境安静、舒适,室温维持在 22~23℃,避免受凉。

(2) 饮食护理:给予高蛋白、高维生素、低钠、低脂肪饮食,少食多餐。多进食高纤维素食物,如新鲜蔬菜、水果、全麦制品,促进胃肠蠕动。指导患者养成规律排便的习惯,教会一些促进排便的技巧,如适当按摩腹部等。

2. 病情观察　观察生命体征及神志变化,记录体重,观察大便情况。密切注意有无黏液性水肿昏迷,发现异常及时报告医师并协助处理。

3. 用药护理　左甲状腺素片口服吸收缓慢,每天早晨服药 1 次即可。起始剂量和达到完全替代剂量所需时间根据患者年龄、体重和心功能确定,应严格遵医嘱准确给药,不可任意减量或增量。对于有心脏病、高血压的患者,应密切观察药物疗效及不良反应,防止诱发和加重心脏负担。

4. 黏液性水肿昏迷的抢救配合　①迅速建立静脉通道,遵医嘱补充甲状腺激素,清醒后改为口服;②保暖,保持呼吸道通畅,吸氧,必要时气管插管或气管切开;③严密监测生命体征、记录出入液量;④遵医嘱控制感染,做好昏迷的抢救。

5. 心理护理　多与患者交流,消除其孤独、抑郁心理。提高对疾病的认知,使其能积极配合治疗。

(五) 健康指导

1. 疾病知识指导　指导患者合理饮食,妥善安排工作和休息。注意个人卫生,冬季注意保暖,减少出入公共场所,避免感染。

2. 用药指导　向患者讲解坚持激素替代治疗的重要性,不可擅自停药或减量。指导患者定期监测血清 TSH 水平,长期替代者宜每 6~12 个月检测 1 次。指导患者自我监测有无甲状腺激素服药过量的症状,如出现多食消瘦、心动过速、怕热多汗等症状应及时就诊。慎用催眠、镇静、止痛、麻醉等药物。

3. 病情监测指导　向患者及家属讲解黏液性水肿昏迷的诱因及表现,使其学会观察病情,发现体温过低、心动过缓、低血压、意识障碍等异常,应及时就医。

讨论与思考

1. Graves 病患者主要临床表现有哪些?

2. 甲亢合并突眼征患者如何护理?

3. 何谓甲状腺危象? 护士如何进行抢救配合?

(李艳红)

第三节　糖尿病患者的护理

案例分析

患者,女,18岁,口干、多饮、多尿、体重减轻10个月。近2天因劳累出现食欲下降、恶心、呕吐、腹痛。护理体检:体温37℃,脉搏100次/分,呼吸24次/分,血压90/60mmHg,精神差,嗜睡,消瘦,皮肤干燥,呼吸深大,可闻及烂苹果味,心肺无异常。实验室检查:血糖26.6mmol/L,胆固醇升高,高密度脂蛋白胆固醇降低。pH<7.0,尿酮(+++),尿蛋白(+)。

请分析:该患者临床表现有什么特点? 其实验室检查有什么异常? 存在哪些护理问题?

糖尿病是由于胰岛素分泌不足和(或)作用缺陷所引起的一组以慢性血糖水平增高为特征的代谢异常综合征,常伴有脂肪、蛋白质代谢异常。临床表现为多饮、多尿、多食及消瘦,久病可致多系统损害,如心脏、血管、眼、肾、神经等组织的慢性进行性病变,引起功能缺陷及衰竭。病情严重时可发生急性代谢紊乱,如酮症酸中毒和高血糖高渗状态等。

糖尿病是常见病、多发病,据世界卫生组织估计,全球目前有1.5亿以上的糖尿病患者,其患病率正随着人民生活水平的提高、人口老龄化、生活方式改变而迅速增加,我国现有糖尿病患者估计约有9240万,居世界第1位。是发达国家继心血管病、肿瘤之后的第三大非传染病,已成为严重威胁人类健康的世界性公共卫生问题。

糖尿病根据病因和发病机制分为1型糖尿病、2型糖尿病、其他特殊类型糖尿病、妊娠期糖尿病。本节仅介绍1型和2型糖尿病。

一、护 理 评 估

(一)致病因素

糖尿病的病因和发病机制复杂,是复合病因引起的综合征,包括遗传和环境因素在内的多种因素共同作用的结果。其病因主要与下列因素有关。

1. 1型糖尿病　多为自身免疫性疾病,遗传因素和环境因素共同参与其发病过程。如柯萨奇病毒、腮腺炎病毒、风疹病毒等病毒感染,是启动胰岛B细胞自身免疫反应最重要的环境因素之一。

2. 2型糖尿病　同样是复杂的遗传因素和环境因素共同作用的结果,环境因素包括体力活动减少、现代生活方式、应激、化学毒物等。胰岛素抵抗现象等与2型糖尿病的发生有密切关系。胰岛素抵抗和胰岛素分泌缺陷是2型糖尿病发病的两个中心环节。总的来说,遗传因素和环境共同参与了其发病过程,2型糖尿病有更明显的遗传基础。发病机制可归纳为不同病因导致胰岛B细胞分泌缺陷和(或)外周组织胰岛素利用不足,从而引起糖、脂肪及蛋白质代谢紊乱。

(二)身体状况

1. 典型症状

(1)代谢紊乱症候群:多尿、多饮、多食和消瘦。血糖升高后因渗透性利尿引起多尿,继而口渴多饮;为了补偿丢失的糖、维持机体活动,病人常易饥、多食;外周组织对葡萄糖利用障碍,脂肪分解增多,蛋白质代谢呈负氮平衡,营养缺乏,引起乏力、消瘦,儿童生长发育受阻。

重点提示

糖尿病的临床表现描述为"三多一少",即多尿、多饮、多食和消瘦。

(2)皮肤瘙痒:由于高血糖引起末梢神经病变而导致感觉异常和皮肤干燥,患者常觉皮肤瘙痒,尤其是女性患者,因尿糖刺激局部皮肤,可出现外阴瘙痒而就诊。

(3)其他症状:如腰痛、月经失调、性欲缺乏、阳痿不育、四肢酸痛、麻木等。血糖升高还可使眼房水、晶体渗透压变化引起屈光改变致视物模糊。

2. 分型　1型和2型糖尿病的鉴别,见表7-1。

表 7-1　1 型糖尿病与 2 型糖尿病鉴别

项目/类型	1 型糖尿病	2 型糖尿病
发病年龄	多为青少年	多为成年人和老年人
体型	消瘦或正常	多伴肥胖
起病	急	慢
诱因	病毒感染	肥胖、营养失衡、缺乏体力活动等
临床症状	有明显临床症状	无典型临床症状
血浆胰岛素	显著低于正常/缺乏	轻度降低、正常/超过正常
酮症酸中毒	常见	少见
慢性并发症	眼底视网膜病变、肾脏病变、神经病变	心、脑、肾血管硬化病变
病情严重程度	较重	较轻
胰岛素治疗	必须	部分需要

3. 并发症

(1)急性并发症

糖尿病酮症酸中毒:最常见。是糖尿病最严重的并发症,也是导致 1 型糖尿病患者死亡的主要原因。①诱因:急性感染,饮食不当,胰岛素治疗不适当减量或中断,外伤,手术,妊娠,分娩等。②临床表现:早期出现多尿、多饮、疲乏加重。继之出现食欲下降、恶心、呕吐、腹痛、头痛、嗜睡。呼吸深快,呼出烂苹果味。后期出现严重脱水、皮肤干燥、眼窝深陷、尿量减少、心率增快、脉细弱、血压下降等。严重者可出现休克、烦躁乃至昏迷。

重点提示

糖尿病酮症酸中毒是糖尿病最严重的并发症,也是引起 1 型糖尿病病人死亡的主要原因。

高血糖高渗状态:多见于老年患者,约 50% 无糖尿病病史;临床表现为严重脱水、中枢神经系统症状,出现嗜睡、定向力障碍、昏睡,甚至昏迷。

糖尿病合并感染:常见感染部位有皮肤、呼吸道、口腔、泌尿道等。女性常见阴道白色念珠菌感染,可为糖尿病患者的首发症状。

（2）慢性并发症

糖尿病大血管病变：是糖尿病严重而突出的并发症，患病率比非糖尿病人群高，发病年龄较轻，病情进展快，这与糖尿病的糖代谢和脂质代谢异常有关，主要表现为动脉粥样硬化。其主要侵犯主动脉、冠状动脉、脑动脉、肾动脉和肢体外周动脉等，引起冠心病、缺血性/出血性脑血管病、肾动脉硬化、肢体外周动脉硬化等。

重点提示

> 心、脑血管病变是导致 2 型糖尿病患者死亡的主要原因。

糖尿病微血管病变：是糖尿病的特异性并发症，发病机制复杂，微循环障碍、微循环瘤形成和微血管基底膜增厚是其典型改变。病变主要发生在视网膜、肾、神经、心肌组织，尤以肾脏和视网膜病病变最为重要。①糖尿病肾病：多见于糖尿病病史超过 10 年者，也是 1 型糖尿病病人的主要死亡原因。②糖尿病视网膜病变：多见于糖尿病病程超过 10 年者，多合并程度不等的视网膜病变，为糖尿病患者失明的主要原因之一；除视网膜病变外，糖尿病还可引起黄斑病、白内障、青光眼、屈光改变、虹膜睫状体病变等。③糖尿病心肌病：可诱发心力衰竭、心律失常、心源性休克和猝死。

神经病变：①以周围神经病变最常见，通常为对称性，下肢较上肢严重，病情进展缓慢。患者常先出现肢端感觉异常，如袜子或手套状分布，伴麻木、烧灼、针刺感或如踏棉垫感，有时伴痛觉过敏，随后有肢体疼痛，呈隐痛、刺痛，夜间及寒冷季节加重。②后期累及运动神经，可有肌力减弱甚至肌萎缩和瘫痪。③自主神经损害也较常见，可表现为瞳孔改变、排汗异常、胃排空延迟、腹泻或便秘、直立性低血压等，也可出现尿失禁、尿潴留、阳痿等。

糖尿病足：指与下肢末梢神经病变和不同程度周围血管病变等因素相关的足部感染、溃疡和（或）深层组织破坏。轻者出现足部畸形、皮肤干燥和发凉、肿胀，重者可表现为足部溃疡或坏疽。

重点提示

> 糖尿病足是糖尿病患者截肢、致残的主要原因。

（三）心理-社会状况

糖尿病是一种需要终身治疗的疾病，患者会产生悲观情绪，常感到生活无助和孤独；漫长的病程、严格的饮食控制及多器官功能障碍易使患者产生焦虑、抑郁等；随着并发症的出现导致躯体痛苦或残疾，会产生沮丧、恐惧心理。

（四）实验室及其他检查

1. 尿糖测定　在肾糖阈值正常的情况下，当血糖达到 8~10mmol/L 时，尿糖出现阳性，尿糖阳性是诊断糖尿病的重要线索。因受肾糖阈值的影响，仅作为判断疗效的指标和降糖药剂量调整的参考。

2. 血糖测定　血糖升高是诊断糖尿病的主要依据，同时也是监测糖尿病病情变化、治疗效果的主要指标。空腹血糖正常范围为 3.9~6.0mmol/L，如空腹血糖≥7.0mmol/L（126mg/dl）或随机血糖≥11.1mmol/L（200mg/dl），可以诊断为糖尿病。

3. 葡萄糖耐量试验　当空腹血糖值高于正常范围而又未达到糖尿病诊断标准时,需进行葡萄糖耐量试验(OGTT),是进一步判断糖尿病的重要方法。OGTT2h 血糖<7.7mmol/L 为正常糖耐量,但空腹血糖在 6.1~6.9mmol/L 为空腹血糖调节受损;7.8~11.0mmol/L 为糖耐量减低;≥11.1mmol/L 应考虑糖尿病。

4. 糖化血红蛋白 A1c(GHbA1c)测定　可反映取血前8~12周总水平,是糖尿病控制情况的监测指标之一。

5. 血浆胰岛素和 C 肽测定　有助于了解胰岛 B 细胞功能,区分糖尿病类型。

重点提示

糖尿病的诊断标准为糖尿病症状+空腹血糖≥7.0mmol/L,或随机血糖≥11.1mmol/L,或 OGTT 中 2h 血浆葡萄糖≥11.1mmol/L。

二、治 疗 要 点

治疗原则:坚持早期、长期、综合治疗,治疗方法个体化。国际糖尿病联盟(IDF)提出糖尿病现代治疗的 5 个要点,为糖尿病健康教育、饮食控制、运动疗法、药物治疗和自我监测,以及降糖、降压、调脂和改变不良生活习惯 4 项措施。治疗的目标为通过纠正患者不良生活方式和代谢紊乱,消除症状,防止急性并发症的发生和减低慢性并发症的风险,维持良好健康和劳动能力,降低致残率和病死率,提高生活质量。治疗措施以饮食治疗和运动疗法为基础,根据病情选用药物治疗。

(一)控制饮食

控制饮食是治疗糖尿病最基本的措施,凡糖尿病患者都需要饮食治疗,尤其是肥胖、老年、轻型病人应长期严格执行。治疗的目的为控制体重,减轻胰岛负担,原则是在控制总热卡的基础上,提供足够的营养,实行低糖、低脂(以不饱和脂肪酸为主)、适量蛋白质、高纤维素(可延缓血糖吸收)、高维生素饮食。

(二)运动疗法

应根据病人年龄、体力、病情及有无并发症,指导患者坚持长期有规律的体育锻炼。参加适当的体育运动和体力劳动有利于减轻体重,可促进糖的利用,提高胰岛素敏感性。

(三)药物治疗

1. 口服降糖药　包括促胰岛素分泌制剂(磺脲类和非磺脲类)、增加胰岛素敏感性的药物(双胍类、噻唑烷二酮类)、α-葡萄糖苷酶抑制药三大类。

(1)磺脲类:作用于胰岛 B 细胞表面的受体促进胰岛素释放。常用药物有格列本脲(优降糖)、格列齐特(达美康)、格列吡嗪(美吡达)、格列喹酮(糖适平)等,餐前半小时服用,适用于胰岛素水平较低/分泌延迟的轻、中度 2 型糖尿病患者。

(2)非磺脲类:作用机制为直接刺激胰岛素 B 细胞分泌胰岛素。主要用于控制餐后高血糖。如瑞格列奈(诺和龙)、那格列奈,餐前或进餐时口服。

(3)双胍类:是肥胖或超重 2 型糖尿病患者的一线用药,常用药物有二甲双胍,于进餐时或餐后服用,肾功能异常者、老年人不宜使用。

(4)噻唑烷二酮类:如罗格列酮,可用于胰岛素抵抗明显的 2 型糖尿病患者。目前临床不作为 2 型糖尿病的一线用药。有心力衰竭倾向和肝病者慎用。

（5）α-葡萄糖苷酶抑制药（AGI）：如阿卡波糖，常用于餐后高血糖的 2 型糖尿病患者，于餐中服用。

2. 胰岛素

（1）适应证：1 型糖尿病；2 型糖尿病经饮食及口服降糖药治疗未获得良好控制者；并发糖尿病酮症酸中毒和非酮症高渗性昏迷者；糖尿病合并急性感染、创伤、手术、分娩等应激状态下。

（2）常用制剂类型及用法：根据胰岛素作用快慢和维持时间长短，可分为短效、中效和长效制剂。胰岛素剂量取决于血糖水平、B 细胞功能缺陷程度等，一般从小剂量开始，根据血糖水平逐渐调整。胰岛素常用制剂的特点，见表 7-2。

表 7-2　胰岛素常用制剂类型及作用时间

分类	作用	制剂类型	注射时间（min）	注射途径	作用时间(h)		
					起效	高峰	持续
动物胰岛素	短效	普通胰岛素（RI）	餐前 30	皮下	0.5	2~4	6~8
				静脉	即刻	0.5	2
	中效	低精蛋白锌胰岛素（NPH）	餐前 30	皮下	1~3	4~12	18~24
	长效	精蛋白锌胰岛素（PZI）	餐前 60	皮下	3-~4	12~20	24~36
人胰岛素	短效	诺和灵 R	餐前 30	皮下	0.5	1~3	6~8
	中效	诺和灵 N	餐前 30	皮下	1.5	4~12	18~24
	长效	诺和灵 UL	餐前 60	皮下	5~7	16~18	30~36
	预混	诺和灵 30R（30% 诺和灵 R）	餐前 30	皮下	0.5	2~8	24
		诺和灵 50R（50% 诺和灵 R）					

注：受胰岛素剂量、吸收、降解等多种因素影响，个体差异较大，仅供参考。

速效胰岛素主要控制一餐后高血糖；中效胰岛素主要控制两餐后高血糖，以第 2 餐为主；长效胰岛素无明显作用高峰，主要提供基础水平胰岛素。

3. 胰腺和胰岛移植治疗　主要为 1 型糖尿病患者，胰腺或胰岛移植如果成功，可纠正代谢异常，防止糖尿病微血管病变的发生、发展。目前还处于试验阶段，很多问题有待解决。

（四）糖尿病疾病监测

定期监测血糖、HbA1c、血压、血脂及体重，以正确判断病情。

（五）健康教育

健康教育为重要的基本治疗措施之一，详见本节"健康指导"。

（六）并发症治疗

1. 糖尿病酮症酸中毒的治疗

（1）补液：立即快速大量补充液体，纠正严重脱水，是抢救糖尿病酮症酸中毒患者的首要关键措施。根据病人体重和失水程度估计失水量，开始输液速度较快，一般在头 1~2h 输入生理盐水 1000~2000ml，第 1 个 24h 输液总量 4000~6000ml。

（2）迅速降低血糖：采用小剂量短效胰岛素治疗，即按每小时每千克体重给予 0.1U 胰岛素。当血糖下降至 13.9mmol/L 时输入 5% 葡萄糖溶液,并按(3~5):1比例加入胰岛素。

(3)纠正电解质紊乱、酸碱平衡失调:严重酸中毒影响心血管、神经系统功能,应给予纠酸治疗,但补碱不宜过多、过快。

(4)防治诱因和处理并发症:包括休克、严重感染、心力衰竭、肾衰竭等。

2. 糖尿病足的治疗　严格控制血糖、血压、血脂,穿可改变足部压力的矫形鞋,是预防糖尿病足的关键措施。根据病情情况制定相应的治疗方案,如有足感染,需及时强化胰岛素治疗,并使用抗生素治疗。神经性足溃疡可给予 B 族维生素、神经生长因子治疗,并根据溃疡的深度、面积、大小、有无渗出及感染确定是否换药。缺血性病变可使用扩血管药物如山莨菪碱及活血化瘀中药等。血管病变严重者,在非手术治疗的基础上,可行血管重建术。

三、护理诊断/问题

1. 营养失调,低于机体需要量　与胰岛素分泌不足和(或)作用缺陷致糖、蛋白质、脂肪代谢紊乱有关。

2. 有感染的危险　与血糖增高、脂代谢紊乱、营养不良、微循环障碍有关。

3. 知识缺乏　缺乏糖尿病的相关自我防护知识。

4. 潜在并发症　酮症酸中毒、高渗性昏迷、低血糖、糖尿病足。

四、护理措施

(一)一般护理

1. 饮食护理

(1)制定总热量:根据患者的身高计算出理想体重,理想体重(kg)= 身高(cm)-105,再参照活动强度计算每日所需总热量。成年人休息状态下每日每千克理想体重给予热量 105~126kJ(25~30kcal),轻体力劳动者 126~146kJ(30~35kcal),中体力劳动者 146~167kJ(35~40kcal),重体力劳动者 167kJ(40kcal)以上。孕妇、乳母、营养不良或有慢性消耗性疾病者应酌情增加 21kJ(5kcal),肥胖者酌减 21kJ(5kcal),使体重逐渐恢复至理想体重的±5%。

(2)蛋白质、脂肪、糖类分配:成人饮食中蛋白质含量按每日每千克标准体重 0.8~1.2g 计算,蛋白质量占总热量 12%~15%,孕妇、乳母、营养不良或有消瘦者可增至每日每千克体重 1.5~2.0g,脂肪每日每千克标准体重按 0.6~1.0g 计算,脂肪约占 30%,其余为糖类,糖类占饮食总热量的 50%~60%。

(3)三餐分配:确定每日饮食总热量、糖类、蛋白质和脂肪的组成后,按每克糖类、蛋白质产热 16.7kJ(4kcal),每克脂肪产热 37.7 kJ(9kcal),将热量换算为食品量后,再制订食谱,并根据生活习惯、病情且结合药物治疗需要进行安排。三餐食谱分配一般为 1/5,2/5,2/5 或各 1/3。

(4)饮食注意事项:①严格定时定量进食。②关键在于控制总热量。③严格限制各种甜食,包括各种食糖、糖果、甜点心、冷饮及各种含糖饮料等。提倡食用粗制米、面和杂粮。④进行体育锻炼时不宜空腹,应补充适量食物,防止低血糖发生。⑤保持大便通畅,多食含纤维素高的食物。⑥每周定期测量体重 1 次。

重点提示

饮食控制是糖尿病的基础疗法,同时饮食护理亦是糖尿病的重要护理措施,只有熟悉糖尿病饮食基本要求和注意事项,对患者才能进行正确指导。

2. 体育锻炼　根据体力、病情及有无并发症等情况进行合理安排。运动方式以有氧运动为主,如快步走、慢跑、骑自行车、做健身操、打太极拳、游泳等。活动强度以不超过心肺的耐受能力为度,循序渐进,长期坚持。体育锻炼宜在餐后进行,运动量不宜过大,持续时间不宜过长。2 型糖尿病病人,尤其是肥胖者,运动可减轻体重和降低血脂。

(二)病情观察

定期监测血糖、HbA1c、血压、血脂及体重。严密观察生命体征以及有无皮肤、肺部、泌尿道等感染,女性有无外阴皮肤瘙痒。观察有无食欲减退、恶心、呕吐、呼吸加快、加深、呼气呈烂苹果气味及脱水、嗜睡等酮症酸中毒表现。观察有无低血糖表现。有无四肢麻木等周围神经炎表现。

(三)药物治疗的护理

遵医嘱给予口服降糖药或胰岛素,并观察疗效及药物不良反应。

1. 口服降糖药的护理

(1)磺脲类药物:最常见,主要的不良反应为低血糖反应,可出现消化道症状、肝肾功能损害、白细胞减少、皮疹等。出现上述不良反应时,应停药观察。

(2)双胍类药物:可诱发乳酸性酸中毒,肝、肾功能不全,老年患者、休克及心力衰竭者应慎用。

(3)α-葡萄糖苷酶抑制药:不宜用于胃肠道功能紊乱者、孕妇、哺乳期妇女;服药时指导病人在进餐第一口食物后服用,饮食中应有一定量的糖类,否则该类药不能发挥作用。

(4)胰岛素增敏药:主要不良反应为水肿,不宜用于孕妇、哺乳期妇女,有心脏病、心力衰竭或肝病者不用或慎用。

2. 胰岛素治疗的护理

(1)正确使用胰岛素:①胰岛素的保存。未开封的胰岛素应放在冰箱 4~8℃冷藏保存,正在使用的胰岛素常温下(不超过 28℃)可使用 28d,无需放入冰箱,避免过冷、过热,否则可因蛋白质变性而失效。②准确用药。遵医嘱使用胰岛素,做到剂型、剂量准确,按时注射。胰岛素给药途径通常采用皮下注射。普通胰岛素于餐前半小时皮下注射,中、长效胰岛素于餐前 1h 皮下注射,紧急情况下,可静脉滴注短效胰岛素。③吸药顺序。长、短效胰岛素混合使用时,先抽吸短效胰岛素,后抽吸长效胰岛素,混匀后做皮下注射。④注射部位。选择上臂三角肌、腹部、大腿内侧等,应经常更换部位,防注射部位硬结形成、脂肪萎缩影响胰岛素的吸收。若患者自己注射,以大腿内侧和腹部最方便。⑤注射胰岛素时严格无菌操作,防感染。

(2)胰岛素不良反应的预防与处理:①低血糖反应。是胰岛素的主要不良反应,与胰岛素使用剂量过大、未按时进食或运动过量有关。多见于胰岛素强化治疗者。表现为疲乏、强烈饥饿感、出冷汗、脉速、恶心、呕吐,重者可致昏迷。一旦发生,轻者口服糖水、含糖饮料,进食糖果、面点等即可缓解。已发生低血糖昏迷的患者,及时给予 50% 葡萄糖液 60~100ml 静脉注射,继以 5%~10% 葡萄糖液静脉滴注,必要时可加用氢化可的松 100mg 静脉滴注。②胰岛素过敏反应。表现为注射部位瘙痒、荨麻疹样皮疹,可伴恶心、呕吐、腹泻等胃肠道症状。处理措施可更换胰岛素制剂,使用抗组胺药、糖皮质激素及脱敏疗法等。严重者应停止或暂时中断胰岛素治疗。

> **重点提示**
>
> 立即静脉注射50%葡萄糖60~100ml,为紧急处理低血糖最常用和有效的方法。

(四)并发症护理

1. 糖尿病酮症酸中毒与糖尿病非酮症高渗状态的抢救配合

(1)病情监测:对已出现酮症酸中毒、糖尿病非酮症高渗状态的患者,应严密观察其生命体征和病情变化,准确记录24h出入液量。在使用输液和胰岛素治疗过程中,每1~2小时需留取标本送检尿糖、尿酮、血糖、血酮、血钾、血钠、pH、二氧化碳结合力等,及时向主管医师报告监测结果,以便进行处理。

(2)立即建立2条有效静脉通路,及时、准确执行医嘱,确保液体和胰岛素的输入。

(3)患者应绝对卧床休息,注意保暖,可给予吸氧;加强生活护理,预防压疮及继发感染;昏迷者按昏迷常规护理。

> **重点提示**
>
> 补液是抢救糖尿病酮症酸中毒的关键环节,故掌握输液量和速度非常重要,输入液体量应在规定的时间内完成。

2. 感染的预防和护理 指导病人注意个人卫生,保持全身和局部清洁,尤其是口腔、皮肤和会阴部的清洁,做到勤洗澡、勤换衣。衣服宜宽松柔软,避免使用各种约束带。注射胰岛素时局部皮肤应严格消毒,以防感染。

3. 糖尿病足的护理 积极控制血糖,以减少足溃疡发生的危险性。告诫患者戒烟,防止吸烟引起局部血管收缩而促进溃疡的发生。观察足部颜色、温度、动脉搏动,注意有无病变等。促进肢体血液循环:足部保暖,适当进行活动,每晚用50~60℃温水洗足,足部按摩等。预防足部外伤:鞋袜不宜过紧,趾甲不要修剪过短,防止足部烫伤等。足部出现鸡眼、水疱、溃疡不可自擦药物,应请医生处理。

(五)心理护理

积极主动与患者沟通,及时了解患者心理活动特点及情绪变化,发现患者的负性心理情绪,并采取相应的干预措施。加强糖尿病相关疾病知识的教育,增强患者治疗疾病的信心和应对能力。

五、健 康 指 导

通过适时、合理的健康指导,能充分调动糖尿病患者的主观能动性,积极参与治疗,有利于病情的控制,防止并发症,从而提高患者生活质量。

1. 疾病知识指导 通过各种途径宣传糖尿病的危害性,使患者和家属认识糖尿病是一种需要终身治疗的疾病,自觉地配合各项治疗。其预后取决于血糖能否得到长期有效的控制,是否伴有并发症。使患者保持良好的情绪,树立战胜疾病的信心。

2. 饮食指导　指导患者掌握并自觉执行饮食治疗的具体要求和措施。为患者准备一份常用食物营养素含量和替换表,使其学会饮食自我调节。

3. 运动指导　让患者了解体育锻炼在治疗中的意义,掌握锻炼的具体方法和注意事项。运动时随身携带甜食和疾病卡以备应急之需,运动中如感头晕、乏力及心悸等应立即停止运动。

4. 用药指导　指导患者掌握口服降糖药及胰岛素的名称、剂量、给药时间和方法,教会患者观察药物疗效和不良反应。使用胰岛素的患者,应教会其掌握正确的注射方法。教会低血糖反应的识别及处理。

5. 疾病监测指导　让患者学习、掌握监测血糖、尿糖、血压、体重指数的方法,了解血糖测定结果的意义及糖尿病的控制目标。糖尿病监控指标见表 7-3。

表 7-3　糖尿病监控指标

指标	良好	一般	不良
空腹血糖(mmol/L)	4.4~6.1	≤7.0	>7.0
餐后 2h 血糖(mmol/L)	4.4~8.0	≤10.0	>10.0
糖化血红蛋白(HbA1c%)	<6.5	6.5~7.5	>7.5
血压(mmHg)	<130/80	130/80~160/95	>160/95
总胆固醇(mmol/L)	<4.5	4.5~6.0	≥6.0
高密度脂蛋白(mmol/L)	1.1	1.1~0.9	<0.9
低密度脂蛋白(mmol/L)	<2.5	2.5~4.4	>4.4
三酰甘油(TG)(mmol/L)	<1.5	1.5~2.2	≥2.2

6. 并发症预防指导　教会患者及家属熟悉糖尿病常见急性并发症的诱因、主要临床表现、观察方法及应急处理措施。规律生活,戒烟、酒,注意个人卫生,指导患者掌握糖尿病足的预防和护理知识。

讨论与思考

1. 1 型糖尿病与 2 型糖尿病有什么不同,列表比较?

2. 糖尿病急性和慢性并发症有哪些?

3. 糖尿病酮症酸中毒有何表现?如何对酮症酸中毒患者进行护理?

4. 对糖尿病出院患者需进行哪些方面的健康指导?

(邱　瑾)

第四节　痛风患者的护理

> ✚ **案例分析**
>
> 孙某,男,55 岁,因右脚第 1 跖趾关节疼痛 1h 入院。患者 3 年前单位体检时曾发现血尿酸高,未治疗。今日晚餐和朋友聚会饮酒,夜间突发右脚第 1 跖趾关节剧痛。护理体检:体温 36.5℃,右脚第 1 跖趾关节红、肿、热、痛、活动障碍。
>
> 请分析:患者主要的临床表现是什么? 对患者进行护理评估时还需要收集哪些资料? 试分析该患者的护理问题。

痛风是嘌呤代谢障碍引起的代谢性疾病,临床表现为高尿酸血症、痛风性关节炎、痛风石、痛风肾等。分原发性和继发性两类,以原发性痛风多见,常有家族遗传史。我国痛风患病率为 0.34% ~2.84%,多见于 40 岁以上男性及绝经后女性。

一、护理评估

(一)致病因素

1. **原发性痛风**　痛风患者常有高尿酸血症史,引起高尿酸血症的原因有:①尿酸排泄减少:80% ~90%的高尿酸血症患者存在尿酸排泄障碍,且以肾小管分泌减少最为重要;②尿酸生成增多:嘌呤代谢各环节均需要酶的参与,嘌呤代谢酶的缺陷可导致尿酸水平增高。

2. **继发性痛风**　可由肾病、骨髓增生性疾病、放疗及药物等引起。

(二)身体状况

1. **无症状期**　仅有波动性或持续性高尿酸血症而无明显不适,从血尿酸增高至出现症状时间可长达数年,有些甚至终身不出现症状。

2. **急性关节炎**　为痛风的首发症状,常有以下特点:①多在午夜或清晨突然发病,关节呈剧痛,数小时内出现局部红、肿、热、痛和功能障碍;②最常受累的部位是单侧第 1 跖趾关节,其次为踝、膝、腕、指、肘关节;③初次发作常呈自限性,可在数日内自行缓解,受累部位皮肤出现脱屑和瘙痒;④劳累、饮酒、高蛋白和高嘌呤饮食等为本病常见的诱因。

3. **痛风石及慢性关节炎期**　痛风石是痛风的特征性临床表现,常见于耳郭、跖趾关节、指间关节等处。呈黄白色大小不一的隆起,表面菲薄,破溃后排出白色粉状或糊状物质,虽不易愈合但很少发生感染。大量沉积的痛风石可导致骨、软骨及周围组织的纤维化和变性,表现为关节肿胀、疼痛、畸形和功能障碍。

4. **肾病变**　①痛风性肾病:早期可出现蛋白尿、夜尿增多,晚期表现为高血压、水肿等,少数患者可发展为急性肾功能衰竭;②尿酸性肾石病:10% ~25%的痛风患者肾有尿酸结石,较小者可随尿液排出,而无临床症状。较大者可发生肾绞痛、血尿、肾盂肾炎等。

> **重点提示**
>
> 痛风发病的先决条件是血尿酸增高,尿酸盐沉积于骨关节、肾脏和皮下等部位,引起炎症和组织损伤,而出现一系列临床表现,其中急性关节炎为痛风的首发症状。

(三) 心理社会状况

疼痛可引起患者精神紧张、焦虑、失眠,反复发作致痛风石和关节畸形可加重患者心理负担,出现悲观、抑郁等心理。

(四) 实验室及其他检查

1. **血、尿尿酸测定** 成年男性或绝经后女性血尿酸>420μmol/L,绝经前女性>358μmol/L,可诊断为高尿酸血症。限制嘌呤饮食 5d 后,每日尿酸排出量>3.57mmol/L,为尿酸生成增多。

2. **关节液或痛风石内容物检查** 偏振光显微镜下可见针形尿酸盐结晶。

3. **其他检查** X 线、CT、MRI 检查可发现骨、关节急慢性期病变或尿酸性尿路结石影像。

二、治 疗 要 点

1. **一般治疗** 限制饮酒和高嘌呤食物;多饮水,以增加尿酸排泄;避免各种诱因。

2. **急性痛风性关节炎期的治疗** 早期、足量应用非甾体抗炎药、秋水仙碱、糖皮质激素等药物,终止急性关节炎的发作,减轻患者的症状。

3. **发作间歇期和慢性期的治疗** 应用促进尿酸排泄药物及抑制尿酸生成药物,以维持血尿酸正常水平;较大痛风石可手术剔除;积极治疗相关的伴发疾病,如高血压、糖尿病等。

三、护理诊断/问题

1. **疼痛** 关节痛与尿酸盐结晶沉积引起关节炎症反应有关。

2. **躯体活动障碍** 与关节肿胀、疼痛、畸形有关。

3. **知识缺乏** 缺乏与痛风有关的饮食知识。

四、护 理 措 施

(一) 一般护理

1. **休息与体位** 急性痛风性关节炎期,应绝对卧床休息,抬高患肢,避免负重。疼痛缓解72h 后可恢复活动。

> **重点提示**
>
> 为减轻关节疼痛,发病 24h 内可局部冰敷或 25% 硫酸镁湿敷,24h 后可热敷。缓解期可循序渐进加强关节功能训练。

2. **饮食护理** 痛风患者大多肥胖,应控制总热量。限制高嘌呤食物(如动物内脏、鱼虾类、肉类、菠菜、蘑菇、豆类等),严禁饮酒。可指导患者进食碱性食物,如牛奶、鸡蛋、新鲜蔬菜和水果等,多饮水,每天液体摄入量 2500~3000ml。

(二) 病情观察

观察关节疼痛的部位、性质及红、肿、热、痛和功能障碍情况;观察有无痛风石;监测血、尿尿酸变化。

(三) 用药护理

1. **急性痛风性关节炎用药护理**

(1)非甾体抗炎药:可有效缓解急性痛风症状,为急性痛风关节炎的一线用药。常用的有吲哚美辛、双氯芬酸、布洛芬、塞来昔布等,注意观察有无活动性溃疡及消化道出血。

(2)秋水仙碱:是治疗痛风急性发作的传统药物,因其药物毒性现已少用。口服主要有恶心、呕吐、腹痛、腹泻等胃肠道反应。静脉用药可产生严重的不良反应,如骨髓抑制、肝损害、肾功能衰竭、脱发、癫痫样发作甚至死亡。必须严密观察,一旦出现不良反应,应及时停药。

(3)糖皮质激素:常用于不能耐受非甾体抗炎药或秋水仙碱者,起效快、缓解率高,注意观察有无停药"反跳"。

2. 高尿酸血症用药护理

(1)排尿酸药物:常用苯溴马隆、丙磺舒、磺吡酮,可出现皮疹、发热及胃肠道反应,用药期间嘱患者多饮水,口服碳酸氢钠。

(2)抑制尿酸生成药物:常用别嘌醇,可出现胃肠道反应、皮疹、发热、肝损害、骨髓抑制等不良反应。

(四)心理护理

向患者讲解痛风的有关防治知识,安慰、疏导患者,消除悲观情绪,使其积极配合治疗及护理。

五、健 康 指 导

1. 疾病知识指导 告知患者痛风是一种终身性疾病,但经积极有效治疗可维持正常的生活与工作。嘱患者适当运动,防止肥胖;严格控制饮食,限制饮酒,避免进食高嘌呤食物,多饮水;避免劳累、受凉、感染、外伤等;适度运动与保护关节,不要长时间从事重体力劳动,经常改变姿势,避免关节受压。

2. 用药指导 指导患者遵医嘱用药,学会观察药物不良反应。禁止同时服用两种或多种非甾体抗炎药,以免加重不良反应。在服用排尿酸药物时应多饮水。

3. 病情监测指导 指导患者学会观察病情,检查是否有痛风石,有无蛋白尿、夜尿增多、水肿等肾脏损害。定期复查血尿酸。

讨论与思考

痛风患者有哪些临床表现? 如何指导患者合理饮食?

(李艳红)

第五节 皮质醇增多症患者的护理

✚ 案例分析

王某,女,30岁,因头痛、头晕、体重增加2个月入院。患者近2个月无诱因出现间断头痛、头晕,体重增加。护理体检:血压160/90mmHg,向心性肥胖、面部痤疮、腹部两侧有紫纹。患者因容貌改变存在自卑心理。

请分析:何为向心性肥胖? 为明确诊断护士应协助进行哪些检查?

皮质醇增多症是各种原因导致肾上腺分泌过多的糖皮质激素(主要是皮质醇)所引起的疾病的总称,又称库欣综合征(Cushing综合征),其中最常见的临床类型为垂体促肾上腺皮质激素(ACTH)分泌亢进所引起者,称为库欣病(Cushing病)。临床典型表现为向心性肥胖、满月脸、多血质外貌和皮肤紫纹等。本病多见于20-40岁女性。

一、护理评估

(一)致病因素

1. **依赖ACTH的皮质醇增多症** 包括:①Cushing病:指垂体分泌过多的ACTH,刺激肾上腺皮质增生,分泌过量皮质醇,见于垂体微腺瘤、大腺瘤等;②异位ACTH综合征:指垂体以外的肿瘤分泌过量的ACTH,最常见的是肺癌,其次为胸腺癌、胰腺癌、甲状腺髓样癌等。

2. **不依赖ACTH的皮质醇增多症** 包括原发性肾上腺皮质肿瘤、不依赖ACTH的双侧肾上腺小结节或大结节性增生。

(二)身体状况

1. **身体外形改变** 表现为满月脸、向心性肥胖、多血质外貌及皮肤紫纹。患者面圆而呈暗红色,颈、胸、背及腹部脂肪堆积,四肢相对瘦小。皮肤薄、微血管脆性增加,易发生皮下出血,在下腹两侧、大腿外侧等部位可见紫红色条纹。

2. **多系统功能障碍**

(1)全身肌肉及神经系统症状:肌肉萎缩无力,下蹲后起立困难。常有情绪不稳定、失眠、烦躁,严重者可出现精神失常。

(2)心血管病变:高血压常见。长期高血压可导致左心室肥大、心力衰竭和脑血管疾病。

(3)性功能异常:女性患者出现月经减少、不规则或停经、痤疮等,如有明显男性化表现,要警惕肾上腺癌;男性患者可有性欲减退、阴茎缩小、睾丸变软等。

3. **感染** 长期皮质醇分泌增多使机体免疫力下降,易发生感染,肺部感染多见。感染后炎症反应不显著,发热不明显。

4. **代谢障碍** 大量皮质醇促进肝糖原异生,抑制糖利用,并拮抗胰岛素的作用,使血糖升高,部分患者出现类固醇性糖尿病。大量皮质醇有潴钠、排钾作用,可引起水肿和低血钾。病程较长者出现骨质疏松。儿童患者生长发育受抑制。

重点提示

皮质醇增多症是由于体内皮质醇过多,引起脂肪、蛋白质、糖代谢障碍及电解质紊乱,并影响其他激素的分泌。患者表现为向心性肥胖、满月脸、多血质、皮肤紫纹、痤疮、高血压、高血糖及骨质疏松等。

(三)心理社会状况

患者可因身体外形改变而产生紧张、焦虑、抑郁和自卑心理,不愿参加社交活动。

(四)实验室及其他检查

1. **皮质醇测定** 血浆皮质醇水平增高且失去昼夜分泌节律,24h尿17-羟皮质类固醇、尿游离皮质醇增高。

2. **地塞米松抑制试验** 小剂量地塞米松抑制试验:各型Cushing综合征皮质醇均不受明

显抑制,不低于对照值的 50%;大剂量地塞米松抑制试验:垂体性 Cushing 病皮质醇能被抑制到对照值的 50% 以下,原发性肾上腺皮质肿瘤或异位 ACTH 综合征不能被抑制。

3. ACTH 兴奋试验　垂体性库欣病和异位 ACTH 综合征者多数有反应,原发性肾上腺皮质肿瘤者大多无反应。

4. 影像学检查　超声、CT 及 MRI 检查有助于明确病变部位。

重点提示

尿游离皮质醇能反映血中游离皮质醇水平,且少受其他因素干扰,诊断价值很高。

二、治 疗 要 点

根据不同病因采取相应治疗。治疗方法有手术、放射及药物治疗。病情严重者应先对症治疗,以改善病情。在其他治疗效果不明显时,可应用肾上腺皮质激素合成阻滞药,如米托坦、美替拉酮、氨鲁米特等。

三、护理诊断/问题

1. 身体意象紊乱　与皮质醇增多引起体型、外貌改变有关。
2. 体液过多　与皮质醇增多引起水钠潴留有关。
3. 活动无耐力　与蛋白质分解亢进导致肌肉萎缩有关。
4. 有感染的危险　与皮质醇增多导致机体抵抗力下降有关。
5. 有受伤的危险　与代谢异常引起骨质疏松有关。

四、护 理 措 施

(一)一般护理

1. 休息与体位　取平卧位,抬高下肢,促进静脉回流,减轻水肿。
2. 饮食护理　给予高蛋白、高维生素、高钾、低钠及低热量饮食,多食柑橘、香蕉、南瓜等含钾丰富的食物。适当增加含钙及维生素 D 的食物。有糖尿病者应执行糖尿病饮食。

(二)病情观察

监测血压、心律、心率,及时发现心律失常及心力衰竭;监测电解质和血糖变化;观察体温变化,注意有无感染征象;观察有无关节痛或腰背痛等情况;观察水肿情况,测量体重,记录 24h 出入液量。

(三)对症护理

1. 预防感染　保持病室环境清洁,温、湿度适宜;严格执行无菌操作,尽量减少侵入性操作;对患者及家属进行日常卫生指导,做好口腔、会阴部清洁卫生。
2. 防止受伤　对有骨质疏松的患者,应注意休息,避免过度劳累;周围环境应安全、无障碍物;避免剧烈运动,防止摔伤和骨折。

(四)用药护理

遵医嘱应用肾上腺皮质激素合成阻滞药,观察有无食欲减退、恶心、嗜睡及眩晕等不良反应。

(五)心理护理

建立和谐的护患关系,向患者耐心讲解疾病的治疗效果及病情转归,消除焦虑、自卑心理,帮助患者树立自信心。

五、健 康 指 导

1. 疾病知识指导　指导患者保持生活规律,心情愉快;合理饮食,避免水、电解质紊乱;做好清洁卫生,预防感染;注意自我防护,避免受伤。

2. 用药指导　指导患者遵医嘱用药,学会观察药物疗效及不良反应。对于手术后应用皮质激素替代治疗者,应详细介绍用药方法及注意事项。

3. 病情监测指导　定期复查,观察有无复发,或有无肾上腺皮质功能不足。

讨论与思考

皮质醇增多症患者有哪些临床表现?如何指导患者合理饮食?

(李艳红)

第8章

风湿性疾病患者的护理

学习要点

1. 关节疼痛及功能障碍、皮肤损害患者的护理
2. 风湿性疾病常见护理诊断及医护合作性问题
3. 类风湿关节炎患者的护理
4. 系统性红斑狼疮患者受损皮肤的护理措施

第一节　风湿性疾病常见症状体征及护理

风湿性疾病(rheumatic diseaes,简称风湿病)泛指病变累及骨、关节及其周围软组织,如肌腱、韧带、滑囊、筋膜等的一组疾病。主要临床表现是关节疼痛、肿胀、活动障碍,呈发作与缓解交替出现的慢性病程;病变可累及多器官、多系统;临床表现个体差异较大;病因复杂,主要与感染、免疫、代谢、内分泌、自然环境、遗传、肿瘤等因素有关,但机制不明,大部分患者有脏器功能损害。晚期可因关节、肌肉、骨骼等病变导致关节功能障碍和畸形,遗留终身残疾,影响生活和生产。常见风湿性疾病有类风湿关节炎、系统性红斑狼疮、痛风、风湿热、强直性脊柱炎、原发性干燥综合征等。风湿性疾病常见症状有关节疼痛及功能障碍、皮肤损害。

一、关节疼痛及功能障碍

(一)护理评估

1. 致病因素

(1)自身免疫:最常见,绝大多数风湿性疾病都与此有关。

(2)感染:如链球菌感染直接引起的风湿热。

(3)内分泌:如生长激素分泌过多导致的肢端肥大症。

(4)代谢:如尿酸代谢异常引起的痛风性关节炎。

(5)其他:退行性改变(如骨关节炎)、环境因素(如大骨节病)、肿瘤(如多发性骨髓瘤)及遗传因素(如黏多糖病)等。

2. 身体状况

(1)关节疼痛与肿胀:关节疼痛往往是关节受累的首发症状。不同疾病累及关节疼痛的部位、性质及特点有所不同(表 8-1)。

表 8-1　风湿性疾病关节疼痛及功能障碍主要表现

疾病名称	累及关节部位	特点	关节改变
类风湿关节炎	腕、掌指、近端指间关节等小关节	对称性分布	关节损伤、畸形
系统性红斑狼疮	近端指间关节、足、膝、踝多见	对称性分布	较少引起畸形,多有脏器损害
风湿性关节炎	膝、踝等大关节多见	多为游走性	关节红、肿、热,无关节畸形
痛风	单侧踇指和第一跖趾关节多见	固定不对称	关节损伤、畸形

重点提示

关节疼痛的不同特点,对风湿性疾病的诊断有显著临床意义。

(2)关节僵硬:晨起时表现明显的关节僵硬称为晨僵。晨僵作为判断滑膜性关节炎症活动性的客观指标,其持续时间与炎症的严重程度相一致。轻度的关节僵硬在活动后即可减轻或消失,重者则需数小时方能缓解。晨僵持续 1h 以上有较显著的临床意义。

(3)功能障碍:早期关节活动功能障碍主要由关节疼痛、肿胀、僵硬所致,晚期则因骨质破坏、纤维骨质粘连及关节半脱位引起,此时关节活动功能严重障碍,最终导致关节功能的丧失。

3. 心理社会状况　关节疼痛及功能障碍不仅影响患者的正常生活,同时使患者产生焦虑、烦躁等心理反应,并给家庭和社会带来沉重的负担。

4. 实验室及其他检查　关节腔滑液检查、关节影像学和关节镜检查、自身抗体检测,常可明确疾病的诊断和有助于了解受损关节的改变。

(二)护理诊断/问题

1. 疼痛、关节疼痛　与关节炎性反应有关。

2. 躯体移动障碍　与关节疼痛、僵硬及功能障碍有关。

3. 焦虑　与疼痛反复发作、病情迁延不愈有关。

(三)护理措施

1. 一般护理

(1)休息与体位:炎症急性期,关节肿痛或伴体温升高,应卧床休息,尽量保持关节的功能位置,必要时给予小夹板、石膏托固定。急性期后,鼓励患者活动及功能锻炼,活动量以病人能够耐受为度,若活动后出现疼痛及不适 2h 以上,应减少活动量。

(2)合理饮食:指导患者摄入高蛋白、高维生素、高钙、富含营养的食物,多食水果及蔬菜。

(3)做好患者的日常生活护理:根据患者活动受限程度,协助患者进食、排便、洗漱、翻身等,鼓励患者从事自我护理活动,帮助患者恢复生活自理能力。

2. 病情观察　观察关节疼痛、肿胀的性质、程度等变化,与活动的关系,观察晨僵的程度,了解病情进展和疗效。

3. 用药护理　遵医嘱应用消炎镇痛等药物,注意观察药物的疗效及不良反应。

4. 对症护理　疾病发作期限制活动,夜间睡眠时注意病变关节的保暖,预防晨僵。指导患者使用放松术,如听舒缓音乐、深呼吸及全身肌肉放松等方法减轻疼痛。关节疼痛、僵硬严重时,可根据病情使用热敷、蜡疗、磁疗、红外线等辅助治疗减轻疼痛、僵硬的程度。

5. 心理护理　与患者一起分析焦虑的原因,评价焦虑程度。鼓励患者表达自身感受,帮助患者接受活动受限的事实,并表示理解、同情患者的感受,及时有效地回答患者提出的问题,建立良好的护患关系。增进患者自我照顾的能力和信心,以减轻焦虑。

二、皮 肤 损 害

(一)护理评估

1. 致病因素　多由血管性炎性反应引起。

2. 身体状况　常见的皮肤损害有皮疹、红斑、水肿、皮下结节和溃疡等。系统性红斑狼疮患者典型的皮肤损害为鼻梁两侧的蝶形红斑。类风湿关节炎患者皮肤损害表现为皮下结节,多位于尺骨鹰嘴附近,枕、跟腱等关节隆突部及受压部位的皮下,皮下结节呈对称性分布,质硬无压痛,大小不一。皮肌炎皮肤损害为对称性眼睑、眼眶周围等紫红色斑疹及水肿。

> **重点提示**
>
> 不同风湿性疾病的皮肤损害各不相同,系统性红斑狼疮的面部蝶形红斑对该病的诊断具有重要意义。

3. 心理社会状况　患者因皮肤损害而感到焦虑不安、忧郁等。系统性红斑狼疮患者多为年轻女性,面部蝶形红斑对容貌影响较大,故会产生焦虑、恐惧等情绪,甚至出现轻生念头。

4. 实验室及其他检查　免疫学检查、皮肤狼疮带试验、肌肉活检、肾活检等协助诊断。

(二)护理诊断/问题

1. 皮肤完整性受损　与血管炎性反应及应用免疫抑制药等因素有关。

2. 恐惧　与皮肤损害改变容貌等有关。

(三)护理措施

1. 一般护理

(1)适当休息,保证充足睡眠:保持病室环境安静舒适,温度、湿度适宜;保证患者的衣物、被褥柔软、清洁。

(2)合理饮食:鼓励患者摄入高蛋白质、高维生素、营养丰富、清淡易消化的食物,满足组织修复的需要,避免食用刺激性和加重皮损的食物。

2. 病情观察　观察皮肤损害部位的变化,注意有无日光过敏及感染。

3. 用药护理　皮疹或红斑处可遵医嘱应用药物性软膏涂搽,若局部溃疡合并感染,遵医嘱使用抗生素治疗,并做好局部清创换药护理,注意观察药物疗效及不良反应。

4. 对症护理　注意皮肤卫生,保持受损皮肤清洁、干燥,每日用温水擦洗,忌用碱性肥皂,防止皮肤感染;避免皮肤接触刺激性物品,如酒精、碘酒、化妆品;有皮疹、红斑或光敏感者要避免阳光直射皮肤,外出时采取遮阳措施,忌日光浴;避免服用易诱发风湿病症的药物(普鲁卡因胺、肼屈嗪等)。

5. **心理护理** 皮肤损害可影响患者身体及容貌发生改变,患者常有自卑心理,拒绝与他人交流。护士应鼓励患者表达自己的感受,建立良好的护患关系,增强其战胜疾病的信心,同时指导患者家属要关心和理解患者,减轻其不良心理反应。

(吴瑞科)

第二节 类风湿关节炎患者的护理

> ✚ **案例分析**
>
> 患者,女,68 岁,晨起关节僵硬、疼痛 10 年,加重 2 个月。10 年来双手腕、掌指、指间小关节疼痛、肿胀,时轻时重,每天晨僵约 2h,身体困倦。护理体检:双手近端指间关节红肿,有压痛。实验室检查:红细胞 $3.8×10^{12}$/L,血红蛋白 68g/L,白细胞 $5.2×10^9$/L,血小板$82×10^9$/L,血沉 65 mm/h,类风湿因子(+)。
>
> 请分析:该患者的临床表现有什么特点? 分析目前该患者存在的护理问题? 对该患者应如何护理?

类风湿关节炎(rheumatoid arthritis, RA)是以累及周围关节为主的多系统性、异质性、自身免疫性疾病。临床以慢性、对称性、周围性、多关节炎性病变为主要特征,疾病呈持续、反复发作过程。典型临床症状是手足小关节对称性肿、痛、畸形、功能障碍,晨僵是其最突出的表现。同时伴有关节外的其他系统损害。本病呈全球性分布,任何年龄均可发病,35−50 岁最为多见,女性患者为男性的 2~3 倍,我国的患病率为 0.32% ~ 0.36%,较世界平均水平(0.5% ~ 1%)略低。该病是造成国人丧失劳动力和致残的主要病因。

一、护 理 评 估

(一)致病因素

本病病因尚不清楚,目前认为可能与感染及遗传易感性有关。

1. **感染** 尚未被证实有导致本病的直接感染因子,但研究发现某些细菌、病毒、支原体、原虫等感染是 RA 的诱发或启动因素,并可通过某些途径影响 RA 的发病和病情进展。

2. **遗传倾向** 流行病学调查显示,RA 的发病有家族聚集趋向,家族及同卵双胞胎中 RA 的发病率约15%,说明具有一定的遗传倾向。研究发现,体内具有人类白细胞抗原 $HLA-DR_4$ 分子者,发生类风湿关节炎的相对危险性是正常人的 3~4 倍,提示 $HLA-DR_4$ 与 RA 的发病有关。

3. **诱发因素** 阴暗、潮湿、寒冷的环境、营养不良、过度劳累、创伤、精神因素等常成为本病的诱发因素。

当某种感染因子作为抗原进入人体后,引起免疫反应,产生类风湿因子 (RF)等免疫球蛋白,并与自身的 IgG 相结合,形成的免疫复合物,导致Ⅲ型变态反应,引起滑膜炎症和血管炎,造成关节和关节外病变。

(二)身体状况

60% ~ 70%患者起病隐匿,在出现明显关节症状前可有乏力、全身不适、发热、食欲减退等前驱症状,以后逐渐出现典型的关节症状。少数病人急性起病,数日便出现关节症状。

1. 关节表现　典型表现为对称性的多关节炎症。主要侵犯小关节,最常受累的关节是腕关节、近端指间关节、掌指关节,其次是足趾关节、膝、踝、肘、肩等关节。

(1)疼痛和压痛:关节痛往往是最早的症状,多呈对称性、持续性疼痛,时轻时重,并伴有压痛。受累关节局部皮肤可出现褐色色素沉着。

(2)关节肿胀:凡受累的关节均可肿胀,关节腔内积液或关节周围软组织炎症是该症状产生的主要原因。常见腕、掌指关节、近端指间关节、膝关节等。其中近端指间关节的梭状指是 RA 的特征,后期可致纽扣襻样畸形(图 8-1)。

(3)晨僵:95%以上的 RA 患者可出现晨僵。晨僵是 RA 突出的临床表现,持续时间大多超过 1h,晨僵作为观察本病活动性的指标,持续时间与关节炎症程度呈正比。

重点提示

晨僵是类风湿关节炎的特异性表现,对疾病的诊断有重要价值。晨僵程度和持续时间,与疾病的活动程度一致,可作为本病活动性指标之一。

---

(4)关节畸形:晚期患者因滑膜炎的绒毛结构破坏软骨和软骨下的骨质结构,使关节周围的肌腱、韧带受损,不能保持关节的正常位置,并出现不同程度的关节畸形,如掌指关节半脱位造成尺侧偏斜、近端指间关节过伸造成远端指间关节过屈呈天鹅颈畸形等(图 8-2)。由于关节周围肌肉的萎缩、痉挛可使畸形更为加重。

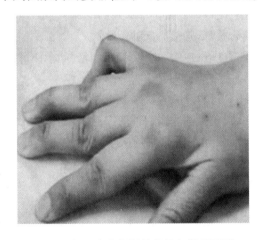 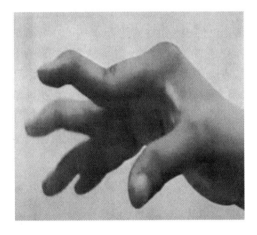

图 8-1　RA 患者指间关节纽扣襻样畸形　　　图 8-2　RA 患者指间关节天鹅颈畸形

(5)关节功能障碍:关节肿痛、结构破坏及畸形都可引起关节的活动障碍。按程度可分为 4 级。Ⅰ级能正常完成日常生活与各项工作;Ⅱ级可以从事正常恬动,但有 1 个或多个关节活动受限;Ⅲ级只能胜任一般工作任务或自理生活中的一部分;Ⅳ级丧失大部分或全部活动能力,日常生活自理能力和参与工作能力均受限。

2. 关节外表现

(1)类风湿结节:是本病的特异性表现,出现在 20%~30% 的患者,多见于肘尺骨鹰嘴突附近、跟腱等部位。类风湿结节呈对称性分布,质硬无压痛,大小不一,直径数毫米至数厘米不等,类风湿结节亦是本病活动性指标之一。

重点提示

类风湿结节是类风湿关节炎的特异性皮肤表现,对该病的诊断具有重要价值。

(2)类风湿血管炎:可出现在多个系统,是关节外损害的病理基础,影响中小关节。①甲床或指端小血管炎,少数发生局部组织的缺血性坏死;②侵犯呼吸系统可出现渗出性胸膜炎,部分患者有肺间质性病变及肺动脉高压等;③心脏受累的最常见表现是心包炎,也可见心肌炎、心瓣膜炎、冠状动脉炎引起的心肌梗死;④眼部病变因多受累巩膜炎、结膜炎等,严重患者可因巩膜软化影响视力;⑤神经系统受累可出现脊髓受压、多发性神经炎等表现。

3. 并发症 可并发心包炎、心肌炎、胸膜炎等,内脏血管炎和感染常常是类风湿关节炎患者死亡的主要原因。

(三)心理社会状况

类风湿关节炎是慢性疾病,反复发作并伴有关节疼痛、活动受限,严重者引起关节畸形和功能障碍,治疗效果又不明显。影响患者的日常生活、工作和社会交往。患者因担心致残使生活能力下降或丧失,产生悲观、沮丧等不良心理反应。

(四)实验室及其他检查

1. 血液检查 多数患者有轻至中度贫血,白细胞计数及分类多正常。活动期血小板增多,血沉增快,C反应蛋白增高。

2. 血清学检查 约70%的患者血清中IgM型RF阳性,其滴度与本病的活动性和严重性成正比。但RF阳性对诊断本病的特异性较差,须结合临床表现才能明确诊断。

3. 关节滑液检查 正常人的关节腔内滑液不超过3.5ml,而关节炎症时滑液量增多,滑液呈不透明草黄色渗出液,白细胞明显增多,以中性粒细胞占优势。

4. 关节X线检查 手指和腕关节的X线摄片对本病的诊断及关节病变的分期、演变最有价值。X片中可见关节周围软组织的肿胀阴影,关节端的骨质稀疏(Ⅰ期),关节间隙因软骨的破坏变得狭窄(Ⅱ期),关节面的虫蚀样破坏性改变(Ⅲ期),晚期可见关节半脱位、关节破坏后的纤维性和骨性强直(Ⅳ期)。

5. 类风湿结节活检 典型的病理改变有助于本病诊断。

二、治疗要点

治疗原则:由于本病的病因不明,目前尚缺乏根治和预防的有效方法。临床治疗目的主要是控制炎症,缓解症状;保持、恢复受累关节功能并防止骨质破坏引起畸形。

(一)一般治疗

治疗感染病灶,减少诱发因素,是缓解症状、防止复发的关键措施。同时,急性期关节制动,多卧床休息;缓解期,积极进行功能锻炼,辅助热浴、蜡浴、红外线等,理疗后配合按摩,以保持和增进关节功能。

(二)对症治疗

1. 非甾体抗炎药(NSAID) 主要抑制前列腺素合成,消炎、止痛作用迅速,可以有效控制关节肿痛、晨僵和发热等症状。是治疗RA非特异性的对症治疗药物。常用药物有阿司匹林、吲哚美辛、布洛芬、塞来昔布等各种非甾体抗炎药物。至少需服用 2 周方能判断疗效。

2. 缓解作用抗风湿药(DMARD)　多与非甾体抗炎药联合应用,起效时间长(4~12 周),作用于不同的免疫成分,不仅改善和延缓病情进展,同时又有抗炎作用。常用药物有甲氨蝶呤(MTX)、柳氮磺胺吡啶、雷公藤、环磷酰胺、环孢素等。一般首选甲氨蝶呤。生物制剂和免疫疗法也属此范畴。生物制剂有抗炎及防治骨质破坏的作用,一般与 MTX 联合用药。免疫疗法仅用于难治型重症患者。

3. 肾上腺糖皮质激素　多用于活动期且有关节外症状患者、或关节炎明显而非甾体抗炎药物疗效不佳、缓解作用抗风湿药尚未起效的患者。抗炎作用较强,能快速缓解症状,但不能根治本病,停药后易复发。常用药物有泼尼松,30~40mg/d. 症状控制后递减至每日 10mg 维持。患者不能自行增减剂量或停药,应在医师的指导下逐渐减量。

三、护理诊断/问题

1. 疼痛　与关节炎性反应有关。
2. 生活自理缺陷　与关节疼痛、畸形引起功能障碍有关。
3. 预感性悲哀　与疾病久治不愈、关节功能障碍可能致残、影响生活质量有关。
4. 潜在并发症　内脏血管炎、感染等。
5. 知识缺乏　缺乏康复保健知识。

四、护理措施

一般护理

1. 休息与体位　急性期,应卧床休息,限制受累关节活动,保护关节功能,但不宜绝对卧床休息,同时避免受压及寒冷刺激。膝、腕、指、趾不易保持功能位,可借助夹板固定。慢性期,护士应在患者症状基本控制后,鼓励患者早下床活动,必要时可提供辅助工具,防止关节畸形和肌肉萎缩。慢性期的活动量以患者能承受为限。

2. 饮食护理　给予高蛋白、高维生素、富含营养清淡易消化食物为主,少饮酒及咖啡、浓茶等。

3. 病情观察　观察关节疼痛的部位、性质、关节肿胀及活动受限的程度,晨僵的程度,有无畸形。观察患者是否出现关节外症状,如胸闷、心前区疼痛、腹痛、消化道出血及发热、呼吸困难等,若出现上述症状,则提示病情严重,应给予对症处理。

4. 用药护理　严密观察药物疗效及不良反应。遵医嘱用药,指导患者正确用药和注意事项。

(1)非甾体抗炎药:易在饭后服药,以口服为主,活动性溃疡、严重肝损害、过敏者禁用。

(2)缓解作用抗风湿药:抗风湿用药易引起胃肠道反应、骨髓抑制及肝肾功能损害,用药期间需监测患者血象变化。

(3)肾上腺糖皮质激素:观察是否出现高血压、高血糖、骨质疏松、股骨头坏死,应检测血、尿常规及肝、肾功能等,一旦发现异常,应立即报告医师并妥善处理。

5. 心理护理

(1)护士态度应和蔼,耐心解释问题,积极采取心理疏导、解释、安慰、鼓励等方式解除长期的情绪低落对康复的不利影响。组织患者参与集体活动,相互学习、相互鼓励,消除悲观心理。

（2）组织患者学习疾病的基本知识，正确认识疾病、对待疾病，配合治疗和功能锻炼以避免或延缓致残。

（3）激发患者对家庭、社会的责任感，鼓励自强。做到生活自理或参加力所能及的工作。对因关节畸形致残的患者，鼓励患者发挥健康肢体的作用，提高生活质量。

（4）建立社会支持体系，督促家属、亲友给予精神鼓励。亲人的关心会使患者获得情感上的支持，从而增强战胜疾病的信心。

五、健康指导

1. 疾病知识指导　帮助患者及家属了解本病的基本知识、病程和治疗方案，保证早期诊断，合理治疗。

2. 避免诱因　注意保暖，避免感染、寒冷、潮湿、过度劳累等诱因。

3. 强调休息及治疗性锻炼的重要性　养成良好的生活方式和习惯，在疾病缓解期，保护关节功能，有计划地进行锻炼，延缓关节功能的损坏。

4. 用药指导与病情监测　遵医嘱服药，指导用药方法和注意事项，不易随便停药、换药、增减药量，坚持治疗，减少复发。病情复发时，应及早就医，避免重要脏器受损。

讨论与思考

1. 类风湿关节炎的关节表现有何特征？

2. 风湿性疾病药物治疗的护理要点有哪些？

3. 如何护理类风湿关节炎的关节疼痛和晨僵？

4. 怎样指导类风湿关节炎患者进行关节功能锻炼？

（吴瑞科）

第三节　系统性红斑狼疮患者的护理

案例分析

患者，女，21岁，面部红斑伴全身关节疼痛6个月。半年来常有低热，全身乏力不适，查体：鼻梁两侧蝶形红斑，双手关节肿胀，心肺听诊无异常，腹平软，肝脾肋下未及，双下肢无水肿。化验检查：红细胞$4.6×10^{12}/L$，血红蛋$120g/L$，白细胞$8.8×10^9/L$，血小板$105×10^9/L$，尿蛋白（-），血沉86mm/h，肝、肾功能正常，抗核抗体（ANA）1:50，抗双链DNA抗体（+）。

请分析：总结该患者的临床表现特点？试分析其存在的护理问题？

系统性红斑狼疮（systemic lupus erythematosus，SLE）是一种累及多系统、多器官，血清中可产生以抗核抗体为代表的多种抗体的自身免疫性疾病。临床主要表现以面部蝶形红斑为典型症状的皮肤、关节、肾脏的损害。SLE以青年女性多见，患病年龄以20～40岁最多。男女之比为1:(7～10)，儿童和老年人亦可发病。本病的发病率因地区、种族、性别、年龄而异，我国患病率为(0.7～1)/1000，高于西方国家报道的1/2000。

一、护 理 评 估

(一)致病因素

本病病因及发病机制尚不明确,目前认为可能与遗传、性激素、环境等因素有关。

1. **遗传** 多年研究证明 SLE 是多基因相关疾病,本病有家族聚集倾向,近亲发病率为 5% ~12%;同卵双生的发病率则高达 23% ~69%。易感基因人类白细胞抗原 HLA-DR$_2$、HLA-DR$_3$ 阳性的人群患病率明显高于正常人群。

2. **雌激素** 系统性红斑狼疮发病以青年女性为多,其中育龄期妇女约占 90%。研究发现 SLE 患者不论男女均有体内的雌酮羟基化产物的增高,另外妊娠可诱发本病或加重病情,特别在妊娠早期和产后 6 周,提示可能与性激素水平有关。

3. **环境** 日光、病原微生物、食物、药物等环境因素与 SLE 的发病有关。①日光:40% 患者对日光过敏,同时紫外线照射可加重患者的皮肤损害。②病原微生物:患者血清中存在针对不同病毒的高滴度 IgM 和 IgG 抗体,提示与病毒感染有关。③食物:含补骨脂素的食物(如芹菜、油菜、无花果等)有增强患者对紫外线敏感的作用,含联胺基团的食物(如烟熏食品、蘑菇等)可诱发 SLE 发病。④药物:某些患者在应用药物(如普鲁卡因胺、青霉胺、异烟肼、甲基多巴、肼肽嗪、氯丙嗪、苯妥英钠等)过程中可出现狼疮样症状和血清抗核抗体阳性,停药后多消失。

遗传易感性者在上述 1 种或多种因素作用下,免疫耐受性减弱,导致免疫系统的调节障碍,在 T 细胞激活刺激下,B 细胞得以产生大量自身抗体,造成组织损伤,导致机体多系统、多器官的损伤。

(二)身体状况

SLE 起病可为隐匿性、急性或暴发性,临床表现呈现多样性,变化多端,早期仅侵犯 1~2 个器官,后期因侵犯多个器官,而使临床表现复杂多样。多数病人呈缓解与发作交替出现的病程。

1. **全身症状** 大多数活动期患者有发热、乏力、体重下降等全身症状。发热患者热型不一,多为低热或中等热,偶见高热。

2. **皮肤与黏膜** 约80%的患者有皮肤损害。可表现为蝶形红斑、丘疹、盘状红斑。最具特征的为鼻梁和两面颊处的蝶形红斑,色鲜红或紫红,呈不规则水肿性红斑。病情缓解时,红斑可消退,但留有色素沉着。盘状红斑大多见于面、颌、臂部,亦可见手掌、指(趾)端、指(趾)甲周,呈不规则圆形,边缘略凸出,红斑上粘有鳞屑,晚期可出现皮肤萎缩。此外,约30%的患者在急性期出现口腔溃疡,约40%的患者有脱发,部分患者还合并雷诺现象。

> **重点提示**
>
> 鼻梁和面颊的蝶形红斑是 SLE 的典型皮损表现,也是诊断的重要依据。

3. **关节与肌肉** 约85%的患者关节受累,常以关节肿痛为首发症状,不伴关节畸形。受累关节多见近端指间关节、腕、膝、踝等,常出现对称性多关节痛,呈间歇性。患者可出现肌痛和肌无力,5% ~10%的患者出现肌炎。个别患者甚至出现股骨头坏死,目前尚不能明确是本病所致,或是糖皮质激素的不良反应之一。

重点提示

SLE 患者也表现有关节痛和晨僵,但不引起关节畸形,而且 X 线片显示关节正常,应与类风湿关节炎相鉴别。

4. 肾脏　几乎所有 SLE 患者肾脏活检均有肾脏损害,狼疮性肾炎是 SLE 最常见和严重的临床表现。其中 45%~85% 的患者有肾损害的临床表现。狼疮性肾炎以慢性肾炎和肾病综合征较常见,亦可表现为急性肾炎、急进性肾炎、隐匿性肾炎等。患者可有不同程度的水肿、高血压、蛋白尿、管型尿,最终导致慢性肾衰竭,亦是 SLE 常见的死亡原因。

5. 循环系统　最为常见的是心包炎,可表现为纤维蛋白性心包炎或渗出性心包炎。其中约 10% 的患者有心肌的损害,甚至因冠状动脉受累出现心绞痛及心肌梗死。疣状心内膜炎是 SLE 患者的特殊表现之一,虽无明显临床表现,但易并发栓塞或感染性心内膜炎。

6. 呼吸系统　约 50% 的患者在疾病急性期出现单侧或双侧胸膜炎,另有 10% 的患者发生狼疮性肺炎,表现为发热、干咳、气促,亦可表现为肺间质病变。约 2% 的患者因并发弥漫性肺泡出血,病情严重,病死率高达 50% 以上。

7. 消化系统　主要表现为食欲缺乏、恶心、呕吐、腹痛、腹泻等症状,部分患者可以上述症状为首发症状。多数患者同时并发肝脏的损害,少数可出现急腹症,如急性腹膜炎、胰腺炎、肠穿孔或肠梗阻等。急腹症的出现往往提示 SLE 的活动性。

8. 神经系统　主要表现为神经精神症状或脊髓损伤,其中严重头痛可以是 SLE 的首发症状。神经精神狼疮的出现提示疾病的活动期,病情严重且预后不佳。

9. 其他　约 60% 的患者出现慢性贫血,部分患者继发干燥综合征;少数患者伴有眼底变化,如出血、视神经盘水肿、视网膜渗出物等。

(三)心理社会状况

本病多见于青年女性,对自身变化较敏感。故患者对面部皮疹、脱发等容貌改变和脏器损害等后果,产生焦虑、悲观、恐惧的情绪,对生活失去信心,产生轻生念头。患者及家属往往错误地认为本病是不治之症,对治疗及预后缺乏信心。

(四)实验室及其他检查

1. 血液检查　血象检查可表现为全血细胞减少、单纯性白细胞减少或血小板减少;疾病活动期血沉增快。肝肾功能异常等。

2. 尿液检查　可有蛋白尿、红细胞尿、管型尿等。

3. 免疫学检查

(1)抗核抗体(ANA):几乎所有的 SLE 患者为阳性,是目前 SLE 首选的筛查项目,但特异性低。

(2)抗双链 DNA 抗体:诊断 SLE 的标记性抗体之一,特异性高达 95%,多出现在疾病的活动期。与疾病的活动、肾脏病变及预后有关。

(3)抗 Sm 抗体:亦是 SLE 的标记性抗体之一,特异性高达 99%,但敏感性低。与系统性红斑狼疮的活动性无关,主要用于早期或不典型病人的诊断与回顾性诊断。

(4)抗磷脂抗体:阳性率为 50%,阳性者易发生血栓、习惯性流产、血小板减少。

(5)补体:血清总补体(CH_{50})、C3 和 C4 降低,有助于系统性红斑狼疮的诊断,尤其 C3 低下提示疾病处于活动期。

4. 其他　肾穿刺活组织检查对诊断狼疮性肾炎和估计预后有价值。皮肤狼疮带试验阳性代表 SLE 有活动性。

二、治 疗 要 点

SLE 病人应早期诊断,早期治疗。治疗目的主要是控制病情和维持临床缓解。

(一)病因治疗

积极防治感染,避免使用可能诱发 SLE 的药物和含补骨脂素的食物,避免日光暴晒和紫外线照射。

(二)对症治疗

1. 糖皮质激素　是目前治疗 SLE 的首选药物,主要适用于急性发作或脏器受损的重症患者。一般选用泼尼松或甲波尼龙,鞘内注射选用地塞米松。波尼松 0.5~1mg/(kg·d),晨起顿服。治疗 2~8 周病情明显好转后开始减量,用最小量 0.5mg/(kg·d)维持治疗。对急性暴发性危重患者(如急性肾衰竭、有明显精神症状或严重溶血性贫血等)可用激素冲击疗法,即甲泼尼龙 500~1000mg/d 溶于 5% 葡萄糖 250ml 中,缓慢静脉滴注。每天 1 次,连用 3d 为 1 个疗程。而后再改用大剂量泼尼松治疗。因冲击疗法用药量大,故需严密观察不良反应。

2. 免疫抑制药　常与激素联用,有利于减少 SLE 暴发及减少激素用量。常用免疫抑制药有环磷酰胺、硫唑嘌呤等。如大剂量激素联合免疫抑制药使用 4~12 周无效应加用环孢素。

3. 非甾体抗炎药　主要适用于发热、关节肌肉酸痛而无明显内脏或血液病变的轻症患者。对肾炎病人需慎用。常用药物有阿司匹林、吲哚美辛、布洛芬等,通常选用 1 种药物,足量使用 2~3 周或以后无效时才更换另一种药物,2 种以上该类药物不易同时服用。

4. 其他治疗　抗疟药(磷酸氯喹或羟基氯喹)可缓解皮疹、光敏感及关节症状,是临床作为治疗盘状红斑狼疮的主要药物。重症体质虚弱者或并发严重感染可静脉注射大剂量丙种球蛋白或选用血浆置换疗法。雷公藤总苷对 SLE 亦有一定疗效。

三、护理诊断/问题

1. 疼痛　慢性关节疼痛与免疫反应所致的关节、肌肉损伤有关。
2. 皮肤完整性受损　与自身免疫反应引起的皮肤损害有关。
3. 预感性悲哀　与病情反复发作、迁延不愈、面容毁损及脏器损害等有关。
4. 潜在并发症　慢性肾衰竭。
5. 知识缺乏　缺乏疾病知识及自我保健知识。

四、护 理 措 施

(一)一般护理

1. 休息与体位　急性活动期关节肌肉疼痛明显伴体温升高时应卧床休息,采取舒适的体位,避免疼痛部位受压,保持关节的功能位置,必要时给予石膏托、小夹板固定。缓解期或病情稳定的患者可以适当活动或做轻体力工作,但应避免劳累。病室保持温暖且通风良好,湿度适宜。协助患者完成进食、排便、洗漱、翻身等日常生活。

2. 饮食　给予高蛋白、高维生素和高营养、易消化的饮食。水肿者应限制水钠的摄入。

忌食含有补骨脂素的食物,如芹菜、无花果、蘑菇等和辛辣刺激性食物。

(二)病情观察

观察有无皮肤损害及皮损的程度;关节疼痛的程度;定时测量生命体征、体重的变化。注意观察观察有无发热、咳嗽等感染症状及脏器损害的表现,如恶心、呕吐、少尿等尿毒症症状。

(三)用药护理

遵医嘱指导患者用药,注意观察药物的疗效和不良反应。长期使用糖皮质激素注意不能自行停药或减量,以免引起病情"反跳",同时注意避免诱发感染、血压升高、血糖升高、骨质疏松等不良反应。免疫抑制药有恶心、呕吐、肝功能损害、骨髓抑制等不良反应,应定期检查血象及肝肾功能,当白细胞<$3×10^9$/L,暂停使用。非甾体抗炎药有消化道反应,如胃部不适、上腹痛、恶心、反酸,呕吐等,应饭后服用。抗疟药长期应可引起视网膜退行性病变,应定期检查眼底。

(四)对症护理

1. *皮肤护理* 光过敏者避免阳光直射,禁止日光浴,外出时应穿长袖衣裤,戴保护性眼镜、太阳帽或打伞;患者应避开病室的紫外线消毒。皮损处可用清水冲洗,禁用碱性强的肥皂清洁皮肤,可用30℃左右温水湿敷红斑处,3次/天,每次30min,促进局部血液循环,利于鳞屑脱落。避免接触化妆品或其他化学药物,防止刺激局部皮肤引起过敏。皮疹或红斑处可遵医嘱使用抗生素治疗,做好局部清创换药。

> **重点提示**
>
> SLE 患者皮损部位的护理是护理工作的重点。

2. *口腔护理* 注意保持口腔清洁,避免食用辛辣等刺激性食物,预防感染。口腔黏膜有破损时,晨起、睡前和进餐前后用漱口液漱口,有口腔溃疡者在漱口后用冰硼散或锡类散涂敷溃疡,可促进愈合。合并口腔感染者,细菌感染可用 1∶5000 呋喃西林液漱口,真菌感染可用 1%~4%碳酸氢钠液漱口。

3. *脱发患者的护理* 避免引起脱发加重的因素,如使用染发剂、烫发剂、卷发等。洗头次数应减少,用温水洗头。也可借助中医针灸、按摩等方法促进毛发的生长。脱发严重的患者可用帽子、假发等适当方法修饰,避免患者的自我形象紊乱。

4. *减轻疼痛* 关节疼痛的护理参阅本章第一节。

5. *心理护理* 护理人员要富有同情心,耐心解答患者的问题。介绍治疗成功的病例,与患者一起制订护理计划,在病情许可下鼓励患者进行自我护理,以增强信心,积极配合治疗。同时,建立良好的社会支持系统,鼓励其亲属和朋友多陪伴患者,使患者获得情感上的支持。

五、健 康 指 导

1. *疾病知识指导* 向患者及家属介绍 SLE 的基本知识,向病人及家属解释采取正确有效的治疗,病情可以长期缓解。避免各种诱发因素,注意劳逸结合,避免过度劳累。在疾病缓解期,可以逐步增加活动,参加社会活动和日常工作。鼓励患者保持良好心态,积极配合治疗。

2. *皮肤护理指导* 注意保持个人卫生,尽量少去公共场所,预防皮损和感染。避免日晒、寒冷的刺激。忌食含补骨脂素及含联氨基团的食物。

3. 用药指导　详细介绍所用药物的名称、剂量、给药时间和不良反应,告知患者严格遵医嘱用药,并教会患者观察药物疗效和不良反应。服用肾上腺糖皮质激素时,不可擅自停药、减量或加量。

4. 生育指导　病情活动伴有心、肺、肾功能不全的育龄妇女应避免妊娠,妊娠前 3 个月及妊娠期禁止使用环磷酰胺、甲氨蝶呤等免疫抑制药,必须停药 3 个月方能妊娠。待病情稳定后在医师指导下再考虑生育。

讨论与思考

1. 如何理解自身免疫性疾病?
2. 系统性红斑狼疮患者可有哪些症状?
3. 怎样做好系统性红斑狼疮患者的皮肤护理?

（吴瑞科）

第 9 章

神经系统疾病患者的护理

学习要点

1. 头痛、感觉障碍、瘫痪及昏迷患者的护理
2. 神经系统疾病常见护理诊断/问题
3. 急性炎症性脱髓鞘性多发性神经病、面神经炎患者的护理
4. 急性脑血管疾病患者的护理
5. 癫痫患者的护理
6. 神经系统常用诊疗技术及护理

第一节 神经系统疾病常见症状体征及护理

神经系统分为中枢神经系统和周围神经系统两部分,前者包括脑和脊髓,主管分析、综合内外环境传来的信息;后者包括脑神经和脊神经,主管接受信息和传导神经冲动。两者相互配合,形成完美、和谐的神经网络,完成机体的统一协调活动,以维持内环境的稳定并与外环境相适应。

神经系统疾病是指神经系统和骨骼肌由于血管病变、感染、外伤、肿瘤、中毒、免疫因素、遗传和先天发育异常等所致的疾病。神经系统疾病急症、重症多,病情复杂,致残率和死亡率高,其常见症状有头痛、感觉障碍、运动障碍和意识障碍等。

一、头 痛

头痛是指眉弓、耳轮上缘和枕外隆突连线以上部位的疼痛,一般局限于头颅上半部。头痛是因为颅内、外痛觉敏感结构受到机械、化学、生物刺激和体内生化改变等引起。这些痛觉敏感结构包括颅内的血管、神经和脑膜以及颅外的头皮、骨膜、血管、颈肌和韧带等。

(一)护理评估

1. 致病因素

(1)颅脑疾病:如脑出血、蛛网膜下腔出血、脑肿瘤、脑膜炎、脑外伤、腰椎穿刺后头痛等。

（2）颅外疾病：如颈椎病、三叉神经痛、其他（眼、耳、鼻等）疾病所致的头痛。

（3）全身性疾病：如急性感染、高血压、中毒、尿毒症等。

（4）神经症：如神经衰弱和癔症性头痛。

2. 身体状况

（1）头痛的部位：颅内疾病如颅内肿瘤、血肿等所致的头痛，常较深在与弥散；颅外疾病如眼、耳、鼻疾病等所致的头痛，多位于病灶附近，较为表浅和局限。高血压引起的头痛多在前额或整个头部。

（2）头痛的性质：蛛网膜下腔出血多为爆裂样痛；三叉神经痛呈电击样短促的剧痛；高血压、发热性疾病头痛常呈搏动样；颅内占位性病变多为钝痛或胀痛；神经衰弱患者头痛性质不一，多与情绪波动有关。

（3）头痛的程度：疼痛的程度与患者的痛觉敏感性有关，一般与病情轻重无平行关系。三叉神经痛、偏头痛及脑膜刺激所致的疼痛最为剧烈；脑肿瘤的疼痛多为中度或轻度，而出现颅内高压时疼痛较为剧烈。

（4）头痛发生的时间与持续时间：突发的剧烈头痛可见于蛛网膜下腔出血；清晨加剧且进行性加重的头痛常见于颅内肿瘤；鼻窦炎的头痛多发生在清晨或上午；女性偏头痛常呈周期性发作，与月经有关。

（5）伴随症状：颅内压增高所致的头痛可伴喷射性呕吐；脑膜炎、蛛网膜下腔出血所致的头痛可伴脑膜刺激征；小脑肿瘤所致的头痛可伴眩晕；颅内或全身性感染所致的头痛常伴发热；脑内寄生虫病或脑肿瘤头痛伴癫痫发作。

> **重点提示**
>
> 颅内压增高的三大表现是：剧烈头痛、喷射性呕吐、视乳头水肿。

3. 心理社会状况　头痛发作时患者常有紧张、焦虑、失眠等表现，头痛发作严重的患者可产生恐惧心理。

4. 实验室及其他检查　头颅 CT、MRI、脑脊液、脑电图等检查有助于疾病的定性和定位诊断。

（二）护理诊断/问题

1. 疼痛　头痛与颅内外血管舒缩功能障碍或脑器质性病变等因素有关。

2. 焦虑　与头痛不适、担心预后有关。

（三）护理措施

1. 一般护理　保持环境安静、舒适、光线柔和，增加患者休息和睡眠时间。颅内高压患者应绝对卧床休息，床头抬高 15°～30°以减轻脑水肿，呕吐时头偏向一侧防止误吸。

2. 病情观察　观察患者头痛部位、性质、程度、发作时间与持续时间及伴随症状；严密观察意识、瞳孔、呼吸、脉搏、血压变化。如患者出现剧烈头痛、喷射状呕吐、两侧瞳孔不等大、呼吸不规则、意识障碍等，常为脑疝先兆，应立即报告医师并协助处理。

3. 对症护理　可指导患者做缓慢深呼吸、听轻音乐、练气功、引导式想象，也可采取冷敷、热敷、理疗、按摩及指压止痛等方法减轻头痛。如为器质性病变引起者，应尽早治疗。

4. 用药护理　指导患者遵医嘱应用镇痛药，并告知药物作用、不良反应，如长期大量使用止痛药、滥用麦角胺咖啡因可导致药物依赖或成瘾。

5. **心理护理** 疼痛发作时应有专人陪伴,理解、关心患者的痛苦,耐心解释病情,解除其思想顾虑,使其身心放松,保持良好心境。告知患者避免诱发或加重头痛的因素,如情绪紧张、饮用浓茶、咖啡等,鼓励患者正确面对疾病,积极配合治疗。

二、感 觉 障 碍

感觉障碍是指机体对各种形式(如痛、温度、触、压、位置、振动等)的刺激无感知、感知减退或异常的一组综合征。感觉包括内脏感觉、特殊感觉(视、听、嗅和味觉)和一般感觉(浅、深和复合感觉)。

(一)护理评估

1. **致病因素** 常见的有脑血管疾病,如脑出血、脑梗死等,也可见于脑外伤、神经系统的感染和脑肿瘤等,还可见于糖尿病、药物及毒物中毒等。

2. **身体状况**

(1)感觉障碍的性质

抑制性症状:感觉传导径路被破坏或功能受抑制时,出现的感觉减退或缺失。同一部位各种感觉均缺失称为完全性感觉缺失;若在某一部位仅有某种感觉障碍,而该部位其他感觉存在者称为分离性感觉障碍。

刺激性症状:感觉传导径路受到刺激或兴奋性增高时出现的症状,包括5个方面。①感觉过敏:轻微刺激引起强烈的感觉;②感觉过度:多发生在感觉障碍的基础上,感受性降低,兴奋阈增高,刺激开始后不能立即感知,必须达到一定的强度才能产生一种定位不明确的、强烈的不适感;③感觉倒错:对刺激产生错误感觉,如对冷刺激产生热的感觉;④感觉异常:无任何外界刺激而出现异常自发感觉,如蚁走感、麻木感、针刺感、痒感等;⑤疼痛:包括局部疼痛、放射性疼痛、牵涉性疼痛等。

(2)感觉障碍的类型及临床特点:病变部位不同,其感觉障碍的表现也各不相同。①多发性末梢神经损害:表现为四肢对称性的末端各种感觉障碍,呈手套、袜套状分布;②脊髓横贯性损害:引起受损平面以下所有感觉均缺失或减弱,伴截瘫或四肢瘫、排便障碍;③内囊损害:表现为对侧偏身感觉障碍,并伴有对侧偏瘫及同向偏盲,称为"三偏综合征";④脑干病变:引起病变同侧面部和对侧肢体感觉障碍,称交叉型感觉障碍;⑤大脑皮质感觉区病变:表现为对侧单肢感觉障碍。

重点提示

内囊是感觉、运动等传导束的集中地,损伤时出现对侧偏瘫、偏身感觉障碍和对侧同向偏盲,称为"三偏征"。

---

(3)伴随症状:可出现相应部位皮肤颜色异常、皮疹及出汗等。大脑半球病变者可伴有意识、瞳孔、生命体征改变及运动、反射、肌营养障碍和排便障碍。脑干损伤者常伴有构音障碍、眩晕及共济失调。

3. **心理社会状况** 患者常因感觉异常而出现烦闷、忧虑、精神紧张及失眠等。由于感觉障碍增加患者意外损伤的危险性,导致患者及家属心理负担加重。

4. 实验室及其他检查　肌电图、诱发电位、头颅 CT 及 MRI 等检查有助于病因诊断。

(二)护理诊断/问题

1. 感知觉紊乱　与神经系统病变导致感觉传导径路受损有关。

2. 有受伤的危险　与神经病变导致感觉缺失有关。

3. 焦虑　与感觉障碍及担忧预后有关。

(三)护理措施

1. 一般护理　保持床单整洁、干燥,避免感觉障碍的身体部位受压或机械性刺激;避免过热或过冷刺激,慎用热水袋、冰袋,需用热水袋保暖时,水温不宜超过 50℃,防止烫伤;对感觉过敏的患者尽量避免不必要的刺激;深感觉障碍者外出行走时要有人陪伴或搀扶,防止跌伤。

2. 病情观察　观察患者感觉障碍的部位、性质、类型及伴随症状。

3. 感觉康复训练　指导患者或家属每天进行感觉训练。用砂纸、棉絮、毛线等刺激触觉;用温水擦洗刺激温度觉;用针刺刺激痛觉。让患者注视患肢,用视觉弥补感觉的不足,并解释各种刺激的感觉体验,同时配合进行肢体的被动运动、按摩、理疗及针灸。

4. 心理护理　理解、关心患者的痛苦,加强与患者的沟通,耐心倾听,并进行必要的解释,消除焦虑及烦躁情绪。

三、瘫　痪

瘫痪是指个体随意运动功能的减低或丧失,是运动障碍最常见的类型。

(一)护理评估

1. 致病因素　脑和脊髓的感染、脑血管疾病、脑肿瘤、脑外伤、中毒及脑先天性畸形等。

2. 身体状况

(1)瘫痪的类型:包括 6 型。①单瘫:指单个肢体的瘫痪,病变部位在大脑半球或脊髓前角细胞、周围神经或肌肉等;②偏瘫:一侧面部和上、下肢体瘫痪,多见于一侧大脑半球病变,如内囊出血和脑梗死等;③交叉瘫:病变侧脑神经麻痹和对侧肢体瘫痪,病损部位在脑干,见于脑干肿瘤和血管性疾病;④截瘫:指双下肢瘫痪,多见于脊髓胸、腰段炎症、外伤等引起的横贯性损伤;⑤四肢瘫:双侧上、下肢瘫痪,多见于脊髓高颈段病变和周围神经病变等;⑥局限性瘫痪:单肢局部肌肉瘫痪,见于单神经病变和局限性肌病等。常见瘫痪的类型见图 9-1。

(2)瘫痪的性质:按病变部位可将瘫痪分为上运动神经元性瘫痪(中枢性瘫痪)和下运动神经元性瘫痪(周围性瘫痪),两者的区别见表 9-1。

表 9-1　上、下运动神经元性瘫痪的比较

临床检查	上运动神经元性瘫痪	下运动神经元性瘫痪
瘫痪分布	以整个肢体为主	以肌群为主
肌张力	增高	降低
腱反射	增强	减弱或消失
病理反射	阳性	阴性
肌萎缩	无或轻度失用性萎缩	明显
肌束颤动	无	可有
肌电图	神经传导速度正常,无失神经电位	神经传导速度异常,有失神经电位

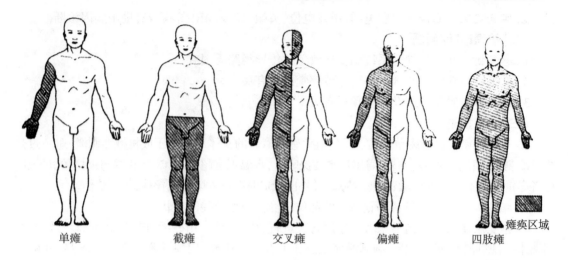

单瘫　　　　截瘫　　　　交叉瘫　　　　偏瘫　　　　四肢瘫

瘫痪区域

图 9-1　常见瘫痪的类型

重点提示

　　上运动神经元性瘫痪又称痉挛性瘫痪、硬瘫,患肢肌张力增高,可出现特殊的偏瘫姿势,如上肢屈曲旋前,下肢伸直内收;下运动神经元性瘫痪又称弛缓性瘫痪、软瘫,患肢肌张力降低,肌肉松弛。

　　(3)瘫痪的程度:以肌力判断瘫痪程度,肌力是受试者主动运动时肌肉产生的收缩力,按0~5级的分级法进行评估,见表9-2。

表 9-2　肌力的分级

分级	临床表现
0级	肌肉无任何收缩,完全瘫痪
1级	肌肉可收缩,但不能产生动作
2级	肢体能在床面上移动,但不能抬起
3级	肢体能抵抗重力离开床面,但不能抵抗阻力
4级	肢体能做抗阻力动作,但未达到正常
5级	正常肌力

　　(4)伴随状况:患者长期卧床不能自动变换体位致皮肤受压,易发生压疮;高位截瘫患者可因咳嗽无力、呼吸道分泌物不能排出而出现窒息;如病变累及舌咽、迷走神经,可出现吞咽困难、饮水呛咳甚至发生吸入性肺炎。

　　3. 心理社会状况　患者常因瘫痪、生活不能自理以及排尿、排便障碍等而出现焦虑、烦闷、自卑及悲观等心理。

　　4. 实验室及其他检查　CT、MRI、肌电图及神经肌肉活检等有助于病因诊断。

（二）护理诊断/问题

1. 躯体活动障碍　与运动神经元受损引起肢体瘫痪有关。

2. 生活自理能力缺陷　与肢体瘫痪有关。

3. 有皮肤完整性受损的危险　与肢体瘫痪不能活动有关。

4. 有失用综合征的危险　与肢体瘫痪、长期卧床有关。

（三）护理措施

1. 一般护理

（1）保持床铺清洁、干燥，减少对皮肤的机械性刺激；协助翻身，每 2~3 小时更换体位 1 次，骨隆突部位用气垫或气圈保护，避免发生压疮。截瘫患者宜卧于有活板开孔的木板床上（可放置便器），以免腰骶部皮肤被便器擦伤。

（2）协助或指导患者完成洗漱、进食、穿脱衣服、沐浴、大小便等日常活动，向患者提供生活照顾，满足基本生活需要。

（3）指导患者进食高蛋白、高维生素、高纤维素的食物，养成定时排便习惯，按摩腹部，预防便秘的发生。

（4）做好口腔护理、大小便护理，预防呼吸道、泌尿道感染等并发症。

2. 病情观察　观察患者肌力的变化情况，观察有无压疮、便秘及呼吸道、泌尿道感染。

3. 安全护理　床铺要有保护性床栏，病房走廊、厕所应装扶手；地面要保持干燥，防湿、防滑；呼叫器和日常使用的物品放置于患者伸手可及处；行走障碍者选用三角手杖等辅助工具，并有人陪伴，防止跌倒和受伤。

4. 保持瘫痪肢体功能位　患肢平放，维持手臂外展姿势，肘关节稍屈曲，肩关节稍外展；下肢用足托板使踝关节呈 90℃，避免足下垂，膝下垫软枕，并以支撑物支托在髋关节外侧避免下肢外旋。

5. 康复护理　向患者及家属讲解早期康复锻炼的重要性，与其共同制定康复训练计划。一般急性期后即可开始进行肢体功能锻炼，以抑制和减轻肢体痉挛的出现和发展，预防并发症。

（1）康复训练原则：被动与主动相结合；肢体功能与其他功能锻炼相结合；合理适度、循序渐进，时间由短到长。必要时可选择理疗、针灸及按摩等辅助治疗。

（2）康复训练内容：包括床上运动训练（伸手、抬腿、关节伸展、翻身、起坐等）、站立训练、借助于助行器或独立行走训练、手精细动作训练、使用轮椅训练、日常生活活动训练等。除训练肢体功能外，还要重视患者心理、社会适应能力和职业能力的康复。

> **重点提示**
>
> 对处于恢复期的肢体瘫痪患者，护理的重点是活动肢体，以免发生失用综合征。

6. 心理护理　加强与患者沟通交流，了解患者的心理感受，满足基本生活需要。指导患者克服焦躁、悲观情绪，适应角色变化。帮助患者建立良好的社会支持系统，鼓励家属给予心理和经济支持。用典型案例鼓励患者树立信心，持之以恒地配合治疗及功能训练。

四、昏　迷

昏迷是一种最严重的意识障碍,患者意识完全丧失,各种刺激均不能将其唤醒,无有目的的自主活动。

(一)护理评估

1. 致病因素　①颅内病变:主要包括颅内感染(如脑膜炎、脑炎)、脑血管疾病(脑出血、脑梗死等)及颅内占位性病变(如脑肿瘤);②心血管疾病:高血压脑病、阿-斯综合征、心源性休克等;③全身感染性疾病:败血症、中毒性肺炎等;④代谢性疾病:糖尿病酮症酸中毒、肝性脑病、尿毒症;⑤中毒性疾病:有机磷农药中毒、一氧化碳中毒、巴比妥类药物中毒等。

2. 身体状况

(1)昏迷程度:临床上常通过检查患者的言语反应、痛觉反应、瞳孔对光反射、角膜反射、运动反应和生命体征等进行综合判断。

浅昏迷:意识完全丧失,可有较少的无意识自发动作。对周围事物及声、光等刺激全无反应,对强烈的疼痛刺激(如压迫眶上神经)可有回避动作及痛苦表情,但不能觉醒。各种生理反射(如吞咽、咳嗽、角膜和瞳孔对光反射)仍然存在。生命体征一般无明显改变。

中昏迷:对外界的正常刺激均无反应,自发动作很少。对强烈疼痛刺激的防御反射、角膜反射及瞳孔对光反射均减弱,大小便潴留或失禁。生命体征有一定改变。

深昏迷:对外界任何刺激均无反应,全身肌肉松弛,无任何自主运动。眼球固定,瞳孔散大,各种反射均消失,大小便失禁。生命体征出现明显改变,如呼吸不规则、血压下降等。

> **重点提示**
>
> 浅昏迷患者角膜反射、瞳孔对光反射仍存在,而深昏迷患者的各种反射均消失。

临床上对昏迷程度的准确判断很难,可以结合格拉斯哥昏迷评分量表(Glasgow coma scale,GCS)进行评估,见表9-3。GCS评分项目包括睁眼、语言和运动反应3个方面,总分为3~15分,8分或更低被定义为昏迷,分数越低意识障碍越严重。但此表有一定的局限性:有眼肌麻痹、眼睑肿胀者无法评价睁眼反应,气管插管、气管切开、失语症者不能进行语言反应评定;四肢瘫痪患者不能评价运动反应。

(2)昏迷过程:注意发生昏迷的时间、起病的缓急及演变过程。发病前是否服用巴比妥类药物等,有无中毒、外伤史、感染及代谢性疾病。

(3)伴随状况:昏迷伴体温升高,常见于严重的颅内外感染性疾病;昏迷伴脉搏慢而洪大、鼾声呼吸、血压显著升高,多见于脑出血;昏迷伴有深而快呼吸,常见于糖尿病或尿毒症所致的代谢性酸中毒;两侧瞳孔不等大伴喷射状呕吐者常提示脑疝。

3. 心理社会状况　昏迷患者常常给家属带来不安与恐惧,而长时间的昏迷容易增添家属的精神及经济负担,产生厌烦心理。

4. 实验室及其他检查　CT、MRI、脑电图、血常规、血液生化等检查有助于明确病因。

表 9-3　Glasgow 昏迷评分量表

评分项目	反应	评分
睁眼反应	自动睁眼	4
	呼之睁眼	3
	疼痛刺激引起睁眼	2
	不睁眼	1
语言反应	能正确回答时间、地点、人物等定向问题	5
	能说话,但不能正确回答时间、地点、人物等定向问题	4
	言语不流利,但字意可辨	3
	言语模糊,字意难辨	2
	任何刺激均无语言反应	1
运动反应	能按指令动作	6
	对疼痛刺激能定位	5
	对疼痛刺激能躲避	4
	疼痛刺激时肢体过屈	3
	疼痛刺激时肢体过伸	2
	对疼痛刺激无反应	1

(二)护理诊断/问题

1. 意识障碍　与各种原因导致脑组织受损、功能障碍有关。

2. 有皮肤完整性受损的危险　与昏迷所致自主运动消失及排尿、排便失禁有关。

3. 潜在并发症　呼吸道感染、泌尿系感染等。

(三)护理措施

1. 一般护理

(1)保持呼吸道通畅:患者取平卧位,头偏向一侧,保持气道通畅。取下活动义齿,及时清除呼吸道分泌物,痰液黏稠时遵医嘱雾化吸入,必要时机械吸痰。

(2)饮食护理:遵医嘱给予鼻饲高热量、高维生素流食,保证足够营养供给,并补充足够水分。每天口腔护理 2~3 次,防止口腔感染。

(3)皮肤护理:保持床单干燥、整洁,减少皮肤的机械性刺激。每 2~3 小时为患者翻身 1 次,按摩骨隆突部位,预防压疮。

(4)大、小便护理:保持外阴部皮肤清洁,预防尿路感染。

2. 病情观察　严密观察并记录患者生命体征、瞳孔大小及对光反射,判断意识障碍及昏迷程度。观察有无呕吐、抽搐、肢体瘫痪等,及时发现有无并发症,并做好抢救准备。

3. 安全护理　病床加床档,必要时应用约束带适当约束,防止坠床、自伤。

讨论与思考

1. 头痛患者的护理措施有哪些?

2. 感觉障碍患者的主要护理诊断和护理措施有哪些?

3. 何谓浅、深昏迷? 二者如何区别?

(李艳红)

第二节　急性炎症性脱髓鞘性多发性神经病患者的护理

> ✚ **案例分析**
>
> 　　王某,男,18 岁。10d 前受凉后出现咽痛、咳嗽、发热等症状,应用抗感冒药治疗效果不佳。2d 前患者出现双下肢无力,行走困难,今日四肢完全性瘫痪并伴有呼吸困难。入院后患者情绪极度紧张、恐惧。
>
> 　　请分析:该患者的主要症状是什么? 护士应立即采取哪些护理措施?

　　急性炎症性脱髓鞘性多发性神经病又称吉兰-巴雷综合征,是一种自身免疫介导的炎性脱髓鞘性周围神经病。临床特点为急性、对称性、弛缓性肢体瘫痪,严重者出现延髓和呼吸肌麻痹而危及生命。我国发病年龄以儿童和青壮年多见,男性略多于女性。

一、护 理 评 估

(一)致病因素

　　病因及发病机制不明,可发生于感染、疫苗接种或外科手术后。一般认为本病是一种迟发性自身免疫性疾病,发病机制可能是因为病原体某些组分与周围神经组分结构相似,导致机体免疫系统发生识别错误,产生自身免疫细胞和自身抗体,对正常的周围神经组分进行免疫攻击,引起周围神经脱髓鞘。

(二)身体状况

　　急性起病,多数患者发病前 1~3 周有呼吸道或消化道感染症状或疫苗接种史,主要表现有:

　　1. 运动障碍　常为首发症状,多为肢体对称性、弛缓性无力,常由双下肢开始,逐渐累及躯干肌、脑神经,于数日至 2 周达到高峰。危重患者在 1~2d 内迅速加重,出现四肢完全性瘫痪,并累及肋间肌和膈肌致呼吸麻痹,危及生命。

　　2. 感觉障碍　比运动障碍轻,表现为肢体感觉异常,如烧灼感、麻木、刺痛和不适感。感觉缺失相对较轻,呈手套、袜套样分布。

　　3. 脑神经受损　以双侧面神经麻痹最常见。其次为舌咽、迷走和舌下神经受损,可出现吞咽困难、饮水呛咳、声音嘶哑等症状。

　　4. 自主神经功能障碍　表现为皮肤潮红、多汗、手足肿胀及营养障碍,严重者可出现心动过速、体位性低血压及尿潴留等。

(三)心理社会状况

　　患者因起病急、病情进展迅速可出现紧张、焦虑情绪。病情危重者呼吸困难、吞咽障碍,可使患者产生濒死感而出现恐惧、悲观心理。

(四)实验室及其他检查

　　脑脊液检查:蛋白含量明显增高而细胞数正常,称为蛋白-细胞分离现象,为本病特征性表现。蛋白增高常在起病后第 3 周最明显。

二、治疗要点

治疗原则是抑制免疫反应、消除神经损害、支持和对症治疗及防治并发症。

(一) 一般治疗

1. 营养支持　有吞咽困难和饮水呛咳者,给予鼻饲;胃肠麻痹者,则给予静脉营养支持。

2. 对症治疗及并发症的防治　重症患者持续心电监护,及时发现各种心律失常并做相应处理。应用抗生素预防和控制坠积性肺炎、尿路感染等。

(二) 免疫治疗

1. 血浆交换及免疫球蛋白静脉滴注　为本病的一线治疗方法,有条件者尽早应用,但联合应用并不增加疗效,故推荐单一使用。

2. 糖皮质激素　对于无条件应用血浆交换及免疫球蛋白治疗的患者,可试用甲泼尼龙或地塞米松。

(三) 呼吸道管理

保持呼吸道通畅,因呼吸肌麻痹而危及生命者,应尽早行气管插管或气管切开,机械辅助通气。

(四) 辅助治疗

应用 B 族维生素营养神经治疗,包括维生素 B_1、维生素 B_{12}、维生素 B_6 等。

> **重点提示**
>
> 呼吸肌麻痹是本病的主要死亡原因,防止吉兰-巴雷综合征患者因呼吸肌麻痹而死亡的最有效措施为应用呼吸机。

三、护理诊断/问题

1. 低效性呼吸型态　与呼吸肌麻痹有关。
2. 躯体活动障碍　与四肢肌肉进行性瘫痪有关。
3. 清理呼吸道无效　与呼吸肌麻痹、咳嗽无力等有关。
4. 吞咽障碍　与脑神经受损致延髓麻痹有关。
5. 恐惧　与呼吸困难、濒死感或害怕气管切开有关。

四、护理措施

(一) 一般护理

1. 休息　急性期应卧床休息,重症患者进监护室治疗。

2. 保持呼吸道通畅　鼓励患者深呼吸、有效咳嗽、咳痰,如咳嗽无力,应随时吸痰以保持呼吸道通畅。轻度呼吸肌麻痹者给予鼻导管吸氧,同时备好气管插管包、气管切开包、呼吸机等抢救设备。

3. 饮食护理　给予高热量、高蛋白、高维生素及易消化饮食。轻度吞咽困难患者,喂食速度要缓慢,以免呛咳;严重者应及早插管鼻饲,并做好口腔护理,进食时和进食后 30min 取半卧位,防止食物反流引起窒息。

4. 预防并发症 保持皮肤和床单的清洁、干燥,经常更换体位,防止压疮。保持瘫痪肢体功能位,做好肢体的被动和主动运动训练,防止肌肉萎缩和关节畸形。

(二)病情观察

严密观察患者的呼吸、脉搏、血压及血气分析指标。当患者出现呼吸费力、烦躁、出汗、口唇发绀等缺氧症状时,应立即报告医师,遵医嘱及早应用呼吸机。

> **重点提示**
>
> 当缺氧症状加重,肺活量低于 20~25ml/kg,血氧饱和度降低,动脉氧分压低于 70mmHg 时,应及早使用呼吸机。

(三)用药护理

应用免疫球蛋白注射液时,应询问是否有过敏史,静脉输液速度不宜过快;应用糖皮质激素时,应密切观察有无应激性溃疡;安眠、镇静药可抑制呼吸,应避免使用。

(四)心理护理

了解患者心理状况,关心患者,耐心解释疾病发生、发展过程及预后,讲解机械辅助通气的重要性,使其消除顾虑,积极配合治疗和护理。

五、健 康 指 导

1. 疾病知识指导 指导患者建立健康的生活方式,注意营养均衡,适当运动,增强机体免疫力。避免淋雨、受凉、疲劳和创伤等诱因。

2. 用药指导 指导患者出院后遵医嘱服药,不要擅自减量或停药,观察药物不良反应,如有异常情况立即就诊。

3. 康复指导 加强神经功能康复锻炼和日常生活活动训练。进行肢体的被动或主动运动,坚持理疗、针灸和按摩等,以防止肢体失用性萎缩。

> **讨论与思考**
>
> 如何做好吉兰-巴雷综合征患者的病情观察及用药护理?

(李艳红)

第三节 面神经炎患者的护理

> **案例分析**
>
> 患者,男,36 岁,10h 前无明显原因突然出现口角㖞斜,饮水时会从口角流出。查体可见:右侧不能皱额皱眉,右眼睑闭合不全,右侧鼻唇沟变浅,口角下垂,不能做吹口哨、鼓腮动作。初步诊断:右侧面神经炎。
>
> 请分析:患者的主要症状有哪些? 为何会出现这些表现?

面神经炎又称特发性面神经麻痹或贝尔麻痹,是茎乳孔内面神经非特异性炎症所致的周围性面瘫,主要表现为患侧面部表情肌瘫痪。任何年龄均可发病,多见于 20~40 岁男性。

一、护 理 评 估

(一) 致病因素

病因及发病机制未明。由于面神经管为一狭长的骨性管道,只能容纳面神经通过,面神经一旦发生缺血、水肿,可导致神经受压。面部受冷风吹袭,病毒感染和自主神经功能紊乱等均可引起局部神经营养血管痉挛,导致神经缺血、水肿出现面肌瘫痪。

(二) 身体状况

通常急性起病,数小时致数日达到高峰,部分患者起病前 1~2d 可有患侧耳后、乳突区疼痛。主要临床表现为患侧表情肌瘫痪。患者常于清晨洗漱时发现一侧面部肌肉活动不灵活,口角㖞斜。查体可见:患侧额纹变浅或消失,不能皱额皱眉;眼睑不能闭合或闭合不全,闭眼时眼球向外上方转动,显露白色巩膜,称为贝尔征;患侧鼻唇沟变浅,口角下垂,露齿时口角向健侧㖞斜;口轮匝肌瘫痪,不能吹口哨,不能鼓腮;颊肌瘫痪,食物常滞留于患侧牙龈与颊部之间。

> **重点提示**
>
> 面神经炎多为单侧性,表现为患侧面部表情肌瘫痪。双侧病变多见于吉兰-巴雷综合征。

(三) 心理社会状况

因面肌瘫痪、口角㖞斜及乳突部疼痛等可影响日常生活及社会交往活动,患者易出现紧张、焦虑、自卑心理,因担心预后可出现抑郁心理。

(四) 实验室及其他检查

脑脊液检查、头颅 CT 和 MRI 有助于鉴别诊断。

二、治 疗 要 点

治疗原则为改善局部血液循环,消除面神经的炎症和水肿,促进神经功能的恢复。

(一) 急性期治疗

1. 药物治疗　急性期应尽早使用皮质类固醇,如地塞米松、泼尼松,以减轻面神经的炎症和水肿;应用 B 族维生素等神经营养代谢药物。
2. 理疗　可在茎乳孔附近部位给予热敷、红外线照射、超短波治疗等,改善局部血液循环。
3. 眼部防护　可戴眼罩防护,或用抗生素眼药水等预防感染。

(二) 恢复期治疗

可行碘离子透入疗法、针刺或电针治疗等,促进神经功能恢复。

三、护理诊断/问题

1. 身体意象紊乱　与面神经受损致面肌瘫痪、口角㖞斜等有关。
2. 疼痛　乳突部疼痛与面神经病变累及膝状神经节有关。

四、护 理 措 施

（一）一般护理

1. 休息　急性期注意休息，保持环境安静。避免风寒，如出门应戴口罩、系围巾等。

2. 饮食护理　给予清淡易消化饮食，保证机体营养，病情严重者给予流质饮食。有味觉障碍的患者，应注意食物的冷热度，防止烫伤与冻伤口腔黏膜。

重点提示

瘫痪侧食物残存时，进食后应漱口或行口腔护理，保持口腔清洁，预防口腔感染。

（二）病情观察

观察患者眼部情况，注意是否有感染症状；观察患者疼痛的部位及进食情况；观察患者的情绪变化及心理反应。

（三）对症护理

1. 眼部护理　对不能闭眼者，可戴眼罩防护，或涂眼膏、滴眼药水，防止角膜感染。

2. 面肌功能训练　尽早加强瘫痪面肌的主动和被动运动，可教患者对着镜子做抬额、皱眉、闭眼、露齿、鼓腮和吹口哨等动作，并按摩面部肌肉。

（四）用药护理

应用糖皮质激素治疗时，应注意观察有无胃肠道出血、感染征象，并监测血压变化。

（五）心理护理

患者因面肌瘫痪影响自我形象及日常生活，加重心理负担。应尊重患者，鼓励其表达内心的感受，并给予正确指导。告知疾病的过程、治疗手段及预后，以稳定患者情绪，增强信心。

五、健 康 指 导

1. 疾病知识指导　指导患者保持良好的心情，保证充足的睡眠，适当运动，提高机体免疫力。避免寒冷刺激，注意保暖。感冒、牙痛或中耳炎等疾病应及时治疗。

2. 用药指导　告知患者遵医嘱应用激素治疗，应逐渐减量，不能突然停药。自我监测药物不良反应，如有消化道出血、呼吸道感染等症状立即就诊。

3. 康复指导　指导患者做好眼部防护，保护角膜。持之以恒加强面肌功能训练，配合针刺、理疗等，促进面神经功能恢复。

讨论与思考

面神经炎患者的临床表现有哪些？如何指导患者进行面肌功能训练？

（李艳红）

第四节　脑血管疾病患者的护理

> **案例分析**
>
> 　　患者,男性,52 岁,因与家人发生争执,半小时后出现头晕、头痛,随即晕倒在地,呕吐 2 次。护理体检:体温:37.1℃,脉搏:56 次/分,呼吸:16 次/分,血压:210/120mmHg,神志不清,双眼向左凝视,双侧瞳孔不等大,右侧肢体肌张力降低,腱反射消失。心脏无杂音,肝脾未扪及。CT:左侧基底节有高密度阴影。
>
> 　　请分析:患者出现了什么问题? 请说出理由。主要的护理诊断有哪些?

　　脑血管疾病是指由于脑血管病变所致的脑功能障碍,又称为脑卒中或脑血管意外,是神经系统的常见病和多发病。本组疾病病情复杂、并发症多、致残率高、病死率高,是目前导致人类死亡的三大疾病之一。

　　引起脑血管疾病的危险因素较多,主要分为两大类:①无法干预的危险因素,如年龄、性别、遗传等。②可干预的危险因素,如高血压病、糖尿病、心脏病、饮酒、高脂饮食等。

　　脑血管疾病按病变性质不同可分为两类:①缺血性脑血管疾病,包括短暂性脑缺血发作、脑梗死。②出血性脑血管疾病,包括脑出血、蛛网膜下腔出血。其中最常见的是脑梗死,最严重的是脑出血。

一、短暂性脑缺血发作

　　短暂性脑缺血发作(TIA)是指由于脑血管病变引起的突发短暂性、局限性、可逆性脑功能障碍。发作一般为 10~15min,多在 1h 内缓解,最长不超过 24h,无神经功能损害症状。

(一)护理评估

1. 致病因素

　　(1)血流动力学改变:动脉粥样硬化、动脉炎等引起颈内动脉系统或椎-基底动脉系统的严重狭窄,当血压急剧波动时,导致一过性缺血。

　　(2)微栓塞:微栓子主要来源于动脉粥样硬化的不稳定性斑块或附壁血栓的破碎脱落,其次是瓣膜性或非瓣膜性心源性栓子等。

　　(3)血液成分的改变:血小板增多、严重贫血和高凝状态等,均可参与 TIA 的发病。

　　(4)脑血管痉挛:严重高血压和微栓子对小动脉床的刺激引起脑血管痉挛。

2. 身体状况　TIA 好发于中老年人,以 50~70 岁多见,男性多于女性。起病突然,迅速出现局灶性的神经功能损害的症状和体征,持续数秒或数小时,24h 内可完全恢复,无神经功能损害后遗症,可反复发作。

> **重点提示**
>
> 　　TIA 易发展成脑卒中,临床上应高度重视。

　　(1)颈内动脉系统 TIA:常见病变对侧肢体无力或轻瘫,病侧单眼一过性黑矇、失明等,也可出现人格和情感障碍。

（2）椎-基底动脉系统 TIA：常表现为眩晕、平衡障碍，少数也可表现为耳鸣。特征性症状为跌倒发作（即病人转头或仰头时下肢突然失去张力而跌倒，无意识障碍，随即自行站立）、短暂性全面遗忘和双眼视力障碍。

3. 心理社会状况　患者常因突然发作严重影响生活质量而焦虑。

4. 实验室及其他检查　血脂、血流变学检查，可发现血黏度增高和血小板聚集性增加，经颅多普勒超声（TCD）是监测颅内大血管狭窄的重要手段。血管造影是判断脑血管病变最准确的方法。

（二）治疗要点

治疗原则：去除病因及诱因，减少和预防复发，保护脑功能。

1. 病因治疗　高血压患者应控制血压，有效控制糖尿病、高脂血症等。

2. 药物治疗

抗血小板聚集药：首选阿司匹林，也可使用小剂量阿司匹林加双嘧达莫等。不能耐受阿司匹林的，可用氯吡格雷。

抗凝药物：不作为常规治疗。对频繁发作的 TIA 或临床伴有房颤者，可用肝素抗凝治疗。

钙离子阻滞药：脑血管痉挛者，可选用尼莫地平、尼卡地平等。

3. 介入治疗　适用于颈内动脉有明显动脉粥样硬化斑、狭窄>70%，严重影响脑组织供血并有反复 TIA 发作者。

（三）护理诊断/问题

1. 有受伤的危险　与突发眩晕、一过性黑矇及平衡失调有关。

2. 恐惧　与突然或多次发生躯体不适有关。

3. 知识缺乏　与缺乏 TIA 防治知识有关。

4. 潜在并发症　脑血栓形成。

（四）护理措施

1. 一般护理

（1）休息：发作时卧床休息，枕头不宜过高（以 15°~20° 为宜），以保证头部血供；头部转动时应缓慢，幅度不宜过大；频繁发作时应避免重体力劳动，必要时如厕、淋浴及外出活动时均应有家人陪伴。

（2）饮食：给予高维生素、低脂、低盐饮食，忌烟、酒。

2. 病情观察　密切观察患者有无头痛、头晕、平衡障碍及一过性黑矇；有无肢体麻木或无力；频繁发作者应注意观察发作持续时间与间隔时间、伴随症状。

3. 用药护理　阿司匹林、氯吡格雷等应饭后服用，注意观察有无皮疹，定期检测血常规。应用肝素时，观察患者有无出血症状，并定期监测出、凝血时间。

4. 心理护理　向病人解释病情，嘱患者应保持心态平和，避免紧张、焦虑或恐惧。

（五）健康指导

1. 疾病知识指导　指导患者积极去除自身危险因素如肥胖、吸烟、高血压、糖尿病等。保持健康的生活方式，坚持体育锻炼，如慢跑、散步、打太极拳等，注意运动量、运动方式应适合个体情况，做到劳逸结合。

2. 用药指导　定期监测血压，遵医嘱正确服用降压药，保持血压在稳定水平。血黏度高的患者应遵医嘱长期服用阿司匹林，预防再发。

3. 病情监测指导　告知患者发作时的自我救助方法,出现肢体无力、眩晕、一过性黑矇等,应及时就诊。

二、脑　梗　死

脑梗死是指各种原因所致脑部血液循环供应障碍,使局部脑组织发生不可逆性损害,从而导致脑组织缺血、缺氧性坏死,又称为缺血性脑卒中。临床最常见的类型有脑血栓形成和脑栓塞。

(一)护理评估

1. 致病因素

(1)脑血栓形成:脑动脉粥样硬化是最常见的病因,其次是高血压、糖尿病、高血脂等。上述因素引起脑动脉管腔狭窄、内膜损害,使血液中的有形成分如红细胞、血小板等在血压过低、血流速度缓慢的时候易于黏附、聚集、沉着而形成血栓。

(2)脑栓塞:最常见的栓子来源于心源性(风湿性心脏病二尖瓣狭窄伴心房颤动),其次非心源性(主要是动脉粥样硬化病变,少数脂肪栓塞、空气栓塞、癌栓塞)等。栓子随血流进入颅内动脉,使血管急性闭塞,引起相应供血区脑组织缺血、缺氧、坏死及功能障碍。

2. 身体状况

(1)脑血栓形成:好发于50~60岁或以上,男性稍多于女性。起病缓慢,1/3病例的前驱症状表现为反复发作的 TIA。常在安静休息或睡眠中发病,次日早晨醒来发现一侧肢体瘫痪,语言障碍等神经系统局灶损害表现;多数意识清楚,病情常在数小时,甚至1~2d达高峰。少数患者基底动脉血栓或大面积脑梗死时,可出现意识障碍,病情严重者可引起昏迷、颅内高压,甚至死亡。

(2)脑栓塞:任何年龄均可发病,以青壮年居多。起病急骤为其特征,为脑血管疾病起病最快的一种。大多无前驱症状,常于数秒钟或短时间内症状发展到高峰,有相应的神经系统局灶损害表现,少数病情严重者可引起脑水肿、颅内高压,发生脑疝而死亡。部分病人还可伴有肾、肠、下肢等血管栓塞的表现。

> **重点提示**
>
> 脑梗死均有神经系统损害的局灶表现。

3. 心理社会状况　由于生活质量下降,家庭及社会支持系统失衡等,引起患者紧张、焦虑、抑郁、沮丧甚至悲哀情绪。

4. 实验室及其他检查

(1)血液检查:血脂增高、血黏稠度增加、血小板聚集性增高。

(2)影像学检查:常规 CT 检查,发病24h 后脑梗死区可出现低密度灶。

(二)治疗要点

急性期治疗原则:超早期治疗,个体化治疗,对症支持治疗,防止并发症的整体化治疗。

1. 改善脑血流循环治疗

(1)溶栓治疗:超早期溶栓治疗,可恢复脑组织供血,防止缺血脑组织发生不可逆的损害。治疗时间窗一般不超过6h。但患者须经严格筛选,以降低出血风险。常用尿激酶、组织型纤维酶原激活剂等静脉滴注。

（2）抗血小板聚集治疗：早期采用阿司匹林，可降低病死率和复发率。

（3）抗凝治疗：目的是防止血栓扩展和新血栓形成。使用肝素、华法林，但出血性脑梗死和高血压患者禁用。

（4）改善微循环：选用低分子右旋糖酐扩容治疗。

2. 对症治疗

（1）氧疗：脑梗死常规吸氧支持，3～5L/min，必要时应用高压氧治疗。

（2）调节血压：急性期血压升高一般不需降压处理，以免减少脑血流灌注而加重梗死。当血压>220/120mmHg，或平均动脉压>130mmHg时，可给予缓慢降血压治疗。

（3）降颅压治疗：脑水肿常见于大面积脑梗死，治疗目的是降低颅内压，维持足够脑灌注和预防脑疝。可用20%甘露醇125～250ml静脉滴注，也可静脉给予地塞米松或呋塞米。

（4）其他：对症治疗，中枢性发热者可行物理降温，合并感染者可应用抗生素治疗，为预防消化道出血时，可用H_2受体拮抗药。

（5）康复治疗：遵循个体化的原则，制定科学的治疗计划。患者病情稳定后，应尽早进行康复治疗。对肢体瘫痪的应尽早进行瘫痪肢体的功能锻炼；对失语者应积极进行语言训练。

3. 血管介入治疗　血管成形术、血管内支架置入术等。

4. 脑保护治疗

（1）脑保护药的应用，如依达拉奉、吡拉西坦、胞磷胆碱等。

（2）钙离子拮抗药，尼莫地平等扩张脑血管。

（三）护理诊断/问题

1. 躯体移动障碍　与脑梗死导致肢体瘫痪有关。

2. 感觉紊乱　与脑梗死损害感觉传导通路有关。

3. 吞咽障碍　与意识障碍或延髓麻痹有关。

4. 紧张/焦虑　与瘫痪、担心预后有关。

5. 有皮肤完整性受损的危险　与瘫痪、长期卧床有关。

6. 知识缺乏　缺乏脑血管疾病防治知识。

（四）护理措施

1. 一般护理

（1）休息：急性期患者平卧休息，瘫痪者每2小时翻身1次，防止压疮。瘫痪肢体保持功能位置并进行按摩，全关节被动运动，发病24h后可行早期活动。

（2）饮食：给予低脂、低盐、低热量、高维生素的清淡饮食，以流质或糊状黏稠食物为宜。有吞咽困难者可插胃管鼻饲。

2. 病情观察　密切监测患者生命体征、意识、瞳孔变化；有无头痛、呕吐等颅内高压的表现；观察肢体肌力及瘫痪状况。

3. 用药护理

（1）使用溶栓、抗凝药物时，严格按医嘱执行，控制好药物剂量、给药途径及给药速度，密切监测出、凝血时间，凝血酶原时间，观察患者意识、血压、皮肤及消化道有无出血征象。如果出现剧烈头痛、呕吐等表现时，应立即停止溶栓和抗凝治疗并给予相应处理。

> **重点提示**
>
> 使用溶栓药物时一定要注意观察是否有出血征象。

(2)使用低分子右旋糖酐前要做皮试,防止过敏。

(3)甘露醇长期大剂量使用时要注意查电解质和肾功能。

(4)要注意钙离子拮抗药引起的头胀痛、颜面潮红、血压下降等不良反应。

4. **对症护理** 中枢性发热可行物理降温,但头部禁用冰袋或冰帽,以免引起脑部血管收缩加重脑部缺血。瘫痪者的护理详见本章第一节。

5. **心理护理** 向患者解释病情,观察患者情绪变化,及时发现患者的心理问题。通过有针对性的安慰、解释、鼓励、保证等心理护理技巧,消除患者负性心理,帮助患者树立战胜疾病的信心。

(五)健康指导

1. **疾病知识指导** 向患者介绍本病的基本知识,告知本病的早期症状和就诊时机。教会患者康复训练的基本方法。合理安排饮食结构,改变不良饮食习惯,戒烟、限酒。预防并发症和脑卒中的复发。

2. **用药指导** 遵医嘱服用降压、降血糖、降脂药物。

3. **病情监测指导** 定期监测血压、血糖、血脂、血黏稠度。出现头痛、眩晕、呕吐、吐字不清、肢体麻木无力时,应及时就诊。

三、脑 出 血

脑出血系指非外伤性脑实质出血。占全部脑卒中的 10% ~ 30%。急性期病死率为30% ~ 40%,是急性脑血管病中最高的,死亡原因常为脑水肿、颅内压增高和脑疝形成。

(一)护理评估

1. **致病因素**

(1)病因:高血压合并脑动脉粥样硬化是脑出血最常见的病因,其他为颅内动脉瘤或脑动静脉畸形破裂、脑动脉炎、血液病等。

(2)诱因:在情绪激动、剧烈体力活动等因素的作用下,导致血压升高诱发脑出血。

2. **身体状况**

(1)发病情况:脑出血好发年龄为50~70岁,男性略多于女性,冬春两季发病率较高;常在情绪激动、体力活动和气候变化时突然发病,发病后数分钟至数小时内达到高峰。

(2)临床特点:急性期常突发剧烈头痛、频繁呕吐、意识障碍、可有脑膜刺激征。呼吸深而伴有鼾声,严重者呈潮式呼吸或呼吸不规则。血压明显升高,颜面潮红,大汗淋漓,大小便失禁等。

(3)神经系统损害的局灶表现:根据出血部位和出血量不同而引起相应的局限性神经定位表现。

基底节区出血:是最常见的脑出血,约占 60%,因供应此区的大脑中动脉的分支豆纹动脉,受高压血流冲击易导致破裂出血。病变常累及内囊而出现典型的"三偏征综合征",即出血灶对侧偏瘫、偏身感觉障碍和对侧同向偏盲。优势半球出血可有失语。

脑桥出血:约占10%,小量出血可无意识障碍,表现为交叉性瘫痪;头和眼转向出血灶对侧,呈"凝视瘫肢"状。大量出血(出血量>5ml)时,迅速陷入昏迷、两侧瞳孔呈针尖样固定于正中、中枢性高热、呕吐咖啡样胃内容物、四肢瘫痪和中枢性呼吸衰竭等,多数在24~48h死亡。

小脑出血:约占脑出血10%,突然起病,常有枕部头痛、呕吐、眩晕和共济失调,无肢体瘫痪。出血量较多者,可在12~24h出现昏迷及脑干受压征象,并迅速死亡。

> **重点提示**
>
> 少数脑出血患者可在安静、睡眠时发病,因出血量小、症状相对轻,故应注意与脑梗死相鉴别。

(4)并发症

脑疝:是脑出血最常见的死亡原因。表现为剧烈头痛、反复呕吐、血压增高、脉搏和呼吸缓慢等颅内高压征象,出现进行性意识障碍、瞳孔不等大,呼吸或循环衰竭。

上消化道出血:出现应激性溃疡出血。

感染:常有肺部感染,尿潴留者行保留导尿后容易发生泌尿系统感染。

压疮:因瘫痪而长期卧床,可使局部受压而发生压疮。

3. 心理社会状况 患者常因为运动障碍、感觉障碍和语言障碍而导致情绪沮丧、悲观绝望心理;患者自理能力和生活质量下降而引起情绪急躁、苦闷心理。

4. 实验室及其他检查

(1)影像学检查:CT、MRI可确定出血的部位与范围。CT是脑出血的首选检查。CT扫描早期呈现高密度阴影。见图9-2。

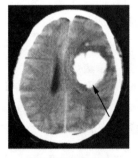 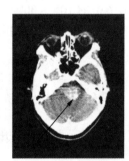 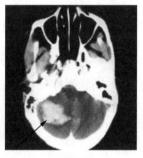 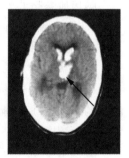

左基底节区脑出血　　　　脑桥出血　　　　小脑出血　　　　脑室出血

图9-2 脑出血的头颅CT表现

(2)脑脊液检查:在无CT检查条件,且无明显颅内高压时进行。脑脊液压力常增高,多呈均匀血性。当病情严重,有脑疝形成、小脑出血时,禁用腰椎穿刺检查。

(二)治疗要点

急性期治疗原则:防止再出血、减轻脑水肿,维持生命功能和防治并发症。

1. 一般治疗 急性期卧床休息,保持环境安静,维持生命体征。患者一般应就地诊治,不宜反复翻动和长途运送,以免加重出血或再出血。

2. 控制脑水肿、低降颅内压 常用20%甘露醇125~250ml快速静脉滴注(30min内),可联合呋塞米 20~40mg 静脉注射,两者交替使用。

重点提示

　　急性期脑出血治疗的最重要的环节是控制脑水肿、降低颅内压、防止脑疝形成。

　　3. 调整血压　进行降颅压治疗后,如果血压仍≥200/110mmHg,应慎重进行平稳降压治疗,使血压维持在 180/105mmHg 左右。

　　4. 止血治疗　对高血压动脉粥样硬化性出血者,一般不用止血药。对有凝血功能障碍的患者可针对性地选择止血药。

　　5. 对症治疗　感染者抗感染治疗,出现应激性溃疡者用 H_2 受体拮抗药,抽搐发作者用地西泮,中枢性高热者可行物理降温。

　　6. 手术治疗　出血量较大或有发生脑疝危险者,可行手术治疗。

(三)护理诊断/问题

　　1. 急性意识障碍　与脑出血、脑水肿有关。

　　2. 疼痛　头痛与出血致颅内压增高有关。

　　3. 躯体活动障碍　与肢体瘫痪有关。

　　4. 感觉障碍　与脑出血损害感觉传导通路有关。

　　5. 语言沟通障碍　与脑出血失语有关。

　　6. 有皮肤完整性受损的危险　与意识障碍、肢体瘫痪和长期卧床引起皮肤受压有关。

　　7. 绝望　与瘫痪、失语、担心预后有关。

　　8. 潜在并发症　脑疝、上消化道出血、感染。

　　9. 知识缺乏　缺乏脑出血预防知识。

(四)护理措施

　　1. 一般护理

　　(1)休息:急性期绝对卧床休息 2~4 周,保持环境安静,取侧卧位,头部抬高 15°~30°,以减轻脑水肿。协助患者更换体位时,动作宜慢,尽量减少头部的摆动幅度,以免加重出血。保持床铺清洁、干燥,防止压疮发生。保持肢体功能位,协助患者加强肢体的被动运动和主动运动,防止肢体痉挛畸形和关节僵硬。

　　(2)饮食:发病 24h 内应暂禁食,病情稳定无消化道出血者,可给予高蛋白、高维生素、低脂饮食。进食困难者应鼻饲流质保证营养。

　　(3)口腔、大小便的护理:详见本章第一节。

　　2. 病情观察　密切观察患者生命体征、意识、瞳孔变化,及时判断患者有无病情加重及并发症出现。如患者意识障碍进行性加重,剧烈呕吐、脉搏减慢、血压升高、两侧瞳孔不等大时,常为脑疝前驱表现;如患者呕吐咖啡样胃内容物或排出黑粪应考虑上消化道出血。

　　3. 用药护理　选甘露醇脱水时,因其在温度较低时容易产生结晶,如发现有结晶,应将其加温致晶体溶解并冷却后方可使用,同时应选择粗大静脉注射,防止药物外渗,并观察头痛及意识障碍是否减轻;观察尿量、肾功能、电解质情况。有心、肾功能不全者应慎用。使用降压药物时,应动态监测血压情况,根据血压随时调整给药方案。

甘露醇在使用时一定要注意静脉滴注的速度。

4. 对症护理　保持患者呼吸道通畅,及时清除口腔和呼吸道分泌物。烦躁者,防止坠床,可加保护性床栏或约束带,必要时遵医嘱应用镇静药。抽搐频繁时,遵医嘱静脉缓慢注射地西泮,并注意观察呼吸情况。有中枢性高热者可行物理降温,头部放置冰袋或冰帽。

5. 心理护理　及时发现患者的心理问题,有针对性进行心理护理。精心护理患者,指导意识清醒的患者进行自我心理调节,鼓励其进行力所能及的活动。指导家属充分理解患者,并予细心照料,给予精神与经济支持,帮助患者树立战胜疾病的信心。

(五)健康指导

1. 疾病知识指导　向患者及家属解释脑出血的基本知识,明确治疗原发病对防止再出血的重要性。保持情绪稳定,尽量避免情绪波动和血压升高的诱发因素。饮食应以高维生素、低脂、低盐为宜,戒烟酒。生活应有规律,保持充足睡眠。加强瘫痪肢体的功能锻炼,促进肢体功能恢复。

2. 用药指导　遵医嘱正确服药,定期门诊随访。

3. 疾病监测指导　积极控制高血压,每日按时监测血压,如果血压异常波动或出现头痛、呕吐、肢体无力时,应立即就医。

四、蛛网膜下腔出血

蛛网膜下腔出血(SAH)通常是指脑底部动脉瘤或脑动静脉畸形破裂,血液直接流入蛛网膜下腔所致。本病约占急性脑卒中的10%,占出血性脑卒中的20%。

(一)护理评估

1. 致病因素　颅内先天性动脉瘤是最常见的病因(约占75%);其次是脑动静脉畸形;其他可见于高血压及动脉粥样硬化、血液病、颅内肿瘤、脑膜炎症等。

2. 身体状况

(1)起病情况:各年龄组均可发病,以青壮年居多,女性多于男性。起病急骤,在剧烈活动、用力排便、情绪激动等诱因作用下发病。

(2)症状:突发剧烈难忍的头痛,继之呕吐;头痛可持续数日,2周后逐渐减轻。如果头痛再发,常提示再次出血。部分患者有不同程度的意识障碍或抽搐。少数患者可出现烦躁、谵妄、幻觉等精神症状。大量蛛网膜下腔出血可引起严重颅内高压甚至脑疝而死亡。

(3)体征:脑膜刺激征是最具有特征性的体征,眼底检查20%患者发现有玻璃体下出血,对诊断很有价值;一般无神经系统损害的局灶表现,仅少数患者可出现动眼神经麻痹、偏盲、偏瘫、失语等。

蛛网膜下腔出血患者多数无神经系统损害的局灶表现,有别于其他脑血管疾病。

（4）并发症

再出血：是 SAH 的重要并发症，常在 7～14d 发生，其病死率约为 50%。特别是在用力排便、情绪激动、活动时诱发。

脑血管痉挛：是死亡和致残的重要原因。起病后 10～14d 为迟发性血管痉挛高峰期，可导致一过性偏瘫、失语、意识障碍等。

脑积水：本病发生率为 20%。脑积水易导致颅内高压。

3. 心理社会状况　头痛剧烈导致患者情绪急躁；活动被医源性限制时，影响自理能力和生活质量，而出现焦虑；医疗检查使其恐惧或紧张。

4. 实验室及其他检查

（1）颅脑 CT：是诊断 SAH 首选检查。CT 可见血管破裂处附近凝血块呈高密度征象。

（2）脑血管造影：可确定出血位置和性质，是确诊颅内动脉瘤最有价值的方法。

（3）脑脊液检查：其特征性改变为肉眼呈均匀一致的血性脑脊液，压力增高>200mmH$_2$O。

（二）治疗要点

治疗原则：除去病因、降低颅内压和预防并发症。

1. 治疗病因和诱因。

2. 一般治疗　就近住院治疗，密切观察生命体征。绝对安静卧床休息 4～6 周；避免一切可能引起血压和颅内压增高的因素，如用力咳嗽和排便等；对头痛和躁动不安者应予足量有效的镇痛、镇静药，慎用影响呼吸功能的药物，如吗啡、哌替啶等。

3. 降低颅内压　应用脱水药，参见脑出血的治疗。

4. 预防再出血　主张大剂量使用止血药，以避免早期再出血，常用药物：6-氨基己酸、止血芳酸等。

5. 防治迟发性脑血管痉挛　常选用钙通道阻滞药尼莫地平。

6. 手术治疗　对于颅内动脉瘤或脑动静脉血管畸形者，可行手术切除或脑血管内介入治疗。

（三）护理诊断/问题

1. 疼痛　与颅内压增高、血管痉挛有关。

2. 生活自理能力缺陷　与医源性限制有关。

3. 恐惧　与担心再出血、害怕手术有关。

4. 潜在并发症　再出血、脑血管痉挛、脑积水。

5. 知识缺乏　缺乏蛛网膜下腔出血预防知识。

（四）护理措施

1. 一般护理　同脑出血。患者要保持平稳的情绪，避免精神紧张、激动、悲伤；避免用力排便、剧烈咳嗽等，以防止发生再出血。

2. 病情观察　密切观察患者生命体征、意识、瞳孔；观察有无头痛、呕吐和抽搐现象。观察用甘露醇后，头痛缓解的时间。如果病情稳定后，又突发剧烈头痛、呕吐、痫性发作、昏迷等，提示再出血，应立即报告医师并协助处理。

3. 用药护理　注射镇静药鲁米那或颅痛定时，应安排交替注射时间。使用止血药 6-氨基己酸时应防止深静脉血栓形成，肾功能障碍者慎用；止血芳酸应缓慢静脉注射，以免导致血压下降。使用钙离子拮抗药时，需用静脉泵或注射泵控制输液滴速和剂量，并密切观察血压。

4. 心理护理　各种护理操作要轻柔,以免加重患者疼痛,消除其紧张情绪,帮助患者保持最佳心理状态。

(五)健康指导

1. 疾病知识指导　向患者及家属解释蛛网膜下腔出血的基本知识,明确治疗原发病对防止再出血的重要性。保持情绪稳定,避免剧烈活动和重体力劳动多;多吃蔬菜、水果等富含维生素的食物,保持大便通畅;女性患者1~2年避免妊娠和分娩;指导患者配合检查,明确病因和尽早手术治疗。

2. 疾病监测指导　如果有再度出血征象应及时就诊。

常见脑血管疾病鉴别见表9-4。

表9-4　常见脑血管疾病鉴别

	缺血性脑血管疾病		出血性脑血管疾病	
	脑血栓形成	脑栓塞	脑出血	蛛网膜下腔出血
发病年龄	多>60岁	多青壮年	多<60岁	多青壮年
常见病因	动脉粥样硬化	风湿性心脏病	高血压	先天性动脉瘤
起病状态	多安静时	不定	多活动时	多活动时
起病急缓	较缓	最急	急	较急
头晕头痛	稍头晕,无头痛	少有	神志清楚者可有	剧烈头痛
昏迷	较轻或无	少见	持续而深	短暂较浅
呕吐	少	少	多见	多见
血压	正常、增高	多正常	明显增高	正常、增高
眼底	很少出血	可见动脉栓塞	视网膜出血	玻璃体下出血
脑膜刺激征	无	无	多有	显著
局灶神经体征	有	有	有	多无
脑脊液	多正常	多正常	血性、压力增高	均匀血性,压力增高
CT	低密度区	低密度区	高密度区	蛛网膜下腔或脑室内高密度影

讨论与思考

1. 急性脑血管疾病如何分类? 危险因素有哪些?

2. 缺血性与出血性脑血管疾病如何鉴别?

3. 出血性脑血管疾病主要的护理诊断/问题有哪些?

(张晓萍)

第五节 癫痫患者的护理

> ✚ **案例分析**
>
> 患者,男,20岁,因睡眠不足,出现疲乏,无力,半小时前突然尖叫倒地,全身肌肉强直收缩,牙关紧闭,瞳孔散大,对光反射消失。
>
> 请分析:该患者发生了什么情况?应采取哪些护理措施?

癫痫是多种原因致脑部神经元过度异常放电,引起短暂脑功能失调的临床综合征,可表现为意识、运动、感觉、行为、自主神经等不同程度的障碍。癫痫是神经内科最常见的疾病之一,据流行病学资料显示,癫痫发病率为(50~70)/10万,我国约有癫痫患者600万。

一、护 理 评 估

(一)致病因素

癫痫按病因是否明确分为特发性癫痫和继发性癫痫两大类。

1. **特发性癫痫** 又称原发性癫痫。截至目前,此类患者脑部尚无可以解释的器质性或代谢性异常表现。多数患者在儿童或青年时期首次发病,与遗传因素有关。

2. **继发性癫痫** 占癫痫的大多数。由脑外伤、颅内感染、脑产伤、脑血管疾病、颅内肿瘤、脑皮质发育障碍、药物或毒物中毒等诸多因素引起中枢神经系统结构损伤或功能异常。

3. **诱发因素** 疲劳、饥饿、情绪激动、饮酒、睡眠不足、经期、妊娠、强光刺激等均可诱发癫痫发作。

(二)身体状况

癫痫具有发作性、短暂性、重复性、刻板性的共同特征,不同类型的癫痫临床表现也有其个性特征。

1. **部分性发作** 分为单纯部分性发作、复杂部分性发作和部分性发作继发全面性发作。

(1)单纯部分性发作:发作持续时间短,一般不超过1min,发作起始与结束均较突然,患者无意识障碍。常以身体局部肢体不自主抽动或局部肌肉感觉障碍为特征,也可表现为特殊感觉性发作(闪光、幻听、幻嗅、漂浮、眩晕等)。如抽搐发作时自一侧拇指沿腕部、肘部、肩部,逐渐扩展至半身,称杰克逊(Jackson)癫痫。

(2)复杂部分性发作:又称精神运动性发作。主要特征是意识障碍。患者开始可表现为幻觉、错觉等各种精神症状或特殊感觉,随后有意识障碍、自动症(如反复咂嘴、舐唇,或反复搓手、抚面、解扣、无意识地行走、奔跑,乘车上船、驾驶车辆等,发作后不能回忆发作中的情况)。此类病变多在颞叶,又称为颞叶性癫痫。

(3)部分性发作继发全面性发作:先部分性发作,继而出现全面性发作。

2. **全面性发作**

(1)全面强直-阵挛发作(大发作):常无先兆,以突发意识丧失和全身抽搐为特征。临床发作可分为3期。

强直期:全身骨骼肌呈持续性收缩。患者突然意识丧失,尖叫后摔倒,眼球上翻或凝视;喉肌和呼吸肌强直性收缩,呼吸停止;口先强张后突闭,可致舌咬伤;颈部和躯干先屈曲后反张。

强直期持续 10~20s 后进入阵挛期。

阵挛期:肌肉呈交替性收缩与松弛。阵挛频率逐渐减慢,松弛时间逐渐延长,最后一次强烈阵挛后,发作停止,所有肌肉松弛,但意识仍未恢复。此期持续 30~60s 或更长。

发作后期:阵挛期以后尚有短暂的散在强直痉挛,导致牙关紧闭和大、小便失禁。呼吸首先恢复,心率、血压、瞳孔等恢复正常。肌张力松弛,意识逐渐清醒。从发作至意识恢复历时 5~15min。清醒后自觉头痛、全身酸痛和疲乏,对抽搐过程全无记忆。

(2)失神发作(小发作):多见于儿童和青年。主要特征为突然、短暂的意识障碍。表现为:正在进行的动作中断,手持物品掉落,两眼凝视,状如"愣神",不抽动,不跌倒,呼之不应,事后立刻清醒,继续原先的活动,对发作没有记忆。发作持续 3~15s,每日发作数次或数十次。

3. 癫痫持续状态 是指一次癫痫发作持续 30min 以上或连续多次发作,发作间期意识或神经功能未恢复到正常状态。患者常有高热、缺氧、脱水、电解质紊乱、酸中毒,严重者可致死亡。常见原因为突然停用或不规范使用抗癫痫药、急性脑部疾病、药物中毒等所致。另外,感染、过度疲劳、精神紧张和饮酒等亦可诱发。

> **重点提示**
>
> 癫痫持续状态如不及时抢救可因呼吸衰竭、心力衰竭而死亡,是癫痫患者主要的死亡原因。

(三)心理社会状况

由于癫痫反复发作影响正常的工作和生活,使患者焦虑、紧张、悲观、忧心忡忡。同时癫痫某些发作如抽搐、跌伤、尿失禁等,使患者自尊心严重受损,出现自尊紊乱、自我形象紊乱和自卑感。

(四)实验室及其他检查

1. 脑电图(EEG) 对癫痫诊断最常用且最有价值。可见脑电图有尖波、棘波、棘-慢波等出现。

2. 影像学检查 CT、MRI 可确定脑结构异常或病变。

二、治 疗 要 点

(一)病因治疗

对病因明确者应积极针对病因治疗。

(二)发作时处理

原则为对症处理、预防外伤和其他并发症。全面强直-阵挛发作时,立即使患者就地卧倒,防止跌倒或擦伤。松解衣领和裤带,头偏向一侧保持呼吸道通畅。将布卷或牙垫置于患者口腔臼齿之间,以防咬伤舌部和颊部。抽搐时不可用力按压肢体,以免造成骨折或脱臼等。

> **重点提示**
>
> 若癫痫全面强直-阵挛发作时处理得当及时,可减少患者外伤和窒息的发生。

(三) 抗癫痫药物治疗

针对癫痫类型合理选择抗癫痫药物,注意其不良反应,见表 9-5。

表 9-5　常见抗癫痫药物的剂量及不良反应

药物	适应证	主要不良反应
苯妥英钠	全面强直-阵挛发作、部分性发作	行为改变、笨拙、步态不稳、牙龈增厚、毛发增生
卡马西平	全面强直-阵挛发作、部分性发作	复视、眼球震颤、头晕、嗜睡、恶心呕吐、皮疹
丙戊酸钠	全面强直-阵挛发作、部分性发作、失神发作	嗜睡、共济失调、肝损害、血小板减少、肥胖
拉莫三嗪	全面强直-阵挛发作、部分性发作	头晕、嗜睡、复视、皮疹、恶心呕吐
乙琥胺	失神发作	恶心呕吐、食欲缺乏、眩晕
扑米酮	全面强直-阵挛发作、复杂部分性发作	呕吐、嗜睡、共济失调
苯巴比妥	全面强直-阵挛发作、部分性发作	头晕、困倦、皮疹、药物热、剥脱性皮炎

(四) 癫痫持续状态的治疗

1. 迅速控制抽搐　首选地西泮 10mg 静脉缓慢注射,作用迅速效果好;地西泮溶于 5% 葡萄糖液中,缓慢静脉滴注。也可选用水合氯醛、苯巴比妥等。

2. 其他　保持呼吸道通畅,给氧;纠正酸碱失衡及电解质紊乱;脑水肿时用 20% 甘露醇静脉滴注;预防和控制感染。

三、护理诊断/问题

1. 有窒息的危险　与癫痫发作时意识丧失、喉头痉挛和气道分泌物增多有关。

2. 有受伤的危险　与发作时突然意识丧失、肌肉抽搐有关。

3. 自尊紊乱　与发作时出现抽搐、跌伤、尿失禁有关。

4. 潜在并发症　脑水肿。

5. 知识缺乏　与缺乏疾病相关知识有关。

四、护 理 措 施

(一) 一般护理

1. 休息　癫痫发作时或发作后应卧床休息。

2. 饮食　发作时禁食,如 24h 以上不能进食者,可给予鼻饲流食,病情稳定后进普食。

(二) 病情观察

密切观察患者意识、生命体征,有条件的可给予心电、脑电监护;观察患者发作过程、持续时间、发作类型、发作频率,有无癫痫持续状态发生。

(三) 抗癫痫药物护理

1. 遵医嘱正确选择药物,坚持单一药物,尽量避免联合用药。剂量由小到大,逐步增加至能控制发作而又不出现毒性反应的最小有效剂量;若确需联合用药应注意药物的协同作用。

2. 不能随意减量、停药或更换药物;需要更换药物时,应先在原用药物上加用新药,原用药逐渐减少到停用,以免诱发癫痫持续状态。

3. 必须坚持长期服药,停药应遵循缓慢和渐减的原则,至完全控制癫痫 3~5 年后方可考虑逐渐减量停药(1~2年逐渐减量)。

4. 各种抗癫痫药物都可引起多种不良反应(表9-5),用药期间应密切观察,并定期做血、尿常规和生化检查。

> **重点提示**
>
> 抗癫痫药物应用时一定要注意坚持单一用药、剂量由小到大、长程、缓慢减量和停药等基本原则。

(四)癫痫持续状态的护理

保持呼吸道通畅,高流量吸氧,迅速建立静脉通道,遵医嘱给予地西泮,同时密切观察患者意识、生命体征瞳孔及抽搐发作情况,并注意监测发作频率、持续时间。保持病室安静,做好安全护理。

(五)安全的护理

1. 发作期的安全护理。不可强行往患者口内灌汤、喂药,以免误入气管引起窒息或吸入性肺炎;躁动者可适当加以约束。复杂部分性发作者应防止自伤、伤害他人或走失。

2. 发作间歇期的护理。为患者创造安静、舒适、安全的休养环境。清除房间里的水瓶、玻璃杯等危险物品,床两侧安置床栏。提醒患者及家属外出活动时携带安全卡并注明患者姓名、年龄、诊断、用药情况。

(六)心理护理

向患者及家属解释所患癫痫的类型、临床特征、诱发因素等。鼓励家属向患者表达关怀、不嫌弃的情感,鼓励患者克服自卑心理、解除患者的精神负担,增强战胜疾病的信心,配合长期治疗。

五、健 康 指 导

1. 疾病知识指导　建立良好的生活习惯,保持充足的睡眠,避免过劳、精神创伤等。戒烟酒、浓茶、咖啡。禁止从事高空、游泳、驾驶及炉火旁、高压电机旁等工作。

2. 用药指导　坚持长期规律服药,避免突然减药、漏服、停药等,经常复查血常规、肝肾功能检查,定期门诊随访。

3. 疾病监测指导　出门随时携带写有姓名、住址、联系电话及病史的个人资料,以便发作时的急救。有家族史的特发性癫痫女性患者,婚后不宜生育。

> **讨论与思考**

1. 全面强直-阵挛(大发作)发作时如何处理?
2. 何谓癫痫持续状态?
3. 如何对癫痫患者进行健康指导?

(张晓萍)

第六节　神经系统疾病常用诊疗技术及护理

一、腰椎穿刺术

腰椎穿刺术是指通过穿刺第 3~4 腰椎或第 4~5 腰椎间隙,进入蛛网膜下腔并放出脑脊液的技术。

(一)适应证

1. 有脑膜刺激征者。

2. 疑有脑膜白血病者。

3. 疑有颅内出血者。

4. 有剧烈头痛、抽搐、昏迷或瘫痪等神经系统体征而原因不明者。

5. 实施脊髓腔或脑室造影、鞘内注射治疗药物等。

(二)禁忌证

1. 颅内压明显增高或有脑疝先兆者,特别是怀疑颅后窝占位病变者。

2. 有明显出血倾向者。

3. 穿刺部位有感染灶、脊柱结核者等。

4. 开放型颅脑损伤或脑脊液漏者。

(三)方法

1. 置患者左侧卧位,背部尽量靠近床沿,屈颈抱膝,以增加椎间隙的宽度。

2. 选定穿刺点,一般选择第 3~4 腰椎间隙。

3. 常规消毒,铺巾,用 1% 普鲁卡因或 2% 利多卡因穿刺点做局部浸润麻醉。

4. 腰椎穿刺针沿选定的椎间隙垂直进针。当推进 4~6cm(儿童 2~3cm)时感到阻力突然降低或消失时,抽出针芯,如有脑脊液流出,立即接测压管,并根据需要测定压力、抽放脑脊液、做压颈试验或注药治疗。取所需脑脊液于无菌试管中并及时送检。在放脑脊液时,速度不宜过多过快,一般抽取 2~5ml 送检。

> **重点提示**
>
> 如有颅内压升高或怀疑颅后窝肿瘤时,禁行进行压颈试验,以免发生脑疝。

5. 术毕拔出穿刺针,消毒穿刺点,用无菌纱布覆盖,加压止血后胶布固定。

(四)护理

1. 术前护理

(1)患者准备,向患者说明穿刺的目的、过程及注意事项,消除其紧张、恐惧心理;征得患者及家属的签字同意;遵医嘱做普鲁卡因皮试;嘱患者排空大、小便,在床上静卧 15~30min。

(2)准备物品,备好腰椎穿刺用物、急救药品等。

2. 术中护理

(1)协助患者保持正确体位,提高穿刺成功率。

(2)协助医师留取脑脊液标本并及时送检。

（3）严密观察患者意识、面色及生命体征。

3. 术后护理

（1）指导患者去枕平卧4~6h,告知卧床期间不可抬高头部,以免引起术后头痛。

（2）观察患者有无头痛、腰背痛、脑疝及感染等穿刺后并发症。如果穿刺部位在第4~5腰椎间隙,应密切观察患者下肢活动度,有无感觉障碍、大小便潴留现象。

二、高压氧舱治疗

高压氧舱治疗是让患者在密闭的加压装置中吸入高压力、高浓度氧治疗疾病的方法。其目的是使高浓度的氧大量溶解于血液和组织中,增加血氧含量,提高血氧分压,迅速纠正机体缺氧状态;同时还可加速侧支循环形成、改善微循环和脑缺氧状态、降低颅内压、减轻脑水肿,促进觉醒反应和神经功能的恢复。

（一）适应证

1. 一氧化碳中毒。

2. 缺血性脑血管疾病。

3. 中毒性脑病、脑炎。

4. 神经性聋。

5. 多发性硬化、脊髓及周围神经损伤、老年性痴呆等。

（二）禁忌证

1. 未经处理的气胸、纵隔气肿,重症上呼吸道感染、重度肺气肿、肺大疱、支气管扩张症、结核性空洞形成并咯血等。

2. 活动性内出血及出血性疾病。

3. 脑血管瘤、脑血管畸形、严重高血压及心功能不全。

4. 有氧中毒病史者;月经期或妊娠期;不能耐受高压氧者。

（三）方法

高压氧舱治疗压力应根据病情而定,治疗压力一般为0.4~0.6MPa。吸氧时间为每次60~80min,10次为1个疗程。治疗过程分为加压、稳压和减压3个阶段。

（四）护理

1. 入舱前的护理

（1）评估患者病情,及时发现有无入舱治疗的禁忌证。

（2）向患者介绍治疗的目的、环境、过程及注意事项,消除患者及家属的紧张、恐惧心理,并征得患者及家属签字同意。

（3）详细介绍"进舱须知",如易燃易爆物品、电动玩具、半导体收音机、手表、保温杯、助听器、钢笔等。

（4）检查舱体设备及配套设施、气源等是否处于功能状态。

（5）首次进舱患者及陪舱人员进舱前用1%麻黄碱滴鼻。

2. 治疗中护理

（1）加压时护理:关闭各种引流管,调整密封式水封瓶,防止液体倒流入体腔。加压速度宜慢,边加压边询问患者有无耳痛等不适,如耳痛明显,应减慢加压速度或者暂停加压,向鼻内滴1%麻黄碱,若无效,应减压出舱。

（2）稳压过程的护理：指导患者戴好面罩吸氧，在安静和休息状态下吸氧，吸氧时不宜做深呼吸。随时观察患者有无氧中毒症状，如发现患者烦躁不安，颜面、口周肌肉抽搐，四肢麻木，突然干咳气急、头晕、眼花、恶心、无力等，可能为氧中毒，应立即报告医师，并摘除面罩，停止吸氧，必要时终止治疗，减压出舱。

（3）减压过程的护理：减压前开放各种引流管；同时调整输液滴速，使茂菲滴管的液平面保持在较高位置；保持呼吸道通畅，防止气管阻塞或痉挛，嘱患者绝对不能屏气，避免咳嗽，以免发生肺减压伤。严格执行减压方案，不得随意缩短减压时间，以免发生减压病；减压时舱温降低，应注意患者的保暖；出舱后应注意休息或进热饮，以减轻疲劳。

讨论与思考

1. 如何做好腰椎穿刺术术后护理？
2. 如何做好高压氧入舱治疗前的护理？

（张晓萍）

第 **10** 章

传染病患者的护理

> **学习要点**
>
> 1. 感染、感染过程中的表现及机体免疫反应
> 2. 传染病的基本特征、流行过程、影响因素、预防及护理特点
> 3. 掌握运用护理程序对传染病患者进行护理评估的方法,能对病毒性肝炎、艾滋病、乙脑、菌痢、传染性非典型肺炎等常见传染病提出护理问题,制定护理计划
> 4. 传染病区的设置要求及清洁区、污染区的划分,隔离的种类及措施要求

第一节 概 述

传染病是由各种病原微生物或寄生虫感染人体或动物后产生的具有传染性的疾病。病原微生物主要包括病毒、细菌、真菌、立克次体、支原体、衣原体和螺旋体等;人体寄生虫包括原虫和蠕虫。传染病目前已不再是引起死亡的首要原因,但传染病仍广泛存在。一些新发的传染病(如传染性非典型肺炎、艾滋病等)严重危害着人类的健康,故传染病的防治工作仍艰巨而复杂。

传染病护理是传染病防治工作的重要组成部分,护理人员要掌握传染病护理的理论知识和技术操作方法,规范传染病的管理,积极进行健康教育,可有效控制传染病,促进病人早日康复。

一、感染与免疫

上述病原体引起的疾病均属于感染性疾病,但感染性疾病不一定有传染性,有传染性的疾病称为传染病,可在人群中传播并造成不同程度的流行。

(一)感染的概念

感染是病原体与人体相互作用、相互斗争的过程。构成感染的必备条件有病原体、人体和所处环境。病原体通过各种途径侵入人体,其是否被清除,或定植下来引起疾病,主要取决于

病原体的致病力和机体的免疫功能,也与来自外界的干预如药物治疗等有关。病原体、人体和宿主三者之间的复杂关系决定感染过程出现不同表现。

(二)感染过程的表现

1. 病原体被清除　病原体侵入人体后,可被处于机体防御第一线的非特异性免疫屏障如胃酸所清除,如霍乱弧菌、少量的痢疾杆菌;亦可以由存在于体内的特异性被动免疫如来自母体经胎盘传给胎儿的抗体或人工注射的抗体所中和;还可被特异性主动免疫如预防接种或感染后获得的免疫所清除。

2. 病原携带状态　病原体在人体内停留于入侵部位或在入侵处较远的脏器中继续生长繁殖,并不断排出体外,而不出现疾病的临床表现,也不引起机体产生免疫反应,故未能获得特异性免疫力。按病原体种类不同可分为带病毒者、带菌者与带虫者等。按其携带病原体的持续时间在 3 个月以下或以上分为暂时性携带者和慢性携带者。所有病原携带者都有一个共同特点,即不显出临床症状而能排出病原体,因而在许多传染病中,如伤寒、痢疾、霍乱、白喉、乙型肝炎等,病原携带者成为其重要传染来源。

3. 隐性感染　又称亚临床感染,指病原体侵入人体后,仅引起机体发生特异性的免疫反应,不引起或只引起轻微的组织损害,因而在临床上不出现任何症状、体征,甚至也无生化改变,只有经免疫学检查才能发现。

4. 显性感染　又称临床感染,指病原体侵入人体后,不仅引起机体产生免疫反应,而且通过病原体本身的作用或机体的变态反应,导致组织的损伤,引起病理改变,出现临床症状和体征。

5. 潜伏性感染　指病原体感染人体后,寄生在机体某部位,由于机体的免疫功能足以将病原体局限化而不引起显性感染,但又不足以将病原体清除时,病原体便可长期潜伏于体内,一旦机体免疫功能下降,原已潜伏在体内的病原体便乘机繁殖,引起发病。常见的潜伏性感染有单纯疱疹、带状疱疹、结核病等。潜伏性感染期间,病原体一般不排出体外,不成为传染源。

感染的 5 种表现形式在不同传染病中各有侧重,在一定条件下可以相互转化。一般来说,隐性感染最常见;病原携带状态次之;显性感染最低。

(三)传染过程中病原体的作用

病原体侵入人体后能否引起疾病,取决于病原体的致病能力和机体的防御能力两方面因素。其致病能力取决于下列因素。

1. 侵袭力　是指病原体侵入机体并在机体内扩散的能力。有些可直接侵入机体,如血吸虫的尾蚴和钩端螺旋体等。有些需要先黏附于肠黏膜表面,如霍乱弧菌等。有些有抑制吞噬作用的能力,如伤寒杆菌的 Vi 抗原等。

2. 数量　在同一传染病中,入侵病原体的数量一般与致病能力成正比。但在不同的传染病中,能引起疾病发生的最低病原体数量差别则很大,如伤寒杆菌为 10 万个菌体,而志贺痢疾杆菌仅为 10 个。

3. 毒力　由毒素和其他毒力因子组成。毒素包括外毒素和内毒素;外毒素以白喉、破伤风和肠毒素为代表;内毒素以革兰阴性杆菌的脂多糖为代表。其他毒力因子包括穿透能力、侵袭能力、溶组织能力等。

4. 变异性　是指病原体可因环境或遗传等因素而产生变异的能力。病原体毒力变弱有利于菌苗或疫苗制备。病原体抗原变异可逃避机体的特异性免疫作用而继续引起疾病,如流行性感冒病毒、丙型肝炎病毒和人类免疫缺陷病毒等。

(四)感染过程中机体免疫反应的作用

机体免疫反应对感染过程的表现和转归起着重要作用。免疫反应可分为保护性免疫反应和变态反应两种。保护性免疫反应又可分为非特异性免疫反应和特异性免疫反应两类。

1. **非特异性免疫反应** 非特异性免疫反应在抵御感染过程中首先起作用,是机体对进入人体内异物的一种清除机制,是人类在长期进化过程中形成的、出生时即有的较为稳定的免疫能力。包括:①屏障作用。皮肤、黏膜的外部屏障作用,血-脑脊液屏障和胎盘屏障等的内部屏障作用。②吞噬作用。大单核细胞、中性粒细胞及巨噬细胞等都具有非特异性吞噬功能,可清除体液中的颗粒状病原体。③体液因子。体液中的补体、溶菌酶和干扰毒素等,均对清除病原体起重要作用。

2. **特异性免疫反应** 是由于对抗原特异性识别而产生的免疫,通过细胞免疫和体液免疫相互作用而产生免疫反应,分别由 T 淋巴细胞和 B 淋巴细胞来介导。由于不同病原体所具有的抗原绝大多数是不同的,故特异性免疫通常只针对一种传染病。感染和预防接种均能产生特异性免疫。

变态反应又称超敏反应,属于特异性免疫反应,许多病原体通过变态反应导致组织损伤,产生各种临床表现。

> **重点提示**
>
> 增强机体保护性免疫反应能力,减少、控制变态反应的发生是传染病防治中的两项重要内容。

二、传染病的基本特征

1. **有特异性病原体** 每种传染病都由其特异的病原体引起,如结核的病原体是结核杆菌;乙型肝炎的病原体是乙肝病毒;疟疾的病原体是疟原虫。其中以病毒和细菌最常见。

2. **有传染性** 是传染病与其他感染性疾病的主要区别。是指病原体能通过某种途径感染他人。例如耳源性脑膜炎和流行性脑脊髓膜炎,在临床上都表现为化脓性脑膜炎,但前者无传染性,无须隔离;后者有传染性,必须隔离。传染强度与病原体种类、数量、毒力及易感者的免疫状态等有关。

3. **有流行病学特征**

(1)外来性和地方性:前者指在国内或地区内原来不存在,从国外或外地传入的传染病,如霍乱;后者指在某些特定的自然或社会条件下,在某些地区中持续发生的传染病,如血吸虫病。

(2)流行性:按传染病流行过程的强度和广度有散发、流行、大流行和暴发之分。①散发:指某传染病在某地近年来发病率的一般水平;②流行:当其发病率水平显著高于一般水平时称为流行;③大流行:某传染病的流行范围广,超出国界或洲界;④暴发:某传染病发病时间的分布高度集中于一个短时间之内。

(3)季节性:某些传染病的发生和流行受季节的影响,在每年某一季节出现发病率升高的现象,称为季节性。如呼吸道传染病在冬、春季节发病率升高;消化道传染病在夏、秋季节发病率升高等。

(4)其他:传染病发病率在不同时间、空间和人群中的分布称传染病的三间分布,也是流行病学特征。

4. 有感染后免疫 人体感染病原体后,无论显性或隐性感染,都能产生针对病原体及其产物(如毒素)的特异性免疫,属于主动免疫;通过抗体转移而获得的免疫属于被动免疫。感染后免疫的持续时间及强度在不同传染病中有很大差异。一般来说,病毒性传染病感染后免疫持续时间最长,甚至保持终身,但流感例外。细菌、螺旋体、原虫性传染病的感染后免疫持续时间一般较短,仅为数月至数年,但伤寒例外。蠕虫病感染后通常不产生保护性免疫,因而易致重复感染,如血吸虫病、钩虫病、蛔虫病等。

重点提示

传染性是传染病与其他感染性疾病的主要区别。传染病患者有传染性的时期称为传染期,在每一种传染病中都相对固定,可作为隔离患者的主要依据。

三、传染病的流行过程及影响因素

传染病的流行过程就是传染病在人群中发生、发展和转归的过程。其过程必须具备 3 个基本条件,即传染源、传播途径和人群易感性。流行过程本身又受社会因素和自然因素的影响。

(一)传染病的流行过程

1. 传染源 指体内有病原体生长、繁殖并能将其排出体外的人和动物,包括传染病患者、隐性感染者、病原携带者和受感染的动物。

2. 传播途径 指病原体离开传染源后,到达另一个易感者之前在外界环境中所经历的途径,也称为传染途径。

(1)经空气传播:主要传播呼吸道传染病,传播媒介有飞沫(麻疹)、飞沫核(白喉)、尘埃(结核、炭疽)等。

(2)经水或经食物传播:主要传播消化道传染病,如伤寒、痢疾等。

(3)接触传播:包括直接接触传播(如性病、狂犬病等)和间接接触传播即日常生活接触传播(经手、用具、玩具等)。被污染的手在间接接触传播中起重要作用,可传播消化道传染病、体表传染病及某些人畜共患病等。

(4)虫媒传播:见于以吸血节肢动物为中间宿主的传染病,如疟疾、斑疹伤寒等。

(5)医源性传播(经血液、体液、医疗器械等):见于乙型肝炎、丙型肝炎、艾滋病等。

(6)土壤传播:当病原体的芽胞(如破伤风、炭疽)、幼虫(如钩虫)或虫卵(如蛔虫)污染土壤时,则土壤成为这些传染病的传染途径。

(7)垂直传播:即母婴传播,包括经胎盘传播、上行性传播、分娩引起的传播。

3. 人群易感性 对某一传染病缺乏特异性免疫力的人称为易感者。人群作为一个整体对传染病的易感程度称为人群易感性。某些病后免疫力很巩固的传染病如麻疹、流感等,经过一次流行之后,要等待几年,当易感者比例再次上升至一定水平,才发生另一次流行,这种现象称为流行的周期性。在普遍推行人工自动免疫的干预下,可把人群易感者水平降至最低,就能使流行不再发生。

(二)影响流行过程的因素

1. 自然因素 自然环境中的各种因素,包括地理、气象和生态等条件对流行过程的发生和发展发挥着重要影响。寄生虫病和虫媒传染病对自然条件的依赖性尤为明显。传染病的地区性和季节性与自然因素有密切关系,如我国北方有黑热病地方性流行区,南方有血吸虫病地方性流行区,还有乙型脑炎的夏、秋季高发等都与自然因素有关。自然因素可直接影响病原体在外环境中的生存能力,如钩虫病少见于干旱地区;也可通过降低机体的非特异性免疫力促进流行过程的发展,如寒冷可减弱呼吸道抵抗力,炎热可减少胃酸的分泌等。某些自然生态环境为传染病在野生动物之间的传播创造良好条件,如鼠疫、恙虫病、钩端螺旋体病等,人类进入这些地区时亦可受感染,这些疾病称为自然疫源性传染病或人畜共患病。

2. 社会因素 包括社会制度、经济和生活条件以及文化水平等,对传染病流行过程有决定性影响。其中,社会制度起主导作用。目前,因人口流动,生活方式、饮食习惯的改变和环境污染等,可能使某些传染病的发病率升高,如肺结核、艾滋病等。人们可以通过改造自然,改变有利于传染病流行的生态环境,有效地预防自然疫源性传染病,说明社会因素又可作用于自然因素而影响传染病流行过程。

四、传染病的预防

传染病的预防是一项长期而艰巨的任务,国家对传染病实行预防为主的方针,针对传染病流行过程的 3 个基本环节采取综合性措施。医护人员应认真做好防治结合、分类管理工作。

(一)管理传染源

1. 对患者的管理 根据 2004 年 8 月我国新修订的《中华人民共和国传染病防治法》及其实施细则(自 2004 年 12 月 1 日起施行),将法定报告的传染病分为甲、乙、丙 3 类 37 种。

(1)甲类传染病:鼠疫、霍乱。

(2)乙类传染病:传染性非典型肺炎、艾滋病、病毒性肝炎、脊髓灰质炎、人感染高致病性禽流感、麻疹、流行性出血热、狂犬病、流行性乙型脑炎、登革热、炭疽、细菌性和阿米巴性痢疾、肺结核、伤寒和副伤寒、流行性脑脊髓膜炎、百日咳、白喉、新生儿破伤风、猩红热、布鲁菌病、淋病、梅毒、钩端螺旋体病、血吸虫病、疟疾。

(3)丙类传染病:流行性感冒、流行性腮腺炎、风疹、急性出血性结膜炎、麻风病、流行性和地方性斑疹伤寒、黑热病、包虫病、丝虫病,除霍乱、细菌性和阿米巴性痢疾及伤寒和副伤寒以外的感染性腹泻病。

上述规定以外的其他传染病,根据其暴发、流行情况和危害程度,需要列入乙类、丙类传染病的,由国务院卫生行政部门决定并予以公布。

我国传染病防治法实施办法规定,甲类传染病和乙类传染病中传染性非典型肺炎、炭疽中的肺炭疽、人感染高致病性禽流感患者及病原携带者和疑似患者,城镇应于 2h 内,农村于 6h 内,以最快的通讯方式向发病地卫生防疫机构报告,并同时报出传染病报告卡。对其他乙类传染病患者、病原携带者和疑似患者,城镇应于 6h 内,农村于 12h 内向发病地的卫生防疫机构报出传染病报告卡。丙类传染病为监测管理传染病,在监测点内按乙类传染病方法报告。

2. 对接触者的管理 为防止传染病传播,根据不同传染病分别对接触者进行医学观察,留验、集体检疫、卫生处理、预防接种和预防服药等。

3. 对病原携带者的管理　主要通过病原学检查来发现,进行治疗、教育、调整工作岗位和随访观察。

4. 对动物传染源的管理　经济价值高的动物,如家畜、家禽,应尽可能加以隔离、治疗,必要时宰杀后加以消毒处理;对健康的动物进行预防接种;对无经济价值且对人类危害较大的动物,如老鼠则采取杀灭、焚烧或深埋等方法处理。

(二) 切断传播途径

切断传播途径的目的是为了消灭病原体或昆虫媒介,使外界环境无害化。消毒是切断传播途径的重要手段,要坚持做好疫源地消毒和预防性消毒工作。消毒方法可参照本书附录。

(三) 保护易感人群

改善营养,加强体育锻炼,养成良好的行为卫生习惯等,可提高人群的非特异性免疫能力。但起关键作用的还是通过预防接种提高人群的主动和被动特异性免疫力。接种疫苗、菌苗、类毒素之后,可使机体产生对抗病毒、细菌、毒素的特异性主动免疫;接种抗毒素、丙种球蛋白或高滴度的免疫球蛋白,可使机体产生特异性被动免疫。儿童计划免疫对传染病预防起关键性作用。

> **重点提示**
>
> 　传染病流行必须具备 3 个环节:即传染源、传播途径、易感人群,流行过程的 3 个环节相互联系,缺一不可。因此,只有控制管理好传染源,切断传播途径,保护易感人群,才能阻断传染病的流行。

五、传染病的护理特点

为了促进传染病患者的恢复,预防继发感染、意外损伤及并发症,必须认真做好患者的护理工作。

1. 注重心理护理　患急性传染病的患者,常因发病急骤,未能安排好工作及生活而急诊入院,加之进入隔离病区,易产生顾虑或急躁情绪。慢性患者也常因恢复较慢,随着病情变化而产生思想情绪波动,若不及时解决,则对疾病恢复十分不利。因此,护理人员应随时掌握患者的情绪变化,讲解如何正确对待疾病的有关知识,使其消除顾虑,积极配合治疗,树立战胜疾病的信心。

2. 严格执行隔离消毒和传染病报告制度　按隔离消毒常规,认真执行各种传染病的隔离制度及消毒措施,防止院内交叉感染及传染病散播、蔓延。护士是传染病的责任报告人之一,应严格执行传染病报告制度。

3. 密切观察病情变化,随时做好各项抢救准备工作　急性传染病具有发病急、病情重、变化多等特点,尤其对危重患者及诊断未明患者加强巡视,密切观察病情变化,随时做好各项抢救准备工作,每天检查急救用品是否齐全、适用。

4. 执行医嘱应快速、准确,训练有素

5. 注意患者的休息与营养　合理的休息和适当的营养是维护机体抗病能力的重要措施,故应保持病室整洁、安静,为患者创造良好的休养环境,经常注意患者饮食情况及其饮食习惯,向营养室提供适当的建议。

6. 及时补充水和电解质 急性传染患者常有高热,故必须给予足量水分以满足其需要,有利于毒性物质的排泄。吐泻严重以致失水失盐的患者应及时补充水分及钾、钠等电解质,一般须按照"先快后慢、先盐后糖、见尿补钾、纠酸补钙"的原则。

7. 预防并发症 患者抗病能力减低,护理不周则易发生各种并发症。应定时协助长期卧床者翻身,保持皮肤清洁干燥,防止坠积性肺炎和压疮的发生。做好口腔护理,防止口腔炎等继发感染。

8. 积极对症处理 对患者的某些症状,应及时予以处理,以减轻患者的痛苦,恢复健康。

讨论与思考

1. 何谓感染?感染过程有哪些表现?
2. 传染病的基本特征有哪些?
3. 传染病流行过程必须具备哪些基本条件?流行过程本身又受哪些因素的影响?
4. 如何预防传染病?请说出各类传染病报告的时限。
5. 传染病护理工作的内容及特点有哪些?

(刘 亚)

第二节 肝炎患者的护理

案例分析

患者,男,32岁,发热、尿黄、皮肤巩膜黄染5d入院。患者于5d前受凉后发热、头痛、咽痛、乏力、食欲缺乏、恶心、上腹部胀痛及右上腹隐痛,伴尿黄,渐呈浓茶水样。护理体检:皮肤巩膜明显黄染,肝肋缘下1.5cm,质软,压痛。实验室检查:尿胆红素(+),尿胆原(+)。肝功能:血清总胆红素184μmol/L,血清丙氨酸氨基转移酶200U/L。

请分析:该患者的护理诊断是什么?若要确诊还应做哪些检查?

病毒性肝炎是由多种肝炎病毒引起的、以肝损害为主的一组全身性传染病。临床主要表现为乏力、厌食、肝大、黄疸、肝功能异常。按病原学分类,目前已确定5型病毒性肝炎,即甲型(HA)、乙型(HB)、丙型(HC)、丁型(HD)和戊型(HE),分别由相应的肝炎病毒引起。迄今为止新发现的庚型肝炎病毒和输血传播病毒的致病性尚未明确。

一、护理评估

(一)致病因素

1. 病原体及发病机制 肝炎病毒至少包括甲、乙、丙、丁、戊型5种。

(1)甲型肝炎病毒(HAV):属嗜肝RNA病毒科,抵抗力较强,耐酸碱,80℃5min,100℃1min可完全灭活。发病前有一短暂病毒血症期,侵入肝细胞后即在肝细胞内复制。HAV引起肝细胞损伤的机制尚未完全明了,可能通过免疫介导引起肝细胞损伤。

(2)乙型肝炎病毒(HBV):属嗜肝DNA病毒科,完整的颗粒又称戴恩(Dane)颗粒。HBV的抵抗力很强,对热、低温、干燥、紫外线及一般浓度的消毒剂均能耐受。煮沸10min或65℃

10h 方可灭活,对 0.2% 新洁尔灭及 0.5% 过氧乙酸敏感。乙型肝炎的肝细胞病变主要取决于机体的免疫状况,即机体的免疫反应在清除 HBV 的过程中造成肝细胞的损伤。其慢性化可能与机体免疫调节功能紊乱,不能产生充足的有保护作用的抗体有关。HBV 通过在肝细胞内的整合在各种刺激作用下可促癌变的发生。

(3)丙型肝炎病毒(HCV):为单股正链 RNA 病毒,具有多变异性,在同一患者血中,HCV 相隔数月即可出现变异。丙型肝炎急性期 HCV 的直接致病作用是肝细胞损伤的主要原因,而慢性时免疫损伤为主要原因。

(4)丁型肝炎病毒(HDV):是一种依赖乙型肝炎表面抗原(HBsAg)才能复制的缺损病毒,外壳为 HBsAg,内部含 HDVAg 和基因组 HDV-RNA。丁型肝炎类似乙型肝炎,但一般认为 HDV 对肝细胞有直接致病性。

(5)戊型肝炎病毒(HEV):属萼状病毒科,主要在肝细胞内复制。HEV 引起肝细胞损伤的原因可能主要由免疫反应引起。

2. 传染源　甲、戊型肝炎的传染源为急性肝炎患者和亚临床感染者,发病前 2 周至发病后 1 周从粪便排出病毒的数量最多,传染性最强。乙、丙、丁型肝炎的传染源为急性、慢性肝炎患者、病毒携带者,其传染性贯穿整个病程,其中慢性患者和病毒携带者是乙型肝炎最主要的传染源。

3. 传播途径　甲、戊型肝炎主要由粪-口途径传播;乙、丙、丁型肝炎主要经血液传播,也可经体液或母婴等途径传播。

4. 人群易感性　甲型肝炎以学龄前儿童发病率最高,感染后可获终身免疫力;乙型肝炎以婴幼儿和青少年多见,有家庭聚集现象;丙、丁、戊型肝炎普遍易感。乙、丙型肝炎感染后可获较持久的免疫力,丁型肝炎目前未发现保护性抗体,戊型肝炎感染后免疫力不持久。

5. 流行特征　我国是乙型肝炎高发区;丁型肝炎以南美洲、中东为多;戊型肝炎主要流行于亚洲和非洲。甲、戊型肝炎可引起暴发流行,不转为慢性。在我国,甲型肝炎以秋、冬季为发病高峰,戊型肝炎多见于雨季,乙、丙、丁型肝炎无季节性,多为散发,易成为慢性,少数甚至转化成肝硬化和原发性肝癌。

(二)身体状况

肝炎类型不同临床表现也不同。就潜伏期而言,各型肝炎时间长短各异,分别为:甲型肝炎 2~6 周,平均 4 周;乙型肝炎 1~6 个月,平均 3 个月;丙型肝炎 2 周至 6 个月,平均 40d;丁型肝炎 4~20 周;戊型肝炎 2~9 周,平均 6 周。

1. 急性肝炎　各型均可出现。

(1)急性黄疸型肝炎:分为 3 期,总病程 2~4 个月。

1)黄疸前期:甲型肝炎起病较急,乙型肝炎起病较慢。本期持续 1~21d,平均 5~7d。表现为:①病毒血症。畏寒、发热、疲乏及全身不适等。②消化系统症状。乏力、食欲缺乏、厌油、恶心、呕吐、腹胀、腹痛和腹泻等。③其他症状。如急性乙型肝炎患者可出现荨麻疹、斑丘疹、血管神经性水肿和关节痛等。

2)黄疸期:发热消退,症状好转,但尿色继续加深,巩膜和皮肤出现黄染,1~2 周达到高峰。常见肝大、质软,有压痛及叩击痛。部分患者可出现大便颜色变浅、皮肤瘙痒,部分有轻度脾大。本期可持续 2~6 周。

3)恢复期:黄疸逐渐消退,症状减轻以至消失,肝、脾回缩,肝功能逐渐恢复正常。本期持续2周至4个月,平均1个月。

(2)急性无黄疸型肝炎:较多见。除无黄疸外,其他表现与黄疸型类似。症状较轻,大多在3个月内恢复。

2. 慢性肝炎 急性肝炎病程超过半年者称慢性肝炎,仅见于乙、丙、丁3型。

(1)慢性迁延性肝炎:反复出现乏力、头晕、消化道症状、肝区不适、肝大,压痛,也可有轻度脾大,肝功能检查反复或持续出现血清转氨酶升高。多数好转或痊愈,少数转为慢性活动性肝炎。

(2)慢性活动性肝炎:有明显或持续的乏力、食欲缺乏、腹胀、肝区痛;面色灰暗、蜘蛛痣、肝掌;肝、脾大,或伴有进行性脾大。肝功能持续异常,尤其是清蛋白下降、球蛋白升高,清蛋白/球蛋白(A/G)下降甚至倒置。

3. 重型肝炎 是一种最为严重的临床类型,病死率极高。

(1)急性重型肝炎:又称暴发性肝炎或急性肝坏死。以急性黄疸型肝炎起病,但病情发展迅猛,2周内出现极度乏力、严重消化道症状及神经、精神症状,黄疸急剧加深,肝浊音界进行性缩小,有出血倾向,出现中毒性鼓肠、肝臭、急性肾衰竭和肝性脑病。本型病死率高,病程不超过3周。

(2)亚急性重型肝炎:又称亚急性肝坏死。急性黄疸型肝炎起病2~24周出现上述表现,后期出现肝性脑病。病程常超过3周至数月,病死率较高。

(3)慢性重型肝炎:在慢性肝炎或肝硬化等基础上发生,此型除了慢性肝病的症状、体征和实验室检查的表现外,其他表现同亚急性重型肝炎。本型预后差,病死率高。

4. 淤胆型肝炎 又称毛细胆管炎型肝炎。病程持续长达2~4个月或更长,主要表现为肝内阻塞性黄疸,可出现肝大、皮肤瘙痒、粪便颜色变浅和胆汁淤积性黄疸的实验室表现。

(三)心理社会状况

被确诊为肝炎的患者,由于对隔离制度和探视制度不理解、不习惯,或周围环境中同事、朋友甚至某些亲属害怕传染而采取的回避态度,更易产生焦虑、孤独、恐惧等不良情绪反应。如疾病反复和久治不愈则易产生悲观、消极、怨恨情绪,病情严重者因恐惧死亡而出现绝望、易怒等不良心理反应。家属、亲朋因惧怕传染而疏远患者,导致家庭与社会支持系统功能不能充分发挥。

(四)实验室及其他检查

1. 血常规检查 急性肝炎初期白细胞总数正常或稍高,黄疸期白细胞总数减少,淋巴细胞相对增多,偶可见异型淋巴细胞。

2. 尿常规检查 深度黄疸或发热者,尿胆红素阳性,还可出现蛋白质、红细胞、白细胞或管型。

3. 肝功能检查 包括血清酶、血清蛋白测定、血清总胆红素、凝血酶原活动度(PTA)及血氨浓度检测等,可有异常。

4. 病原学检查

(1)甲型肝炎:检测血清抗-HAV-IgM阳性提示有HAV现症感染;抗-HAV-IgG阳性则表示既往有HAV感染,现已产生免疫。

(2)乙型肝炎:HBV-DNA和DNA多聚酶阳性时均提示HBV有活动性复制,传染性较大。五项血清标志物检测结果分析,见表10-1。

（3）丙型肝炎:检测 HCV-RNA 阳性提示有 HCV 病毒感染。抗-HCV 阳性是 HCV 感染的标志,抗-HCV-IgM 阳性提示丙型肝炎急性期,抗-HCV-IgG 阳性提示现症感染或既往感染。

（4）丁型肝炎:检测抗-HDV-IgM 及抗-HDV-IgG;血清或肝组织中的 HDAg 和(或)HDV-RNA 阳性有确诊意义。

（5）戊型肝炎:检测抗-HEV-IgM 和抗-HEV-IgG 阳性可作为近期 HEV 感染的标志。

表 10-1　乙型肝炎病毒血清标志物检测结果分析

HBsAg	抗-HBs	HBeAg	抗-HBe	抗-HBc	临床意义
−	−	−	−	−	未感染 HBV
+	−	−	−	−	急性乙型肝炎潜伏后期、慢性 HBV 感染、HBV 携带者
−	+	−	−	−	乙型肝炎恢复期、注射乙型肝炎疫苗或抗-HBs 免疫球蛋白
−	−	−	−	+	急性乙型肝炎早期、既往感染 HBV
+	−	+	−	−	急性乙型肝炎早期,传染性强
+	−	−	−	+	急性或慢性乙型肝炎
−	+	−	+	+	乙型肝炎恢复期,开始产生免疫力
−	+	−	−	+	乙型肝炎恢复期,已经产生免疫力
−	−	−	+	+	乙型肝炎恢复期,尚未产生抗-HBs
+	−	+	−	+	急性或慢性乙型肝炎,传染性强
+	−	−	+	+	急性乙型肝炎趋向恢复、慢性携带者,传染性低
+	−	+	+	+	急性或慢性乙型肝炎,传染性中度

5. 影像学检查　B 超对肝硬化有较高的诊断价值。

6. 肝组织病理检查　是明确诊断、衡量炎症活动度及纤维化程度的金标准。

二、治疗要点

病毒性肝炎目前尚缺乏可靠的特效疗法。治疗原则以适当休息、合理营养为主,辅以适当药物治疗。应防止过劳和精神刺激,避免饮酒和使用有损肝脏的药物。

(一)急性肝炎

1. 休息　发病早期,尤其有较深黄疸者,应强调卧床休息,症状明显好转后,逐渐增加活动。

2. 适当营养　给予适合患者口味的清淡饮食,适当补充营养和热量。蛋白质摄入 1~1.5g/(kg·d)或以上。

3. 护肝药物　病情轻者口服维生素类、葡萄糖醛酸内酯等,重者可静脉补充葡萄糖及维生素 C。

4. 抗病毒治疗　仅用于急性丙型肝炎治疗,因急性丙型肝炎容易转为慢性,早期应用抗病毒药物干扰素治疗可减少慢转率,获较好疗效。其他类型一般不采用。

(二)慢性肝炎

除了适当休息和加强营养以外,还应采取以下措施。

1. 一般性护肝药物和支持疗法　补充 B 族维生素;促进解毒功能药物,如还原型谷胱甘肽、葡萄糖醛酸内酯等;促进能量代谢药物,如肌苷、ATP、辅酶 A 等;促进蛋白代谢药物,如肝安等;输注人血清白蛋白或血浆;退黄药物,如丹参、门冬氨酸钾镁、低分子右旋糖酐等。

2. 免疫调节药物　如转移因子、胸腺素、特异性免疫核糖核酸等。

(三)重型肝炎

1. 一般治疗及支持疗法　绝对卧床休息;静脉输注免疫球蛋白、清蛋白、血浆等;维持水和电解质平衡,防止和纠正低血钾;静脉滴注葡萄糖,补充足量维生素 B、维生素 C、维生素 K_1;每日热量 972kJ 左右,液体量 1500~2000ml。

2. 促进肝细胞再生　可选用肝细胞生长因子或胰高血糖素-胰岛素(G-I)疗法等。

3. 对症治疗　如上消化道出血、肝性脑病、继发感染等,详见本书相应章节。

(四)淤胆型肝炎

早期治疗同急性黄疸型肝炎,黄疸持续不退时可加用泼尼松或地塞米松治疗。

三、护理诊断/问题

1. 营养失调,低于机体需要量　与摄入不足和呕吐有关。

2. 活动无耐力　与肝功能受损、能量代谢障碍有关。

3. 知识缺乏　缺乏肝炎有关知识。

4. 潜在并发症　肝性脑病、出血、肝肾综合征。

重点提示

乙型肝炎五项血清标志物检查即为通常所称的"二对半"检查,是检查有无乙型肝炎病毒感染的主要指标。其中 1、3、5 项阳性,俗称"大三阳";1、4、5 项阳性,俗称"小三阳"。"大三阳""小三阳"只反映人体肝炎病毒存在的状态,肝炎治疗的目的是消除肝炎病毒和恢复肝功能。

四、护 理 措 施

1. 一般护理

(1)休息:急性期卧床休息,可增加肝脏血流量,降低机体代谢率,有利于炎症病变的恢复。当症状好转、黄疸减轻、肝功能改善后,可逐渐增加活动量,以患者不感觉疲劳为度。至肝功能正常 1~3 个月或以后可恢复日常活动及工作,但仍应避免过劳及重体力劳动。

(2)合理饮食:肝炎急性期患者应进食清淡、易消化、适合患者口味的饮食,保证足够热量,每天糖类需 250~400g,摄入量过少可喝糖水、果汁或静脉输入 10% 葡萄糖加维生素 C。蛋白质 1.0~1.5g/(kg·d),多吃水果、蔬菜等含维生素较丰富的食物。慢性肝炎应强调高蛋白饮食,包括动物蛋白及植物蛋白。热量以维持标准体重为度,以防发生脂肪肝。重症肝炎给予低脂、低盐、高糖、高维生素易消化的流质或半流质饮食,限制蛋白质摄入量,蛋白质摄入应<0.5g/(kg·d)。

(3)禁饮酒。

(4)皮肤护理:每天用温水擦拭 1 次,不用有刺激性的肥皂及化妆品。患者穿着柔软、宽松的内衣裤,勤换洗,保持床单清洁、干燥,可使皮肤舒适,减轻瘙痒。及时修剪指甲,避免搔抓引起皮肤破损,如已有破损可涂甲紫,保持局部干燥,预防感染。必要时可采用转移患者注意力的方法减轻皮肤瘙痒。瘙痒重者可给予局部涂搽止痒药,也可口服抗组胺药。

2. 病情观察　慢性肝炎应观察临床症状,如食欲缺乏、恶心、腹胀、乏力、肝区痛等变化;观察黄疸、肝和脾大小及硬度变化、肝功能改变。重症肝炎应密切观察生命体征、神志状态、黄疸是否进行性加重、出血表现、肝浊音界、消化道症状有否改善、出入液体量等。

3. 用药护理　应注意给药方法、剂量、疗程及不良反应等,不滥用药物,特别应禁用损害肝脏的药物。应用干扰素治疗时,应注意观察其不良反应,主要是"流感样症候群",如发冷、发热、头痛、全身酸痛、乏力等,症状常随治疗次数增加而逐渐减轻;如出现粒细胞、血小板减少等则不宜长时间、大剂量使用干扰素治疗;如出现脱发、甲状腺功能减退等,停药后可自然恢复,应告知患者。应用肾上腺皮质激素及硫唑嘌呤等免疫调节药也应注意疗程及不良反应。重症肝炎应用胸腺素治疗时可使少数患者发生变态反应,出现低热、皮疹、皮肤瘙痒等。

4. 对症护理

(1)出血的护理:重型肝炎时凝血因子合成障碍,内毒素、弥散性血管内凝血(DIC)的形成可促进出血。

观察出血的表现,如牙龈出血、鼻出血、皮肤瘀斑、呕血、便血及注射部位出血等,密切观察生命体征,注意出血程度,做到早期发现,及时处理。

及时查血型、血红蛋白及进行凝血功能检测等,并配血备用。

遵医嘱给予维生素 K、酚磺乙胺以止血,输新鲜全血以补充凝血因子。发生 DIC 者,给予低分子右旋糖酐及肝素,注意观察有无出血加重等不良反应。

鼻出血时用 0.1%肾上腺素棉球压迫止血或用吸收性明胶海绵填塞鼻腔止血。

告知患者不要用手指挖鼻或用牙签剔牙,不用硬牙刷刷牙,刷牙后有出血者可用棉棒擦洗或用水漱口。注射后局部压迫 10~15min,以避免出血。

(2)其他:如肝性脑病、肾衰竭的护理,详见相关疾病的护理。

5. 心理护理　对病毒性肝炎的心理护理特别重要,尤其是患者入院后,医护人员应热情接待,介绍医院环境,主动与患者沟通思想,交流情感,帮助患者了解传染病的特殊性,使其进入角色,尽快解除紧张情绪和精神负担,树立战胜疾病的信心。

五、健 康 指 导

(一)宣传病毒性肝炎的预防知识

1. 控制传染源　各型急性肝炎患者均应实施早期隔离治疗;乙、丙、丁型肝炎病原携带者应禁止献血,禁止从事托幼、餐饮业或其他食品业工作。

2. 切断传播途径　①预防甲、戊型肝炎。重点在于搞好环境和个人卫生,加强粪便管理、保护水源,饮用水应消毒,注意食品卫生和食具消毒。②预防乙、丙、丁型肝炎。重点在于防止通过血液和体液传播,阳性血液不得使用;推广一次性注射用具,重复使用的医疗器械要严格消毒;生活用具应专用;接触患者后用肥皂和流动水洗手。

3. 预防接种　可保护易感者。甲型肝炎流行期间,可接种甲型肝炎减毒活疫苗,对接触者可接种人血清或胎盘球蛋白以防止发病。母亲 HBsAg 阳性者,新生儿应在出生后立即接种乙型肝炎疫苗,联合使用高滴度抗-HBV-IgG(HBIG),可提高保护率;对乙型肝炎易感者应按计划进行乙型肝炎疫苗接种。

(二)慢性患者和无症状携带者的家庭护理和自我保健

1. 正确对待疾病,保持乐观、豁达的心情,建立战胜疾病的信心,避免焦虑、愤怒等不良情绪。

2. 安排规律生活,劳逸结合,有症状者,以静养为主,待症状消失、肝功能恢复3个月以上,可逐渐恢复正常工作和学习。

3. 加强营养,适当增加蛋白质摄入,但要避免长期高热量、高脂肪饮食,戒烟戒酒,避免使用损肝药物。

4. 实施适当的家庭隔离,如患者的餐具和漱洗用品等应专用,防止唾液、血液及其他排泄物污染环境。家中密切接触者,可行预防接种。

5. 定期复查,一旦发病,应合理治疗,规则用药。

(三)防止输血后肝炎发生

凡接受输血或大手术应用血液制品的患者,出院后应定期检测肝功能及肝炎病毒标记物,以便早期发现由血液和血液制品为传播途径所致的各型肝炎。

讨论与思考

1. 病毒性肝炎有哪几型? 其主要传播途径分别是什么?

2. 乙型肝炎五项血清标志物分别是什么? 其检测结果有何临床意义?

3. 如何对肝炎患者进行健康指导?

(刘　亚)

第三节　传染性非典型肺炎患者的护理

案例分析

患者,女,52岁,5d前乘坐火车回家,因同一车厢内已有一名旅客确诊为传染性非典型肺炎(SARS),现正在进行医学观察。今晨该女性患者测体温38.5℃,出现头痛、关节酸痛、全身酸痛、胸痛等症状,并伴有疲乏、干咳。

请分析:该患者的护理要点有哪些?

传染性非典型肺炎,又称为严重急性呼吸综合征(SARS),目前认为是一种由新型冠状病毒引起的急性呼吸系统传染病。本病是一种新的呼吸道传染病,临床表现以发热为首发症状,伴有头痛、乏力、肌肉酸痛、干咳少痰、胸闷、腹泻等症状,严重者可出现气促、急性呼吸窘迫综合征和多脏器衰竭。本病具有高传染性和高病死率,主要通过近距离飞沫、接触患者呼吸道分泌物及密切接触进行传播。

一、护理评估

(一)致病因素

1. 病原体及发病机制　引起SARS的病原体是一种新变种的冠状病毒。该病毒在干燥塑料表面最长可活 4d,在 4℃温度下培养存活 21d,对热敏感,56℃加热 90min、紫外线照射消毒 60min 及常用消毒剂等均可使其灭活,使其失去感染性。

目前认为本病的主要发病机制可能由 SARS 冠状病毒感染诱导的免疫损伤引起。病毒侵入体内后,首先损害单核-吞噬细胞系统,然后再到达靶器官后造成损害。本病的病理改变明显,以肺部的弥漫性肺泡损伤、肺水肿和透明膜形成为主。

2. 传染源　该病的病原携带者和 SARS 患者为本病的主要传染源。

3. 传播途径　主要通过近距离飞沫传播、其次也可通过体液(分泌物、汗液、唾液、黏液、呕吐物、眼泪、尿液)及被污染的物品传播。

4. 人群易感性　人群普遍易感,各年龄组人群均可发病。流行期间到过或居住于疫区者、与 SARS 患者有密切接触者均具有较高的危险性。

5. 流行特征　本病发病季节为冬、春季,人口密度集中区域发病率较高,有明显的家庭和医院聚集现象,医护人员为高发人群,男女之间发病无差异,但以青壮年(20~49 岁)为主,死亡病例中,老年人比例较大。

(二) 身体状况

1. 症状　潜伏期 1~16d,多为 3~5d。

(1)早期:起病急,发热为首发症状,通常在 38℃以上,呈不规则热、弛张热或稽留热等,常伴有寒战、头痛、全身酸痛、乏力、胸痛、腹泻等全身毒血症状。

(2)进展期:此期高热、乏力等感染中毒症状加重,出现咳嗽、气促、呼吸困难等呼吸道症状,略有活动即气喘、心悸、被迫卧床休息,严重者表现为进行性呼吸困难和低氧血症。少数重症患者因呼吸衰竭、败血症、肝肾功能损害而死亡。

(3)恢复期:病程进入 2~3 周后,多数患者体温开始消退,全身毒血症状逐渐减轻或消失,但肺部病变吸收较缓慢,体温正常后 2 周左右才能完全吸收恢复正常。

轻症患者症状轻,病程短。重症病人病情重,进展快,容易发生呼吸窘迫综合征。出现下列表现之一就可诊断为重症:①呼吸困难,呼吸频率>30 次/分;②多个肺叶病变或 X 线胸片在 48h 内病灶进展>50%;③低氧血症,吸氧 3~5L/min 时,SaO_2<93%,或者氧合指数<300mmHg;④有严重的基础疾病,出现休克、ARDS 或多器官功能障碍综合征(MODS)。

2. 体征　呼吸急促,肺部体征不明显,部分病人可闻及少许湿啰音或出现肺实变的体征。

(三) 心理社会状况

因起病急、进展快、病情重、传染性强,故患者易产生恐惧、悲观等情绪。因被严密隔离而远离亲人和人群,患者常感到孤独和寂寞。

(四) 实验室及其他检查

1. 血液检查

(1)血常规检查:早期白细胞总数正常或降低,中性粒细胞可增多,常有淋巴细胞减少。晚期合并感染时,多数重症病人白细胞总数可增多。

(2)血液生化检查:多数会出现肝功能异常,丙氨酸氨基转移酶(ALT)、肌酸激酶(CK)、乳酸脱氢酶(LDH)升高。

(3)血气分析:可出现低氧血症及呼吸性碱中毒,动脉血氧分压降低,而无二氧化碳分压升高,重者可出现 I 型呼吸衰竭。

(4)血清学检查:可采用间接免疫荧光法检测,可为 SARS 早期确诊提供可靠的科学依据。

2. 病原学检查　采集患者呼吸道分泌物、排泄物、血液等标本进行病原学检查,或进行细胞培养分离病毒。

3. 影像学检查　胸部 X 线检查显示肺部呈斑片、大片阴影或呈网状改变,胸部 CT 检查呈玻璃样改变。

> **重点提示**
>
> 标本采集时一定要做好个人防护措施,谨慎操作,防止病毒的传播。

二、治 疗 要 点

治疗原则:早发现、早诊断、早治疗,有助于控制疾病病情发展,减少对生命的威胁。

1. 抗病毒治疗　常用药物有利巴韦林、更昔洛韦、干扰素等。

2. 呼吸支持治疗　给予持续鼻导管吸氧或面罩吸氧。对于危重患者,应及早给予无创通气或有创正压机械通气治疗,以改善低氧血症。

3. 糖皮质激素的应用　有下列情况之一者应给予糖皮质激素治疗:①有严重的中毒症状,高热持续 3d 不退;②48h 内肺部阴影面积扩大超过 50% 者;③有急性肺损伤(ALI)或急性呼吸窘迫综合征(ARDS)者。常用药物一般为甲泼尼龙 80～320mg/d,必要时可适当增加剂量,大剂量应用时间不宜过长,待病情缓解后或 X 线胸片阴影有所吸收后逐渐减量直至停用。

4. 中医药治疗　治疗原则为温病,卫、气、营血和三焦辨证论治。

5. 其他　如继发细菌感染的预防和治疗,早期选用大环内酯类、喹诺酮类、四环素类等。

三、护理诊断/问题

1. 体温过高　与病毒血症及炎症有关。

2. 气体交换受损　与病毒感染导致肺泡受损有关。

3. 焦虑/恐惧　与隔离、担心疾病的预后有关。

4. 潜在并发症　呼吸衰竭、败血症。

四、护 理 措 施

(一)一般护理

1. 休息与体位　卧床休息,专人进行监护,给予持续吸氧,做好保暖护理。

2. 饮食护理　给予高热量、高维生素、易消化的饮食,注意多饮水。

3. 隔离与消毒　发现疫情实行封闭隔离治疗,住院病人均需戴口罩。每天清洁消毒病房内各个层面,包括患者使用的各项仪器,对病人的分泌物、呕吐物、排泄物用含 250～500mg/L 有效氯的消毒药溶液浸泡 30min 后排入下水道。符合下列情况时才能考虑患者出院:①未使用退热药物,体温正常达 7d 以上;②呼吸系统症状明显改善;③X 线胸片显示有明显吸收。

(二)病情观察

密切观察患者的生命体征、神志、瞳孔,尤其全身毒血症状和呼吸系统症状,监测体温、血氧饱和度的变化,严格记录出入量。

(三)对症护理

保持呼吸道通畅,持续吸氧,密切监测血氧饱和度。对于机械通气的病人,做好气道管理,保证良好通气,并避免痰液喷出造成传播。

(四)用药护理

遵医嘱使用抗病毒药物及其他对症治疗的药物。注意观察患者症状是否改善,有无不良反应。注意糖皮质激素的不良反应,特别是大剂量使用时应警惕血糖升高、真菌感染、骨质疏松等。

> **重点提示**
>
> 由于糖皮质激素有致股骨头缺血坏死等不良反应,故在使用中应严格掌握剂量和时间。

(五)心理护理

向患者和家属介绍隔离目的、治疗方法及护理措施,以取得积极配合。营造温馨的治疗环境,播放轻音乐等,减轻或消除患者孤独和恐惧情绪。

五、健 康 指 导

(一)疾病知识指导

1. 传染性非典型肺炎已经列入法定乙类传染病范畴,发现或怀疑本病时,应尽快向卫生防疫机构报告,做到早发现、早隔离、早治疗。

2. 做好消毒隔离及防护,防止病毒传播。

3. 养成良好的卫生习惯,居室经常开窗通风。

4. 对病人的分泌物、呕吐物、排泄物用含 250~500mg/L 有效氯的消毒药溶液浸泡 30min 后排入下水道。

5. 接触过病人或污物后,应用消毒药消毒手,可用 0.5% 碘伏溶液涂擦 1~3min,也可用 75% 或 0.2% 过氧乙酸溶液浸泡 1~3min。

6. 隔离观察密切接触者,对医学观察病例和密切接触者,如条件许可情况下应在指定地点接受隔离观察,为期 14d。在家中接受隔离观察时注意通风,避免与家人密切接触,每天测量体温。如发现符合疑似或临床诊断标准时,应立即以专门的交通工具转往指定医院进行治疗。

(二)用药指导

指导患者按医嘱用药,让患者意识到遵医嘱用药的重要性。

讨论与思考

1. SARS 的传播途径有哪些?

2. 简述 SARS 患者的护理要点。

3. 如何对 SARS 患者进行健康指导?

(王春艳)

第四节　流行性乙型脑炎患者的护理

> ✚ **案例分析**
>
> 　　患儿,男,9岁,突然发热、头痛、精神倦怠,伴抽搐、意识障碍3d,体温40.2℃,于2007年9月19日入院,入院后查体:昏迷状态,全身抽搐,病理征阳性,脑膜刺激征阳性。血常规:白细胞计数15.9×10⁹/L,中性84%,尿常规未见异常。
>
> 　　请分析:该患者可能患有何种疾病?存在哪些护理诊断?如何护理?

　　流行性乙型脑炎(简称为乙脑)的致病菌为乙型脑炎病毒,本病是以脑实质炎症为主要病变的中枢神经系统急性传染病。本病由蚊虫传播,在夏季流行。以高热、意识障碍、抽搐、病理反射及脑膜刺激征为临床特征,病死率高,部分患者留有严重后遗症。

　　被感染的蚊虫在叮咬人或动物时,乙脑病毒随之侵入机体,先在单核-吞噬细胞内繁殖,然后进入血液循环引起病毒血症。若不侵入中枢神经系统则呈隐性或轻型感染,仅在少数情况下,如机体免疫力低下、病毒量多、毒力强时病毒才通过血脑屏障进入中枢神经系统,引起脑炎。

一、护 理 评 估

(一)致病因素

　　1. **病原体及发病机制**　乙型脑炎病毒属黄病毒科,核心为单股正链RNA,球状,适宜在神经细胞内生长繁殖。本病发病机制与病毒对神经组织的直接侵袭及诱发免疫损伤密切相关。

　　2. **传染源**　乙脑是人畜共患自然疫源性疾病,可以感染人和动物(羊、鸡、马、猪等),因此,人和动物都可成为本病传染源。人被乙脑病毒感染后会出现短暂的病毒血症,但病毒量少、持续时间短,故人不是本病的主要传染源。而猪在上述动物中感染乙脑病毒的概率最高,仔猪经过一个流行季节感染率是100%,且病毒数量多、病毒血症持续时间长,因此,猪是乙脑的主要传染源。

　　3. **传播途径**　蚊虫叮咬是乙脑的主要传播途径。库蚊、伊蚊、按蚊均能传播本病,其中三带喙库蚊是主要传播媒介。蚊感染后可携带病毒过冬或经卵传代,成为乙脑病毒的长期储存宿主。

　　4. **人群易感性**　普遍易感,隐性感染为主,感染后可以获得持久免疫力。婴儿从母体获得的乙脑抗体也具有保护作用。

　　5. **流行特征**　东南亚和西太平洋地区是乙脑主要流行区域,我国多数地区有流行,农村高于城市。随着疫苗的广泛接种,我国发病率正逐年下降。乙脑的发病在我国有明显季节性,多发于7、8、9月份,与蚊虫繁殖、气温、降雨量等因素密切相关。发病者儿童多见,主要集中在2~6岁。集中发病较少见,呈高度散发性。

(二)身体状况

　　本病潜伏期4~21d,一般为10~14d。典型临床分4期。

　　1. **初期**　起病急,1~2d内体温上升至39~40℃,伴头痛、精神倦怠、恶心、呕吐和嗜睡。极少数患者可出现颈项强直及抽搐,此期持续1~3d。

2. 极期   为病程第 4~10d,本期除上述症状加重外,主要表现为脑实质受损症状。

(1)高热:体温高达 40℃以上,热程 7~10d,热度越高,热程越长,病情越重。重者可达 3 周以上。

(2)意识障碍:主要表现为嗜睡、谵妄、昏迷、定向力障碍等,多发生在第 3~8 天,常持续 1 周左右,重者可长达 4 周。

(3)惊厥或抽搐:可为局部小抽搐(面部、眼肌、口唇),还可表现为肢体阵挛性抽搐、全身抽搐或强直性阵挛。持续数分钟至数十分钟不等,均伴意识障碍。抽搐频繁或抽搐持续时间过长可加重缺氧及脑实质的损伤,导致呼吸衰竭。

(4)呼吸衰竭:多发生于重症病例,主要为中枢性呼吸衰竭,由于脑实质炎症、缺氧、脑水肿、颅内高压和低血压等所导致,其中脑实质病变为主要原因。表现为呼吸节律不规则、幅度不均,如叹息样呼吸、潮式呼吸、抽泣样呼吸等,最后呼吸停止。此外,因脊髓病变可发生周围性呼吸衰竭。特点为呼吸先快后慢,呼吸表浅,但呼吸节律规整。

高热、抽搐和呼吸衰竭是乙脑极期的三个严重症状,三者相互影响,其中,呼吸衰竭常为致死的主要原因。

3. 恢复期   本期体温逐渐下降,症状逐渐好转,2 周左右可完全恢复。重症患者可有恢复期症状,如反应迟钝、痴呆等,还可有其他症状,如抽搐、四肢强直性瘫痪等,这些症状多在半年内恢复。

4. 后遗症期   少数重症患者半年后仍有精神及神经症状,称之为后遗症。主要表现有意识障碍、痴呆、失语、瘫痪、癫痫等。若后续治疗得当及功能训练及时,上述症状可得到不同程度的恢复。大多数癫痫症状可持续终生。

临床上根据患者发热程度、意识障碍程度、抽搐程度、病程长短、有无后遗症等情况,将乙脑分为轻型、普通型、重型、极重型。

(三)心理社会状况

因发病突然,症状明显及担心病情加重而出现紧张、焦虑等不良情绪。后遗症期容易产生消极、悲观情绪。

(四)实验室及其他检查

1. 血常规   白细胞计数增高,常在 $10×10^9/L~20×10^9/L$,中性粒细胞可达 80% 以上,这与其他病毒感染性疾病不同。

2. 脑脊液检查   脑脊液外观无色透明或微浑浊,压力增高,白细胞多在 $50×10^6/L~500×10^6/L$。早期脑脊液以中性粒细胞为主,之后淋巴细胞增多,糖正常或偏高,氯化物正常。

3. 血清学检查   ①特异性 IgM 抗体测定:该抗体大多在起病 3~4d 后出现在血清中,2 周时可达到高峰,可用于该病早期诊断。②补体结合试验:补体结合抗体为 IgG 抗体,具有较高特异性,但出现较晚,主要用于回顾性诊断和(或)流行病学调查。

4. 病原学检查   ①病毒分离:乙脑病毒主要存在于脑组织中,从病程第 1 周内死亡的病例脑组织中可以分离出病毒,从血和脑脊液中不易分离出病毒。②病毒抗原或核酸的检测:多用于科研工作,很少用于临床诊断。

二、治 疗 要 点

目前尚无特效抗病毒药物,该疾病应采取积极的对症和支持治疗,处理好高热、抽搐、呼吸衰竭等危重症状。

1. 对症治疗　高热患者以物理降温为主,药物降温为辅,持续高热伴反复抽搐患者可用亚冬眠疗法,氯丙嗪和异丙嗪每次各 0.5~1mg/kg 肌内注射,每 4~6 小时 1 次,疗程一般为 3~5d;对抽搐患者应积极去除病因并采取相应对症治疗,可使用镇静药,如肌注地西泮、水合氯醛鼻饲或灌肠等;中枢性呼吸衰竭可选用呼吸兴奋药,如尼可刹米、洛贝林等,及时清除呼吸道分泌物,必要时行气管切开并辅助呼吸。

2. 肾上腺皮质激素的使用　目前该病使用激素的意见尚未统一。有人认为激素有退热、抗炎作用,能降低毛细血管通透性和渗出,因此能够降低颅内压、防治脑水肿。也有人认为,激素抑制了机体的免疫功能,增加了继发感染的机会,不主张常规使用,临床上可根据具体情况酌情使用。

3. 恢复期及后遗症处理　应加强护理,防止继发感染;应注意对患者的吞咽、语言、肢体功能进行功能训练,可结合理疗、针灸、高压氧、中药等。

三、护理诊断/问题

1. 体温过高　与病毒血症有关。
2. 意识障碍　与中枢神经系统及脑实质损害有关。
3. 有受伤的危险　与脑实质炎症、脑水肿、高热、抽搐或意识障碍有关。
4. 潜在并发症　呼吸衰竭。

四、护理措施

(一)一般护理

1. 休息与活动　患者应卧床休息,环境安静、舒适,温湿度适宜,避免各种刺激。意识障碍患者需专人照顾,注意生活护理及口腔、皮肤的清洁护理,防止形成压疮。集中进行各种检查、治疗及操作,减少刺激,以免诱发惊厥。

2. 饮食护理　早期选择清淡、易消化的流质饮食,昏迷患者及吞咽困难者给予鼻饲或遵医嘱静脉补充营养;恢复期患者可以逐渐增加高热量、高蛋白的饮食。

(二)病情观察

严密监测患者呼吸状况及其他生命体征;观察患者的意识障碍程度及其他精神神经症状体征;是否有惊厥或抽搐发作;有无脑疝先兆;记录 24h 出入液量。一旦出现病情变化,立即积极配合医师进行处理。

(三)对症护理

1. 高热　积极采取有效的降温措施,以物理降温为主,如用冰帽或冰袋冷敷头部。高热惊厥患者可采用冬眠疗法或亚冬眠疗法。降温时应随时注意观察患者的降温情况。

2. 惊厥或抽搐　患者应仰卧位,头偏向一侧,保持呼吸道通畅,松解领口,取下义齿。将纱布置于上下臼齿间,以防舌咬伤。及时吸痰以防痰液阻塞。注意患者安全,必要时使用床栏或约束带以防坠床。

3. 呼吸衰竭　参见本书第 2 章第十节内容。

(四)用药护理

按医嘱及时准确给药,同时注意观察药物疗效及不良反应。使用镇静药时,应严格掌握药物剂量及给药时间,注意患者的呼吸及意识状态;使用呼吸兴奋药时应确保呼吸道通畅,静脉滴注时速度不宜过快,密切观察患者呼吸变化,若出现恶心、呕吐、烦躁、面色潮红等现象,需减慢滴速。

(五) 心理护理

由于乙脑住院患者病情大多较危重,患者及家属容易紧张、焦虑,故应及时向患者及家属解释疾病相关知识,避免各种刺激,给予患者关心和照顾,鼓励其积极配合治疗,树立战胜疾病的信心。

五、健康指导

1. 疾病知识指导　积极宣传乙脑防治知识。在乙脑流行季节,如发现有高热、头痛、意识障碍者,应考虑乙脑可能性,立即送医院诊治。恢复期患者仍有瘫痪、失语等症状者,应鼓励患者坚持训练和治疗,教会家属有效的护理措施及康复疗法,减轻残疾程度。

2. 疾病预防指导　加强家畜管理,搞好饲养圈的环境卫生。在乙脑流行季节前对猪进行疫苗接种,以控制乙脑流行。大力开展防蚊、灭蚊工作,消除蚊虫滋生地。流行季节使用驱蚊措施防止蚊虫叮咬,10 岁以下儿童和初次进入流行区的人员应接种疫苗。

讨论与思考

1. 流行性乙型脑炎的主要传染源和传播途径是什么?
2. 流行性乙型脑炎的主要症状有哪些?

(王春艳)

第五节　获得性免疫缺陷综合征患者的护理

案例分析

患者,男,42 岁,已确认血清 HIV 抗体阳性 3 年。近 6 个月来体重明显减轻,且持续腹泻 1 个月余,大便 3~5 次/天,伴发热、乏力、盗汗等症状。

请分析:该患者目前的护理要点有哪些?

获得性免疫缺陷综合征(AIDS)又称艾滋病,是由人类免疫缺陷病毒(HIV)引起的慢性传染病。病毒主要通过性接触和体液传播,使感染者机体细胞免疫功能受损,出现致命性获得性免疫缺陷,最终导致严重的机会性感染和恶性肿瘤而危及生命。

一、护 理 评 估

(一) 致病因素

1. 病原体　人类免疫缺陷病毒(HIV)分两型,即 HIV-1 和 HIV-2。人类免疫缺陷病毒既是嗜淋巴细胞性又是嗜神经性病毒,感染后主要侵犯和破坏辅助性 T 淋巴细胞($CD4^+$细胞),从而导致以细胞免疫功能受损为主的免疫缺陷。病毒对热和常用消毒药较敏感,加热 56℃ 30min、70% 乙醇、2.2% 的次氯酸钠及 10% 含氯石灰(漂白粉)均能使其灭活。

2. 传染源 患者及无症状病毒携带者为本病传染源,特别是后者,更易导致疾病的传播。

3. 传播途径

(1)性接触传播:是本病的主要传播途径。

(2)注射途径传播:包括使用含有病毒的血液及血制品,与感染者共用注射器与针头,接受病毒感染者的器官移植、人工授精,被病毒污染的针头意外刺伤等。

(3)母婴传播:感染病毒的孕妇可以通过胎盘、哺乳等传播给胎儿或婴儿。

> **重点提示**
>
> 切断传播途径是控制艾滋病传播的重要环节。

4. 人群易感性 人群普遍易感。男同性恋者、多性伴侣者、静脉注射毒品者、经常输血及使用血制品者、病毒感染者的配偶等属于高危人群。

(二)身体状况

1. 症状 HIV 侵入机体后,机体反应可分为 4 期,在未进入艾滋病期者被称为 HIV 感染者,之后称为艾滋病患者。艾滋病的潜伏期一般为 2~10 年。

(1)急性感染期(Ⅰ期):在感染 HIV 2~4 周或以后,患者可出现急性病毒感染症状,表现为发热、咽痛、头痛、肌痛、关节痛、厌食、腹泻及淋巴结肿大等,持续 1~2 周或以后自行缓解。

(2)无症状感染期(Ⅱ期):此期可延续数月至十几年,临床上很少有症状或体征,但有传染性。

(3)持续性全身淋巴结肿大综合征期(Ⅲ期):又称艾滋病前期,表现为全身出现 2 处或多处淋巴结肿大(腹股沟淋巴结除外),历时 3 个月以上。

(4)艾滋病期(Ⅳ期):随着 HIV 对淋巴细胞的破坏,机体免疫功能进行性恶化,累及全身各系统及器官,临床症状复杂。从进入艾滋病期至患者死亡的时间为半年至 2 年。

全身症状:发热、乏力、盗汗、厌食、慢性腹泻、体重下降等全身消耗性症状加重,出现恶病质。

皮肤黏膜病变:表现为感染和肿瘤。感染以口腔念珠菌、外阴疱疹病毒、尖锐湿疣等常见。肿瘤以卡波西肉瘤最多见,为恶性组织细胞病,常出现于下肢皮肤和口腔黏膜,为深蓝色或紫红色浸润斑块或结节,可融合成片,表面出现溃疡,并向四周扩散。

呼吸系统症状:多见于肺部感染。表现为慢性咳嗽、发热、进行性呼吸困难和发绀。肺孢子菌肺炎最为常见,是本病机会性感染死亡的主要原因。

消化系统症状:以口腔和食管的念珠菌、疱疹病毒和巨细胞病毒感染多见。表现为口腔溃疡、食管炎或食管溃疡,导致吞咽困难,食管后有烧灼感。

神经系统症状:由于中枢性神经系统感染及缺氧、败血症相关性脑病等,出现头晕、头痛、进行性痴呆、肢体瘫痪、痉挛性共济失调等症状。

2. 体征 全身多处淋巴结肿大,口腔黏膜、皮肤等处可见溃疡、斑块或结节。晚期则出现恶病质、瘫痪、痴呆等。

(三)心理社会状况

因疾病尚无特效疗法,患者常有恐惧、绝望等感受。部分患者因担心遭人歧视而感自卑,出现悲观、报复、自杀等倾向。

(四)实验室及其他检查

1. 血常规检查　红细胞、白细胞、血小板及淋巴细胞均出现不同程度的减少。
2. 血清学检查　HIV 抗原、抗-HIV 抗体阳性有助于本病的诊断。
3. 免疫学检查　T 细胞绝对计数和 CD4$^+$ 细胞计数下降,CD4$^+$/CD8$^+$<1.0。此检查有助于判断疗效及预后。

二、治 疗 要 点

(一)病因治疗

1. 抗病毒治疗　主要作用为抑制 HIV 的复制。常用药物有:核苷类反转录酶抑制药,如齐多夫定、双脱氧胞苷、双脱氧肌苷等;非核苷类反转录酶抑制药,如奈非雷平;蛋白酶抑制药,如沙奎那韦、英地那韦等。主要不良反应有骨髓抑制、胃肠道反应、肝损害、皮疹及中枢神经系统毒性等,应予以严密观察。
2. 免疫治疗　应用免疫调节药,如干扰素、胸腺肽等。中草药也有促进免疫的作用。

(二)对症治疗

根据不同的机会性感染、肿瘤及患者的全身状况选择药物的种类和剂量。

三、护理诊断/问题

1. 恐惧　与症状复杂、预后不良及缺乏社会支持有关。
2. 营养失调,低于机体需要量　与厌食、慢性腹泻及机体消耗过大有关。
3. 活动无耐力　与长期发热、厌食、慢性腹泻有关。

四、护 理 措 施

1. 病情观察　对艾滋病期的患者应监测生命体征、意识状态、皮肤黏膜的完整性,严格记录 24h 出入液体量,观察患者有无感染、脱水征象。
2. 生活护理
(1)休息与体位:急性感染期和艾滋病期患者应卧床休息,吸氧,保暖;协助患者做好生活护理。症状减轻后,可逐步实施活动计划,提高活动耐力。
(2)饮食护理:能进食者,给予高热量、高蛋白、高维生素、清淡易消化的流质及半流质饮食,少量多餐;不能进食者遵医嘱给予鼻饲或静脉补充营养。
(3)隔离与消毒:采取血液/体液隔离,患者的血液、排泄物应严格消毒。同时注意实施保护性隔离,减少各种机会性感染的发生。
3. 用药护理　观察药物的耐药性及不良反应。观察是否出现恶心、呕吐、荨麻疹等症状。定期复查血象及肝功能,如出现骨髓抑制、肝功能损害等情况,立即报告医师停药或换药。
4. 对症护理　对于发热者给予物理或药物降温,鼓励其多饮水,协助勤更衣。慢性腹泻者,遵医嘱给予止泻药或抗生素,及时补液,并做好肛周护理。口腔、食管因念珠菌感染而致咽痛、食欲缺乏者,遵医嘱给予抗真菌药及局部护理。皮肤黏膜有溃疡、斑块及结节者,做好清洁、消毒及保护创面,并注意观察。
5. 心理护理　给予患者理解和关怀,帮助患者保护隐私,正视现实。鼓励患者与家属、亲友沟通、交流,以获取更多的社会支持。

五、健康指导

1. 讲解艾滋病的传播途径,做好消毒隔离。
2. 指导家属配合,共同给予患者环境和心理的支持,促进其回归社会。
3. 教会患者和家属对感染症状、体征的自我监测,定时复查。
4. 坚决抵制一切引起艾滋病传播的违法行为,为控制艾滋病的传播共同努力。

讨论与思考

1. AIDS 的传播途径有哪些?
2. 如何为患者进行生活护理?

(刘 亚)

第六节 细菌性痢疾患者的护理

案例分析

患者,男,40岁,2d 前突然出现腹泻,粪便为黄色稀便,带少量黏液脓血,每日6~8次,里急后重感明显,左下腹有隐痛。粪便常规镜检可见满视野散在红细胞、白细胞及大量脓细胞。

请分析:针对该患者目前的身体状况,如何进行护理?

细菌性痢疾简称菌痢,主要由痢疾杆菌引起的,是夏秋季节常见的急性肠道传染病。因痢疾杆菌属志贺菌属,因此又称志贺菌病。本病的临床表现主要有腹痛、腹泻、里急后重和黏液脓血便,可伴有发热及全身毒血症状。临床表现轻重不一,轻者预后良好,重者可出现感染性休克和(或)中毒性脑病,预后凶险,少数患者病程迁延转为慢性,治疗困难。

一、护理评估

(一)致病因素

1. 病原体及发病机制 痢疾杆菌属肠杆菌科志贺菌属,为革兰染色阴性杆菌,有菌毛,无鞭毛、荚膜及芽胞,对营养要求不高,在普通营养基上可生长。根据生物化学反应及抗原组成分为4群(包括 A 群痢疾志贺菌、B 群福氏志贺菌、C 群鲍氏志贺菌、D 群宋内志贺菌)及47个血清型,各血清型均产生内毒素,是引起全身毒血症的主要因素。痢疾杆菌适于低温潮湿的环境,对阳光直射、加热及一般消毒药抵抗力相对较差。痢疾杆菌也可产生外毒素,具有神经毒、选择性细胞毒和肠毒样作用,引起严重的临床表现。

病菌入侵后,其引起的病变部位主要在乙状结肠和直肠。病变局部肠黏膜上皮细胞由于缺血、缺氧而变性坏死,形成浅表溃疡。直肠受炎症反应刺激后,引起患者表现为里急后重感。重者肠黏膜大片剥落,引起广泛坏死性假膜,患者严重发生腹泻,导致失水、电解质紊乱和酸中毒等严重症状。

2. 传染源 急、慢性患者及带菌者为本病传染源,急性菌痢早期患者排细菌量大、传染性强。

3. 传播途径 消化道传播为主要传播途径。病原菌主要通过污染的食物、水、生活用品、手以及苍蝇污染的食物等经口传播致人感染。

4. 人群易感性 人群普遍易感,有两个年龄发病高峰,以学龄前儿童和青壮年居多。病后获得一定的免疫力,但短暂而不稳定,且各血清型之间无交叉免疫性,故容易复发和再次感染。

5. 流行特征 菌痢主要集中于温带和亚热带国家,全年散发,夏、秋季多发。与夏秋季苍蝇及细菌繁殖较快、气候条件、人们食生冷食物较多有关。

(二)身体状况

1. 症状 由于患者的年龄、机体状况及感染菌群不同,因此临床表现也不同。潜伏期 1~3d,根据病情长短及临床表现将菌痢分为急性菌痢和慢性菌痢。

(1)急性菌痢:根据全身中毒症状与消化道症状可分为 3 型。

普通型(典型):起病急,高热伴恶心、呕吐、腹痛、腹泻及里急后重等消化道症状,同时出现畏寒、头痛、乏力及食欲缺乏等全身不适。每日排便次数增多,十几次至数十次,开始为少量稀便,后转为黏液脓血便。1~2 周以后缓解或恢复,少数病人病程迁延转为慢性。

轻型(非典型):一般无全身毒血症状,低热或不发热,全身症状及消化道症状较轻,每日排便次数较少,每天 3~5 次,为稀便或糊状便。病程 3~7d,少数病程迁延转为慢性。

中毒型:多见于 2-7 岁体质较好的儿童,本病起病急骤,病势凶险,以突起高热(可达 40℃以上)、全身毒血症状、休克和(或)中毒性脑病为主要临床表现,精神萎靡、肠道症状较轻。根据其主要临床表现可分为 3 型。①休克型(周围循环衰竭型):较常见,表现为感染性休克。患者出现面色苍白、四肢厥冷、皮肤花斑、发绀、心率增快、脉搏细速、血压下降等症状,脉压变小,尿量减少,同时伴有不同程度的意识障碍;晚期血压明显下降甚至测不出,可出现心、肾功能不全等症状。②脑型(呼吸衰竭型):因脑缺血、缺氧、颅内压增高甚至脑疝,出现意识障碍、呼吸衰竭,病死率高。③混合型:迅速出现呼吸、循环衰竭,预后最为凶险,病死率很高。

(2)慢性菌痢:指急性菌痢反复发作、病程迁延不愈超过 2 个月者即为慢性菌痢,与急性期治疗不及时、不彻底或机体抵抗力低下和耐药菌株感染等因素有关。慢性菌痢可分为 3 型,分别为:急性发作型;慢性迁延型;慢性隐匿型。

急性发作型:半年内有痢疾病史,常因进食生冷、不洁食物、劳累或受凉等因素诱发,出现腹痛、腹泻及脓血便等症状,无明显的发热症状。

慢性迁延型:最为多见。急性菌痢发作后,迁延不愈,常有腹痛、腹泻、稀便或脓血便,有些患者伴有乏力、贫血、营养不良等症状。

慢性隐匿型:较少见。1 年内有痢疾病史,无明显腹痛、腹泻等症状,粪便培养可见痢疾杆菌。

2. 体征 患者可见左下腹压痛,肠鸣音亢进,病情严重患者可出现瞳孔大小不等、对光反射迟钝或消失、血压下降、呼吸节律异常、昏迷等体征。

(三)心理社会状况

因急性菌痢发病急,全身毒血症状和消化道症状明显,尤其是中毒性菌痢出现休克和呼吸衰竭等症状,使患者紧张、惶恐不安;部分患者因病程迁延而易出现恐惧等情绪。

(四)实验室及其他检查

1. **血常规检查** 急性期白细胞总数轻度或中度增高,多在(10~20)×10⁹/L,通常以中性粒细胞增高为主。慢性期可出现贫血。

2. **粪便检查**

(1)粪便常规:外观多为黏液脓血便,量少,无粪质,镜检可见大量脓细胞、红细胞及白细胞,如出现少量巨噬细胞更有诊断价值。

(2)粪便培养:确诊依据为粪便培养出痢疾杆菌。应注意在使用抗生素前采集标本,早期、连续多次采集新鲜粪便的黏液脓血部分,以提高检出阳性率。

> **重点提示**
> 一定要选择新鲜粪便的黏液脓血部分送检,以免影响检查结果。

二、治 疗 要 点

1. **病因治疗** 根据药敏试验选择合理有效的抗菌药物。喹诺酮类有较强的杀菌作用,是目前治疗菌痢较理想的药物,如诺氟沙星、环丙沙星等,疗程5~7d,可根据病情给予口服或静脉滴注,因影响骨骼发育,所以孕妇、儿童和哺乳期妇女慎用。

> **重点提示**
> 合理使用有效的抗菌药物是治疗急性菌痢、防止慢性迁延的重要措施。

2. **对症治疗** 高热者应用物理降温及药物降温,腹痛剧烈者给予解痉药。对于中毒型痢疾患者应及早实施抗休克、防治脑水肿及呼吸衰竭的抢救措施。

三、护理诊断/问题

1. **体温过高** 与痢疾杆菌分泌的内毒素作用于体温调节中枢有关。
2. **腹泻** 与痢疾杆菌致肠黏膜溃疡、坏死有关。
3. **营养失调,低于机体需要量** 与呕吐、腹泻及摄入量不足有关。
4. **体液不足** 与呕吐、腹泻导致体液丢失有关。
5. **潜在并发症** 休克、中毒性脑病、中枢性呼吸衰竭。

四、护 理 措 施

(一)一般护理

1. **休息与体位** 急性期卧床休息,对频繁腹泻伴发热、虚弱无力病人协助其床边排便以减少体力消耗;中毒型菌痢患者应绝对卧床休息,置于平卧位或中凹卧位,专人监护,吸氧,并进行保暖。

2. **饮食护理** 严重腹泻伴呕吐者要求暂禁食,遵医嘱静脉补充营养。能够进食的患者,宜给予高热量、高蛋白、高维生素、清淡易消化的流质、半流质饮食,少量多餐,避免生冷、多渣、油腻及刺激性食物,并逐渐过渡到正常饮食。

3. 肛周皮肤护理 排便后用软纸擦拭、温水清洗肛周,可用 1:5000 高锰酸钾溶液坐浴,保持清洁干燥。局部涂擦无菌凡士林或抗生素软膏加以保护,勤换内裤,里急后重明显者,排便时不要过于用力以免发生脱肛。

4. 隔离与消毒 消化道隔离至临床症状消失后且粪便培养连续 2 次阴性者方可解除隔离,对患者的粪便、呕吐物或污染物进行严格消毒。

(二)病情观察

密切观察排便次数、量、粪便性状及伴随症状;重点监测生命体征、意识状态、尿量,严格记录 24h 液体出入量;观察有无休克、脑水肿、脑疝的先兆症状,一旦出现异常,立即报告医师并配合抢救。

(三)对症护理

发热病人可采用温水擦浴、冰袋冷敷及冰盐水灌肠等降温措施,必要时遵医嘱给予药物降温。腹痛剧烈者可用热水袋热敷或遵医嘱使用解痉药物(如阿托品等)。休克患者可根据血压、尿量调整滴液速度。

(四)用药护理

遵医嘱使用有效的抗菌药物及其他对症治疗的药物。注意观察患者的症状,有无恶心、食欲缺乏、肾脏毒性、粒细胞计数减少等不良反应。

(五)心理护理

介绍隔离目的、治疗药物和护理措施,以取得患者和家属的积极配合,并减轻或消除其焦虑或恐惧的情绪。

五、健 康 指 导

(一)疾病知识指导

1. 养成良好的卫生习惯,改善个人和环境卫生,做好饮水、饮食和粪便的管理,防止"病从口入"。

2. 加强体育锻炼,保持规律作息时间,拥有良好心态,提高免疫力。

3. 严格遵守隔离制度,做好粪便消毒。

4. 避免各种诱因,要求按时、按量用药,防止病程迁延为慢性菌痢。

5. 对于接触者应进行医学观察 7d。饮食行业的人员观察期间应送粪便进行 2 次培养,阴性者可解除观察。

(二)用药指导

指导患者遵医嘱使用有效的抗菌药物及其他对症治疗的药物等,注意药物的不良反应,发现异常情况,及时报告医生。

讨论与思考

1. 急性菌痢患者的主要症状有哪些?

2. 如何采集菌痢患者的粪便标本?

3. 如何对菌痢患者进行健康指导?

(王春艳)

第七节　狂犬病患者的护理

> ✚ **案例分析**
>
> 　　患者,男,9岁。因"恐水、畏风、咽肌痉挛3d"入院。患者1个月前被野犬咬伤,伤口未做处理,未注射狂犬疫苗。5d前伤口处出现针刺样疼痛、麻木,同时头痛、全身不适。继而出现恐水、怕风、怕光、流涎、多汗。护理体检:体温39℃,脉搏115次/分,呼吸27次/分,血压130/85mmHg。患者烦躁,大量流涎,恐水明显,饮水时引起明显的喉头痉挛。实验室检查:白细胞数量$13×10^9/L$,中性粒细胞占87%;脑脊液压力增高,狂犬病毒培养(+)。
>
> 　　请分析:该患者目前存在哪些主要护理诊断/问题? 护理的重点是什么?

　　狂犬病(又名恐水症)是一种由狂犬病毒引起的以侵犯中枢神经系统为主的急性人兽共患传染病。人多因被携带狂犬病毒的病兽咬伤而感染发病。临床表现为特有的恐惧不安、高度兴奋、恐水、畏风、流涎、咽肌痉挛和进行性瘫痪等。病死率几乎达到100%。

一、护 理 评 估

(一)致病因素

　　1. **病原体及发病机制**　狂犬病毒属弹状病毒科,为单股负链RNA病毒,子弹形。该病毒对外界的抵抗力不强,对紫外线、碘液、乙醇、高锰酸钾等一般理化消毒方法均较敏感,且对热敏感,60℃ 30min即可灭活,但可耐受低温。

　　狂犬病毒致病力强,对神经组织有强大的亲和力。该病毒自皮肤黏膜破损处侵入人体后,首先在伤口附近肌细胞内小量繁殖,然后侵入末梢神经,沿神经轴索向中枢扩展,至脊髓背根神经节后进行大量繁殖并很快到达脑部。从而出现狂犬病的典型表现。同时病毒沿周围神经扩散,侵入各组织器官,尤其是唾液腺。

　　病理改变为急性弥漫性脑脊髓炎,以大脑基底海马回和脑干、小脑损害为主。特征性病变为神经细胞浆内出现嗜酸性包涵体,称内基小体,为病毒集落,圆形或椭圆形,染色呈樱桃红色,具诊断意义。

　　2. **传染源**　我国的主要传染源为病犬,其次是病猫、猪、狼、狐狸、吸血蝙蝠等家畜和野生动物。值得注意的是,一些看似健康的犬的唾液中也可带病毒,也可传播狂犬病。

　　3. **传播途径**　主要通过咬伤传播,病毒随唾液进入人体。病毒也可经各种伤口从黏膜皮肤破损处侵入,少数由于宰杀病犬而感染。

　　4. **人群易感性**　普遍易感,被病犬咬伤后发病率达15%~30%。是否发病与咬伤部位(头面、颈、手等神经血管丰富部位易发)、创伤程度、伤口局部处理情况、是否注射疫苗以及个体免疫功能状况等有关。

　　5. **流行特征**　主要流行于我国等发展中国家,多发于农村、边远山区,儿童发病率高。

(二)身体状况

　　潜伏期5d到19年或者更长,一般是1~3个月。患者潜伏期长短与受伤部位、伤口深度、入侵病毒数量以及机体免疫状态等有关。典型患者为三期经过,整个病程一般不超过6d。

　　1. **前驱期**　此期1~4d。常有低热、头痛、恶心、倦怠、全身不适等非特异性症状,类似感冒,继而出现惊恐不安,烦躁失眠,对声、光、风等刺激敏感,并且有喉头紧缩感。最具有诊断意义的早期症状为已经愈合的伤口附近及其神经支配区有痛、痒、麻及蚁走等异样感觉。

2. 兴奋期　此期 1~3d。特点为:①高度兴奋、极度恐惧表情、发作性咽肌痉挛及呼吸困难、恐水、怕风、怕声、怕光等。恐水为本病特征,典型患者不敢饮水,甚至闻水声、见水或提及水都可引起咽肌严重痉挛。严重发作者有全身肌肉阵发性抽搐或因呼吸肌痉挛导致呼吸困难、发绀。②体温升高,达 38~40℃。③交感神经功能亢进,有多汗、大量流涎、瞳孔散大、心率加快、血压升高等表现。患者常神志清楚,偶有神志不清、幻听等。

3. 麻痹期　此期 6~18h。痉挛发作停止,全身弛缓性瘫痪,患者逐渐进入昏迷,最后由于呼吸、循环衰竭而死亡。

除上述典型狂躁型外,本病尚有少数麻痹型患者,占 2%~20%。此型以脊髓、延髓受损为主,患者不出现兴奋期,前驱期过后即出现麻痹,无恐水表现和痉挛发作。

(三)心理社会状况

患者不但会因病情严重、病程发展迅速而出现紧张、不安,而且由于本病的病死率几乎为100%,常常会导致患者处于极度恐惧的心理状态中。

(四)实验室及其他检查

1. 血常规及脑脊液检查　外周血白细胞计数正常或轻中度增高,中性粒细胞占 80% 以上。脑脊液压力增高,细胞数和蛋白质稍增高,糖和氯化物正常。

2. 免疫学检查　脑脊液、唾液直接涂片,角膜印片或受伤部位皮肤组织或脑组织印片,可进行狂犬病毒抗原检测。对血液或脑脊液中的中和抗体的检测,对未接种疫苗者有诊断价值。

3. 病毒分离　可取患者唾液、脑脊液、泪液等,接种于鼠脑来分离病毒,能够明确诊断。但需时较长,对早期诊断意义不大。

4. 内基小体检查　在狂犬病动物和患者死后对脑组织进行切片染色,镜下找到内基小体可确诊。

5. 核酸检测　取唾液、脑脊液、脑组织标本以及感染病毒后的细胞培养物或鼠脑,均可采用反转录-聚合酶链反应(RT-PCR)法来检测狂犬病毒 RNA。

二、治 疗 要 点

目前无特效疗法,发病以后主要为对症治疗和综合治疗。如隔离病人,防唾液污染;保持患者安静,减少风、声、光等刺激,必要时使用镇静药地西泮;加强监护,保持呼吸道通畅,给氧,必要时人工辅助呼吸;维持内环境平衡,脑水肿者给予脱水药,常用 20% 甘露醇快速静脉滴注;抗病毒治疗,如干扰素、阿糖胞苷、大剂量人抗狂犬病免疫球蛋白治疗。

三、护理诊断/问题

1. 皮肤完整性受损　与带病毒的动物咬伤或抓伤有关。
2. 体温过高　与患者高度兴奋、交感神经功能的亢进及感染有关。
3. 有受伤的危险　与患者兴奋、狂躁、幻视等精神异常有关。
4. 有窒息的危险　与中枢神经受损致呼吸肌痉挛有关。
5. 营养失调,低于机体需要量　与吞咽困难、不能进食进水有关。
6. 恐惧　与患病引起死亡的威胁有关。

四、护理措施

(一)一般护理

1. **休息与环境** 对患者实施严密隔离,防止唾液污染。安置于安静、避光的单人病房,卧床休息。避免一切不必要刺激,比如水、风、光、声等,尤其是有关水的刺激。对狂躁、激动、幻视、幻听的患者,加床栏保护或适当约束,防止受伤。

2. **饮食护理** 恐水、吞咽困难者应禁食禁饮,在痉挛发作间歇期或应用镇静药后可给予鼻饲高热量的流质饮食,必要时遵医嘱静脉输液,保证营养摄入及维持水电解质平衡。

(二)病情观察

密切观察患者生命体征、意识、瞳孔等的变化并及时记录病情进展,尤其应关注呼吸频率、节律的变化;记录抽搐部位、持续时间及发作次数;发作时是否出现幻觉和精神异常,有无呼吸肌痉挛等严重状况;观察有无水、电解质及酸碱平衡紊乱,记录出入液量。

(三)对症护理

1. **伤口处理** 咬伤后迅速而有效地处理伤口是降低发病率的最有效方法之一。应立即用20%肥皂水或者0.1%苯扎溴铵(两者不可合用)反复冲洗至少30min,伤口较深者,要进行清创,用注射器反复进行灌注冲洗,尽量祛除犬涎和污血,冲洗以后局部用75%乙醇和2%碘酊消毒,伤口不宜缝合、包扎。咬伤严重者还要在伤口底部、周围行抗狂犬病免疫球蛋白或者抗狂犬病毒免疫血清局部浸润注射,若皮试阳性要进行脱敏疗法。

> **重点提示**
>
> 咬伤后迅速而有效地处理伤口是降低狂犬病发病率的最有效方法之一。

2. **预防接种** 凡被犬、猫或野生动物咬伤、抓伤或者皮肤黏膜的破损处被带病毒的唾液沾染者,均应及时进行疫苗接种。接种时间通常为咬伤后的第0、3、7、14、30天各肌内注射1次,每次2ml;咬伤严重者,应加至10针,即咬伤后的第0、1、2、3、4、5、10、14、30、90天各1次。

3. **惊厥或抽搐** 避免一切不必要刺激,尤其是有关水的刺激,如房间内不放置盛水容器,避免患者闻及水声,不提及"水"字,遮蔽输液装置等。遵医嘱给予镇静止痉治疗。在使用镇静药之后集中进行医疗和护理操作,程序应简化,动作要轻快。

4. **呼吸肌痉挛** 及时清除口鼻分泌物,保持呼吸道通畅,给予氧气和镇静止痉药,备好急救药品、器械。对于严重呼吸衰竭、无法自主呼吸的患者,应行气管插管、气管切开或使用呼吸机辅助呼吸。

(四)用药护理

遵医嘱用药,注意观察药物疗效和不良反应。苯巴比妥等镇静药有抑制呼吸的作用,应注意观察患者有无呼吸抑制;使用甘露醇时应注意头痛、眩晕、视物模糊及水、电解质失衡等不良反应。

(五)心理护理

患者大多神志清楚,因恐水、畏风、担心病情而异常痛苦,紧张恐惧。护士应多方安慰患者,关心患者,语言谨慎,满足患者身心需要,使其有安全感。尽量避免患者独处,以减轻其恐惧心理。稳定家属情绪,嘱咐家属避免刺激患者。

五、健 康 指 导

1. 疾病知识指导　宣传狂犬病的相关知识,如病因、特点、发病经过、预防的重要性以及伤口处理方法等。向患者家属解释患者出现兴奋、狂躁的原因,避免水的刺激。

2. 疾病预防指导　加强对犬的管理,捕杀狂犬、猫及其他狂兽,进行焚烧或深埋;家犬应登记和预防接种,进口动物必须通过检疫。高危人群如兽医、动物管理员、接触狂犬病的工作人员等,要做暴露前的疫苗接种,在暴露前第 0、7、21 天接种 3 次,2~3 年加强 1 次。凡被动物咬伤、抓伤,均应进行全程预防接种。

讨论与思考

1. 简述典型狂犬病患者发作的临床过程。
2. 被狂犬咬伤后应如何处理伤口?

(赵　辉)

第八节　霍乱患者的护理

> ### ✚　案例分析
>
> 患者,男,30 岁。因"腹泻 8h,伴呕吐 3 次"入院。患者入院前 8h 开始出现腹泻,米泔水样便,量大,共十余次,呕吐 3 次,为胃内容物。病前 1d 曾进食过海鲜。护理体检:体温 36.7℃,脉搏 110 次/分,呼吸 22 次/分,血压 85/60mmHg。患者神志清,皮肤弹性差,口唇干燥,眼窝凹陷。肠鸣音活跃。实验室检查:白细胞计数 $13\times10^9/L$,中性粒细胞占 88%;大便镜检白细胞 0~2 个/HP,红细胞 0~3 个/HP。
>
> 请分析:患者可能患何种疾病? 存在哪些护理诊断? 如何护理?

霍乱是由霍乱弧菌引起的一种烈性肠道传染病,为我国法定的甲类传染病。临床特点为水样腹泻、呕吐,引起脱水、肌肉痉挛,严重者导致循环衰竭伴严重电解质紊乱、酸碱失衡、急性肾衰竭等。本病起病急、传播快,治疗不及时病死率高。

一、护 理 评 估

(一)致病因素

1. 病原体及发病机制　霍乱弧菌革兰染色阴性,为短小稍弯曲的杆菌,菌体末端有一运动活跃的鞭毛,长度达菌体的 4~5 倍,暗视野的悬滴镜检时可见穿梭状运动,取粪便直接涂片染色可呈"鱼群状"排列。霍乱弧菌在碱性蛋白胨水中繁殖迅速。对干燥、热、酸或一般消毒药均敏感,干燥 2h、加热 55℃、10min 或煮沸 1~2min,即可死亡。在正常胃酸中,霍乱弧菌只能存活 4min。而在外环境中存活时间较长,在江水、河水中存活 1~3 周或更长,在鱼虾、贝壳类生物中存活 1~2 周。

霍乱弧菌侵入人体之后是否发病,取决于胃酸的多少和霍乱弧菌的致病力。弧菌经口进入胃内后,未被胃酸杀死的霍乱弧菌进入小肠,黏附于小肠黏膜上皮细胞表面,在小肠的碱性环境中大量生长繁殖并且产生霍乱肠毒素,引起小肠黏膜生理功能紊乱,从而导致剧烈的分泌性腹泻。

2. 传染源 主要传染源是患者和带菌者。中、重型患者排菌量大,传染性强,是重要的传染源。而轻型、隐性感染者、潜伏期患者和健康带菌者易被忽视,不能及时隔离,所以也成为重要的传染源。

3. 传播途径 为消化道传播。可经水、食物、生活接触或苍蝇等途径进行传播,其中经水传播是最重要的传播途径,常呈暴发流行。现已证明,一些水产品如虾、蟹、螺和贝类等,不但本身带菌,且细菌还可繁殖。

4. 人群易感性 普遍易感,患病后可产生一定程度的免疫力,但不排除极少数患者再次感染的可能性。

5. 流行特征 热带地区全年发病,我国流行为夏、秋两季,高峰在 7~9 月份,具有沿海沿江分布的特点。

重点提示

评估时应询问患者是否到过疫区,有无接触过霍乱患者;有无不洁饮水、饮食史。

(二)身体状况

1. 典型霍乱 霍乱潜伏期平均 1~3d,典型临床经过分为 3 期。

(1)泻吐期:患者常以突发剧烈腹泻开始,继之呕吐,无发热、腹痛及里急后重。大便初起为黄色稀水样,有粪质,后呈清水样、米泔水样,少数肠道出血者粪便呈洗肉水样,无粪臭,量大,每日排便数次至数十次,甚至无法计算。呕吐呈喷射性,呕吐物初为食物残渣,继而为米泔水样。本期为数小时至 1~2d。

(2)脱水期:由于严重腹泻、呕吐引起水分及电解质丢失,从而出现脱水、电解质紊乱、酸中毒和周围循环衰竭。皮肤弹性差,眼窝凹陷,指纹皱瘪,似"洗衣工"手;舟状腹;血压下降,尿量减少,意识障碍;低血钠引起腓肠肌和腹直肌痉挛,出现痉挛性疼痛,低血钾可引起肌张力减低、心律失常等。本期为数小时至 2~3d。

(3)恢复期或反应期:在腹泻停止、脱水纠正之后,患者症状逐渐消失,尿量增多,脉搏、血压、体温逐渐恢复正常。约有 1/3 患者出现反应性发热,可能与循环改善后肠道残存的毒素吸收有关,以儿童多见,1~3d 自行消退。本期为 2~4d。

2. 临床类型 根据脱水程度和临床表现轻重,将霍乱分为轻、中、重 3 型。此外,还有一种罕见的暴发型又称中毒型,也称"干性"霍乱,起病急骤,未见泻吐已死于循环衰竭。

3. 并发症 急性肾衰竭为霍乱最常见的并发症,也是常见死亡原因。快速补液过程中若不及时纠正酸中毒,易并发急性肺水肿。

(三)心理社会状况

患者由于腹泻、呕吐、脱水等症状严重,以及需要实施严密隔离等原因,容易出现焦虑、抑郁、恐惧等心理反应。

(四)实验室及其他检查

1. 血液检查 血液浓缩,故血浆比重、血细胞比容增高;白细胞数增加;血清钠、钾、碳酸氢盐降低,pH 值下降;肌酐、尿素氮增加。

2. 粪便检查　①便常规:可见黏液,镜下见少量红、白细胞。②涂片染色:镜下可见革兰阴性弧菌呈鱼群样排列。②细菌培养:可为确诊提供依据。

3. 血清学检查　检测感染后产生的抗肠毒素抗体及抗菌抗体,具有追溯诊断意义。

二、治疗要点

霍乱治疗原则为严密隔离、补液、抗菌和对症治疗。

及时、足量补充液体和电解质,是治疗的关键环节,可口服补液及静脉补液。轻、中度患者可使用口服补液盐。重度及不能口服的患者采用静脉补液,原则是早期、迅速、足量,先盐后糖,先快后慢,纠酸补钙,见尿补钾。抗菌治疗是补液治疗的重要辅助措施,常用多西环素、四环素、诺氟沙星和环丙沙星等。

重点提示

及时、足量补充液体和电解质是治疗霍乱的关键环节。

三、护理诊断/问题

1. 腹泻　与霍乱肠毒素致肠黏膜细胞功能失调有关。
2. 组织灌注量改变　外周组织与剧烈泻吐导致严重脱水、循环衰竭有关。
3. 活动无耐力　与频繁泻吐导致电解质丢失、循环衰竭导致缺血缺氧有关。
4. 疼痛:腓肠肌痛、腹痛　与低血钠致肌肉痉挛有关。
5. 恐惧　与起病突然、发展迅速、严重脱水及严密隔离有关。
6. 潜在并发症　急性肾衰竭、急性肺水肿。

四、护理措施

(一)一般护理

患者按甲类传染病采取严格隔离和消化道隔离。在症状消失后 6d,并且隔天粪便培养 1次,连续 3 次均阴性方可解除隔离。患者绝对卧床休息,床旁放置便器,协助排便,严重者可卧有孔床,床下对孔放置便器。注意做好口腔及肛周的护理。患者剧烈泻、吐时暂禁食,随症状好转可给少量多次饮水,病情控制后给予患者低脂流质饮食。

(二)病情观察

观察患者生命体征、神志、尿量及皮肤弹性的变化;观察泻吐物的色、质、量和次数,并做好记录;记录 24h 出入液量;结合检查结果,及时评估水、电解质和酸碱平衡状况,如出现肾衰竭、循环衰竭征象,立即报告医师,及时处理。

(三)用药护理

1. 液体治疗护理　①迅速建立 2 条静脉通道或进行中心静脉穿刺,输液过程中随时监测中心静脉压变化,从而判断病情变化和疗效。②制定合理的输液计划,必要时使用输液泵以保证液体输入及时准确。③大量、快速输液时,应适当加温,以免发生不良反应。④在补液过程中如果出现急性肺水肿表现,立即报告医师并做相应处理。

2. 药物治疗护理　遵医嘱用药,包括抗生素、血管活性药、碳酸氢钠、强心苷、氯化钾等,注意观察药物疗效和不良反应。

(四)心理护理

积极与患者进行沟通,解释疾病发展过程,说明严密隔离的必要性,满足其合理需求,消除其恐惧心理,树立战胜疾病的信心。精心护理并及时清除排泄物,为患者提供舒适清洁的环境。

五、健康指导

1. 疾病知识指导　介绍本病的病因和发生、发展过程,说明消毒隔离的重要性及隔离的期限,介绍消毒的方法和注意事项。与患者接触者应严密监测5d,做粪便培养并预防性服药。

2. 疾病预防指导　强调霍乱患者早发现、早隔离、早治疗的重要意义,介绍本病的早期症状;加强饮水、饮食和粪便的管理,注重环境卫生,积极灭蝇,严禁新粪施肥;养成良好的饮食习惯,不吃生或未熟的水产品,不喝生水,以切断传播途径。霍乱的流行期间,自觉停止一切聚餐,有泻、吐症状者及时就诊。

讨论与思考

1. 典型霍乱患者的临床表现如何?
2. 简述霍乱患者的护理要点?

(赵　辉)

第九节　传染病区护理管理及隔离技术

传染病区是传染病患者集中的场所,易造成交叉感染。为了能更好地预防和控制医院感染,必须加强传染病区的护理管理和隔离消毒工作,严防传染病的蔓延。

一、传染病区设置要求及清洁区、污染区的划分

(一)传染病区设置要求

传染病区应与普通病区分隔,远离水源、餐厅和其他公共场所。传染病区内设患者生活区和医护人员工作区两部分,并由较宽的内走廊隔开,应设多个出入口,以便患者和工作人员分道进出。

隔离单位的划分常以患者为单位,每位患者有独立的生活环境。有的则以病种为单位,同种传染病患者,可住同种病室,但应与其他病种的传染病患者进行隔离。凡未确诊的或发生混合感染及危重患者有较强的传染性时,应住单间进行隔离。

(二)清洁区与污染区的划分

1. 清洁区　凡是未被病原微生物污染的区域称清洁区。如值班室、更衣室、库房及配膳室等。

2. 半污染区　凡是有可能被病原微生物污染的区域称半污染区。如医护办公室、化验室、治疗室、处置室及内走廊等。

3. 污染区　凡是被病原微生物污染或被患者直接和间接接触的区域称污染区,如病房、

浴室、厕所等。污染区内的物品用具如未经消毒不准带出至他处。

二、传染病区的隔离技术

(一)隔离的概念

隔离是将传染病患者及病原携带者在传染期间安置于指定的地点,与健康人群和非传染病患者分开,进行治疗和护理,以防病原体扩散、传播。

(二)隔离的种类与要求

1. 严密隔离(黄色标志)　用于甲类或某些传染性强的传染病。隔离要求如下:

(1)患者应住单人病房,门上标"严密隔离"标记;房内用具及设备固定、专用;禁止随意开放门窗,禁止患者离开病房,禁止探视、陪住。

(2)工作人员进入隔离室时必须另戴帽子、口罩、戴手套、穿隔离衣及隔离鞋;接触患者及污染物后和护理下一位患者之前应严格消毒双手。

(3)污染敷料应装袋、贴标签,送往指定地点消毒处理;患者的分泌物、排泄物及污染物品应及时严格消毒;病房应每日消毒,患者出院或死亡后,应进行终末消毒。

2. 呼吸道隔离(蓝色标志)　用于经空气传播的呼吸道传染病。隔离要求如下:

(1)相同病种患者可同住一室,床间距至少 2m;患者一般情况下不能外出,如必须外出,应戴上口罩。

(2)接近患者时戴口罩,必要时应穿隔离衣、戴手套。

(3)患者呼吸道分泌物应先消毒后弃去,痰具应每日消毒。

(4)病室每日应通风至少 3 次,空气进行紫外线消毒,每日 2 次。

(5)病室内应保持适宜的温、湿度。

3. 消化道隔离(棕色标志)　用于消化道传染病。隔离要求如下:

(1)相同病种患者可同住一室,若条件有限,不同病种的患者也可同住一室,但患者间必须实施隔离,床边挂"床边隔离"标记。

(2)接触患者时应穿隔离衣,护理不同病种的患者须更换隔离衣,护理完毕后及护理下一位患者之前应严格消毒双手。

(3)患者的餐具、便器应专用,用后应消毒,患者的呕吐物和排泄物应随时消毒。

(4)室内应保持无蝇、无蟑螂。

4. 接触隔离(橙色标志)　用于直接或间接接触皮肤和黏膜而引起的传染病,如狂犬病。隔离要求如下:

(1)皮肤有破损者不应接触此类患者,护理患者应戴手套。

(2)已经被污染的物品应严密消毒或进行焚烧;患者出院或死亡后,病室应进行终末消毒,其他各项措施同消化道隔离。

5. 血液/体液隔离(红色标志)　用于由血液和体液引起的传染病,如乙型肝炎。隔离要求如下:

(1)相同病种患者可同居一室。

(2)接触患者应戴手套,接触患者之后和护理下一位患者之前应认真洗手;患者血液和体液有可能污染工作服时需穿隔离衣;在工作中应注意避免损伤皮肤。

(3)按要求使用一次性医疗器械。

(4)污染物品应装袋、做好标记并进行彻底消毒处理或送去焚烧。

6. 脓汁/分泌物隔离(绿色标志)　用于轻型皮肤伤口感染、小面积烧伤感染、溃疡等。给患者换药时应戴口罩、戴手套、穿隔离衣;接触患者、污染物后及护理下一位患者之前应洗手;污染物应弃去并装袋、贴标签,然后送出进行消毒处理。

7. 结核菌隔离(灰色标志)　用于痰涂片结核菌阳性的肺结核患者或者痰菌阴性但 X 线检查显示为活动性结核者。隔离要求如下:

(1)隔离室设有特别的通风设备,关闭门窗,同疗程患者可同住一室。

(2)接触患者应戴口罩,穿隔离衣;接触患者后和护理下一位患者之前应洗手,可不戴手套。

(3)污染物应彻底清洗、消毒。

重点提示

　对传染病患者实施隔离的意义在于利于集中治疗和护理,并且利于污染物的消毒处理,减小污染范围,减少疾病传播机会。

(三)隔离的原则

1. 明确污染与清洁的概念,病室门口和床旁应悬挂隔离标志。门口备泡手的消毒液及洒有消毒液的擦鞋垫以及挂隔离衣专用的立柜或壁橱。

2. 进入隔离区应按要求戴工作帽、口罩及穿隔离衣。穿隔离衣之前,应备齐所用物品,不易消毒的物品放入塑料袋内避污,穿隔离衣之后,只能在规定范围内活动。

3. 病室空气须每日用紫外线消毒 1 次,或使用消毒液喷洒消毒。每日晨起用 1% 氯胺溶液或其他消毒液擦拭病床及桌椅。

4. 病室内污染物必须先经过消毒之后再进行清洁处理。任何物品均不可置于地上,已经在地上或落地的物品均视为污染,必须经消毒后再用。患者接触过的物品,须经严格消毒之后方可递交,患者的书籍、信件和票证等均须消毒处理后才能重新使用。

5. 患者的传染性分泌物须经培养 3 次,结果均为阴性或确已度过隔离期,并经医生开出医嘱方可解除隔离。解除隔离的患者须沐浴更衣方可离开,病室所有物品必须进行终末消毒。

6. 终末消毒应分类进行。布类应包好并标明隔离用物送洗衣房消毒清洗;脸盆、茶壶、痰杯应煮沸消毒;被褥枕芯应暴晒 6h 或晾在阳台 24h;经通风或紫外线照射进行空气消毒,必要时用福尔马林进行熏蒸消毒,熏蒸之后通风,再用 1% 氯胺溶液擦拭床单位。

(四)消毒

1. 消毒的概念　消毒是指通过物理、化学方法,消除或杀灭环境中的病原微生物的过程,是切断传播途径,阻止病原体的扩散,控制传染病传播的重要措施。

2. 消毒的方法　常用消毒方法包括物理消毒法、化学消毒法。物理消毒法中的热力灭菌法包括高压蒸汽灭菌法、煮沸消毒法、预真空型压力蒸汽灭菌法和脉动真空压力蒸汽灭菌法、干热灭菌法和巴氏消毒法等,其中的高压蒸汽灭菌法是医院目前最常采用的消毒灭菌法。医院也会采用非电离辐射和电离辐射消毒灭菌法,如微波、紫外线、γ 射线等。常用的化学消毒剂有氧化消毒剂、含氯消毒剂、碘类消毒剂、醛类消毒剂、醇类消毒剂等。

讨论与思考

1. 怎样正确区分清洁区、半污染区和污染区?
2. 隔离的种类有哪些? 不同隔离种类要求有何不同?

（赵　辉）

实 训

实训 1　慢性肺源性心脏病患者的护理

[目的]

1. 熟悉慢性肺源性心脏病患者的护理评估方法。

2. 能提出患者目前存在的护理问题,制订相应的护理计划。

3. 了解慢性肺源性心脏病患者的心理状况,掌握患者的心理护理及健康指导的方法。

4. 在实践过程中学会与患者沟通。

[内容与方法]

1. **临床见习**　有条件者可由教师带领学生到医院接触慢性肺源性心脏病患者,询问护理病史,进行护理体检,分析实验室及其他检查结果;了解患者的病情、护理措施及治疗效果;对患者进行心理护理和健康指导,并安排学生对患者实施 1~2 项具体护理措施,如指导缩唇呼吸、协助患者翻身拍背等。

2. **病例讨论**　无见习条件或无典型患者时,可实施病例讨论。教师可选若干典型慢性肺源性心脏病病例,教师提出问题,组织学生角色扮演、分组讨论,最后教师答疑、点评和总结。

3. **其他**　根据见习或病例讨论所涉及患者的具体情况,提出护理诊断,制订相应的护理计划和健康指导计划。

[作业]

1. 交流实训体会。

2. 书写实训报告。

附:参考病例

患者,男,68 岁,咳嗽、咳痰、喘息 28 年,伴进行性呼吸困难 15 年,心悸 8 年,加重伴双下肢水肿 2 周入院。患者 2 周前因受凉,发热,咳嗽、喘息及心悸症状加重,伴双下肢水肿,经抗感染治疗效果不佳入院。护理体检:体温 37.8℃,脉搏 104 次/分,血压粒细胞 110/70mmHg,神志清楚,肝颈静脉回流征(+),桶状胸,双肺叩诊过清音,呼吸音粗,两肺可闻及湿啰音,心律齐;腹部检查无异常,双下肢水肿。实验室检查:血常规 WBC $5.0×10^9$/L,中性 94%;肺功能检查:FEV_1/FVC 为 50%,FEV_1 占预计值的 40%。胸部 X 线片示两肺透亮度增加,肋间隙增宽,右下肺动脉干扩张,肺动脉段明显突出。临床初步诊断为慢性阻塞性肺气肿、肺源性心脏病、右心衰竭。

请思考：

1. 该患者的主要护理诊断有哪些？

2. 如何对该患者进行护理和健康指导？

（崔晓梅）

实训 2　呼吸衰竭患者的护理

［目的］

1. 学会对呼吸衰竭患者进行正确的护理评估。

2. 能提出患者目前存在的护理问题，并制订针对性护理计划。

3. 初步掌握呼吸衰竭患者的护理措施和健康指导方法。

［内容与方法］

1. **临床见习**　条件具备者可由教师带领学生到临床接触呼吸衰竭患者，询问护理病史，进行护理体检，分析实验室及其他检查结果；了解患者病情、护理措施、治疗方法；对患者进行 1~2 项具体护理，如氧疗的护理，对患者进行健康指导。

2. **病例讨论**　无见习条件或无典型患者时，可进行病例讨论。教师可选若干呼吸衰竭病例，组织学生角色扮演、分组讨论，教师进行答疑、点评和总结。

3. **其他**　根据见习或病例讨论涉及的患者，提出护理诊断，制订护理计划和健康指导计划。

［作业］

1. 交流实训体会。

2. 书写实训报告。

附：参考病例

患者，女，66 岁，慢性咳嗽、咳痰 16 年，每逢冬春季复发，每年持续 2~3 个月，咳嗽以晨起和临睡时加重。6 年前开始出现心悸、呼吸困难、活动耐力下降。2 年前出现双下肢水肿、少尿。1 周前因感冒而发热，出现气促加剧、头痛，今因嗜睡入院。护理体检：体温 38.5℃，脉搏 114 次/分，呼吸 24 次/分，血压 135/85mmHg。神志不清，皮肤潮红，温暖多汗，颜面及口唇发绀，颈静脉怒张。桶状胸，双下肺可闻及干、湿性啰音，心音遥远，肺动脉瓣区第二心音亢进，三尖瓣区可闻及收缩期杂音。腹平软，肝于右锁骨中线肋缘下 1cm，剑突下 2cm，轻压痛，肝颈静脉回流征(+)，移动性浊音(+)，双下肢水肿。生理反射存在，病理反射未引出。实验室及其他检查：血常规白细胞计数 $12×10^9$/L，中性粒细胞 78%，红细胞计数 $5.9×10^{12}$/L，血红蛋白 172g/L。血气分析：pH7.0，$PaO_2$40mmHg，$PaCO_2$80mmHg。X 线胸片示两肺纹理增粗、紊乱，透亮度增加，右下肺动脉干扩张，右心室增大。心电图示窦性心律，心电轴右偏，肺型 P 波。

请思考：

1. 如何对该患者进行氧疗？

2. 如何对该患者进行用药护理？

（崔晓梅）

实训 3　呼吸系统疾病常用诊疗技术及护理

一、体位引流术

[目的]

能熟练指导患者进行体位引流。

[准备]

1. 评估患者　认真对患者正确评估。

2. 用物准备　痰杯、吸引器、口腔护理用品、靠背架、急救物品等。

[方法及流程]

1. 方法　有条件者到医院临床见习，指导患者进行体位引流；也可在学校实训室进行角色扮演，练习体位引流的操作过程，或观看教学视频。

2. 流程　核对患者并做好引流前的解释工作→环境准备→用物准备→安置合适的体位→协助患者促进痰液排出，如有效咳嗽、胸部叩击等→病情观察→记录→安置患者休息和漱口→整理用物。

二、胸腔穿刺术

[目的]

1. 学会向患者及家属解释胸腔穿刺术的目的、过程及注意事项。

2. 能熟练进行胸腔穿刺术的术前准备、术中配合和术后护理。

3. 熟悉胸腔穿刺的操作过程。

[准备]

胸腔穿刺模型；在医院见习者学会做好患者的准备：准备穿刺用物，包括治疗盘、胸腔穿刺包(接有乳胶管的胸腔穿刺针、5ml 注射器、50ml 注射器、7 号针头、血管钳 2 把、洞巾、纱布、试管、棉签、2% 利多卡因、无菌手套、试管及量杯、胶布等)。

[方法及流程]

1. 方法　指导教师示教、观看视频、在胸腔穿刺模型上分组练习、临床见习等。

2. 流程　核对患者并做好穿刺前解释工作→环境准备→用物准备→安置合适的体位→确定穿刺点→常规消毒→戴手套、铺洞巾、局部麻醉→检查穿刺针、管是否通畅→穿刺针穿刺→穿入胸膜腔→接 50ml 注射器→抽液→必要时注入药物→拔出穿刺针→覆盖无菌纱布并固定→协助患者平卧或半卧位→整理用物并记录。

[作业]

1. 交流操作体会。

2. 归纳本次实训的主要内容，书写实训报告。

3. 总结胸腔穿刺过程的注意事项。

三、纤维支气管镜检查的护理

[目的]

1. 能熟练做好纤维支气管镜检查前的准备工作。

2. 能完成纤维支气管镜检查的操作配合。

[准备]

纤维支气管镜、吸引器、冷光源、活检钳、细胞刷、喉头喷雾器、注射器;麻醉药、镇静药、抢救药品及用物。

[方法及流程]

1. 方法　指导教师示教、观看视频、分组角色扮演练习、临床见习等。

2. 流程　核对患者并做好检查前解释工作→环境准备→用物准备→用2%利多卡因溶液喷雾鼻腔及咽喉做黏膜表面麻醉→安置合适的体位→协助术者插管→必要时经纤维支气管镜滴入麻醉药→吸引、活检、治疗及标本采集→术中严密观察病情→拔出纤维支气管镜→做好患者术后护理→整理用物、记录。

[作业]

1. 交流操作体会。

2. 总结本次实训的主要内容,书写实训报告。

（崔晓梅）

实训4　心力衰竭患者的护理

[目的]

1. 能够熟练运用护理程序对心力衰竭患者进行护理评估,并对收集的资料进行分析、整理,确定患者目前存在的和潜在的护理问题,并制订针对性的护理计划。

2. 掌握心力衰竭患者药物治疗的护理及对急性心力衰竭患者的抢救配合。

3. 了解心力衰竭患者的心理状况,并能够对其进行相应的健康指导及心理护理。

[内容及方法]

1. 临床见习有条件者可由教师带领临床接触心力衰竭患者,询问既往史,进行护理体检、参阅实验室及其他检查结果同时根据心力衰竭四期变化,制订相应护理措施、观察用药效果,对患者进行心理及健康指导等。

2. 病例讨论无条件或无典型患者时,选择典型病例。教师选择典型心力衰竭病例（观看多媒体教学资料等）,组织学生根据心力衰竭患者的诱发因素及各期病情变化进行分组讨论,形成小组意见,各小组派代表汇报讨论结果、课堂交流,教师做好引导,对出现不同观点进行答疑指导。

3. 其他根据见习或病例讨论所存在的情况,提出目前存在的护理问题,制订护理计划方案等。

[作业]

1. 书写实训报告。

2. 根据心力衰竭患者心功能不同时期的变化情况,思考护士应如何对其进行健康指导。

附:参考病例

周某,男,47 岁。轻体力劳动后感到胸闷、心悸、呼吸困难加重 1 个月,出现下肢水肿,近 5d 症状加重入院。6 年来患者劳累或上楼后出现心悸、气短,休息后可减轻。近 2 年轻体力劳动即感心悸、气短,休息后不能缓解,咳嗽、咳出泡沫样痰,夜间不能平卧。曾到当地医院就诊,诊断为"风湿性心脏瓣膜病、二尖瓣狭窄"。5d 前因上呼吸道感染后,上述症状加重,且痰中带血,故急诊入院。护理体检:体温 37.8℃,脉搏 96 次/分,呼吸 24 次/分,血压 112/74mmHg。两颊暗红、口唇发绀、颈静脉怒张,双肺底闻及少量湿啰音。心音强弱不等、心律绝对不齐,心尖部闻及低调舒张期隆隆样杂音,肝右肋下 3cm,质韧。双下肢凹陷性水肿。心电图示心房颤动。X 线检查:左心室扩大,肺瘀血征。临床诊断:风湿性心脏瓣膜病、二尖瓣狭窄伴关闭不全、心力衰竭(心功能Ⅳ级)。

(董燕斐)

实训 5 急性心肌梗死患者的护理

[目的]

1. 熟悉急性心肌梗死患者的临床护理评估方法。

2. 掌握急性心肌梗死患者目前存在的护理问题,注意区别心绞痛与心肌梗死的临床症状,并制订相应护理计划、观察病情发展及用药效果、处理原则等。

3. 及时了解急性心肌梗死患者的心理状况,能够结合日常生活对患者进行正常心理疏导及健康指导。

[内容与方法]

1. **临床见习** 有条件可由教师带领临床接触心肌梗死患者,在病情稳定情况下,可以进行必要的护理体检,参阅典型的心电图检查结果,了解病情现实状况及护理措施、治疗效果等。

2. **病例讨论** 无见习条件或无典型患者时,可进行病例讨论。教师可选择典型急性心肌梗死病例或多媒体课件,组织学生分组讨论,推选每组学生制订一份配合医师进行紧急抢救及健康指导方案,各组讨论、补充和完善,教师总结,给出最佳抢救程序及护理方案。

3. **其他见习** 对典型病例讨论后小组可根据收集的资料,提出在护理过程中护士应重点观察患者的哪些情况,根据情景资料,首先应对病情做出分析,列出该患者目前存在的护理问题,再进一步引导学生思考相应的护理措施及康复训练标准等。

[作业]

1. 书写实训报告。

2. 掌握急性心肌梗死与心绞痛发作临床症状的异同点、护理措施及治疗方案,同时加强理解及记忆。

附:参考病例

王某,62 岁。因心前区剧烈疼痛 30min,伴恶心、呕吐、大汗,无咳嗽、咯血。平卧休息并舌下含服硝酸甘油 1 片后不能缓解,故来院就诊。既往有心前区疼痛史,每次持续约 10min,含服硝酸甘油后缓解。护理体检:体温 36.8℃,脉搏 92 次/分,呼吸 22 次/分,血压 90/65mmHg。神志清,面色苍白,出湿冷汗,烦躁恐惧。肺部呼吸音正常,第一心音低钝,心率 92 次/分,节律规则。腹部无压痛,无反跳痛及肌紧张。实验室及其他检查:白细胞计数 $9×10^9/L$,心电图检查: $V_1～V_3$ 导联 ST 段弓背抬高,出现宽而深的 Q 波。

(董燕斐)

实训6　循环系统疾病常用诊疗技术及护理

一、心 电 监 护

[目的]

1. 掌握心电监护胸前导联连接方法及操作步骤,熟悉多功能床旁监护仪、Holter 心电监护仪、遥控式心电监护仪的使用方法。

2. 准确测量心电图各波、段正常值。

3. 通过使用监护仪后能正确评估病情。

[准备]

1. 让学生复习心电图的正常值及临床意义。

2. 准备心电监护仪及所需耦合剂、生理盐水、棉签等。

[方法及流程]

1. 方法　让学生分组进行相互操作,也可以在教师带领下到实习医院对患者进行操作。

2. 流程　核对患者,安置合适体位→检查心电监护仪电源、线路、器械等有无漏电及短路现象,启动电源开关→用酒精棉球清洁皮肤、选择导联正确放置→电极导线从颈部引出连接示波器→涂耦合剂并粘贴电极→观察心率、波形、心律等心电图变化。

[作业]

1. 书写实训报告。

2. 掌握心电监护仪电极正确安置方法;通过监测间断或连续动态心电图波形,诊断常见心律失常及电解质紊乱情况。

二、心脏电复律的护理

[目的]

1. 熟练掌握心脏电复律的操作方法。

2. 能够正确叙述心脏电复律操作目的、过程及注意事项。

3. 了解患者现存的心理状况,给予及时的心理护理及复律后的健康指导等。

[准备]

1. 心脏电复律病例或视频。

2. 用物准备,包括电复律器、心电图机、示波器及心肺复苏所需抢救设备及药品。

[方法及流程]

1. 方法　观看视频教学、在模拟人上分组练习、临床见习等。

2. 流程　核对患者→安置患者平卧于绝缘的硬板床上→测试电复律仪性能→清洁电击处的皮肤→连接心电图及示波器→对患者镇静、催眠(同步电复律时)→电极板均匀涂以导电糊→放置电极板→根据心律失常类型选择"同步"或"非同步"按钮→充电→放电→密切观察心电图变化,做好术中配合→复律后继续观察心电图变化及生命体征→患者清醒后送回病房,交代注意事项→整理用物→记录复律过程及患者反应。

[作业]

1. 交流实训体会。

2. 根据本次实训内容书写实训报告。

3. 思考如何做好心脏电复律患者术前准备及术后的护理工作。

三、安置人工心脏起搏器

[目的]

1. 熟练掌握安置人工心脏起搏器的目的、术前器械准备及药物准备。

2. 学会人工心脏起搏器治疗的术中配合及有关术后护理的注意事项。

[准备]

1. 安置人工心脏起搏器病例或视频。

2. 用物准备,包括起搏器、心电图机及示波器,心肺复苏所需抢救药物及设备等。

[方法及流程]

1. 方法　观看视频教学、病例分析讨论、临床见习等。

2. 流程　核对患者→安置患者于平卧位→根据病情选择消毒部位→局部麻醉→外周静脉(股静脉或锁骨下静脉等)穿刺、插管→监测心电图并协助医生程控参数→协助医师进行置入部位皮肤缝合→固定纱布→送回病房并做好术后护理→整理用物,记录术中过程及术中患者情况。

[作业]

1. 交流实训体会。

2. 根据本次实训内容,书写实训报告。

3. 如何对安置人工心脏起搏器患者进行术前、术中及术后护理?

四、心血管介入诊疗术

[目的]

1. 了解心导管检查术、心导管射频消融术、冠状动脉造影术、经皮腔内冠状动脉成形术及冠状动脉内支架置入术的目的、操作过程及注意事项。

2. 学会心导管检查术、心导管射频消融术、冠状动脉造影术、经皮腔内冠状动脉成形术及冠状动脉内支架置入术的术前准备、术中配合及术后护理。

[准备]

1. 心导管检查术病例或视频。

2. 用物准备。根据患者诊疗目的准备相应导管、射频消融仪等,冠状动脉内支架置入者备好支架;抢救药物、器械及心电图机等。

[方法及流程]

1. 方法　观看视频教学、临床见习、典型病例讨论。

2. 流程

(1)心导管检查术:核对患者→安置患者平卧于导管室检查床上→穿刺部位皮肤消毒→

局部麻醉穿刺部位→协助医师经股静脉、上肢贵要静脉或锁骨下静脉或股动脉穿刺、插管→做好术中配合,如测量和记录压力、注入造影剂、心电监护等→协助拔管→固定纱布→协同送回病房→做好术后护理→整理用物,记录操作过程及结果。

(2)心导管射频消融术:核对患者→安置患者平卧于导管室检查床上→穿刺部位皮肤消毒→局部麻醉穿刺部位→协助医师经股动脉或股静脉插管→经电生理检查明确诊断,确定消融靶点→选用射频消融导管引入射频电流放电→心电监护→维持静脉通道→协同送回病房→做好术后护理→整理用物,记录操作过程及结果。

(3)冠状动脉造影术:核对患者→安置患者平卧于导管室检查床上→常规消毒穿刺部位皮肤→局部麻醉穿刺部位→协助医师穿刺插管→注入造影剂使冠状动脉及其分支显影→观察患者心电图、心率、心律及血压等→协助医师拔管→协同送回病房→做好术后护理→整理用物,记录操作过程及结果。

(4)经皮腔内冠状动脉成形术及冠状动脉内支架置入术:核对患者→安置患者平卧于导管室检查床上→常规消毒穿刺部位皮肤→局部麻醉穿刺部位→协助医师行冠状动脉造影→配合医师用指引导管将带球囊导管置入→球囊加压扩张狭窄病变处→密切观察心电图及生命体征变化→血管已经扩张后逐渐减压撤出(冠状动脉内支架置入者将金属支架置入病变的冠状动脉内支撑管壁)→协助医师拔管→协同送回病房→做好术后护理→整理用物,记录操作过程及结果。

[作业]

1. 总结实训的主要内容,书写实训报告。

2. 思考心血管介入诊疗术后患者护理的注意事项。

(董燕斐)

实训 7　消化性溃疡患者的护理

[目的]

1. 熟悉消化性溃疡患者的护理评估方法。

2. 能确定患者的护理诊断与医护合作性问题,并制订针对性护理计划。

[内容与方法]

1. 临床见习　有条件者由教师带领到教学医院接触溃疡病患者,询问病史,进行必要的护理体检,阅读实验室及其他检查结果;了解患者目前的病情状况、护理措施、治疗效果;对患者进行心理护理和健康指导。

2. 病例讨论　无见习条件或无典型患者时,可进行病例讨论。教师可选若干典型溃疡病病例(或视频、课件),组织学生分组讨论,教师进行答疑指导。

3. 其他　模拟见习或视频中的情景,采用情景教学、角色扮演等方法让学生体验照顾者与被照顾者的感受,从行动上学习消化性溃疡病人的护理。

[作业]

1. 书写实训报告。

2. 提出护理诊断,制定护理措施并写出依据。

附:讨论病例

患者,男性,35 岁,5 年来经常于餐后 3~4h 出现上腹痛,严重时可在夜间睡眠时痛醒,伴反酸、嗳气、上腹烧灼感,进食后可略减轻。每年春、秋季加重,经服雷尼替丁后症状缓解。今天中午大量饮酒后,上腹疼痛持续不缓解,服雷尼替丁无效。1h前突然恶心,继而呕吐暗红色血液约700ml,内混食物,入院途中又呕血约300ml,自觉头晕、眼花、无力、出汗。

护理体检:体温36.3℃,脉搏116次/分,血压80/60mmHg。神志清楚,面色苍白,四肢厥冷,周身大汗,呼吸急促,烦躁不安;双肺呼吸音清晰,心率116次/分,心律齐;腹部平软,上腹部压痛,无反跳痛,肝脾未触及,肠鸣音亢进但未听到气过水音。

实验室及其他检查:血常规红细胞$4.3×10^{12}$/L,血红蛋白106g/L,白细胞$10.4×10^9$/L,中性粒细胞0.82,淋巴细胞0.18。

临床诊断:十二指肠溃疡上消化道大出血。

（李蕾芳）

实训8　肝硬化患者的护理

[目的]

1. 熟悉肝硬化患者的护理评估方法。

2. 能确定患者的护理诊断与医护合作性问题,并制订针对性护理计划。

[内容与方法]

1. 临床见习　有条件者教师可根据所学内容与医院结合,联系肝硬化患者,询问护理病史,进行必要的护理体检,阅读实验室及其他检查结果;了解患者目前的病情状况、护理措施、治疗效果;对患者进行心理护理和健康指导。

2. 病例讨论　无见习条件或无典型患者时,可进行病例讨论。教师可选若干典型肝硬化病例(或视频、课件),组织学生分组讨论,教师进行答疑指导。

3. 其他　模拟见习或视频中的情景,采用情景教学、角色扮演等方法让学生体验照顾者与被照顾者的感受,从行动上学习肝硬化病人的护理。

[作业]

1. 书写实训报告。

2. 提出护理诊断,制定护理措施并写出依据。

附:讨论病例

患者,男性,58岁。6年前曾患"乙型肝炎",经住院保肝治疗肝功能正常出院。近2年来常感全身乏力、食欲减退、右上腹不适,间断服用"保肝"药物。1周前劳累后出现恶心、呕吐,食欲减退,腹胀加重。今日晚餐后呕血约700ml,伴头晕、心悸,即来院就诊。

护理体检:体温36.9℃,脉搏104次/分,血压90/58mmHg。神志清,面色略苍白,巩膜黄染,上胸部见数个蜘蛛痣。双肺无异常,心律104次/分,节律规则。腹部轻度膨隆,脐周腹壁静脉曲张,肝肋下未触及,脾肋下3cm,质硬无压痛,移动性浊音(+)。两手肝掌明显,双下肢凹陷性水肿。

实验室检查:血红蛋白90g/L,白细胞$3.2×10^9$/L,白小板$55×10^9$/L。粪便隐血试验(+++)。

临床诊断:肝硬化食管胃底静脉曲张破裂出血。

（沈永利）

实训 9　消化系统疾病常用诊疗技术及护理

一、腹腔穿刺术

[目的]

1. 能熟练进行腹腔穿刺术前准备和术后护理。

2. 熟悉腹腔穿刺术的操作过程及术中配合。

[准备]

腹腔穿刺模拟人、腹腔穿刺包、1%普鲁卡因或2%利多卡因、无菌手套、多头腹带、皮尺、胶布等。

[方法与过程]

1. 方法　观看腹腔穿刺术教学视频,教师示教,学生分组练习、讨论,有条件者临床见习。

2. 过程　核对患者、嘱排尿→做好穿刺前的解释工作→环境准备→安置患者采取适宜体位→确定穿刺点→常规消毒皮肤→戴手套、铺洞巾→局部麻醉→穿刺→抽取标本、放液或注射药物→拔针→盖纱布、胶布固定、束多头腹带→指导患者休息、交代注意事项→整理用物→送检标本→记录穿刺过程。

[作业]

1. 总结操作过程,交流操作体会。

2. 完成实训报告。

3. 思考如何配合做好腹腔穿刺术。

二、纤维胃镜检查

[目的]

1. 熟悉纤维胃镜检查的适应证及禁忌证。

2. 能熟练进行胃镜检查的术前准备和术后护理。

3. 熟悉胃镜检查的操作过程及术中配合。

[准备]

胃镜检查模拟人、胃镜、喉头麻醉喷雾器、2%利多卡因、注射器、手套、纱布、牙垫、弯盘等。

[方法与过程]

1. 方法　观看胃镜检查教学视频,教师示教,学生分组练习、讨论,有条件者临床见习。

2. 过程　核对患者,做好检查前的解释工作→环境准备→咽喉麻醉→安置患者采取适宜体位→协助插镜,观察患者反应→配合医师做好检查工作→协助拔镜→整理用物→送检标本→记录检查过程。

[作业]

1. 总结操作过程,交流操作体会。

2. 完成实训报告。

3. 思考如何配合做好纤维胃镜检查。

三、纤维结肠镜检查

[目的]

1. 熟悉纤维结肠镜检查的适应证及禁忌证。

2. 能熟练进行结肠镜检查的术前准备和术后护理。

3. 熟悉纤维结肠镜检查的操作过程及术中配合。

[准备]

结肠镜检查模拟人、结肠镜、甲基硅油、注射器、手套等。

[方法与过程]

1. 方法 观看结肠镜检查教学视频,教师示教,学生分组练习、讨论,有条件者临床见习。

2. 过程 核对患者,做好检查前的解释工作→肠道准备→环境准备→安置患者采取适宜体位→直肠指检→协助插镜,观察患者反应→配合医师做好检查工作→协助拔镜→整理用物→送检标本→记录检查过程。

[作业]

1. 总结操作过程,交流操作体会。

2. 完成实训报告。

3. 思考如何配合做好纤维结肠镜检查。

四、双气囊三腔管压迫止血术

[目的]

1. 熟悉双气囊三腔管压迫止血的适应证及禁忌证。

2. 学会双气囊三腔管压迫止血的护理。

[准备]

模拟人、双气囊三腔管、液体石蜡、注射器、弹簧夹、牵引架、滑轮、手套、纱布等。

[方法与过程]

1. 方法 观看双气囊三腔管压迫止血教学视频,教师示教,学生分组练习、讨论,有条件者临床见习。

2. 过程 核对患者,做好解释工作→检查双气囊三腔管性能→安置患者采取适当体位→协助插管→充气、牵引、固定→观察患者反应,监测气囊内压→定时放气→有拔管指征时拔管→整理用物→记录。

[作业]

1. 总结操作过程,交流操作体会。

2. 完成实训报告。

3. 思考影响双气囊三腔管压迫止血的因素有哪些?

(李 影)

实训 10 尿路感染和慢性肾衰竭患者的护理

[目的]

1. 熟悉尿路感染和慢性肾衰竭患者的临床表现及护理评估方法。

2. 能确定患者的护理诊断,并制定针对性护理计划。

3. 初步掌握慢性肾衰竭患者的饮食护理、尿路感染患者尿标本的正确采集和健康指导的内容。

[内容与方法]

1. 临床见习 由教师带领学生临床接触尿路感染及慢性肾衰竭患者,询问护理病史,进行必要的护理体检,阅读实验室及其他检查结果,了解患者目前的病情状况、护理措施、治疗效果;对患者进行健康指导。

2. 病例讨论 可选若干典型尿路感染和慢性肾衰竭病例(或视频、课件),组织学生分组讨论,教师进行答疑指导。

[作业]

1. 书写实训报告。

2. 思考尿路感染患者尿标本的正确采集和健康指导的内容。

3. 慢性肾衰竭患者的饮食护理和健康指导的内容。

附:参考病例

案例一:患者,女,24 岁。已婚,3d 前开始畏寒发热、头痛、恶心。今晨出现右侧腰痛和尿频、尿痛症状。一上午排尿 10 余次,体检:体温 39.5℃,脉博 115 次/分,呼吸 24 次/分,血压 110/70mmHg。神志清楚,急性病容,肾区叩击痛,膀胱区有压痛。尿镜检见大量白细胞和成堆脓细胞,少许红细胞;血白细胞 $12×10^9$/L,中性粒细胞 0.90。住院后烦躁不安,希望早日康复。

问题:

1. 该病例目前的主要护理诊断/问题有哪些?

2. 如何做好尿细菌学检查的护理?

3. 如何对该病例进行健康指导?

案例二:患者,女,45 岁。3 年前诊断为慢性肾小球肾炎,经治疗后症状减轻。因家庭经济困难,后期治疗时断时续。近 1 年来,体力逐渐下降,常有头昏、眼花及视物模糊;夜尿明显增多,腰酸腿软;最近 10d 来头晕、头痛、恶心呕吐明显,病人惶恐不安,来院就诊。查体:体温 37.8℃,脉博 90 次/分,呼吸 26 次/分,血压 170/104mmHg。注意力不集中,两下肢明显水肿。Hb55g/L,尿蛋白(+++),蜡样管型 1~2 个/HP,尿红细胞 2~3/HP,血肌酐 683μmol/L,血尿素氮 25mmol/L,医生诊断为慢性肾衰竭。

问题:

1. 该患者主要的病因是什么?

2. 该患者目前主要的护理诊断/问题有哪些?

3. 如何指导患者进行合理饮食?

（邱 瑾）

实训 11　泌尿系统疾病常用诊疗技术及护理

一、血 液 透 析

[目的]

1. 熟悉血液透析的术前准备和术后护理。

2. 学会血液透析术中的护理配合。

[准备]

血液透析病例或视频：临床见习者做好患者和透析药品等的准备（透析液、生理盐水、肝素、5%碳酸氢钠、高渗葡萄糖注射液、10%葡萄糖酸钙、地塞米松等）。

[方法及流程]

1. 方法　观看教学视频、病例分析讨论、临床见习等。

2. 流程　透析环境和设备→药物的准备→患者的准备→建立血液通路→透析→密切观察患者的反应，预防并发症→透析后测量患者体重，约定下次透析时间→整理用物→记录患者术前、术中、术后等情况。

[作业]

1. 交流实训体会。

2. 书写实训报告。

二、腹 膜 透 析

[目的]

1. 熟悉腹膜透析的术前准备和术后护理。

2. 学会腹膜透析术中的护理配合。

[准备]

腹膜透析病例或视频：临床见习者做好患者和腹膜透析物品等的准备（腹透管、穿刺插管或手术切开包、Y形接管、袋装透析液、多头腹带等）。

[方法及流程]

1. 方法　观看教学视频、病例分析讨论、临床见习等。

2. 流程　患者的准备→腹膜透析物品的准备→插入并固定腹透管→透析→观察患者反应→透析后指导→整理用物→记录患者术前、术中、术后等情况。

[作业]

1. 交流实训体会。

2. 书写实训报告。

3. 思考血液透析和腹膜透析在临床应用中的区别。

三、肾 脏 移 植

[目的]

熟悉肾脏移植的术前准备和术后护理。

[准备]

肾脏移植病例或视频:临床见习者做好患者和病室的准备(消毒隔离房间、病室物品准备、药品准备、隔离物品准备、监护仪器准备等)。

[方法及流程]

1. 方法　观看教学视频、病例分析讨论、临床见习等。

2. 流程　供者的选择、准备→病室的准备→患者的准备→常规术前准备→肾脏移植→观察患者反应→移植后患者的指导→整理用物→记录患者术前、术中、术后等情况。

[作业]

1. 交流实训体会。

2. 书写实训报告。

3. 思考肾移植后的并发症有哪些?如何护理?

(邱　瑾)

实训 12　急性白血病患者的护理

[目的]

1. 掌握急性白血病患者的护理要点和注意事项。

2. 能确定急性白血病患者现存的和潜在的护理问题,制订针对性护理计划。

3. 学会对急性白血病患者进行心理护理与健康指导。

4. 有严格的无菌观念,较好的沟通技巧和高度的责任感,树立以人为本的护理理念。

[内容与方法]

1. 临床见习

(1)有条件者可由带教教师在血液科选出若干名急性白血病患者。

(2)3~5 名学生为一组,衣帽整齐,在教师指导下对患者进行护理评估。

(3)各小组整理收集到的护理评估资料,讨论并制定护理计划。

2. 病例讨论　无见习条件或无典型患者时,可进行病例讨论。教师可选若干典型急性白血病患者病例(或视频、课件),组织学生分组讨论,教师进行答疑指导。学生根据收集资料,提出护理诊断,制订护理计划和健康指导计划。

[作业]

1. 书写实训报告。

2. 思考急性白血病患者的护理评估、护理诊断、护理措施及健康指导。

附:参考病例

王某,女,25 岁,因阴道不规则出血 3 个月就诊。患者近 3 个月来,每月阴道出血 15 ~ 20d,出血量约 200ml,经药物(具体药物不详)治疗未见好转。近 20d 出现畏寒、发热,体温 37.8 ~ 38.6℃,伴头晕,乏力,咳嗽、咳白色黏稠痰,以"出血待查"收入内科治疗。

体检:体温 38.4℃,脉搏 90 次/分,呼吸 20 次/分,血压 92/56mmHg。全身皮肤黏膜苍白,四肢皮肤可见散在针尖样出血点,无瘀斑。浅表淋巴结肿大。咽部轻度充血,牙龈肿胀,巩膜无黄染,胸骨下段压痛。心率 90 次/分,律齐,未闻及心脏杂音,两肺检查正常。腹部平软无压痛,肝、脾肋下可触及,肾区无叩痛。

实验室及其他检查:红细胞计数 $2.1×10^{12}$/L,血红蛋白 58g/L,白细胞计数 $14×10^9$/L,血涂片中发现幼稚淋巴细胞。骨髓象:骨髓增生明显活跃,白血病性原始细胞及幼稚细胞显著增多,幼红细胞及巨核细胞减少。

医疗诊断:急性白血病。

(刘 亚)

实训 13 血液系统疾病常用诊疗技术及护理

一、骨髓穿刺术

[目的]

1. 能熟练进行骨髓穿刺术的术前准备和术后护理。

2. 熟悉骨髓穿刺术的操作过程及术中配合和护理。

[准备]

骨髓穿刺练习模拟人;有条件到医院见习者应协助做好患者的准备;准备穿刺的用物,包括治疗盘、骨髓穿刺包(骨髓穿刺针、7 号针头、2ml 和 20ml 注射器、纱布、洞巾等)、棉签、2%利多卡因、无菌手套、培养基、玻片、火柴、酒精灯、胶布等。

[方法及流程]

1. 方法 观看教学视频资料,教师示教,用模拟人分组练习,临床见习等。

2. 流程 核对患者→做好穿刺前解释工作→环境准备→用物准备→确定穿刺点→安置患者正确的体位→常规消毒穿刺部位的皮肤→戴无菌手套、铺洞巾→局部麻醉→穿刺→抽吸并留取标本→拔针→固定纱布并局部加压→协助患者平卧并交代注意事项→整理物品、送检标本→记录穿刺过程及患者的反应。

[作业]

1. 交流本次操作体会。

2. 总结本次实训的主要内容并书写实训报告。

3. 思考可能影响骨髓穿刺成功的因素有哪些。

二、造血干细胞移植的护理

[目的]

1. 熟悉造血干细胞移植前的各项准备和术后护理。

2. 掌握造血干细胞移植术中的护理配合。

[准备]

造血干细胞移植教学视频或病例;有条件进行临床见习者协助做好患者和无菌层流室等的准备(骨髓穿刺用物、消毒身体设备、消毒物品设备、颈外静脉或锁骨下静脉置管术的设备、输血器、静脉输液设备、所需各类药物等)。

[方法及流程]

1. 方法 观看教学视频,病例分析及讨论,临床见习。

2. 流程 供者的选择及准备→无菌层流室的准备→患者的准备→患者进入无菌层流室

→造血干细胞的采集→输注造血干细胞→观察患者的反应→指导患者配合→整理物品→记录患者术前、术中及术后的情况。

[作业]

1. 交流本次实训体会。

2. 总结本次实训内容并书写实训报告。

3. 思考如何更好地进行造血干细胞移植前患者的准备工作。

（赵　辉）

实训14　糖尿病患者的护理

[目的]

1. 熟悉糖尿病患者的临床表现及护理评估方法。

2. 能确定患者的护理诊断，并制定针对性护理计划。

3. 初步掌握糖尿病患者的饮食护理、胰岛素应用护理和健康指导的内容。

[内容与方法]

1. 临床见习　由教师带领临床接触糖尿病患者，询问护理病史，进行必要的护理体检，阅读实验室及其他检查结果，了解患者目前的病情状况、护理措施、治疗效果；对患者进行健康指导。

2. 病例讨论　可选若干典型糖尿病病例（或视频、课件），组织学生分组讨论，教师进行答疑指导。

[作业]

1. 书写实训报告。

2. 思考糖尿病患者的主要死亡原因是什么？ 如何减少并发症？

附：参考病例

案例一：患者，男，68 岁。因多尿、多饮、多食半年入院。半年前患者无明显诱因出现多尿、多饮、多食，体重较前下降。护理体检：体温 36.6℃，脉搏 82 次/分，呼吸 18 次/分，血压 150/90mmHg，身高 175cm，体重 76kg。神志清，精神欠佳，口舌干燥，心率 82 次/分，律齐，腹软。患者既往有高血压、冠心病病史 10 余年。实验室检查尿糖（+++），空腹血糖：11.8mmol/L，心电图示心肌缺血。临床诊断为 2 型糖尿病。

1. 该病例目前的主要护理诊断有哪些？

2. 如何指导患者合理饮食？

3. 如何对该病例进行健康教育？

案例二：患者，16 岁。多饮、多尿、多食、消瘦 3 年，加重 2d 伴食欲减退、恶心、呕吐、头昏、嗜睡 2h。3 年前患者无明显诱因出现多饮、多尿、多食、消瘦，诊断为"1 型糖尿病"，长期用"胰岛素"治疗。2d 前因外出未及时注射胰岛素，自感疲乏无力，口渴、多饮、多尿明显加重，并逐渐出现食欲减退、恶心、呕吐。2h 前出现头昏、嗜睡，遂急诊入院。护理体检：体温 37.5℃，脉搏 110 次/分，呼吸 28 次/分，血压 90/60mmHg。消瘦，嗜睡，呼吸深快，闻及烂苹果味。皮肤黏膜干燥，浅表淋巴结未触及肿大。甲状腺无肿大。肺未见异常。心率 110 次/分。腹平软，肝脾未触及，无肾区叩痛。双下肢无水肿。辅助检查：尿糖（+++），尿酮（+++），血糖

28.8mmol/L,血酮9.8mmol/L,pH7.10。

请思考：

1. 该患者发生了什么情况？如何配合抢救？

2. 糖尿病酮症酸中毒常见诱因有哪些？如何指导患者避免诱因？

3. 如何指导患者正确使用胰岛素？

（邱　瑾）

实训 15　系统性红斑狼疮患者的护理

[目的]

1. 熟悉系统性红斑狼疮患者的临床表现及护理评估方法。

2. 能确定患者的护理诊断，并制定针对性护理计划。

3. 初步掌握系统性红斑狼疮患者的饮食护理、皮肤护理、用药护理和健康指导的内容。

[内容与方法]

1. 临床见习　由教师带领临床接触系统性红斑狼疮患者，询问护理病史，进行必要的护理体检，阅读实验室及其他检查结果，了解患者目前的病情状况、护理措施、治疗效果；对患者进行健康指导。

2. 病例讨论　可选若干典型系统性红斑狼疮病例（或视频、课件），组织学生分组讨论，教师进行答疑指导。

[作业]

1. 书写实训报告。

2. 思考系统性红斑狼疮患者的诱因是什么？如何做好饮食护理和用药护理？

附：参考病例

王芳，女，学生。1年来双膝关节肿胀疼痛，伴低热、面部皮肤损害、口腔溃疡，近日来发热伴面部水肿就诊，发病以来病人一直忧心忡忡，担心容貌改变不能治愈。护理体检：T 38℃，P 120次/分，BP 185/90mmHg。面部水肿，蝶形红斑明显，口腔黏膜有溃疡。肝肋下 2cm，脾肋下 4cm，双膝关节红肿压痛。辅助检查：尿蛋白（++），ANA（+），抗 Sm 抗体（+）。临床诊断为系统性红斑狼疮。

请思考：

1. 该病例进行护理评估时还需要收集哪些方面的资料？

2. 目前病人主要的护理诊断及合作性问题？

3. 在进行面部及口腔黏膜护理时应注意哪些问题？

4. 对该病例进行健康指导的内容有哪些？

（邱　瑾　吴瑞科）

实训 16　急性脑血管疾病患者的护理

[目的]

1. 熟悉急性脑血管病患者的护理评估方法。

2. 能根据评估的健康资料,做出正确的护理诊断,并制订相应的护理措施。

3. 掌握急性脑血管病患者主要的护理措施及健康指导内容。

[内容与方法]

1. 实训内容　短暂性脑缺血发作、脑血栓形成、脑栓塞、脑出血、蛛网膜下腔出血患者的护理。

2. 实训方法

(1)临床见习:老师带领学生在临床采集护理病史、护理体检,查阅实验室及其他辅助检查结果、治疗方案。组织学生讨论所见习患者存在哪些护理问题? 依据是什么? 应采取哪些护理措施和健康指导? 总结讨论结果,书写见习报告。

(2)病例讨论:无见习条件时,可进行病例讨论。教师选若干典型的急性脑血管病病例,组织学生分组讨论。讨论完毕每组推荐一名学生汇报讨论结果。教师进行总结、评价、矫正,形成讨论报告。

[作业]

1. 书写实训报告。

2. 思考出血性脑卒中与缺血性脑卒中的治疗护理有何不同?

附:参考病例

案例一:患者,男性,52 岁,晚餐饮酒半小时后出现头昏、头痛,随后昏倒在地,呕吐 3 次。护理体检:昏迷,双眼向右凝视,双侧瞳孔不等大。血压:225/120mmHg,心率 58 次/分,律齐,未闻及心脏杂音,双肺呼吸音稍粗,未闻及干湿啰音。腹部平软,无压痛,肝、脾未触及。疼痛刺激时右侧肢体乱动而左侧没有反应,颈项强直。头颅 CT 示右基底节高密度影。

分析:该患者出现了什么问题? 请说出理由。首要的护理问题是什么?

案例二:患者,男,30 岁,2h 前排便时突感剧烈头痛,难以忍受。半小时前呕吐 2 次并出现意识不清。既往无头痛、抽搐等病史。护理体检:意识模糊,双侧瞳孔等大,眼底正常,其余颅神经检查无异常。四肢肌力、肌张力正常,各种深浅反射正常,病理反射阴性,无感觉异常,颈项强直,凯尔尼格征阳性。

分析:该患者出现了什么问题? 请说出理由。首要的护理问题是什么?

实训 17　神经系统疾病常用诊疗技术及护理

一、腰椎穿刺术

[目的]

1. 了解腰椎穿刺术适应证、禁忌证及操作程序。

2. 熟悉各种用物准备和术中配合要点。

3. 掌握腰椎穿刺术术前及术后护理要点。

4. 实践中体现出"以病人为中心"的护理理念。

[准备]

1. 患者或模型准备　有条件到医院见习者协助做好患者的准备;腰椎穿刺模型。

2. 物品准备　治疗盘、腰椎穿刺包(腰椎穿刺针、2ml 和 20ml 注射器、7 号针头、洞巾、纱布等)、测压管、棉签、2%利多卡因、无菌手套、酒精灯、火柴、胶布等。

[方法及流程]

1. 方法　观看教学视频,指导教师示教,然后分组在腰椎穿刺模拟人上练习,临床见习等。

2. 流程　核对患者,说明目的→环境准备→准备物品→安置患者去枕侧卧位,屈颈抱膝→确定穿刺点→常规消毒穿刺部位皮肤→打开穿刺包→戴手套、铺洞巾→局部麻醉→穿刺→协助测脑脊液压力→留取标本或注入药物→拔针→无菌纱布固定→协助患者平卧并交代注意事项→整理用物、送检标本→记录穿刺过程。

[作业]

1. 交流操作体会。

2. 讨论腰椎穿刺术术前护理、术中配合、术后护理要点。

3. 书写实训报告。

4. 思考颅内高压时,是否能做腰穿。

二、高压氧舱治疗

[目的]

1. 了解高压氧治疗的适应证、禁忌证。

2. 熟悉高压氧治疗前和治疗中的护理。

3. 实践中体现出"以病人为中心"的护理理念。

[准备]

患者的准备、高压氧舱设备及抢救用物的准备。

[方法及流程]

1. 方法　观看教学视频,指导教师讲解治疗前、治疗中的护理要点及注意事项;有条件者到医院见习。

2. 流程　核对患者,说明目的→设备检查→进高压氧舱→加压→稳压吸氧→减压→出舱→做好患者治疗后的指导→整理用物→记录治疗过程。

[作业]

1. 交流实训体会,讨论入舱前、加压治疗过程、稳压过程、减压过程的护理要点。

2. 书写实训报告。

3. 思考高压氧治疗时氧中毒有什么表现。

(张晓萍)

实训 18　传染病区护理管理及隔离技术

[目的]

1. 了解传染病区及病房布局,能够辨别清洁区、半污染区及污染区。

2. 掌握传染病区隔离的种类和要求。

3. 熟练、正确地使用隔离衣。

4. 正确配制常用的消毒液。

5. 理解传染病区隔离和消毒的重要意义。

[准备]

1. 准备有关隔离消毒的视频资料,并且联系医院传染病科室供学生参观。

2. 物品准备:隔离衣、冰醋酸、3%过氧化氢溶液、96%硫酸、84消毒液、来苏水、量杯、量筒、玻璃棒。

[方法及流程]

1. 方法　观看教学视频、参观传染病区、教师示范正确穿脱隔离衣方法、穿脱隔离衣练习、临床见习、练习配制消毒液等。

2. 流程　观看隔离消毒视频→参观传染病区(正确区分出清洁区、半污染区及污染区)→区分隔离的种类和要求→学习隔离衣穿、脱方法和正确挂放→配制常用消毒液→不同污染对象的消毒处理。

[作业]

1. 交流实训的体会。

2. 书写实训报告。

3. 思考和练习如何正确穿、脱隔离衣。

(赵　辉)

实训19　病毒性肝炎与获得性免疫缺陷综合征健康教育

一、病毒性肝炎健康教育

[目的]

1. 熟悉病毒性肝炎患者的护理。

2. 能对病毒性肝炎患者进行健康教育。

[内容与方法]

1. 临床见习　有条件者教师可联系各型现患病毒性肝炎患者(尤其是乙型肝炎患者),询问护理病史,进行必要的护理体检,阅读实验室及其他检查结果;了解患者目前的病情状况、护理措施、治疗效果;对患者进行心理护理和健康指导。

2. 病例讨论　无见习条件或无典型患者时,可进行病例讨论。教师可选若干典型病毒性肝炎病例(或视频、课件),组织学生分组讨论,教师进行答疑指导。

3. 其他　根据见习或病例讨论所涉及患者的实际情况,提出护理诊断,制订护理计划和健康教育计划。

[作业]

1. 书写实训报告。

2. 根据患者情况制定健康教育计划。

附:参考病例

张某,男,38岁,半年前自觉乏力、恶心、食欲缺乏、腹胀、肝区不适,曾在某医院就诊,查肝功能总胆红素 $11.6\mu mol/L$,丙氨酸氨基转移酶(ALT)96U,HBsAg 和 HBeAg 阳性,诊断为"急性无黄疸型乙型病毒性肝炎",住院治疗1个月,上述症状消失,ALT恢复正常出院,但 HBsAg

和 HBeAg 仍为阳性。3 个月前因急性阑尾炎手术治疗,术中输注全血 400ml,手术顺利,恢复较好。但术后 ALT 又有波动,且常感右上腹疼痛、腹胀、食欲缺乏、乏力,病毒性肝炎标志未见变化。近 1 周上述症状明显加重,尿液呈浓茶色,故来院就诊。

体格检查:体温 37℃,脉搏 56 次/分,呼吸 18 次/分,血压 122/88mmHg。发育正常,营养中等,神志清醒,精神委靡,查体合作。全身皮肤轻度黄染,弹性好,未见出血点和蜘蛛痣,巩膜黄染。颈软,甲状腺不大,两肺呼吸音正常,未闻及干、湿啰音,心界不大,心率 56 次/分,律齐,各瓣膜听诊区未闻及杂音。腹平软,肝上界于右锁骨中线第 5 肋间,肝下界肋下 2cm,剑突下 5cm,质地中等有触痛。

实验室及其他检查:血液检查红细胞计数 $4.3×10^{12}$/L,血红蛋白 116g/L,白细胞计数 $8.1×10^9$/L,中性粒细胞 0.67,淋巴细胞 0.33,血小板计数 $186×10^9$/L。血清总胆红素 52.8μmol/L,直接胆红素 41.2μmol/L,ALT760U,HBsAg、HBeAg、抗-HBc 和抗-HCV 均阳性,尿胆原及尿胆红素阳性。

二、获得性免疫缺陷综合征健康教育

[目的]

1. 熟悉获得性免疫缺陷综合征患者的护理。

2. 能对获得性免疫缺陷综合征患者进行健康教育。

[内容与方法]

1. 临床见习　有条件者教师可联系获得性免疫缺陷综合征患者,询问护理病史,进行必要的护理体检,阅读实验室及其他检查结果;了解患者目前的病情状况、护理措施、治疗效果;对患者进行心理护理和健康指导。

2. 病例讨论　无见习条件或无典型患者时,可进行病例讨论。教师可选若干典型获得性免疫缺陷综合征病例(或视频、课件),组织学生分组讨论,教师进行答疑指导。

3. 其他　根据见习或病例讨论所涉及患者的实际情况,提出护理诊断,制订护理计划和健康教育计划。

[作业]

1. 书写实训报告。

2. 根据患者情况制定健康教育计划。

附:参考病例

王某,女,28 岁。职业:某星级酒店工人。因反复咳嗽、发热 2 个月余入院。患者 2 个月来反复出现咳嗽、发热,曾 2 次被诊断为"大叶性肺炎"住院治疗,经抗生素和对症治疗后不见好转,反而有加重之势,且伴有体重明显下降,故再次来院就诊。既往体健。

体格检查:体温 41℃,呼吸 27 次/分,脉搏 110 次/分,血压 150/80mmHg;急性病容、消瘦,双肺底可闻及湿啰音;X 线胸片显示双肺野模糊阴影;HIV 抗体阳性。

(刘　亚)

附录

传染病区常用物品消毒方法

见附表。

附表 传染病区常用物品消毒方法

物品名称	消毒方法
空气	(1)270nm 左右的紫外线照射,30W 功率,轮流照射,每个方位 30min
	(2)乳酸熏蒸,2~4ml/100m^3,30min
	(3)甲醛熏蒸,12.5~25 ml/m^3,12h
	(4)过氧乙酸熏蒸,1g/m^3,20℃、1h
门窗、家具、地面、墙壁	(1)0.2%~1%的漂白粉澄清液擦洗
	(2)3%~5%的来苏水擦洗
	(3)0.2%~0.5%的氯胺溶液擦洗
	(4)2%戊二醛溶液擦洗
门把手	(1)0.2%~0.4%的过氧乙酸溶液浸湿
	(2)84 消毒液浸湿
	(3)3%~5%的甲酚皂溶液浸湿
塑料制品	0.5‰过氧乙酸溶液浸泡 15min
信件、书报、票、证及各种印刷品	(1)环氧乙烷(0.5~0.7kg/m^3),熏蒸 24~48h
	(2)福尔马林(12.5~50ml/m^3),熏蒸 10~24h
便器、痰盂(搪瓷、木器)	(1)0.2%~0.5%漂白粉澄清液浸泡 30min
	(2)0.2%~0.5%氯胺溶液浸泡 30min
棉织品	(1)在碱或肥皂水内煮沸消毒 15~30min
	(2)高压蒸汽(压力 1~1.2kg/cm^2)消毒 15~30min
	(3)湿热空气,100℃,30min
	(4)0.5%的"84"消毒液,浸泡 30min
丝织品及皮毛类	(1)福尔马林加热熏蒸 10~24h
	(2)环氧乙烷熏蒸(400~1000g/m^3)24~48h

物品名称	消毒方法
瓷器及搪瓷类	(1)1%～2%碱煮沸 15～30min (2)0.2%～1%的漂白粉澄清液浸泡 30min (3)湿热空气 100℃,15min (4)0.05%的新洁尔灭(苯扎溴铵)浸泡 15min (5)1%的 84 消毒液浸泡 30min (6)碘伏(有效碘含量 2～8mg/L)浸泡 10～20min
压舌板、手术器械、敷料、直肠镜、玻璃	高压蒸汽(压力 1～1.2kg/cm²),15～30min
胃镜、膀胱镜、纤支镜	2%戊二醛溶液浸泡消毒 4～20min
锐利器械(剪刀、刀片等)	2%戊二醛溶液浸泡消毒 4h 以上
硅胶管	2%戊二醛溶液浸泡消毒 1～4h
血压计、听诊器、手电筒、热水袋、冰袋	(1)环氧乙烷熏蒸 (2)0.2%～0.5%过氧乙酸擦拭
体温计、雾化吸入器及管道	(1)1%过氧乙酸溶液浸泡 30min,连续 2 次 (2)3%碘伏浸泡 30min
粪便(稀)	(1)用漂白粉(干粉)200g/L,消毒 2h (2)氯胺(3%),完全淹没粪便 2h (3)石灰(20%乳剂),完全淹没粪便 2h
尿液	漂白粉干粉(2g/L),2h
脓液、痰	(1)漂白粉(干粉)按 5:1,搅匀静置 2h(加盖) (2)可盛于蜡纸盒内焚烧
手或其他污染部位	(1)氯己定(0.2%～0.5%),浸泡洗手 5～10min (2)新洁尔灭(0.1%),浸泡洗手 5～10min (3)来苏水(3%～5%),浸泡 5～10min (4)过氧乙酸(0.5%～1%),浸泡 5～10min
可疑污染的生皮毛	(1)盐酸加食盐(2.5%的盐酸加热至 25～30℃加 15%食盐,500～1000ml/m²),喷洒、浸泡 40h (2)环氧乙酸(0.5～0.7kg/m²),熏蒸 24～48h
剩余食物	煮沸 30min 后倒入便池
垃圾	焚烧

《内科护理》数字化辅助教学资料

一、网络教学资料

1. 网址 www. ecsponline. com/topic. php？topic_id＝29

2. 内容

(1)教学大纲及学时安排

(2)教学用 PPT 课件

二、手机版数字化辅助学习资料

1. 网址(二维码)

2. 内容

(1)知识点/考点标注

(2)练习题：每本教材一套,含问答题、填空题、选择题等多种形式

(3)模拟试卷

三、相关选择题答案

第2章　呼吸系统疾病患者的护理

第一节　呼吸系统疾病常见症状体征及护理

1. C　　2. A　　3. B　　4. D　　5. B　　6. D　　7. D　　8. B　　9. D　　10. D

11. D　　12. B　　13. D　　14. B

第二节　急性上呼吸道感染患者的护理

1. A　　2. A　　3. B　　4. B　　5. C　　6. A　　7. D

第三节　慢性支气管炎及慢性阻塞性肺气肿患者的护理

1. B　　2. C　　3. B　　4. C　　5. A　　6. C　　7. C　　8. B　　9. E　　10. A

11. A　　12. E

第四节　支气管哮喘患者的护理

1. D　　2. C　　3. E　　4. C　　5. A　　6. B　　7. B　　8. B　　9. C　　10. D

第五节　肺炎患者的护理

1. A　　2. A　　3. C　　4. C　　5. B　　6. C　　7. B　　8. D　　9. C　　10. A

11. D　　12. D　　13. E　　14. D

第六节　支气管扩张患者的护理

1.B　　2.C　　3.A

第七节　肺结核患者的护理

1. B　　2.D　　3.B　　4.E　　5.C　　6.C

第八节　原发性支气管肺癌患者的护理

1.E　　2.D　　3.D

第九节　慢性肺源性心脏病患者的护理

1. D　　2. C　　3. C　　4. A　　5. C　　6. E　　7. C　　8. D　　9. B

第十节　呼吸衰竭患者的护理

1. B　　2. E　　3. E　　4. D　　5. E

第十一节　呼吸系统疾病常用诊疗技术及护理

1. C　　2. A　　3. C　　4. E　　5. B

第3章　循环系统疾病患者的护理

第一节　循环系统疾病常见症状体征及护理

1. A　　2. D　　3. D　　4. C　　5. E　　6. B　　7. A　　8. B　　9. A　　10. A
11. D　　12. B　　13. E　　14. D　　15. C　　16. E　　17. D　　18. D　　19. C　　20. E
21. D　　22. B　　23. A

第二节　心力衰竭患者的护理

1. D　　2. D　　3. A　　4. B　　5. A　　6. D　　7. D　　8. D　　9. B　　10. A
11. C　　12. B　　13. E　　14. D　　15. D　　16. C　　17. D　　18. E　　19. A　　20. A
21. B　　22. A　　23. D　　24. C　　25. B　　26. D　　27. E　　28. D　　29. B　　30. C
31. A　　32. B　　33. D　　34. A　　35. B

第三节　心律失常患者的护理

1. C　　2. E　　3. A　　4. A　　5. E　　6. B　　7. C　　8. D　　9. D　　10. C
11. A　　12. D　　13. C　　14. C　　15. A　　16. B　　17. C　　18. E　　19. D　　20. B
21. B　　22. C　　23. E

第四节　心脏瓣膜病患者的护理

1. A　　2. A　　3. C　　4. B　　5. A　　6. A　　7. B　　8. C　　9. E　　10. E
11. C　　12. C　　13. B　　14. E　　15. A　　16. C　　17. D

第五节　原发性高血压患者的护理

1. A　　2. D　　3. D　　4. C　　5. E　　6. C　　7. D　　8. D　　9. B　　10. D
11. A　　12. A　　13. A　　14. D　　15. C　　16. C　　17. D　　18. A　　19. E　　20. C
21. C　　22. B　　23. B　　24. D　　25. E　　26. A　　27. A　　28. D　　29. D　　30. A
31. D　　32. A　　33. A　　34. A　　35. E　　36. C　　37. E　　38. B　　39. C　　40. A
41. C　　42. E　　43. A　　44. A　　45. A　　46. E　　47. B　　48. C

第六节　冠状动脉粥样硬化性心脏病患者的护理

1. D　　2. B　　3. D　　4. E　　5. D　　6. D　　7. B　　8. B　　9. D　　10. A
11. B　　12. C　　13. D　　14. A　　15. E　　16. B　　17. D　　18. C　　19. D　　20. E
21. B　　22. B　　23. A　　24. B　　25. D　　26. E　　27. A　　28. D　　29. E　　30. D
31. A　　32. B　　33. E　　34. E　　35. B　　36. A　　37. D　　38. B　　39. B　　40. E
41. C　　42. C　　43. E　　44. A　　45. C　　46. A　　47. B　　48. C　　49. A　　50. E
51. B　　52. E　　53. D　　54. C

第七节　感染性心内膜炎患者的护理

1. C　　2. C　　3. A　　4. A　　5. A　　6. E　　7. B　　8. A

第八节　心肌炎患者的护理

1.B   2. A

第九节　心肌病患者的护理

1. A   2. B   3. E   4. B   5. A   6. C   7. C   8. A

第4章　消化系统疾病患者的护理

第一节　消化系统疾病常见症状体征及护理

1. C   2. D   3. A   4. B   5. C   6. A   7. E   8. D   9. C   10. C

11. C   12. B   13. D

第二节　胃炎患者的护理

1. C   2. D   3. C   4. A   5. A   6. B   7. C   8. A   9. C   10. A

11. C   12. C   13. D

第三节　消化性溃疡患者的护理

1. A   2. B   3. A   4. D   5. C   6. C   7. B   8. C   9. C   10. A

11. D   12. A   13. D

第四节　肝硬化患者的护理

1. B   2. C   3. C   4. E   5. A   6. B   7. E   8. D   9. B   10. A

11. E   12. C   13. D   14. B   15. C   16. A   17. C   18. A   19. E   20. D

21. A   22. E   23. A   24. D   25. A   26. B   27. D   28. E

第五节　原发性肝癌患者的护理

1. B   2. C   3. A   4. C   5. E   6. E   7. D   8. C   9. C   10. A

第六节　肝性脑病患者的护理

1. B   2. B   3. A   4. C   5. B   6. D   7. A   8. A   9. E   10. B

11. A   12. E

第七节　急性胰腺炎患者的护理

1. A   2. A   3. C   4. A   5. C   6. E   7. E   8. B   9. C   10. B

11. A   12. C   13. E

第八节　上消化道出血患者的护理

1. B   2. B   3. D   4. A   5. D   6. C   7. E   8. B   9. D

第九节　溃疡性结肠炎患者的护理

1. B   2. C   3. D   4. E   5. D   6. B   7. C   8. B   9. E   10. A

11. E

第5章　泌尿系统疾病患者的护理

第一节　泌尿系统疾病常见症状体征及护理

1. A   2. A   3. E   4. A   5. B   6. A   7. E   8. B   9. A   10. E

11. B   12. D   13. A   14. A

第二节　肾盂肾炎患者的护理

1. C   2. C   3. E   4. C   5. C   6. D   7. D   8. C   9. C   10. D

11. E   12. D   13. B   14. E   15. A   16. B   17. C   18. D   19. D   20. C

21. C   22. B   23. D   24. A   25. A   26. D

第三节　慢性肾小球肾炎患者的护理

1. D　　2. C　　3. E　　4. E　　5. C　　6. D　　7. A　　8. C　　9. C　　10. A
11. A　　12. E　　13. B　　14. C　　15. B　　16. B　　17. E　　18. A　　19. B　　20. C
21. A

第四节　慢性肾衰竭患者的护理
1. A　　2. E　　3. D　　4. E　　5. C　　6. A　　7. E　　8. B　　9. A　　10. D
11. D　　12. C　　13. C　　14. C　　15. C　　16. E　　17. D　　18. A　　19. A　　20. D
21. E　　22. B　　23. E　　24. A　　25. B　　26. B

第五节　泌尿系统疾病常用诊疗技术及护理
1. A　　2. B　　3. E　　4. A　　5. B　　6. D　　7. E

第6章　血液系统疾病患者的护理
第一节　血液系统疾病常见症状体征及护理
1. A　　2. B　　3. B　　4. B　　5. E　　6. C　　7. E　　8. E　　9. D

第二节　缺铁性贫血患者的护理
1. B　　2. A　　3. E　　4. A.　　5. B　　6. E　　7. B　　8. E　　9. D　　10. A
11. B

第三节　再生障碍性贫血患者的护理
1. C　　2. C　　3. B　　4. A　　5. C　　6. E　　7. A　　8. C

第四节　特发性血小板减少性紫癜患者的护理
1. B　　2. B　　3. D　　4. A　　5. C

第五节　白血病患者的护理
1. C　　2. A　　3. A　　4. B　　5. E　　6. D　　7. E　　8. B　　9. C　　10. B

第六节　血液系统疾病常用诊疗技术及护理
1. E　　2. A　　3. D

第7章　内分泌及代谢疾病患者的护理
第一节　内分泌及代谢疾病常见症状体征及护理
1. B　　2. B　　3. A　　4. C

第二节　甲状腺疾病患者的护理
1. A　　2. E　　3. E　　4. D　　5. C　　6. E　　7. E　　8. A　　9. C　　10. D
11. D　　12. A　　13. E　　14. D　　15. C　　16. A　　17. D　　18. B　　19. D　　20. B
21. C　　22. D　　23. C　　24. C　　25. A　　26. D　　27. A　　28. E　　29. B　　30. E
31. B　　32. E　　33. C　　34. A　　35. A　　36. E　　37. B　　38. E　　39. A　　40. B
41. C　　42. E　　43. B　　44. D　　45. C　　46. C　　47. C

第三节　糖尿病患者的护理
1. A　　2. D　　3. D　　4. D　　5. E　　6. E　　7. D　　8. B　　9. A　　10. C
11. D　　12. C　　13. A　　14. D　　15. D　　16. C　　17. E　　18. B　　19. C　　20. C
21. E　　22. B　　23. D　　24. C　　25. A　　26. D　　27. A

第四节　痛风患者的护理
1. A　　2. B　　3. C　　4. A　　5. D　　6. C

第五节　皮脂醇增多症患者的护理

1. A   2. D   3. B   4. D   5. D   6. B   7. C

第 8 章　风湿性疾病患者的护理

第一节　风湿性疾病常见症状体征及护理

1. B   2. A   3. C

第二节　类风湿关节炎患者的护理

1. D   2. D   3. C   4. C   5. C   6. C   7. B   8. B

第三节　系统性红斑狼疮患者的护理

1. A   2. B   3. A   4. C   5. E   6. D   7. B   8. B   9. D   10. A

第 9 章　神经系统疾病患者的护理

第一节　神经系统疾病常见症状体征及护理

1. E   2. A   3. A   4. B   5. E   6. A   7. B   8. C   9. D   10. A

11. E   12. D   13. B   14. A   15. A   16. C   17. A   18. A   19. B   20. C

21. D

第二节　急性炎症性脱髓鞘性多发神经病患者的护理

1. E   2. D   3. C   4. C   5. E   6. D   7. E

第三节　面神经炎患者的护理

1. A   2. D   3. A   4. C

第四节　脑血管疾病患者的护理

1. C   2. B   3. A   4. B   5. B   6. E   7. C   8. C   9. B   10. B

11. B   12. B   13. B   14. B   15. E   16. E   17. A   18. A   19. C   20. B

21. B   22. B   23. B   24. C   25. C   26. E

第五节　癫痫患者的护理

1. D   2. E   3. C   4. C   5. B   6. A   7. E   8. D   9. C   10. B

11. B   12. D

第六节　神经系统疾病常用诊疗技术及护理

1. B   2. C

第 10 章　传染病患者的护理

第一节　概论

1. C   2. B   3. E   4. E

第二节　肝炎患者的护理

1. B   2. A   3. B   4. E   5. C   6. A   7. D

第三节　传染性非典型肺炎患者的护理

E

第四节　流行性乙型脑炎患者的护理

1. D   2. D   3. A   4. E   5. A

第五节　获得性免疫缺陷综合征患者的护理

1. C   2. A   3. E   4. D   5. D

第六节　细菌性痢疾患者的护理

1. A   2. D   3. D   4. E   5. C   6. C   7. D   8. E   9. A   10. D

第七节　狂犬病患者的护理

1. B　　2. E　　3. A　　4. E　　5. C　　6. E　　7. D

第八节　霍乱患者的护理

1. B　　2. D　　3. B　　4. D　　5. D　　6. D

第九节　传染病区护理管理及隔离技术

1. E　　2. A　　3. E